王 挺 —— 主编

岐黄縱橫輯錄

中国科学技术出版社

·北 京·

图书在版编目（CIP）数据

岐黄纵横辑录 / 王挺主编 . — 北京 : 中国科学技术出版社 , 2023.3
ISBN 978-7-5046-9691-5

Ⅰ . ①岐… Ⅱ . ①王… Ⅲ . ①中医临床－经验－中国－现代 ②医案－汇编－中国－现代
Ⅳ . ① R249.7

中国版本图书馆 CIP 数据核字 (2022) 第 123033 号

策划编辑	王久红　焦健姿
责任编辑	王久红
文字编辑	张玥莹　靳　羽
装帧设计	佳木水轩
责任印制	徐　飞

出　　版	中国科学技术出版社
发　　行	中国科学技术出版社有限公司发行部
地　　址	北京市海淀区中关村南大街 16 号
邮　　编	100081
发行电话	010-62173865
传　　真	010-62179148
网　　址	http://www.cspbooks.com.cn

开　　本	787mm×1092mm　1/16
字　　数	664 千字
印　　张	28.5
版　　次	2023 年 3 月第 1 版
印　　次	2023 年 3 月第 1 次印刷
印　　刷	运河（唐山）印务有限公司
书　　号	ISBN 978-7-5046-9691-5/R·2920
定　　价	98.00 元

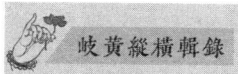

编著者名单

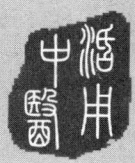

主　编　王　挺

副主编　陈永亮　唐　庆　付婷婷　赵乐天　陈　珑　柴　丹

编　者（以姓氏笔画为序）

丁　宇	丁云东	万远芳	万圆圆	马　娴	马文明	马丽然	马敬彪	王　丹
王　军	王　非	王　钲	王　甜	王　璐	王小青	王天宝	王永强	王丽娜
王时光	王金环	王金喜	王泽玲	王素利	王晓鑫	王笑青	王德力	王澍欣
韦　雄	木巴热克·麦麦提	支英豪	毛润佳	孔祥运	邓　聪	邓远秀	邓阿黎
邓建军	龙富立	卢　洋	卢宗林	叶丽莎	叶咏菊	叶承莉	田文景	田锋亮
史玉虎	付小奎	白永玲	白延平	邝伟川	冯雯琪	边淑娟	台光耀	邢喜平
同立宏	吕　品	朱文浩	朱红俊	朱秉亮	任　爽	任蒙强	华金双	刘　宁
刘　杰	刘　洁	刘　晋	刘　理	刘　鸿	刘　锐	刘　斌	刘国锋	刘晓婷
刘海平	刘影哲	齐　媛	关　昊	安凌飞	许　电	许宝才	孙　元	孙小琴
孙培养	严成龙	杜咏琴	杜景文	李　玥	李　岩	李　亮	李　莉	李　峨
李　浩	李　海	李　强	李　珺	李文娟	李华成	李丽琦	李林智	李金凯
李晓霞	李鹏英	李静蔚	李慧灵	李燕杉	杨　宇	杨　杰	杨　瑜	杨立宏
杨屿晴	杨志华	杨春艳	杨荔勇	肖春海	岑　义	何　云	何银香	余亚兰
余启荣	张　杰	张　谦	张　路	张　魏	张丹凤	张引强	张东伟	张向阳
张阳普	张妍珍	张金霞	张建飞	张美丽	张晨光	张喜云	张瑞芬	陈　宇
陈永亮	陈松怡	陈奕樑	陈恩生	武士勇	范　娥	林国彬	林冠凯	林晓文
杭　颖	尚凤云	罗　丹	罗　莎	罗　梅	周　渭	周小莉	周树成	庞　然
庞青民	郑　伟	郑　肖	郑　泳	郑肆杰	郎　毅	屈　凯	孟　驰	孟宪鑫
经振兴	赵　政	赵　萌	赵　霞	赵东升	赵洪霄	钟　巍	钟素琴	侯　明
施正贤	洪　光	姚　娓	贺　辉	秦佳佳	袁　怡	袁　盈	耿　萍	党晓玲
钱　锐	徐天树	徐建升	徐信杰	徐晓莉	徐慧婷	殷丽平	高　晔	高　翔
高中亮	高华伟	高全达	郭　芬	郭　琳	郭　磊	郭海军	郭彩红	唐　庆
唐　杨	唐　森	黄小飞	黄少雅	黄任锋	黄奏琴	黄海洋	曹　越	常晓娟
崔友祥	康建华	梁　勇	梁志忠	梁家王	隋博文	彭　勇	董振兴	蒋跃绒
韩利刚	韩林华	喻凤文	程　涛	程　煜	程少丹	程志刚	程英雄	舒　涛
曾长林	曾朝辉	游　潞	谢方方	谢彦颖	谢海波	雷　应	窦志强	慕岳峻
臧志伟	管昱鑫	谭林刚	熊洁勤	樊茂蓉	潘　研	霍新慧	戴　金	戴秀霞
魏　巍								

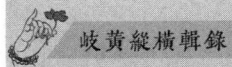 岐黄縱橫輯錄

内容提要

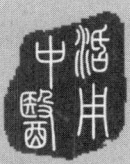

　　本书为众多医者对自身临床经验及临证医案感悟的总结之作。全书分为5章，从理论阐发、医案解读、辨证心悟、医德言行等方面进行讲解和论述，展现了诸位医者对中医古籍中治病经验的深刻认识与分析解读，以及临证时各自的独到见解和用药体会，同时记录了众多学者有关医德言行的深层次感悟。本书语言质朴通俗，论述翔实可靠，病案真实可信，理法方药兼备，具有很强的临床实用性，另外还特别增加了中医学理论基础及用药机制分析，使病证规律及用药经验的阐述更加通透易懂，诚为广大中医师及中医爱好者研读中医的上佳读物。

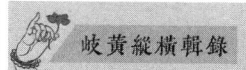

敬往追来
（代前言）

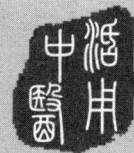

　　这是一个最好的时代。

　　这是一个百年未有之大变局的时代。

　　这是中医药最好的时代。

　　这是中医药千年未有之大变局的时代。

　　我们现在几乎可以确定，中医药学的奠基巨著《黄帝内经》肯定不是一人一时之作，不知名的先贤们将上古的集体智慧沉淀在介质上泽及后代，这些堪为宝藏的知识也必然会从我们手中传递至我们的后辈，重复、验证、试错、深化、更新、演进，知识在时空交替中的沧海桑田，我们称之为活态传承。

　　全国中医临床特色技术骨干人才项目注定是会在中医药发展史留下显著痕迹的一次重要行动。对于长达三年培养周期的 620 名学员而言，这是足以影响职业生涯的难忘经历；对于组织者和承办者而言，这是我们验证对历史思考和未来期待的真实实验。而作为学员撰写、互审和校稿的本书而言，至少我对她的期待应该成为这个项目的标志性成果之一而存在。

　　我始终以为，职业只是人世间谋生的一种形式或一段阅历，而人品的修为和三观的塑造，却无疑贯穿人的一生而非与职业必然捆绑。对职业成就的评价可以带来虚荣感和名利，但发自内心深处对他人的真实看法是否正面，可能才是为人行事是否具有善意的根本标准。所以，作为学长和在无数南墙下头破血流的我，想在评论本书之外说几句私房话。

　　这个项目所培养的 620 位学员，是整个中医药行业的精英代表和发展缩影。其中很多人，取得了行业中的最高技术职称、拿到了国家级课题项目、担任院长、科主任和团队领导人。毫无疑问，这是对他们既往努力和成功的合适评价和奖赏。然而，如果满足小得而沾沾自喜、仅仅继续追求团队和个人发展对他们而言是远远不够的。他们既是完成各种诊疗事务的医生、是中医药发展方向的观察者和中医药政策的实践者，更是中医药传统思想和医术的呐喊者和传承者。

如何领会中医药政策字里行间所蕴藏的涵义和指向，如何在现实情境下落地中医药的方案举措，如何更真实更有效呈现中医药守正创新的新时代形象，这种超越口号层面的个人修为更应当成为中医人的志向。

十年树木，百年树人。我们能不能有功成不必在我的胸怀和气度，更有功成必定有我的底气和担当？沉下心境、耐住性子、深思熟虑，因为我们不仅仅是医教研管的专家，更需要成为高屋建瓴的大家和谋篇布局的行家。埋头做事，关注重点而不偏废全局，牢牢把握高质量中医发展的关键点；抬头看路，紧盯热点而不盲目跟风，牢牢抓住中医药特色传承的主旋律。

从入门到精通、从生疏到熟练，我们能不能成为精气神兼备的管理者？有高度、有目标、有魄力，更有方法，能不能做带动良性运转的火车头和推进规划实现的加速器？的确很困难，但我们必须有勇气迈开第一步。

我们能不能关注身边每个人的职业发展和愿景？俯下身子，了解后学和下属的所思所想，为他们想法子、铺路子、搭台子；有理解、有宽容、有要求、更有鞭策，期待他们不要再经历我们曾有过的坎坷，更期待他们有远超我们的成就。当他们在未来接过我们手中的接力棒之前，能不能现在就请为他们打个光、指个路、鼓个劲？同样很困难，因为大多数时候，我们自己都处于泥潭深陷之中，但这同样需要我们开始思考和行动。

我们能不能做到可以追逐名利但不唯名利是图、可以荣耀加身但始终安于灯火阑珊？能不能做解决问题和协调矛盾的压舱石和润滑油？能不能构建团队共进退、效益共分享、事业共发展的人文氛围？能不能让你的善良、温情和正直被更多人所感知？更能不能做到戒蝇营狗苟事、做光明磊落人？做一件感动自己和别人的事不难，难的真是一生都在坚持，所以不要急于表态，更不要被一时一事被人误解和看轻时表现出你的委屈、怒火、愤世和放弃。

无论是否出于初心，无论你愿意与否，中医都是我们一生挥之不去的标签和烙印。在传统智慧中参悟人生的至道，在经典医籍中寻觅突破的灵感，在问题面前探寻多维度的解决方案，在现实当下塑造和而不同的个性。我们能不能不忘本来、吸收外来、面向未来？更能不能思考时静如处子，执行时动如脱兔？

我愿意和大家一起成为这样的人，如果你们也愿意。

坦率地说，我认为本书应该可以达到更高的层次。书中的部分篇章，无论是篇名、结构、逻辑和文字，和我拔苗助长的期待相比，存在距离和失望。我愿意相信，这些不算是你们深思熟虑后的最终结果而只是某个阶段小结，况且，数百位作者的合集所体现的差异，不正是现状在提醒我们到底还有多少可以让我们引以为豪的存在。我也愿意期待，若干年后可以看到你们智慧火花和思想灵感竞相碰撞所绽放的惊喜。

一定要致谢副主编、所有参编人员和中国科学技术出版社，没有你们的信任和支撑，我们不可能实现出版的愿望。你们在整个过程中所经历的折磨、纠结和无奈，我们感同身受和无比共情。但在面对出版后的此书时，如果"值得"一词能让各位有同感，就不枉辛苦这一场。

千里之行，始于足下。从现在开始谋划，从今天开始尝试，我们就有理由相信，一个有远大志向而不是寸光眼前的人、一个肩负中医药传承进步而不是抱怨吐槽的团队，一个有温度而不是冷冰冰的科室，不会没有光明的未来。而由这样的人、团队和科室所建构的组织和医院，不会没有理由重塑辉煌和荣耀。面对历史和人民的考题，我们才有资格坦然作答，因为所有的所思所想所作所为，无愧内心，无愧先辈，更无愧于这个伟大的时代。

以铜为镜，可正衣冠；以史为镜，可知兴替。

世间苍黄，唯勇者独行，唯智者可为。苍生大医，非生而具之；事业之幸，更在代代相传。追忆前贤，常怀感恩之念；提携后辈，常有扶助之力；勤于思、敏于行、慎于言，世事艰难，有不畏遮眼浮云之意，始立云帆济世之志。执正守中，并行不悖可待；革故鼎新，开枝散叶可期。

往者不谏，来者可追。

以敬畏，敬无畏。

致敬历史，我们才可以无惧走向未来。

请允许我和各位再次相信，在这个最好的时代，所有的黑暗都是未至的黎明，而如果，黎明未至而黑暗漫无边际，我们，就做那颗最亮的星。

王 挺

癸卯年于南京大明路

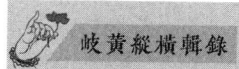

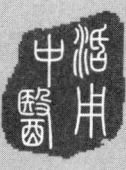

目　录

第1章　橘井元珠

◆ 经方猪苓汤合黄芩汤治疗尿潴留案 ……………………………………… 001

◆ 温阳法治疗扩张型心肌病验案一则 ……………………………………… 002

◆ 丹昆散结饮治疗痰瘀互结型子宫腺肌病经典病例分析 ………………… 004

◆ 合方运用甘麦大枣汤之我见 ……………………………………………… 006

◆ 退翳明目法在角膜血管翳治疗中的应用 ………………………………… 007

◆ 浅谈扶阳法论治恶性肿瘤的临床实践和体会 …………………………… 009

◆ 从《黄帝内经》浅析真武汤中芍药的作用 ……………………………… 011

◆ 调理脾胃思想在治疗下尿路功能障碍中的临床探索 …………………… 013

◆ 运气理论在庚子年儿科杂病临床运用体会 ……………………………… 015

◆ 三因司天方白术厚朴汤临证验案 ………………………………………… 017

◆ 颤证临证思考 ……………………………………………………………… 019

◆ 经方治疗小儿腹痛病验案举隅 …………………………………………… 021

◆ 肘关节压痛点治疗手指麻木引出的思考 ………………………………… 023

◆ 柴苓汤临证验案思考 ……………………………………………………… 024

◆ 异功散治疗皮肤病体会 …………………………………………………… 026

◆ 基于"象思维"之三仁汤的临床运用 …………………………………… 027

◆ 小柴胡汤加减治疗亚急性甲状腺炎体会 ………………………………… 029

◆ 柴龙汤治疗肾衰和心衰的理法思路分析 ………………………………… 030

◆ 柴胡加龙骨牡蛎汤临床应用体会 ………………………………………… 032

◆ 中医思维治疗皮肤病的临床经验体会 ⋯⋯⋯⋯⋯⋯⋯⋯⋯⋯⋯⋯ 034

◆ 夷芎麻芩汤的临床活用 ⋯⋯⋯⋯⋯⋯⋯⋯⋯⋯⋯⋯⋯⋯⋯⋯⋯⋯ 036

◆ 久留针治疗突发性耳聋的思考 ⋯⋯⋯⋯⋯⋯⋯⋯⋯⋯⋯⋯⋯⋯⋯ 037

◆ 保产达生医案一则应用感悟 ⋯⋯⋯⋯⋯⋯⋯⋯⋯⋯⋯⋯⋯⋯⋯⋯ 039

◆ 温阳益气、通脉利水治疗心衰验案分析 ⋯⋯⋯⋯⋯⋯⋯⋯⋯⋯⋯ 040

◆ 扶阳学术思想在中医头痛中的临床应用 ⋯⋯⋯⋯⋯⋯⋯⋯⋯⋯⋯ 042

◆ 柴胡陷胸汤治疗常见心血管疾病的体会 ⋯⋯⋯⋯⋯⋯⋯⋯⋯⋯⋯ 043

◆ 浅谈吴茱萸四逆汤治疗慢性胃炎 ⋯⋯⋯⋯⋯⋯⋯⋯⋯⋯⋯⋯⋯ 045

◆ 理中汤治疗肺系危重症肠衰竭的应用体会 ⋯⋯⋯⋯⋯⋯⋯⋯⋯ 046

◆ 小柴胡汤在风湿免疫病中的应用初探 ⋯⋯⋯⋯⋯⋯⋯⋯⋯⋯⋯ 048

◆ 经方治疗"胸痹"验案解析 ⋯⋯⋯⋯⋯⋯⋯⋯⋯⋯⋯⋯⋯⋯⋯⋯ 050

◆ 六经辨证之少阳太阴合病 ⋯⋯⋯⋯⋯⋯⋯⋯⋯⋯⋯⋯⋯⋯⋯⋯⋯ 052

◆ "引火归源"理论案例分析及思考 ⋯⋯⋯⋯⋯⋯⋯⋯⋯⋯⋯⋯⋯ 053

◆ 浅谈寒热错杂月经病临证体会 ⋯⋯⋯⋯⋯⋯⋯⋯⋯⋯⋯⋯⋯⋯⋯ 055

◆ 半夏泻心汤临症治验 ⋯⋯⋯⋯⋯⋯⋯⋯⋯⋯⋯⋯⋯⋯⋯⋯⋯⋯⋯ 056

◆ 运用五运六气思维结合外治法治疗脱疽案体会 ⋯⋯⋯⋯⋯⋯⋯ 058

◆ 六气针法治疗肩周炎的临证思考 ⋯⋯⋯⋯⋯⋯⋯⋯⋯⋯⋯⋯⋯ 059

◆ 临床应用"兴阳法"验案 ⋯⋯⋯⋯⋯⋯⋯⋯⋯⋯⋯⋯⋯⋯⋯⋯⋯ 062

◆ 慢性萎缩性胃炎辨治体会 ⋯⋯⋯⋯⋯⋯⋯⋯⋯⋯⋯⋯⋯⋯⋯⋯⋯ 063

◆ 吴氏扶阳大法治顽疾　排病反应需明辨 ⋯⋯⋯⋯⋯⋯⋯⋯⋯⋯ 065

◆ 中医药诊治代偿期肝硬化临床经验探讨 ⋯⋯⋯⋯⋯⋯⋯⋯⋯⋯ 067

◆ 内服加保留灌肠治疗阳虚泄泻验案 ⋯⋯⋯⋯⋯⋯⋯⋯⋯⋯⋯⋯ 068

◆ "五运六气"思想指导下妇科验案三则 ⋯⋯⋯⋯⋯⋯⋯⋯⋯⋯⋯ 069

◆ 新加当归补血汤治疗经期延长 ⋯⋯⋯⋯⋯⋯⋯⋯⋯⋯⋯⋯⋯⋯⋯ 071

◆ 大补肝汤治疗抑郁症验案 ⋯⋯⋯⋯⋯⋯⋯⋯⋯⋯⋯⋯⋯⋯⋯⋯⋯ 072

◆ 从唇周痒疮谈中医的诊治思路 ⋯⋯⋯⋯⋯⋯⋯⋯⋯⋯⋯⋯⋯⋯⋯ 074

◆ 运用五运六气理论治疗周围性面瘫体会 ⋯⋯⋯⋯⋯⋯⋯⋯⋯⋯ 075

◆ 中焦之要 ·· 077

◆ 针药并用治疗甲状腺结节临床应用浅谈 ······················ 078

◆ 针通内外，药挽沉疴——石氏伤科临床验案浅析 ············· 080

◆ 经方治疗月经病探微 ······································· 082

◆ 龙砂开阖六气针法在内科急症中的运用举隅 ················ 083

◆ "阳微阴弦"话胸痹 ··· 087

◆ 基于血浊及援药理论辨治糖尿病及痛风验案 ··············· 089

第 2 章　临证蹊径

◆ 庄礼兴调神针法治疗带状疱疹后遗神经痛经验 ·············· 092

◆ 湖湘五经配伍学术流派中张力平衡针法临床运用及思考 ······ 095

◆ 过关通经针法治疗肩周炎临床体会 ·························· 098

◆ 基于"扶阳理论"浅析温通三阴法在功能性腹痛综合征中的运用 ······ 099

◆ 应用李可土伏火法治疗儿童慢性咳嗽 200 例临床分析 ······· 101

◆ "经筋理论"指导针刀治疗中风恢复期肘关节痉挛 ············ 103

◆ 高原眼针初验 ··· 106

◆ 针灸治疗慢性功能性便秘临床疗效 ·························· 107

◆ 独活寄生汤在骨伤疾患中的运用体会 ······················ 110

◆ 腹针配合运动疗法治疗气滞血瘀型腰痛病的临床观察 ········ 112

◆ 姚氏妇科理论结合埋线技术治疗"带下病" ·················· 113

◆ 针灸、中药并用治疗缺血性脑卒中的体会 ·················· 115

◆ 刘氏小儿推拿治疗现代儿童疾病举隅 ······················ 117

◆ 平衡整脊术在胸腰椎压缩性骨折中的临床实践与思考 ········ 118

◆ 运用炁针疗法治疗三叉神经痛 ····························· 121

◆ 外治法治疗慢性盆腔炎的临床实践和思考 ·················· 123

◆ 五运六气理论在医患沟通中的应用 ························· 124

◆ 邪阻腠理在汗证发病中的作用 ····························· 126

◆ 耳穴电针结合针刺疗法治疗中风后抑郁症 ················· 128

◆ 中老年 2 级高血压临床辨证施治探析 ··················· 131

◆ 齐鲁时病流派援药理论在肿瘤治疗方面的应用 ············· 132

◆ 疑难性面神经炎治疗感悟 ·························· 135

◆ 运用五运六气理论开阖枢六气针法治疗内科疑难杂症体会 ······ 136

◆ 基于中医整体观的邵氏无痛诊疗肘痹的临证思考 ··········· 138

◆ 扶阳学术思想临证感悟 ··························· 140

◆ 扶阳思想在骨关节病的应用 ························· 142

◆ 老年复杂性附睾淤积症辨治的思考 ···················· 144

◆ 基于山西门氏"大病以胃"思想治疗慢性肾脏病的思考 ········ 146

◆ "忠州纯针刀"治疗冻结肩技术 ····················· 148

◆ 穴位贴敷配合督脉铺灸治疗肺肾两虚型哮病 ·············· 150

◆ 运用壮医针刺治疗失眠症体会 ······················ 152

◆ 基于"阴阳本体结构"理论从潜阳法论治更年期综合征 ······· 153

◆ 广西黄氏壮医针灸学术思想概述 ····················· 155

◆ 何氏妇科治疗输卵管炎性不孕症临证经验 ················ 157

◆ 中医外治技术在肛肠科微创方面应用与体会 ·············· 159

◆ 特色中医技术提高肉芽肿性乳腺炎保全率 ················ 160

◆ 肝硬化腹水治疗之思考 ··························· 162

◆ 白油膏联合黄马酊治疗下肢静脉性溃疡的临床应用 ·········· 164

◆ 龙砂开阖六气针法与三因司天方合用探赜 ················ 167

◆ 中医火针疗法在皮肤科的应用和思考 ·················· 169

◆ 何氏妇科理论结合针灸治疗痛经临证心得 ················ 171

◆ 中医腹诊对昏迷患者留置胃管的诊治临床研究 ············· 173

◆ "重灸温通法"特色技术的临床实践与思考 ·············· 175

◆ 中药熏蒸联合玻璃酸钠关节腔注射治疗髋关节骨性关节炎

　 45 例临床观察 ······························· 177

◆ 庚子年以六气针法厥阴为主治疗眼痛的思考 ················ 183

◆ 中医骨折脱位复位手法感悟随笔 ················ 186

◆ 火针在皮肤科疾病中应用的思考 ················ 187

◆ 运用顾氏外科拖线法治疗马蹄型肛周脓肿 ················ 188

◆ 小儿膏方拟方体会 ················ 191

◆ 量化挂线疗法在高位复杂性肛瘘中的实践心得 ················ 193

◆ 郑氏"过眼热"针法应用于面瘫急性期的临床应用体会 ················ 195

◆ 邵氏五针法临床应用 ················ 196

◆ 顾氏外科拖线疗法临床实践 ················ 197

◆ 远道刺治疗疼痛性疾病临证心得 ················ 199

◆ 从宣蛰人软组织松解术到针刀镜的临床应用 ················ 200

◆ 基于卫气理论的针灸治痛路径 ················ 202

◆ 鼻内针刺治疗鼻衄的临证思考 ················ 204

◆ 彝族文化对楚雄彝医药的影响 ················ 206

◆ 从心论治过敏性皮肤病及重镇安神药作用机制浅析 ················ 208

◆ 慢性阻塞性肺疾病中医治疗体会 ················ 209

◆ 针法与手法互鉴初探 ················ 211

◆ 浅议临证状态 ················ 213

◆ 宣氏儿科从食积治疗儿科疾病的体会 ················ 215

第3章　青囊撷英

◆ 宏观与微观、客观与主观——浅谈中医精准辨治 ················ 217

◆ 基于云南吴佩衡扶阳学术流派的传承探讨滇南医学的发展 ················ 218

◆ 针法鸣世——郑氏传统针法阐微 ················ 220

◆ 基于肝脾理论配合揿针探讨小儿多发性抽动症之施治 ················ 221

◆ 天池伤科国医大师刘柏龄教授学术思想及临床经验感悟 ················ 224

◆ 云南吴氏扶阳派潜阳封髓丹的临床运用 ················ 225

◆ 羲黄古易思想下的非物质文化遗产四川李氏杵针 ……………… 227

◆ 中医文化在中医流派传承中的思考 …………………………… 229

◆ 盱江医家陈建章教授治疗脾胃病学术思想撷菁 ……………… 232

◆ 中医是个筐，任你往里装 ……………………………………… 233

◆ 灸与针同行，不可偏废 ………………………………………… 236

◆ 三草降压汤治疗高血压的中西医机制探讨 …………………… 237

◆ 四川何氏骨科"治骨先治肉"理论在肩关节脱位治疗中的应用 …… 239

◆ 郑卢医学学术思想之窥探 ……………………………………… 241

◆ 翁维良教授治疗冠状动脉支架术后再狭窄经验 ……………… 243

◆ 慢性腹泻辨治琐谈 ……………………………………………… 245

◆ 从扶阳派观点出发辨寒热虚实 ………………………………… 247

◆ 调气活血解毒法在脾胃病的应用 ……………………………… 248

◆ 浅谈杵针疗法与治未病 ………………………………………… 250

◆ 新安吴谦加味温胆汤新用 ……………………………………… 252

◆ 扶阳与太阳 ……………………………………………………… 254

◆ 李咏梅辨治特应性皮炎经验撷粹 ……………………………… 256

◆ 融媒体与中医流派专业拓展 …………………………………… 258

◆ 新安医家汪机《外科理例》治疗外科病探析 ………………… 259

◆ 辽派中医医籍《集验良方》学术思想述略 …………………… 261

◆ 杏苑瑰宝——广西黄氏壮医针灸 ……………………………… 263

◆ 论阴阳在女性生殖调节中的意义——研读罗元恺点校

《景岳全书·妇人规》有得 …………………………………… 264

◆ 孟河医派及吴门医派脾胃论治体会 …………………………… 266

◆ 龙砂医派经方应用中的方–证–人和像 ……………………… 268

◆ 督脉病候与现代脊柱疾病 ……………………………………… 269

◆ 龙江医派华廷芳先生治疗血小板减少学术思想总结 ………… 271

◆ 何嘉琳治疗先兆流产的经验 …………………………………… 272

◆ 浅谈蔡氏妇科运用周期疗法治疗妇科疾病之经验 ……………………………… 274

◆ 先秦文化与中医之道 …………………………………………………………… 275

◆ 龙江韩氏妇科韩延华教授治疗月经病学术思想及用药经验 ………………… 278

◆ 陈可冀院士活血化瘀学术思想撷要 …………………………………………… 279

◆ 阴阳阐微 ………………………………………………………………………… 281

◆ 门氏功能五态说 ………………………………………………………………… 283

◆ 论"三焦者,决渎之官,水道出焉"与太阳蓄水证 ………………………… 285

◆ 西岐儿科流派"髓论"学术经验介要 ………………………………………… 286

◆ 扶阳学习之中医体会 …………………………………………………………… 287

◆ 岭南针灸流派——靳三针之调神针法治疗中风后睡眠障碍的思路与感悟 … 289

◆ 龙江医学流派代表性传承人高雪教授论治内科疾病经验 …………………… 290

◆ 国医大师禤国维教授解毒法辨治皮肤病的学术思想 ………………………… 292

◆ 不以数推,以象之谓也——"五运六气"学用之我见 …………………… 294

◆ 扶阳思想在心衰中的应用探析 ………………………………………………… 295

◆ 蔡氏妇科、何氏妇科流派学术思想及人文观点介绍 ………………………… 297

◆ 内伤伏气致病学说在慢性萎缩性胃炎治疗中的运用 ………………………… 299

◆ 何氏妇科流派诊治妊娠期血证特色探微 ……………………………………… 300

◆ 山西门氏杂病流派之兴阳温通法 ……………………………………………… 303

◆ 浅谈石氏伤科新观点——"筋主骨从" ……………………………………… 304

◆ 现代孟河医家治疗心血管疾病学术思想撷菁 ………………………………… 305

◆ 门氏杂病流派"大病以胃"学术思想及临床应用 …………………………… 306

◆ 长安米氏内科流派宣化汤治疗代谢性疾病临证体会 ………………………… 308

◆ 运用新安医学学术思想治疗咳嗽的体会 ……………………………………… 309

第 4 章　研幾析理

◆ 关于推拿治疗理论的思考 ……………………………………………………… 312

◆ 基于中医整体观念再认识颈肩腰腿痛 ………………………………………… 313

◆ 从病证结合角度探讨肾系疾病的诊疗思路 ················ 315

◆ 依托现代科技做好针灸学科守正创新 ·················· 316

◆ 门氏"大病以胃"思想在高海拔地区 AECOPD 患者中的应用 ······ 319

◆ 气血理论在慢性筋骨疾病中的运用探析 ················ 321

◆ 皮肤病中医外治方法机理思考 ····················· 323

◆ 从"血浊"理论谈任通冲盛的生殖意义 ················ 324

◆ 过关通经针法治疗软组织损伤 ····················· 325

◆ 中医临床必须有自己的"治愈"标准 ················· 328

◆ 浅析五运六气学说是中医基本理论的基础和渊源 ·········· 329

◆ 方证对应辨证的临床体会与运用 ··················· 330

◆ 目内眦特殊针刺手法治疗目斜视案 ·················· 332

◆ 龙砂医学流派五运六气研究的实践模式探讨 ············· 334

◆ 从"温通"到"膜瘀"分析异常子宫出血 ·············· 336

◆ 理筋通络补肾法治疗跟痛症临证经验 ················· 338

◆ 三阴三阳开阖枢的再理解——跟师龙砂学派顾植山老师后学习感悟 ·· 340

◆ 早期胃癌黏膜下剥离术后溃疡辨证论治探要 ············· 342

◆ 两年管式郑氏跟师与传统针法探索 ·················· 344

◆ 基于阴阳学说论"肺阳虚"理论渊源 ················· 346

◆ 运气体质与恶性肿瘤 ·························· 347

◆ 外阴色素减退性疾病临证思考 ····················· 352

◆ 浅谈急性冠状动脉综合征窠囊从毒论治 ··············· 354

◆ 运用五运六气思维治疗肺癌术后身痛伴失眠案 1 例 ········· 356

◆ 肿瘤疾病论治中的若干问题 ······················ 357

◆ 扶阳理论结合石氏伤科理筋手法在颈腰综合征中的应用 ······· 359

◆ 补肾须调肝健脾浅论 ·························· 361

◆ 从营卫再论汗证的治疗 ························· 362

◆ 水湿痰饮的实质与现代医学本质述析 ················· 363

◆ 基于"痹－虚"病机基础论治肺痹 …………………………………………… 365

◆ "华佗五禽戏"中医导引处方理论浅析 …………………………………… 366

◆ 从中医角度探析唐朝燕乐《霓裳羽衣曲》成曲背景 …………………… 369

第5章 知行立人

◆ 做中医人，走中医路——骨干人才培训感悟 …………………………… 371

◆ 高质量中医药人才培养建议 ………………………………………………… 372

◆ 中医之路任重而道远 ………………………………………………………… 374

◆ 领略中医魅力，坚定中医传承之志——全国中医临床特色技术

　 传承骨干人才培训心得 …………………………………………………… 376

◆ 肝硬化的防治经验 …………………………………………………………… 377

◆ 学好中医，不必排斥西医 …………………………………………………… 378

◆ 浅谈现代中医人才培养思路 ………………………………………………… 379

◆ 院校教育与中医流派传承结合的实践与探讨 …………………………… 382

◆ 浅谈中西医结合医学 ………………………………………………………… 383

◆ 中医之路长漫漫，吾将上下求索之 ……………………………………… 385

◆ 喝水不忘挖井人——立中医之根 ………………………………………… 387

◆ 怎样提高中医人才培养效率 ………………………………………………… 388

◆ 中医人才培养之路 …………………………………………………………… 390

◆ 兴中华文化在中医，成中医人才在教化 ………………………………… 391

◆ 杏林求索 ……………………………………………………………………… 393

◆ 星火燎原，传承发展 ………………………………………………………… 394

◆ 从临床实践反思院校教育 …………………………………………………… 395

◆ 跟师黄煌教授感悟中医人才培养的一点心得 …………………………… 397

◆ 身负青囊，攀登重楼 ………………………………………………………… 398

◆ 浅谈中医人才培养之路 ……………………………………………………… 400

◆ 中医人才培养与职业规划 …………………………………………………… 402

◆ 中医学习之路再思考 ·· 403

◆ 新时代中医人的责任和机遇 ··· 404

◆ 从"药方法理"到"理法方药"的临床践行 ······················ 405

◆ 我的岐黄之路——培训有感 ··· 407

◆ 宁夏中医人才培养之路 ··· 408

◆ 中医临床人才培养之路 ··· 409

◆ 中医传承之魅 ··· 411

◆ 从文化自信简论中医的传承与人才培养 ······························ 413

◆ 笃志立人，知行达人 ·· 414

◆ 守中医之本，走外科之路——我的中医外科成长记 ·········· 415

◆ 中医外科人才发展之我见 ··· 417

◆ 跟师黄煌教授，感悟中医成长之路 ······································ 419

◆ 跟师龙江医派姜德友教授心得体会 ······································ 421

◆ 中医薪火，代代相传 ·· 423

◆ 培训感悟之读经典、勤临证、采众长 ·································· 424

◆ 中医之路，不忘初心 ·· 426

◆ 信中医、爱中医、用中医——浅谈中医临床人才培养之路 ····· 427

◆ 传统师承教育与院校中医教育之思考 ··································· 428

◆ 中医学习的回顾及思考 ··· 430

◆ 坚守中医人的初心和使命 ··· 431

◆ 名中医培养的方式和内容 ··· 433

◆ 精仁术、达天下——全国中医临床特色技术传承骨干人才培训

之心得体会 ··· 434

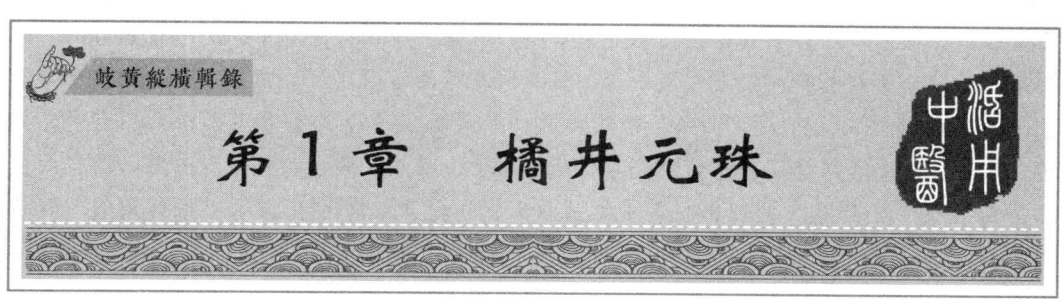

岐黄縱横輯錄

第1章 橘井元珠

经方猪苓汤合黄芩汤治疗尿潴留案

（边淑娟　平安区中医院）

2021年元旦刚过不久，急诊室来了一位40岁排尿困难的女性患者。

病史：四天前出现尿路感染，排尿时尿道口灼热刺痛，小便不畅，卫生院化验尿常规后诊断为泌尿系感染，服用诺氟沙星胶囊、三金片未见效。前一日病情加重，小便不出，尿道口灼热刺痛感加重，小腹胀痛难忍。腹部彩超提示尿潴留，右肾积水，右侧输尿管扩张（膀胱过度充盈可能），到外科门诊行导尿治疗后尿潴留缓解。尿常规提示白细胞(+++)，尿潜血（++），红细胞58个/HP，但拔除尿管后尿道口灼热刺痛反而加重，小便仍排不出，输液用头孢类抗生素症状仍未改善，患者口渴想饮水，但因病痛不敢喝水，进食很少。今日仍因排尿困难、尿道口灼热刺痛、小腹胀痛难忍就诊，患者诉求不想再行导尿治疗，因为只能解决一时的问题，不能解决根本问题。

查体：体形偏瘦，唇红如妆，干燥脱皮，眼睑深红，咽喉暗红，舌红苔黄腻，脉数（92次/分）。腹肌紧，小腹胀满有压痛，膀胱叩诊有实音，脐温38.2℃。口干，心烦急躁、易怒，易醒难眠，有痔疮，大便时出血。

处方：猪苓15g，茯苓15g，泽泻15g，阿胶（烊化）15g，六一散15g，黄芩15g，白芍10g，黄连5g，红枣20g。

上方配方颗粒3剂，嘱立即开水冲服1剂。40分钟后患者如厕已经可以顺畅排出小便，排尿时尿道口灼热刺痛感减轻能忍受，排尿后小腹胀痛感瞬间缓解，说终于敢喝水了，当场饮下一大杯温水。嘱其继续服用，三天后余症皆无。

【按】猪苓汤是医圣张仲景用来治疗淋证的专用方，笔者以前治疗湿热型尿路感染多以此方投之，但加味太多，效失参半，自从跟师黄煌教授学习经方之后，开始注重根据体质用药，并坚持用原方，尽量不加减。黄教授擅长依据面诊、眼诊、咽诊、腹诊、腿诊信息来辨别患者经方体质，这些信息比较直接并且客观真实，学习时容易掌握。该患者口干，心烦急躁、易怒，易醒难眠，小便有隐血，有痔疮，大便时出血。体形偏瘦，唇红如妆，干燥脱皮，眼睑深红，咽喉暗红，舌红苔黄腻，脉数。腹诊：腹肌紧，小腹胀满疼痛，脐温高，正符合黄煌教授《经方使用手册》推荐的黄芩汤适用人群。黄芩汤是传统的清里热方，具有除烦热、止腹痛、止血、治热痹的功效，现代药理研究证实其能解痉止痛、抑菌、抗炎。患者因尿潴留导致膀胱痉挛疼痛，眼诊、咽诊、腹诊均提示有热象，这些为选择方药提供了充分有力的依据。其舌红苔黄腻，正是黄煌教授在临床中常提到的"黄连舌"，故加入黄连 5g。使用经方要求对患者体质明了，方证明确，才能迅速起效。有是证，用是方，方证相应才能收效。并且用经方，原方最有效，最安全，万不可大加大减，更不可忽略方证而随意堆砌药物，否则，经方的魅力必黯然失色。经方来自前人数千年的临床实践经验，唯求方证相应，医者对证开方，才能效如桴鼓。

温阳法治疗扩张型心肌病验案一则

（付小奎　太和县中医院）

邹某，男，27 岁，2020 年 9 月 23 日来院。

病史：患者自 2 月前受寒后开始出现气喘胸闷不适，咳嗽咯痰，当地医院诊断为"支气管炎"，反复抗炎治疗，效果差，症状逐渐加重。既往长期饮酒史。现胸闷气喘，夜间阵发呼吸困难，咯泡沫痰，手足冷，多汗，稍畏寒，心下悸，腹胀纳少。

查体：全身湿冷，心界扩大，心音低钝，心率 90 次 / 分，心律齐，下肢轻度水肿；舌质淡，苔薄白，脉沉。入院检查：NT-ProBNP 3110.05pg/ml，肝肾功能正常；心脏彩超提示 EF 30%，FS 14%，左心室舒张末期内径 67mm，收缩末期内径 57mm。

西医诊断：扩张型心肌病。

中医诊断：心阳不振。

治法：温通心阳，化湿利水。

处方：制附子 10g，白术 10g，红参 12g，黄芪 20g，赤芍 12g，茯苓 30g，桂枝 10g，五味子 12g，甘草 10g，生姜 6 片、防己 12g，龙骨 20g，牡蛎 20g。3 剂，水煎服。

西药：沙库巴曲缬沙坦钠片（诺欣妥）、呋塞米、螺内酯、卡维地洛。

用药后患者症状明显缓解，休息状态下胸闷气喘心悸不明显，夜间阵发呼吸困难消失，偶有咳嗽，水肿消失。继服 5 剂，患者胸闷气喘症状缓解，四肢不温减轻，乏力多汗，纳可。复查 NT-ProBNP 875.68pg/ml。上方去龙骨、牡蛎、防己，继服 10 剂。

2020 年 10 月 25 日复诊，气喘胸闷缓解，一般生活可自理，畏寒多汗，偶有咳嗽，下肢轻度水肿，足跟疼痛；舌淡，苔白腻，脉沉微紧。复查心脏彩超：EF 48%，FS 24%，左心室舒张末期内径 59mm，收缩末期内径 44mm。复查肾功能提示尿酸 690.2μmol/L，肌酐正常，电解质正常。中药继续予以温通心阳之剂，前方加北沙参 10g，西药增加苯溴马隆片 50mg，每日 1 次，服用 5 天，1 周后复查尿酸 320.5μmol/L。继续口服前方中药，隔一周连续服用一周。

2021 年 4 月 12 日复查心脏彩超提示 EF 59%，FS 32%，左心室舒张末期内径 54mm，收缩末期内径 36mm；肾功能正常。患者可正常生活、工作，肢体发凉，舌质淡，苔薄白，脉沉。因工作难以长期口服，停中药汤剂，改院内制剂芪苈扶正强心颗粒 1 袋，每日 3 次。

【按】扩张型心肌病（DCM）是临床上难治性心血管疾病之一。2018 年《中国扩张型心肌病诊断和治疗指南》将 DCM 定义为一种异质性心肌病，病因一般分为原发性和继发性两种。临床上多数病例初期仅以心腔扩大为主要表现，无明显临床症状，中后期临床表现为进行性心力衰竭、心律失常，甚至栓塞、猝死等；还有部分病例以心肌病迅速发展而来，初期即有典型临床症状。

结合古籍中许多病证的论述与扩张型心肌病的临床症状，扩心病归属于中医学"喘证""心悸""水肿""心痹""心胀""胸痹"等范畴，国家中医药管理局出版的 24 个专业 105 个病种中医临床路径中，称为"心胀病"。盖因《灵枢·胀论》载："心胀者，烦心，短气，卧不安。"近 3 年对扩张型心肌病的研究也日益见多，多以心胀病处之。目前中医心胀病并无明确的诊疗标准。然而临床上患者就诊时多为中后期，多以活动后气喘为主诉，故治疗上多结合心衰病的诊治流程，尤其心胀病中后期与心衰病诊治更不易区分。

心胀病病位在心，与肺、脾、肾、肝各脏密切相关，病性为本虚标实。早期先天本虚或外邪耗气，气虚日久及阳，虚为本，痰、饮、水、瘀、湿等为实，故临床上心阳虚是心胀病在气虚基础上的进一步发展，并贯穿于整个中后期病理过程，也是临床上常见证型之一。

温阳法是临床中治疗心衰的大法。古今医家以温阳法治疗心衰病具有丰富的临床经验，其中《伤寒论》常用温阳方剂有真武汤、苓桂术甘汤、桂甘龙牡汤等。著名国医大师颜德馨也认为"有一分阳气，便有一分生机"，尤其针对晚期患者。本案患者西医诊断为扩张型心肌病，中医诊断为心衰病，心之阳气虚衰，误治更是损伤阳气，病位在心，与肺、脾、肾三脏密切相关。心肾阳虚不能化气行水，则水湿内停，发为水肿；水凌心肺，则胸闷心悸；夹脾虚，气血生化乏源，运化失职，则腹胀纳少。故组方选择真武汤、苓桂术甘汤、桂甘龙牡汤三方合用加减，患者服药 8 剂后即症状缓解。阳虚证尚存，继续服用，但考虑龙骨、牡蛎为贝石类药物，性沉，久服易碍胃气，故去之。复诊时病情明显好转。且复查尿酸明显升高，伴足跟疼痛，考虑利水渗湿药物及口服呋塞米利尿引起，中医辨证多为阳虚证，兼寒热互结，曾阅医案加北沙参、穿山龙、忍冬藤等，但笔者临床上治疗此症多予苯溴马隆，可迅速缓解，故于原中药处方加北沙参养阴益胃，西药增加苯溴马隆片 50mg，每日 1 次，服用 5 天，1 周后复查尿酸正常，症状缓解；4 月 12 日再诊时复查指标明显好转，左心室明显缩小，可正常生活工作，但阳虚尚存，继续温阳治疗，选用颗粒剂继续口服。中医疗效是得到肯定的。研究中医，我们不仅要看临床证候，也要看理化指标。本案患者心脏彩超结果的不断变化，更能为我们中医药的疗效增加说服力。

目前临床上治疗扩张型心肌病多从益气活血方向诊治，也是心衰病常见诊治方向之一；然临床上阳虚证十分常见，关于扩张型心脏病的中医证候及诊断还有待进一步临床研究，温阳法治疗扩张型心肌病也需进一步评价。而且，扩张型心肌病是复杂的器质性心脏病变，治疗难度大，病死率高，在目前社会环境下，作为临床一线医师，是不可能做纯中医的。针对这些复杂危重疾病，逐渐提高中医药的参与率，寻找及发挥中西医各自优势，在疾病的治疗及预防中发挥作用，改变群众"中医治疗疑难杂症"等片面思想，是我们作为中医人的努力方向。

丹昆散结饮治疗痰瘀互结型子宫腺肌病经典病例分析

（杭颖　北京中医医院顺义医院）

子宫腺肌病是一种常见的子宫疾病，多为良性，即子宫内膜的腺体与间质侵入子宫肌层，引起肌层周边细胞发生一系列的代偿、增生。本病属于中医学"癥瘕""痛经"。多见于中青年女性，临床症状表现为子宫增大，局部出现结节隆起、质硬、压痛，痛经逐步加剧，经期长且量多。西医治疗主要是口服激素类药物，或以手术为主，对于年轻有生育需求的女性来说，手术并不是最优选择，保守治疗复发率又较高。所以中医治疗此类疾病优势十分明显，可显著改善症状，提高受孕概率，不良反应较小，复发率较低。

一、对本病的认识

结合笔者近 20 年临床经验，总结主要病因有三点：①宫腔内手术，如多次分娩、流产，使冲任胞宫受损；②女性产前、产后或经期，感受风淫之邪，寒凝脉络，瘀血内阻；③素体虚弱，肾虚不固，胞宫藏泄失调。病机多属离经之血阻滞经脉，气机运化不利，聚湿成痰，痰瘀互结，日久成癥。当今女性压力大，饮食不节，过食肥甘、寒凉之品，脾运化失职，外受寒邪，内闭经脉，瘀血内停，津液运行迟滞，停聚而为痰，互结于胞宫，临床多见痰瘀互结证型，笔者认为应主以活血化瘀、软坚散结，辅以温肾健脾为治疗总纲，故以丹昆散结饮（牡丹皮 15g，昆布 15g，桂枝 10g，茯苓 15g，山慈菇 15g，夏枯草 15g，桃仁 10g，延胡索 10g，川牛膝 15g）加减治疗。

二、验案举隅

程某，女，46 岁，2020 年 11 月 24 日初诊。

主诉：月经后期 1 年余，伴经量多。

现病史：近 1 年多无明显诱因出现月经后期，经期腹痛，甚则冷汗出，偶有腰骶酸痛，无肛门坠胀，怕冷，四肢尤甚，偶有胸闷，头晕，经量多、色深红，舌质暗红，腻苔，脉弦、细滑。

既往史：子宫腺肌病病史 6 年，未系统诊治。甲状腺功能减退症病史 1 年，现口服左甲状腺素钠片（优甲乐）50μg，每日 1 次。婚育史：已婚，配偶体健，G3P1（妊娠 3 次，

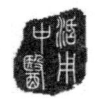

分娩 1 次），避孕套避孕。月经史：初潮时年龄 14 岁，月经周期 7/30 天，末次月经为 11 月 21 日。

体格检查：心率 77 次 / 分，血压 122/70mmHg，心肺未闻及异常，腹平软无压痛，下肢无水肿。

妇科检查：子宫前位，质硬饱满，压痛。

辅助检查：阴道超声提示子宫前位，大小 7.7cm×6.9cm×6.4cm，肌壁回声不均，内膜厚约 1.1cm，检查结论为子宫腺肌病。血常规提示 HGB 107g/L ↓，HCT 0.35 ↓。贫血检查结果为 SF 5.5μg/ml ↓，维生素 B$_{12}$ 159pg/ml ↓；CA-125 17.7U/ml。尿常规（-），肝肾功能（-）。

西医诊断：子宫腺肌病，继发性痛经，贫血，甲状腺功能减退症。

中医诊断：癥瘕，痰瘀互结型。

2020 年 11 月 24 日初诊：投以活血祛瘀、软坚散结、健脾补肾之品，以丹昆散结饮加减。具体方药为牡丹皮 15g，昆布 15g，桂枝 10g，茯苓 15g，夏枯草 15g，桃仁 10g，醋鳖甲 15g，牡蛎 15g，赤芍 15g，浙贝母 10g，荔枝核 10g，荆芥炭 10g，海螵蛸 30g，川牛膝 15g。7 剂，水煎服，每日 2 次。

2021 年 1 月 26 日二诊：前次月经 11 月 21 日至 12 月 22 日，月经量多 15 天，有血块，后淋漓不尽，伴小腹胀痛，头晕，12 月 22 日血净。在前方基础上加醋莪术 10g，入肝、脾二经，破气中之血，通月经，消瘀血，泻积聚，虽破血但不伤正；兼疏肝理气止痛，加延胡索 10g，大腹皮 10g。

2021 年 2 月 3 日三诊：末次月经 2 月 2 日，经量小，色淡红，腹胀痛，前方去莪术、大腹皮，加川楝子 10g，茜草 15g，疏肝理气，活血通络。

2021 年 2 月 9 日四诊：目前仍在经期，前 3 天经量小，现经量适中，腹胀痛明显缓解，继服上方。

2021 年 3 月 9 日五诊：前次月经 2 月 22 日至 3 月 5 日，量多 3 天，腹痛较前明显好转，尿频，无尿痛，偶有乏力，前方加炒车前子 10g 利尿通淋，仙鹤草 15g 益气补虚，山慈菇 15g 助夏枯草散瘀。

2021 年 4 月 20 日六诊：复查血常规 HGB 141g/L，HCT 0.43；CA125 7.5U/ml。阴道超声提示子宫前位，大小 6.7cm×6.7cm×4.6cm，宫体肌层回声欠均匀，内膜厚约 6mm。检查结论为子宫肌层回声不均。结合复查结果，子宫体较前缩小，症状改善明显，贫血纠正，治疗有效，继服前方 7 剂，以巩固疗效。

【按】方中牡丹皮入心、肝二经，善散瘀消痈，活血化瘀之力强。昆布化痰软坚，消肿利水，与牡丹皮相合，共为君药。桂枝散寒通脉，温经止痛，利三焦之水气。茯苓具有利水、渗湿、健脾的作用，与桂枝配伍，温阳通脉之力增强。山慈菇、夏枯草可消瘀散结解毒，桃仁可通血中之瘀滞，共为臣药。延胡索止痛力强，与川牛膝共为引经药，既可补肝肾又化瘀通经，为佐使之品。

西医对于子宫腺肌病，非手术疗法往往使用激素类药物，以减轻疼痛和异常子宫出血，但停药后往往出现病情反复。手术疗法又分为根治型和保守型手术。根治型手术即子宫全切，年轻女性有生育要求者，往往无法接受。保守型手术，较难将病灶彻底切除，仍存在较高复发率。与西医相比，中医治疗的优势明显，可结合患者自身情况，应用丹昆散结饮，适量加减，对于子宫腺肌病治疗效果显著。

合方运用甘麦大枣汤之我见

（杜景文　三门峡市中医院）

甘麦大枣汤出自《金匮要略》，由甘草、小麦、大枣三药组成。《金匮要略》云："妇人脏躁，喜悲伤欲哭，象如神灵所作，数欠伸，甘麦大枣汤主之。"该方药仅三味，初看感觉平淡无奇，经多年临床应用，笔者体会到该方不但治疗脏躁，而且在治疗慢性咽炎、慢性疼痛等方面也有较好效果，现列举如下。

一、治疗慢性咽炎

慢性咽炎相当于中医学"梅核气"范畴，常有咽部异物感，灼热，微痛，患者时有清嗓动作，吐白痰，严重者有刺激性咳嗽及恶心、呕吐。以前遇到类似患者都用半夏厚朴汤，发现一半左右的患者治疗效果不理想。后来发现这些慢性咽炎的患者或多或少合并心烦、心情抑郁或情志不畅，遂半夏厚朴汤合用甘麦大枣汤加减，经过临床使用，发现合用甘麦大枣汤后疗效明显增强。

二、治疗慢性疼痛

临床上，颈肩腰腿痛疾病很常见，应用常规治疗后如果效果不理想，可考虑在辨证基础上加用甘麦大枣汤，常可收到较好疗效。清代徐彬《金匮要略论注》论述："小麦能和肝阴之客热，而养心液，且有消烦利溲止汗之功，故以为君。甘草泻心火而和胃，故以为臣。大枣调胃，而利其上壅之燥，故以为佐。盖病本于血，心为血主，肝之子也，心火泻而土气和，则胃气下达。肺脏润，肝气调，躁止而病自除也。补脾气者，火为土之母，心得所养，则火能生土也。"清代王子接《绛雪园古方选注》论述："小麦，苦谷也。经言心病宜食麦者，以苦补之也。心系急则悲，甘草、大枣甘以缓其急也，缓急则云泻心。然立方之义，苦生甘是生法，而非制法，故仍属补心。"《素问·至真要大论》也有"诸痛痒疮，皆属于心"的论述，这些论述均说明甘麦大枣汤以治心为主。通过这些联系，笔者感悟到甘麦大枣汤可以治疗慢性疼痛，临床已应用于多例患者，安全可靠，且加用甘麦大枣汤后患者反馈汤药口感改善。

三、验案举隅

赵某，女，81岁，2013年5月6日初诊。

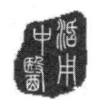

病史：腰部疼痛 1 年余，经多方治疗效果欠佳，目前一直服用塞来昔布胶囊，每日 2 次，每次 2 粒，已属于超剂量用药，但依然疼痛难忍，夜间尤甚，严重影响睡眠。

查体：体形中等，乏力，痛苦面容，面色萎黄，腰部肤色正常，无皮疹，腰部叩击痛，无下肢放射痛，舌质淡，苔薄白，脉弦细。外院 MRI 检查示腰椎退行性变，$L_{1\sim2}$、$L_{2\sim3}$、$L_{3\sim4}$、$L_{4\sim5}$、$L_5\sim S_1$ 椎间盘突出，腰椎管狭窄。

仔细询问得知患者因家庭不和睦、生闷气后逐渐出现腰部疼痛，诉说时悲伤流泪。综上考虑腰痛病，辨证为血虚兼血瘀，给予养血活血治疗，方选当归芍药散合甘麦大枣汤加减。当归 15g，白芍 30g，白术 20g，茯苓 20g，浮小麦 30g，炙甘草 10g，鸡血藤 30g，延胡索 20g，大枣 3 枚。3 剂，水煎服，每日 1 剂，早晚饭后 1 小时服用。并嘱停用镇痛药。

5 月 9 日复诊，患者心情喜悦，诉未用镇痛药，腰痛已明显减轻，夜间已可入睡。效不更方，继续给予上方服用，共服用 15 剂，腰痛消失。

【按】高龄患者，腰部疼痛 1 年余，服用镇痛药效果欠佳，西医虽然检查为腰椎间盘突出、腰椎管狭窄，但中医治疗必须坚持中医思维，抓主症。夜间疼痛尤甚说明合并血瘀，面色萎黄、乏力说明合并血虚，给予当归、白芍、白术、茯苓、鸡血藤行血补血，延胡索活血行气止痛，浮小麦、炙甘草、大枣养心，全方共奏补血活血养心之功，故取得较好疗效。实际运用时常用浮小麦代替小麦。临床凡遇到合并心烦、心情抑郁或情志不遂等症状均可合用甘麦大枣汤，多可收到较好疗效。本文不止妇人可用，男子亦可应用。

以上就是我对甘麦大枣汤的粗浅认识，在今后临床中，我会继续运用本方，观察体会本方的特殊作用。

退翳明目法在角膜血管翳治疗中的应用

（王小青　山东省中医药研究院附属医院）

患者，男，43 岁，农民，于 2020 年 4 月 6 日来诊。

病史：7 天前大量饮酒后出现眼红、眼痛、畏光、流泪，静脉应用抗生素治疗，效不佳，眼红、眼痛加重。"大泡性角膜病变"病史 20 余年，反复发作，发作时眼红、眼痛，多应用抗生素眼水点眼治疗。否认高血压、糖尿病病史，否认鼻炎病史，否认麻风、结核、梅毒病史。

眼部检查：右眼视力 0.12，左眼视力 0.1。结膜密布新生血管，放射状伸入角膜缘，角膜约 10 点钟位置粗大新生血管及其分支伸入角膜，遮盖瞳孔缘 1mm。裂隙灯检查见图 1-1 和图 1-2。

角膜血管翳是因角膜缺氧、外伤、炎症，对角膜前弹力层、基质层留下的创伤，由于两者是不可自我修复和再生的，一般浑浊区域都是无法消退的。角膜血管翳不是一种独

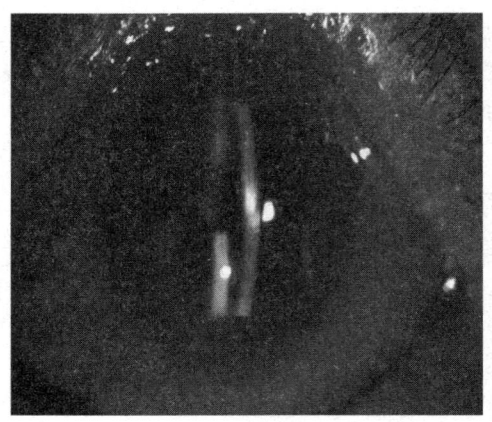

图1-1　初诊裂隙灯照相

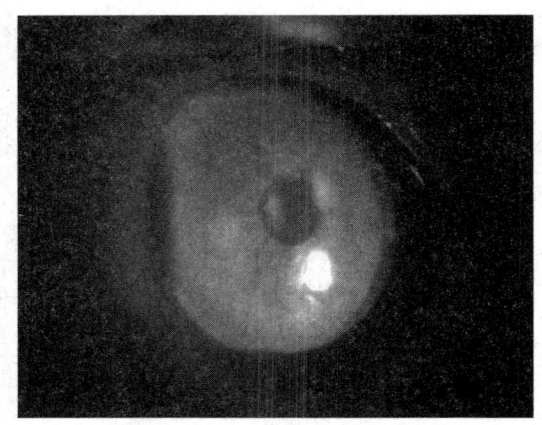

图1-2　第三次复诊裂隙灯照相

立的角膜病，而是一种病理改变，是维持角膜无血管的平衡因素被破坏，角膜缘的新生血管侵入角膜。角膜血管翳其实是人体组织自身修复系统的漏洞，虽然它对感染消除、创伤愈合、抑制免疫介导的角膜溶解有一定的作用，但其结构和功能不完善，容易发生血浆渗漏，造成角膜水肿、脂质沉着以及继发的角膜瘢痕化，严重影响视力。目前对于角膜血管翳的治疗原则是积极处理原发病，消除刺激因素，抑制新生血管的生长，减少并发症的发生。

对于本例网状新生血管，中医学认为属"血翳包睛"范畴，证属心肝火赤。血翳包睛病名首见于《银海精微》，谓："人之患血翳遮两睛者何也？答曰：皆因心经发热，肝脏虚劳，受邪热，致令眼中赤涩，肿痛泪出，渐有赤胀通睛，常时举发，久则发筋结浓，遮满乌睛，如赤肉之相，故名血翳包睛。宜服泻心汤，次以修肝活血汤。""血翳包睛者何也？答曰：心热血旺也。此病初患易治，若至血散尽难消，痛时用破血红花散、当归龙胆汤，点用清凉散。"可见该书对血翳包睛的病因主证描述得确切具体。

中医眼科五轮辨证，属赤膜从气轮离位侵入风轮。多因心、肝二经火邪上壅，自气轮贯青睛，互相连缀，形成一片赤膜，包绕风轮。本病发展迅速，因风热犯上、肝火上升的特点，中医对角膜血管翳的治疗原则是疏风清热、清肝泻火。退翳明目法贯穿其治疗原则的始终，是中医治疗角膜血管翳不可忽视的一大特色。石决明、决明子、青葙子、白蒺藜、木贼草、蝉蜕、谷精草、秦皮、蛇蜕、密蒙花、珍珠母等药物在中医眼科临床中被广泛使用，成为眼科特定的退翳明目用药。

【按】治疗角膜血管翳，当风热或肝火正盛之时，应以疏风清热或平肝降火为主，略加退翳之药，早期应用退翳明目之法，对消翳可起到事半功倍的作用；到热势渐退，应祛风清热、平肝泻火与退翳明目并重；如斑翳已成，热邪已清，即应以退翳明目为主，略加清热散瘀之品。切忌单用或过用苦寒泻火之剂，防止阳气受损、血寒凝滞，使红退而翳不退而成痼疾。

本例心肝之火瘀于血脉，予解毒消朦退赤散加减治疗有效。解毒消朦退赤散是张洪星老师的临床验方，方中黄芩清肝中郁火，栀子清心中邪热，共为君药；赤芍、牡丹皮活血凉血祛瘀以退目赤为臣；荆芥、防风祛风解表为佐使；决明子清肝明目，大青叶、蒲公英、金银花、大蓟增强清热作用。

首诊予解毒消朦退赤散治疗，以清心凉肝退翳、活血祛瘀通脉为法。4月20日二诊，患者眼红、畏光明显减轻，新生血管变细，效不更方。5月4日三诊，患者眼红畏光消失，双眼视力提高至0.5。新生血管明显变细退缩，疗效在继续随访中。应用退翳明目法治疗角膜的创伤、炎症，能抑制其瘢痕组织的形成，使愈合后的角膜恢复其透明性，从而恢复其功能，这种方法是一种比较有效的方法。

浅谈扶阳法论治恶性肿瘤的临床实践和体会

（曾长林　永修县人民医院）

一、恶性肿瘤的中医病因病机

中医学认为，正虚邪实是恶性肿瘤发生的基本病机。正气包括阳气和阴精两个方面，且以阳气为主。《素问·生气通天论》提到"凡阴阳之要，阳密乃固"，"阳气者，若天与日，失其所，则折寿而不彰，故天运当以日光明"，"阳气者，精则养神，柔则养筋"。由此可知，人体生命的活动始终存在着阳主阴从的关系，阴平阳秘的状态也是以阳为主导的阴阳动态平衡。阳气在外能固表抗邪，在内能维持气血脏腑活动。若阳气亏虚，则可导致机体卫外不固，或气血脏腑功能活动失常，易致肿瘤发生。自《黄帝内经》以来，历代医家皆把阳虚、寒积看作是肿瘤发病的重要因素。

研究表明，现代人的体质以寒型和偏寒证候者居多，且寒型体质多患痰食积滞或癥瘕积聚。现代人体质普遍阴盛阳衰的原因，大致如下。

1. 先天不足　即人体根基较差，在胚胎时期营养及遗传状况均不佳。

2. 嗜食生冷寒凉　空调、电风扇、冰箱等的广泛使用，使寒邪犯于肌表，生冷伤于脾胃。冬天吃冷饮，更是雪上加霜。现代人自认为易"上火"，故滥用苦寒较为普遍，现在喝凉茶、冷饮的人很多，不只是夏天饮用，而是一年四季都饮用。常饮凉茶、冰水，阳气多伤。

3. 烦劳、七情内伤及睡眠不足　现代人普遍工作压力大，工作、生活节奏快，精神持续紧张、焦虑或抑郁。人们身心的烦劳，必然导致阳气的消耗，阳虚而病。加之普遍的睡眠不足，同样会造成阳气受损。电灯的广泛使用，手机和电脑的普及，让我们每天有更多的时间加班工作、娱乐休闲，进而导致人体阳气的不断衰弱。

4. 房劳伤肾损阳　《黄帝内经》云："今时之人不然也，以酒为浆，以妄为常，醉以入房，以欲竭其精，以耗散其真，不知持满，不时御神，务快其心，逆于生乐，起居无节，故半百而衰也。"现代的人，欲望太多，房劳伤肾较为多见。

5.西药的滥用　当今，抗生素、激素及静脉注射等使用过度，在治病的同时，也让人体的正常细胞受到了严重伤害。在中医看来，这些治疗方法都是有损于人的阳气的。

在肿瘤的发生、发展及转变过程中，阳虚既是发病的内在条件，又是疾病过程的一种病理表现，贯穿于恶性肿瘤病变的始终，所谓"因虚致病，因病致虚"。而瘀滞痰浊则是恶性肿瘤的重要致病因素和病理产物，其与癌毒互为因果，共同致病。阳虚之证，按其临床特点可概括为两类。其一为"不振奋"（气虚），表现为少气懒言、声低语怯、饮食不振、乏力、舌淡苔少、脉虚无力等；其二为"内寒"，表现为肢冷怯寒、口淡不渴、面白舌淡、尿清便溏等。气虚、阳虚、亡阳分别表示了脏腑功能衰败轻、中、重三种不同程度。

扶阳法是扶助补益人体阳气，治疗因体内阳气虚弱或阴寒所致病证的大法。笔者临证对于肿瘤患者，组方立法多以扶助阳气、温补脾肾为主法，治方思路深受当代中医扶阳大家吴佩衡、李可、卢崇汉、刘力红等学术思想的影响和熏陶。对于晚期肿瘤患者重点扶助提振脾肾之阳气，始终顾护先天后天之本，才能挽危亡于万一。笔者近年来诊治多例晚期肿瘤患者，一直遵循此思路，以温补元阳、补益脾肾、扶助正气为主，兼以祛邪抗肿瘤中药，主方多以阳和汤、四逆汤合参附汤、六君子汤等合方加减，对改善症状、提高生活质量、延缓患者生命有确切的疗效。

二、验案举隅

丁某，男，65岁，农民，2019年4月16日，因渐进性排尿困难一年余，排尿不出半日入院治疗，入院后经MRI检查，诊断为前列腺癌（临床4期），家属要求转省级重点医院治疗。在上级医院经进一步检查，确诊为前列腺癌晚期，伴随广泛骨转移和侵犯膀胱，经专家会诊认为已失去手术价值，不建议手术。后患者又到湖南湘雅医院进一步检查，诊断和治疗意见如上，遂放弃西医手术和放化疗治疗。同年5月下旬起，到我处寻求中医治疗。初诊见精神萎靡，面色㿠白，形体消瘦，小便不利伴血尿，形寒畏冷，倦怠乏力，纳差，晨起口苦口干，大便每两日一行，寐差梦多，舌质淡体胖大，苔白滑，两脉沉细弱，证属脾肾阳虚，寒湿内阻，治拟温补脾肾，补火助阳。选方以阳和汤合四逆汤加减，川黑顺片（另包，先煎2小时）70g，鹿角胶（碾碎冲服）20g，肉桂6g，炙麻黄3g，炮姜10g，熟地黄20g，白芥子15g，炙甘草10g，干姜15g，补骨脂25g，淫羊藿20g，仙茅15g，黄芪25g，桔梗10g，白豆蔻（捣碎后下）10g，姜半夏10g，砂仁（捣碎后下）10g，小茴香10g，益智仁20g，党参20g，川牛膝10g，柴胡12g，黄芩12g。服药10剂，各方面情况逐步改善，全身情况好转。后续守法守方，适时加减，黑顺片剂量逐步加大，由70g用至150g（另包，先煎2小时以上），目前患者已在门诊中医中药治疗1年余，现病情稳定，已无明显不适，饮食、睡眠及二便等均正常，全身情况良好。近期复查MRI示肿瘤原发灶及转移病灶较前明显缩小。

【按】本病例说明扶阳法在肿瘤内科的治疗中具有光明前景，只要遵循中医的辨证论治原则和整体思维观来治疗用药，确实可以改善患者症状，延缓病情发展，提高晚期肿瘤患者的生存质量，临床疗效值得肯定。

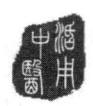

从《黄帝内经》浅析真武汤中芍药的作用

（刘杰　嘉兴市中医医院）

真武汤为《伤寒论》中的名方，该方组成为茯苓三两，芍药三两，生姜三两，白术二两，炮附子一枚，具有温阳利水的功效，因疗效显著，广泛应用于临床各科。历代医家对真武汤中芍药的作用众说纷纭，有利小便之说、疏肝之说、护阴之说等。

《黄帝内经》是伤寒论学术思想的重要来源，可以从通过《黄帝内经》相关思想的挖掘来加深对《伤寒论》知识的理解。我们通过对《黄帝内经》的研究，尝试着对真武汤中芍药的作用粗浅阐释。

一、《黄帝内经》对五味理论的阐释

《素问·五运行大论》载："酸生肝，肝生筋……苦生心，心生血……甘生脾，脾生肉……辛生肺，肺生皮毛……咸生肾，肾生骨髓。"可见，五味对人体的五脏有着重要的滋养和调节作用。此外，五味调节人体阴阳的平衡，参与阴阳的对立统一和消长转化。五味各有阴阳属性，如《素问·阴阳应象大论》载"气味，辛甘发散为阳，酸苦涌泄为阴……"食物或药物五味的均衡，对人体阴阳的平衡及脏腑的生理功能都有着明显的影响。《素问·五脏生成》载："是故多食咸，则脉凝泣而变色……此五味之所伤也……"《素问·生气通天论》载："是故谨和五味，骨正筋柔，气血以流，腠理以密，如是则骨气以精，谨道如法，长有天命。"所以，人能达到"阴平阳秘"的最佳状态，与五味摄入的均衡是密不可分的。可见掌握五脏和五味之间的关系，对于中医临床具有重要的意义。

二、《黄帝内经》对五脏补泻理论的阐释

从五味对人体阴阳平衡和五脏的重要作用可以进一步推理，中药之所以治病，就是因为中药的四气五味对人体的阴阳产生了影响，纠正了阴阳的偏差，平衡了五脏的功能，从而起到治病的效果。《黄帝内经》中详细阐述了五脏补泻和五味的关系。《素问·脏气法时论》载："……肝欲散，急食辛以散之，用辛补之，酸泻之……"而且《素问·至真要大论》载："……风淫所胜，平以辛凉，佐以苦甘，以甘缓之，以酸泻之……"这对方剂的配伍原则有着非常重要的指导意义。

人体的差异有别，感受邪气不同，所中脏腑、经络各不相同，故疾病在人体的表现形式是复杂的。五味理论与人体的生理病理关系密切，五味入口后对所入的脏腑、经络、所发挥的补泻作用各不相同，故可以运用五味之性去纠正脏腑、经络的偏颇，达到治病的目的。这是中药治疗疾病的原因所在，也是方剂组方的重要原则，可见，五味理论是指导临床实践的重要组成部分。

三、真武汤方义及配伍芍药的意义

《伤寒论·辨太阳病脉证并治》载："太阳病，发汗，汗出不解，其人仍发热，心下悸，头眩，身瞤动，振振欲擗地者，真武汤主之。"从条文中可以发现，患者初为太阳病，采用发汗的方法治疗，汗出后病没有好，反而出现了变证。发汗一般采用的是麻黄汤、大青龙汤、桂枝汤等方剂，该类方剂的共同特点是主要以辛温药物组成。《素问·脏气法时论》载："……肝欲散，急食辛以散之，用辛补之，酸泻之……"辛味药物可加强肝木条达升散之性，为补肝之品。根据五行生克理论，肝木克脾土，肝木功能加强之后克制脾土的力量加强，形成肝木乘脾土的病理局面，从而抑制了脾土正常的生理功能。脾主运化水液，脾土的功能受损后运化水液能力减弱，出现"心下悸，头眩，身瞤动，振振欲擗地"等水饮泛滥的临床表现。真武汤方中以茯苓淡渗利水，白术燥湿补中，两药均有健脾之功，脾旺则水有所制。附子温补肾阳，使水有所主。生姜有散水气之功效，一可助茯苓、白术健脾，二可助附子温阳。上述四味药均是通过补脾补肾来治疗水饮泛滥的。之前已经分析过，水饮泛滥的原因是在使用辛味的药物后导致肝木乘脾土的病理局面，所以除了补脾补肾之外，还需要泻肝，以减轻肝木对脾土的乘制。《素问·脏气法时论》载："……肝欲散，急食辛以散之，用辛补之，酸泻之……"芍药味酸，为泻肝木之药，通过泻肝减轻了肝木对脾土的乘制，从而使脾土更好地发挥运化水液的功能，协助形成真武汤温阳利水的功效。可见，泻肝木可能是真武汤配伍芍药的真正含义。

总之，《伤寒论》中的方剂，药味少，配伍精当。对于方中每味药的作用，可以从《黄帝内经》理论体系中进行挖掘，或许可以得到更为合理的解释。

参考文献

[1] 陶毅强，李伟林，张君利，等.真武汤加味治疗肺源性心脏病心力衰竭的临床研究 [J].中国中医急症，2016，25（5）：900–902.

[2] 周英.真武汤治疗老年病举隅 [J].中国中医急症，2012，21（12）：2051–2052.

[3] 张锁庆.芍药利尿通便说 [J].实用中西医结合临床，2004，4（5）：79.

[4] 宋迪梨.浅论真武汤中芍药的功用 [J].中国民间疗法，2011，19（8）：5.

[5] 张树生.百药效用奇观 [M].北京：中医古籍出版社，1987：125.

[6] 汤尔群，黄玉燕，桑希生.《黄帝内经》组方理论探讨 [J].安徽中医学院学报，2012，31（1）：1–3.

[7] 张声生，朱培一，陶琳.《黄帝内经》五味理论浅析 [J].中华中医药杂志，2006，21（3）：183–184.

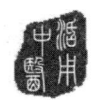

调理脾胃思想在治疗下尿路功能障碍中的临床探索
（庞然　中国中医科学院广安门医院）

下尿路功能障碍是一组临床常见的症候群，依据其临床表现的不同，主要可分为①储尿期症状：主要表现为尿频、尿急、尿失禁等症状，常涉及尿失禁、膀胱过度活动症、夜尿症、间质性膀胱炎等疾病。②排尿期症状：常表现为排尿等待、排尿踌躇、排尿费力等症状，涉及良性前列腺增生、女性膀胱出口梗阻、膀胱逼尿肌收缩无力等疾病。③排尿后症状：常表现为尿后不尽感、尿后淋沥不尽，涉及良性前列腺增生等疾病。尽管随着现代科技的进展，不断有现代医学的新疗法涌现而出，但治疗费用高昂，不良反应较大，无法完全满足临床需求。笔者在临床实践过程中，发现采用基于中医调理脾胃思想治疗该类疾病具有显著疗效，现将个人体会结合案例进行阐释，以期为临床提供一定的启示。

一、调理脾胃法治疗下尿路功能障碍中医源流

采用调理脾胃法治疗下尿路功能障碍的中医思想可上溯至先秦时期，早在《灵枢·口问》中就有"中气不足，溲便为之变"的记载。金元时期李东垣受《黄帝内经》"脾不及，令人九窍不通""阳不胜其阴，则五脏气争，九窍不通"以及"头痛、耳聋、九窍不利，肠胃之所生也"等条文的启发，在《脾胃论》中提出"脾胃虚则九窍不通"的学术思想，为后世采用调理脾胃法治疗下尿路功能障碍奠定了夯实的理论基础。

同时，结合《素问·灵兰秘典论》中"膀胱者，州都之官，津液藏焉，气化则能出矣"，可知膀胱的开阖与人体气化功能密切相关。人体的五脏六腑并非孤立的存在，而是彼此紧密联系的，这种联系主要是通过人体气机升降出入的变化而实现的。脾胃同居中焦，共为气机升降之枢纽，具有调节五脏六腑之功能。如《景岳全书》所述："脾为土脏，灌溉四旁，是以五脏中皆有脾气，而脾胃中亦有五脏之气，此其互为相使……故善治脾者，能调五脏，即所以治脾胃也。"这说明调理脾胃气机有助于恢复五脏正常的气化功能，能使表里出入有常，上下升降有序，能够从整体上对人体进行调节，从而达到对人体下尿路功能的调控作用。

此外，下尿路功能障碍性疾病多为慢性起病，患者常有较长的病史，考虑到久病耗伤气血，需从中焦论治。脾胃为后天之本，气血生化之源，人生之气血皆赖于脾胃的运化功能。只有健运中焦，方能治病求本。正如周之干在《慎斋遗书》中提到的"诸病不愈，必寻到脾胃之中，方无一失……治病不愈，寻到脾胃而愈者颇多"，故笔者设立调理脾胃法治疗下尿路功能障碍性疾病。

二、调理脾胃法治疗下尿路功能障碍验案举隅

1. 间质性膀胱炎

张某，男，29岁，2020年11月11日初诊。

病史：3年9个月前出现尿频、尿急、尿痛，渐而出现血尿，外院膀胱镜检查后诊断为间质性膀胱炎/膀胱疼痛综合征（IC/BPS），并行麻醉下水扩张配合电灼止血治疗，症状略有改善，此后先后两次行麻醉下水扩张，症状未见明显缓解，近半年症状加重。就诊时尿频、尿急，日间排尿20余次，夜尿10余次，伴有下腹部及尿道疼痛，乏力，口干，食欲不振，舌淡暗，苔薄，脉沉细。辨证为脾胃亏虚夹瘀。

治法：健脾和胃，养阴活血。

处方：异功散、益胃汤加减。党参20g，茯苓10g，麸炒白术10g，陈皮12g，生地黄30g，熟地黄30g，北沙参20g，麦冬20g，炙黄芪30g，桑螵蛸10g，丹参30g，泽兰20g，醋乳香6g，醋没药6g，炒王不留行30g，蜈蚣3g，土鳖虫10g，白芷12g，醋香附10g，炙甘草9g。21剂，水煎服，每日1剂。

2020年12月23日二诊：服药后症状有所改善，症状时轻时重，夜尿减为8～10次，日间排尿仍近20次。方药于前方减北沙参20g，加制水蛭6g，天冬20g，盐补骨脂20g。

2021年1月13日三诊：患者疼痛症状明显改善，日间排尿8～10次，夜尿6～18次，继服前方14剂巩固疗效。

【按】间质性膀胱炎为临床难治疾病，尽管文献报道的治疗方法多达180种，但尚无标准化的治疗手段，本案基于调理脾胃法采用中药治疗取得良好疗效。该患者虽为青年男性，但病程日久，瘀血阻于经络，郁而化热，灼伤营阴，加之频繁手术，耗伤脾胃气阴，呈脾胃亏虚之象，故以异功散和益胃汤以健脾益气养阴，以求固本。同时，因患者症状较重，考虑久病入络，故除辅以活血化瘀药物，还配合虫类药祛瘀通络止痛。二诊时，患者症状虽有缓解，但症状反复，遂加强祛邪扶正之效，用制水蛭破血逐瘀、通经活络，天冬、补骨脂以滋阴补肾。三诊患者症状明显改善，继服前方，患者病情稳定。

2. 前列腺增生

杨某，男，65岁，2020年11月28日就诊。

病史：进行性排尿困难两年余，继而出现尿潴留。2019年11月于河北某医院行经尿道前列腺电切术，术后患者仍无法自主排尿，于北京某医院行尿动力学检查，提示膀胱逼尿肌收缩力弱，予维持导尿治疗。2020年9月，患者为求进一步治疗，于我院泌尿外科再次行经尿道前列腺电切术，术后患者虽可自主排尿，但仍排尿困难明显，遂入门诊以求中医治疗。就诊时患者排尿不畅，排尿等待，排尿无力，尿线细，尿后淋沥不尽，夜尿3～4次，伴四肢乏力，困倦，精神欠佳，畏寒，纳差，腹胀，大便黏腻不爽。舌淡胖，苔白腻，脉沉滑。B超提示排尿后膀胱残余尿240ml。最大尿流率仅每秒3.5ml。

中医诊断：癃闭，脾胃虚弱，湿浊下注证。

治法：补脾胃，升阳，泻阴火。

处方：炙黄芪60g，人参9g，炙甘草10g，茯苓15g，炒苍术15g，陈皮10g，炒王不

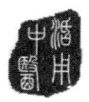

留行 30g，羌活 6g，黄柏 10g，薏苡仁 30g，石菖蒲 15g，乌药 10g，益智仁 20g，菟丝子 15g，枸杞子 15g，杜仲 15g，红景天 15g，当归 15g，生地黄 30g。14 剂，每日 1 剂，水煎服，分 2 次服。嘱患者定期复查膀胱残余尿 B 超。

2020 年 12 月 14 日二诊：患者夜尿次数较前减少，每晚 1～2 次，排尿不畅、淋沥不尽、排尿无力等症状减轻，仍四肢乏力、困倦，腹胀畏寒。舌淡胖，苔白腻，脉滑。B 超提示膀胱残余尿量 110ml。守方治疗。

2021 年 1 月 26 日三诊：患者诉上述诸症进一步减轻。舌淡胖，苔白腻，脉滑。守方调理善后。后平均每月随访 1 次至今，患者残余尿波动在 0～20ml，症状控制平稳。

【按】本案患者刻下表现为排尿不畅、排尿等待、淋沥不尽等，为前窍不利典型症状，结合困倦乏力、畏寒纳差、腹胀便黏及舌淡胖、苔白腻、脉沉滑等，证属脾胃气虚，湿浊下流。中医治疗以补中、升阳、泻阴火为法。方中重用炙黄芪、人参、炙甘草甘温以补中，少用羌活、陈皮以升阳，以茯苓、黄柏、生地黄、菟丝子、枸杞子等泻阴火，另以红景天、当归活血化瘀，苍术、薏苡仁祛湿化浊，石菖蒲解毒辟浊，王不留行开窍通络。标本同治，协调用药，患者诸症缓解，膀胱残余尿量减少，疗效肯定。

三、小结

笔者基于东垣学说理论和临床实践经验，认为采用基于中医调理脾胃的思想的组方用药可治疗下尿路功能障碍性疾病，从而为此类疾病提供了可行的中医治疗思路。

运气理论在庚子年儿科杂病临床运用体会

（林国彬　深圳市宝安区中医院）

顾植山教授认为，五运六气是古人研究自然界周期性节律变化而总结的规律，对临床遣方用药具有重要的指导意义。笔者在跟师顾教授学习运气理论后，临证中也有此体会，尤其是将运气理论运用于儿科杂病，获益良多。

一、庚子年的运气特点

陈言《三因司天方》曰："岁金太过，燥气流行，肝木受邪。民病两胁下少腹痛，目赤痛，眦疡，耳无所闻……子午之岁，少阴司天，阳明在泉，气化运行先天，民病关节禁固，腰痛，气郁而热，小便淋，目赤心痛，寒热更作，咳嗽，鼽衄。"顾教授根据庚子运气特点，提出"正阳汤"是推荐方剂之一。

二、庚子年地支方"正阳汤"的组成及方解

"正阳汤"由当归、川芎、玄参、旋覆花、白薇、白芍、桑白皮、甘草、生姜组成。

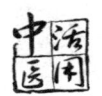

清代缪问注释《三因司天方》曰："少阴司天之岁，经谓热病生于上，清病生于下，水火寒热，持于气交。民病咳血，溢血，泄，目赤，心痛等症，寒热交争之岁也。夫热为火性，寒属金体，用药之权，当辛温以和其寒，酸苦以泄其热，不致偏寒偏热，斯为得耳。"当归味苦温，可升可降，止诸血之妄行，除咳定痛，以补少阴之阴；川芎味辛气温，主一切血，治风痰饮发如神；玄参味苦、咸，色走肾而味及心，《神农本草经》称其寒热积聚咸宜。三药本《黄帝内经》咸以软之，而调其上之法也。桑白皮甘寒悦肺，白芍酸以益金，旋覆花重以镇逆，本《黄帝内经》酸以收之，而安其下之义也。白薇和寒热，有维持上下之功，生姜、甘草一散一和，上热下清之疾愈矣。

三、"正阳汤"在儿科杂病的验案举隅

宾某，男，出生于2016年9月10日，丙申年三之气。2020年12月6日初诊。

病史：右耳疼痛3周，伴咳嗽，发热寒战，体温最高40.5℃。于深圳市儿童医院行X线及血常规检查，提示支气管炎及白细胞指标较高，诊断为中耳炎，急性支气管炎，脓毒症。在门诊及住院部予头孢曲松钠持续治疗，但症状未好转，11月28日办理出院到南方医科大学深圳医院五官科就诊，继续静滴抗生素治疗（具体不详），12月5日仍发热，夜间为主，体温37.5～38℃，查耳内镜下见大量脓液，无法看清鼓膜情况。家属遂请求来我院中医科诊治，现右耳疼痛，咳嗽间作，少痰，食欲一般，寐可，大便干，小便调。

查体：倦怠，咽充血（+），双侧扁桃体Ⅰ度肿大，充血，右侧外耳道可见脓性附着，舌红，苔薄腻，稍黄，脉浮数。

中医诊断：耳疮病（火热内郁，气阴两伤证）。建议停用西药治疗。

处方：正阳汤合小柴胡汤加味。旋覆花（包煎）5g，玄参5g，桑白皮5g，白薇3g，川芎3g，赤芍5g，当归3g，炙甘草3g，黄芩3g，北柴胡8g，桂枝3g，黄芪20g，人参片5g，干姜2g，醋五味子3g，石菖蒲3g，白芷3g。5剂，每日1剂，水400ml，煎去200ml，去渣重煎去100ml，分3次温服，并嘱饮食清淡。

2020年12月13日复诊，热退，右耳已无疼痛，偶有干咳，胃纳可，夜寐安，二便正常，舌淡红，苔薄黄，脉细。2020年12月12日自行到南方医科大学深圳医院复查，耳内镜示左侧外耳道畅通，见少量黄色耵聍，未见新生物，窥及鼓膜，鼓膜完整；右侧外耳道畅通，见少量黄色耵聍，未见新生物，窥及鼓膜，鼓膜完整，可疑积液，充血；诊断为急性中耳炎（右）。予正阳汤继续巩固疗效，方用旋覆花5g（包煎）、玄参5g、桑白皮5g、白薇3g、川芎3g、赤芍5g、当归3g、炙甘草3g、黄芩3g、北柴胡8g、桂枝3g、黄芪20g、人参片5g、干姜2g、醋五味子3g、石菖蒲3g、白芷10g、炒紫苏子10g（5剂）。每日1剂，煎服，分两次服，每次100ml。并嘱予膏方（正阳汤、审平汤合备化汤）熬膏后续调理，每次3克，早晚分服。膏方如下：旋覆花（包煎）3g，玄参5g，桑白皮5g，白薇2g，川芎3g，赤芍5g，当归3g，炙甘草3g，黄芪10g，白术5g，天冬10g，远志（先煎）2g，西洋参5g，檀香（后下）2g，山茱萸3g，木瓜7g，茯神5g，川牛膝7g，附片（先煎）1g，生地黄10g，覆盆子3g，桂枝2g，龟甲胶（烊化）0.75g，阿胶（烊化）0.75g，鹿角胶（烊化）0.5g，3个月后电话回访诉一直无复发。

【按】在庚子年儿科临证中，很多疾病跟"火"因素关系较多，比如中耳炎、结膜炎、扁桃腺炎、颌下淋巴结炎、鼻炎、髋关节炎及皮疹出血性疾病等发病率高，发现《三因司天方》"正阳汤"运用频率非常高。

病案中患者出生运气特点为丙申年出生三之气，少阳相火司天，中运太羽，厥阴风木在泉，岁水太过，寒气流行，邪害心火，对心影响较大，少阳司天则火淫所胜，温气流行，易发疮疡。适庚子年三之气就诊，少阴君火加临少阳相火，火上加火，一派火热势炎上之象，加上少阴为心经，少阳为胆经，《素问·热论》提到"少阳属胆，其脉循胁络于耳"。《素问·至真要大论》提到"诸逆冲上，皆属于火"，"诸转反戾，水液浑浊，皆属于热"，"诸痛痒疮，皆属于心"。故患儿出现耳朵肿痛流脓，治疗从火、从心而治。初诊以清火消肿、益气养阴为主，二诊继养阴清火、扶正祛邪，最后结合其运气特点，开运气膏方调理收尾。

根据学习五运六气，庚子年笔者在临证时遇到中耳炎及众多儿科杂病如湿疮、紫癜、癫痫发作、小儿抽动症、鼻衄等，不但使用正阳方，还用牛膝木瓜汤、大小补肝汤等辨证施治，也取得满意疗效。《黄帝内经》讲临证"必先岁气，无伐天和"，"不知年之所加，气之盛衰，虚实之所起，不可以为工矣"。临证首先辨运识机，因时制宜，因时达变，如果能够把握各个运气特点，司天、司人、司病证，往往能取得独特的疗效。

五运六气理论有别于我们教科书上所教授的各种辨证模式，为我们提供了一种新的思维方式。

三因司天方白术厚朴汤临证验案

（王钲 北京按摩医院）

余于2019年季秋拜入龙砂之门，幸甚！顾植山教授乃龙砂医学流派传承人，以五运六气、经方和龙砂膏滋闻名于世，所授弟子众多。虽术业有专攻，然法顾师五运之律、阴阳之开阖枢，用宋代陈无择所传、清代缪问所注《三因司天方》，无论疑难重疾，抑或新冠之疫，或者稍小疾痛，常迎刃而解。三因司天方共一十六首，其中岁运方有十，六气方有六。岁运十方因"必先岁起，勿伐天和"而最为实用。按天干化运理论，此十方对应甲、乙、丙、丁、戊、己、庚、辛、壬、癸。六十甲子，十天干周而复始，木火土金水五运或太过，或不及，天道如此，人亦如此。故大道至简，"知其要者，一言而终，不知其要，流散无穷"。白术厚朴汤针对己年土运不及、风木大行、金气来复的病机，临床中应用颇广，余亦深有体会，现举验案二则，与同道共享。

1. 腹胀

马某，女，出生于1946年10月5日（丙戌年五之气），初诊日期为2019年9月23日（己亥年五之气）。

主诉：腹胀 1 年余。

现病史：1 年来患者常感腹胀满，饭后尤重，不思饮食，体重渐增，大便偏干，每 1～2 日一行，腰酸，腿沉，嗜睡，口干。

既往史：胆结石病史，卵巢癌术后。体重 67kg，身高 155cm，BMI 27。腹部膨隆，按之如球，无压痛，双下肢轻度可凹性水肿。舌质淡红，苔白厚腻，脉沉细缓。

中医诊断：腹胀、肥胖；证属脾虚湿阻。

西医诊断：消化不良，单纯性肥胖。

治法：健脾和胃，温中理气。

处方：生白术 20g，姜厚朴 12g，法半夏 12g，炙甘草 10g，桂枝 10g，广藿香 10g，醋青皮 10g，炮姜 6g。7 剂，每日 1 剂，分 2 次开水冲服。

二诊：2019 年 10 月 3 日，患者诉腹胀明显减轻，腰酸缓解明显，大便每日 1 次，便质正常，体重下降 1kg，身体有明显"轻快"感。舌淡红，苔厚腻较前减轻，脉沉细缓。方药不变，继续服用 1 周。

三诊：2019 年 10 月 10 日，腹胀已消失，饭后亦无胀满感，腿沉减轻，双下肢可凹性水肿明显改善，午后仍稍有水肿。体重下降 3kg，腹围减少 6cm。方药不变，继服 1 周而愈。

2. 胃痞

金某，男，出生于 1966 年 12 月 11 日（丙午年终之气），初诊日期为 2021 年 1 月 29 日（辛丑年初之气）。

主诉：胃胀胃寒 2 周。

现病史：2 周前患者无明显诱因出现胃胀、胃寒、大便不成形，每于下午 15 时（申时）胃胀明显，喜热恶寒，需多加衣物保暖背部与胃部。纳少，眠可，口干。

既往史：胃溃疡术后 30 余年。舌淡胖大，边有齿痕，苔白厚腻，脉沉细，左脉尤重，双侧尺脉沉取不足。

中医诊断：胃痞；证属寒湿困脾。

西医诊断：消化不良，胃溃疡术后。

治法：温阳健脾，祛湿和胃。

处方：白术厚朴汤合神术散。炒白术 12g，姜厚朴 10g，醋青皮 10g，广藿香 12g，炮姜 9g，炙甘草 6g，法半夏 9g，炒苍术 12g，肉桂 5g，防风 9g，共 5 剂。

二诊：2021 年 2 月 4 日，患者诉服药后胃胀胃寒明显减轻，申时起胃胀规律消失，大便仍不成形，舌淡红，白厚腻苔逐渐消退，脉沉细，左侧尤甚。续服前方 5 剂。

三诊：2021 年 2 月 9 日，患者诉胃胀消失，稍有胃寒，大便已成形，无明显上火感觉，口干减轻，舌淡红，白厚腻苔继续消退，脉沉细有所改善。续服前方 5 剂而愈。

【按】2019 年己亥年，在恩师顾植山教授门诊及各地龙砂特色门诊中，白术厚朴汤极为常用。《素问·气交变大论》曰："岁土不及，风乃大行……民病飧泄，霍乱，体重腹痛，筋骨繇复，肌肉𥆧酸，善怒……咸病寒中……复则收政严峻，名木苍雕，胸胁暴痛，下引少腹，善太息……民食少失味。"此确乃己亥年颇为常见病证，很多人感到自己变得

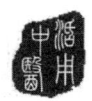

沉重，大便不成形，善怒，食少失味。腹胀病案显而易见为脾土不足，升降失常，脾湿困重，与己亥年格局相符，而其出生丙戌年下半年为太阴湿土在泉，故用白术厚朴汤较为恰当。

胃痞案发病于庚子年终之气，庚年为阳明燥气太过，在泉之气又为阳明燥金，按照标本中气理论，"阳明之上，中见太阴"，此时病患多有燥湿相间表现。子午年"终之气，燥令行，余火内格，肿于上，咳喘，甚则血溢。寒气数举，则霜雾翳，病生皮腠，内舍于胁，下连少腹而作寒中，地将易也"。此时主气为太阳寒水，客气为阳明燥金，可见寒、燥、湿之邪所致胃胀、胃寒、畏寒、口干等。其出生运气格局为丙午年终之气，岁水太过，大寒，水克火，火气郁腹，寒热交争。而就诊日辛丑年为寒湿之年，太阴湿土司天，太阳寒水在泉，患者下午申时以后胃胀较重，为阳明病欲解时，但"实则阳明，虚则太阴"，此时多用太阴方反而更加奏效。故辨天辨人辨病证，病机为太阴病，即寒湿困脾、清阳不升证。方选用白术厚朴汤合神术散，以温阳醒脾、燥湿理气。

白术厚朴汤不止用于己年土运不及之年。《素问·五运行大论》云："天地阴阳者，不以数推，以象之谓也"，正是顾师所讲之"象思维"，如天象、地象、物象、人象、舌象、脉象等，即通过自然、周围的事物以及患者所表现出的"象"，结合患者出生的运气格局、发病的运气格局以及就诊时的运气格局，综合判断患者的病机是属于三阴三阳开阖枢的哪一个或者哪几个，然后再选方用药，而白术厚朴汤就是针对太阴"开"之不利的有效方。

标本中气理论是五运六气理论的重要内容之一，其总结了六淫邪气对人体病机影响的规律。风、热、暑、湿、燥、寒为"本"，三阴三阳为"标"，"中"即中见之气。阳明之中，太阴湿土，燥从湿化，故可从太阴论治。虽为燥气之胜，反从湿气治之，燥金太过之年中常用白术厚朴汤治愈慢性干咳、哮喘、咽炎、干性湿疹等病症。《素问·至真要大论》云："知标与本，用之不殆……夫标本之道，要而博，小而大，可以言一而知百病之害。"

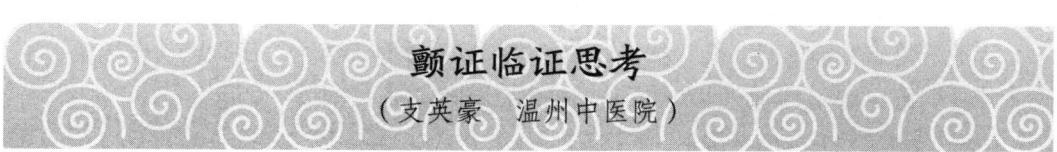

颤证临证思考

（支英豪　温州中医院）

颤证是以头部或身体不自主摇动，不能自制为主要临床表现的一种病证。因此，颤证是多种急慢性疾病，不仅是脑系疾病如帕金森病、特发性震颤等疾病的主要症状之一，也可因其他脏腑病变影响于脑导致。笔者在阅读相关文献及临证中偶有体会，现简单论述如下。

一、颤证与帕金森病

明代医家王肯堂所著《证治准绳·杂病·诸风门》首次提出颤振，"颤，摇也，振，动也，筋脉约束不住而莫能任持，风之象也"，可以表现为头动而手不动，或者四肢动而头不动，并没有提及肢体拘挛或者动作迟缓。

帕金森病是神经系统变性疾病，以动作缓慢、肌强直、静止性震颤为主要临床表现，根据帕金森病诊断指南，静止性震颤并非必备条件，部分帕金森病患者可以不出现震颤。《素问·脉要精微论》云："夫五脏者，身之强也。头者，精明之府，头倾视深，精神将夺矣。背者，胸中之府，背曲肩随，府将坏矣。腰者，肾之府，转摇不能，肾将惫矣。膝者，筋之府，屈伸不能，行则偻附，筋将惫矣。骨者，髓之府，不能久立，行则振掉，骨将惫矣。"此处描述和帕金森病临床症状颇有几分相似之处，但并未将之归入颤证范畴。

因此，笔者认为将帕金森病归入颤证范畴欠妥，颤证是帕金森病的证候之一，颤证亦不能称为病名，称为证候更合适。

二、颤证辨证

阴阳为八纲之首。《素问·阴阳应象大论》云："善诊者，察色按脉，先别阴阳。"《类经·阴阳类》云："人之疾病……必有所本，或本于阴，或本于阳，病变虽多，其本则一。"凡属于运动的、上升的、功能的、外向的、明亮的、温热的……属于阳的范畴，静止的、内在的、下降的、寒凉的、晦暗的、物质的……属于阴的范畴。颤证以肢体不自主运动为主，属于阳证范畴。《证治准绳·杂病》云："《内经》云：诸风掉眩，皆属肝木。肝主风，风为阳气，阳主动，此为木气太过而克脾土，脾主四肢，四肢者，诸阳之末，木气鼓之故动，经谓风淫末疾者此也。"因此，颤证是以阳证为主，脾弱肝旺为根本，治疗上应以健脾疏肝为原则。

部分患者除了肢体不自主运动临床表现外，还有动作缓慢、强直等静止性的、内在的阴性症状。《素问·阴阳脉解论》云："四肢者，诸阳之本也。"脾阳不足，不能温煦，进而手足不能自主。当阳气亏虚、阴寒盛时，经筋失于温养而出现功能的衰退，表现为运动的迟滞、肢体寒冷等。"寒主收引"导致肢体筋脉挛急不利，肌张力增高，出现肌僵直。"寒性凝滞"，患者出现运动迟缓，自主运动减少或丧失，表现为翻身困难、说话缓慢、表情淡漠等。脾阳不足，肝木不疏，当以温脾阳疏肝木。

因此，笔者在临床时，会从整体观察患者是以肢体抖动为主，还是以动作缓慢为主，两者治疗侧重点略有不同，健脾疏肝是主要指导原则，随证化裁。

三、验案举隅

患者，女，62岁。

病史：不自主下巴抖动，双手持物时抖动5年余。紧张时发作加重，伴大便溏，日行1～2次，纳欠佳，口苦不适，睡眠欠安。舌质淡，苔薄白，脉细弦。

治法：健脾疏肝，和解少阳。

处方：理中汤合小柴胡汤加减。生晒参6g，干姜5g，炒白术15g，炙甘草6g，柴胡15g，姜半夏12g，黄芩10g，大枣10g，生白芍15g，龙骨15g，牡蛎15g，茯神15g。

连服2周，大便改善，睡眠好转，无口苦，下巴及双手仍有抖动，原方加山药10g，炒薏苡仁 30g，继服 2 周，诸症改善。

【按】患者以肢体震颤为主要表现伴有便溏、纳差、口苦，脾主肌肉，脾胃虚弱，运化失调，肝木乘之而发为临床诸症，理中汤与小柴胡汤均出自张仲景《伤寒论》，前者主治伤寒太阴病，有温中健脾之功，后者主治少阳病，和解少阳，两方合用共奏健脾疏肝、和解少阳之功。

总之，颤证论治从临床表现出发，从整体观出发，阴阳是八纲辨证之首，不拘泥于中医内科学的几个证型，灵活运用，随证化裁。

经方治疗小儿腹痛病验案举隅

（台光耀　天水市中医医院）

小儿腹痛为门诊常见病，常反复发作，常规治疗疗效欠佳。自跟师黄煌学习经方，依据"方 - 病 - 人"直观思维经方理论，以芍药甘草汤为基础，对患儿常见的体质"桂枝体质"与"柴胡体质"，选择小建中汤、四逆散治疗，临床疗效满意。现举例如下，抛砖引玉，不妥之处，敬请同道指正。

一、验案举隅

病案一

T 某，男，4 岁，2020 年 10 月 6 日初诊。

病史：腹痛半月，诊见腹痛，厌食，挑食，喜甜食，夜不盖被，眠易醒，汗多，腹痛时发时止，大便干，唇淡，舌嫩润，苔薄，脉浮。

查体：体重 13kg，消瘦，面色无光泽，胸腹及后背皮肤粗糙，腹平坦软，腹壁薄，腹肌力中等，无压痛，无反跳痛，喜温喜按，舌嫩润，苔薄，脉浮。

诊断：腹痛病；属桂枝体质，中焦虚寒证。

治法：温中补虚止痛。

处方：小建中汤。桂枝（炒）6g，白芍 12g，生姜 6g，大枣 12g，甘草 5g。9 剂，每日 1 剂，水煎服，分 2 次温服，每次服时溶 30g 麦芽糖。

二诊（10 月 20 日）：诉中药好喝，已服完药 1 周，未诉腹痛，食欲可，睡眠可，面色及胸腹后背皮肤光滑。嘱原方继续服用 10 剂（隔日 1 剂）。

【按】小建中汤，由桂枝、芍药、甘草、生姜、大枣及饴糖组成，主治有桂枝体质特征的患儿等。这类患者多体质消瘦，肤无光泽，发质稀疏，挑食，厌食，喜甜食，手足热（夜不盖被），眠浅，夜汗多，胸腹及后背皮肤粗糙，唇淡，腹平坦软，腹温偏低，腹壁薄，腹肌力不高，腹痛阵发，部位多为脐部或上腹部，痛不剧烈，可忍受，腹部喜温喜按，眠差，便干结，舌质淡，苔薄，脉弱。无论病程长短，本方均可减轻或消除腹痛，治疗月余可增加体重，增强体质。

病案二

G 某，男，9 岁，2020 年 11 月 9 日初诊。

病史：腹痛半月，每天吸冷风左下腹痛，恶心，干咳，蹲位缓解，惊吓腹痛加重，遗尿 1 次。诊见左下腹痛，活动加重，手偏凉，大便干，汗出，食欲差，胆小，舌干，苔腻，脉弦。

查体：体重 25kg，营养中等，肤色暗，腹部充实，腹肌紧张，左下腹拒按，无反跳痛。

诊断：腹痛病；属柴胡体质，阳郁厥逆证。

治法：疏肝理气止痛。

处方：四逆散加生姜、五味子。柴胡 9g，炒白芍 9g，生姜 9g，枳壳 9g，生甘草 9g，五味子 6g。6 剂，日 1 剂，水煎早晚服。

二诊（11 月 15 日）：吸冷风后无明显咳嗽及恶心，无腹痛，食欲可。原方去生姜、五味子后继续服用 10 剂（隔日 1 剂）。

【按】四逆散由柴胡、枳实、芍药及甘草组成，主治有柴胡体质特征的患儿等。这类患者多体形中等，肤色暗，易哭闹，腹痛重，痛时手足凉，惊吓遗尿、噩梦、脐周痛、两胁痛及两少腹痛，运动后腹痛，腹痛受情绪及气温影响大，腹部充实，腹肌紧张，压痛，拒按，大便干，舌干，苔腻，脉弦。无论病程长短，本方治疗起效快，不复发。

二、小结

小儿腹痛病（慢性），共同特点是脐周痛、右下腹痛，呈阵发性痉挛样，大便不稀。"大腹属脾，少腹属肝"，脐周犯病，肝脾同调，治法调和肝脾、缓急止痛。"良药苦口"不适用于小儿。小儿的用药选方首先要考虑"口感"，即方精药简量少味可口。芍药甘草汤为基础方，出自《伤寒论》，功用为调和肝脾，缓急止痛，口感好。小建中汤作为"桂枝体质"的代表方，四逆散作为"柴胡体质"的代表方，两方均治疗小儿腹痛病，组方均有芍药甘草汤加味。以黄煌经方体质学说，以"方－病－人"的直观思维辨识腹痛病患儿体质选择小建中汤、四逆散治疗后，疗效满意。小儿的体质还有麻黄体质、黄芪体质、黄芩体质、大黄体质等，只有深入学习黄煌经方体质学说，以"方－病－人"的直观思维体系，认识经方，运用经方，总结经方，活用经方，才能辨清小儿的体质，确定正确方证，治疗儿科各种病。经方经济、安全、有效，值得在儿科临床上大力推广。

参考文献

[1] 黄煌. 黄煌经方使用手册 [M]. 北京：中国中医药出版社，2020：5.

[2] 黄煌. 中医十大类方 [M]. 南京：江苏凤凰科学技术出版社，2010：8.

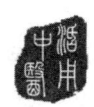

肘关节压痛点治疗手指麻木引出的思考

（王永强　宁强县中医医院）

部分颈椎病或肩周炎伴有手指麻木、肿胀，或者症状仅表现为手指麻木、肿胀的患者，在十宣放血并进行艾灸，或者合谷透刺后溪等治疗后，存在症状缓解不理想或者症状易反复等问题。我们采用肘关节压痛明显处给予其针刺或小针刀治疗，进行临床观察。

笔者在治疗中发现，颈椎病或肩周炎患者其有手指麻木症状或者单纯表现为手指麻木症状的患者，往往伴有以下症状：①手指麻木伴有指端肿胀感，未见肿胀；②部分麻木及肿胀感严重的患者握拳时症状加重；③一部分人伴有无法提取重物，有别于网球肘症状的是，其肱骨外上髁无压痛或仅表现为轻度压痛。早年间治疗多采用十宣放血，均可取得一定疗效。但在观察过程中，部分患者疗效较差，或者症状在 1～2 周反复。于患者肘关节压痛明显处给予其针刺或小针刀治疗，针刺手法用甘肃郑氏家传手法金钩钓鱼手法，每日 1 次，或者直接用小针刀进行松解治疗，然后进行临床观察，并进行后期随访。从 2019 年至今观察及回访的 32 名患者症状基本恢复，3 个月及半年内回访得知，均未出现手指麻木及手指肿胀感，远期疗效良好。

手指麻木从西医学考虑为末梢神经炎，发病原因很多，从解剖的角度来看可能是颈椎压迫颈部的神经，造成手指发麻，一般拇指发麻和 C_5 神经受压有关；食指发麻和 C_6 神经受压有关；中指发麻和 C_7 神经受压有关。从中医学的角度来看，手指发麻主要是气血不通而引起的。

十宣放血治疗手指麻木后，部分患者远期疗效不理想，究其原因，十宣放血仍考虑局部，以改善末端循环为主，未从根本上解决不通的问题。颈椎病患者颈椎症状基本消失，仅表现为手指麻木或伴有肿胀。无论从中医学还是西医学考虑，皆为局部压迫，影响气血流通，压迫神经或者静脉，出现神经传导不畅或者静脉回流不畅，导致手指麻木及肿胀。《灵枢·经筋》论述："手阳明之筋，起于大指次指之端……上结于肘外；手太阳之筋，起于小指之上……上循臂内廉，结于肘内锐骨之后；手少阳之筋，起于小指、次指之端……上循臂，结于肘；手厥阴之筋，起于中指，于太阴之筋并行……结于肘内廉；手少阴之筋，起于小指内侧……上结肘内廉；手太阴之筋，起于大指之上……上循臂，结于肘中。"从中可得出一个结论，手指端病证在肘部筋节处有相关表现，故此针刺肘部压痛点，可治疗手指症状。根据西医解剖学，手指发麻可能与上臂和下臂肌肉紧张、痉挛，压迫神经，造成神经受压有关系。沿着以上两个思路，笔者发现，几乎所有手指麻木及指端肿胀的患者，在肘关节处均存在明显压痛，再结合十二经筋理论，作出如上治疗思路。

【按】根据十二经筋理论，不同经筋有不同筋结存在，将理论用于指导临床，我们可考虑经筋中筋结的存在，可指导我们准确找到治疗点，并打开此结，即可解决相关肌肉关节疾病。故我们可认为，针刺筋结部位，是我们中医精准治疗经筋疾病最早的典范。结合现代功能解剖学后发现，十二经筋的循行及主治规律，同现代功能解剖理论指导下治疗肌肉关节等相关疾病高度一致，现代功能解剖强调机体的功能，通过纠正力与力臂的不平衡，使机体恢复功能位，以达到治疗疾病的目的。这种治疗以精准判断神经、肌肉的功能为基础，纠正不平衡的治疗思路，与中医学治病理念以"和"为贵不谋而合。我们古人通过十二经筋，以针刺筋结的方式，调理关节肌肉，达到"骨正筋柔"的目的。

参考文献

[1] 刘晗，王中林.独取十宣穴毫针点刺治疗手指麻木肿胀的体会 [J].针灸临床杂志，2008，24（11）：25.

[2] 何金柱，李兰英，李金铭.十宣穴放血治疗末梢神经炎 [J].内蒙古中医药，1999（4）：30.

[3] 宋雅兰，余阳，陈芷涵，等.《黄帝内经》对"筋痹"的认识及针灸治疗探讨 [J].中医临床研究，2018，10（9）：97–99.

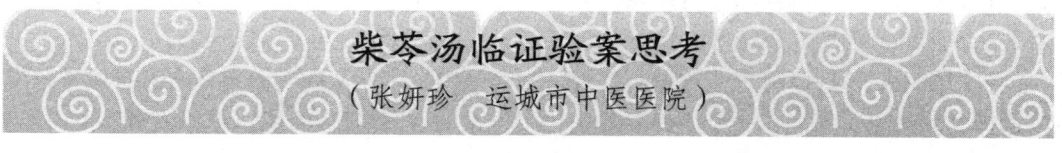

柴苓汤临证验案思考

（张妍珍　运城市中医医院）

柴苓汤是小柴胡汤与五苓散的合方，出自《丹溪心法附余》卷一。其中的小柴胡汤和解少阳，疏散表里之邪；五苓散则渗利中焦湿邪，故对于在半表半里兼有里湿证候者尤为适宜。全方具有分利阴阳、和解表里之功效。传统的主治证为伤寒、温热病、伤暑、疟疾、痢疾等，邪在半表半里，症见发热，或寒热往来，或泄泻，小便不利者，以及小儿麻疹、痘疮、疝气见有上述症状者。

南京中医药大学黄煌老师临证中擅用柴苓汤。在跟随黄老师学习期间，多次观察到将此方运用于各种不同类型的疾病，如白塞综合征、慢性淋巴细胞性甲状腺炎、胸腺瘤、重症肌无力、急性肝肾衰竭、荨麻疹、黄褐斑、妊娠高血压、习惯性流产、乳腺癌术后、外耳道水肿、肾病综合征、干燥综合征、系统性红斑狼疮、顽固皮损，甚至恶性肿瘤及转移等多种难治性、复杂性、自身免疫系统类疾病，临床皆会取得疗效。黄老师还经常强调，柴苓汤是一个很值得研究的针对现代人调体质、抗肿瘤的经方、良方，可称为"天然免疫调节剂"。

柴苓汤本属古代治疟方、传统和解方，有退热、利水、止泻、消肿功效。黄煌老师结合现代药理研究证实其有抗炎、利尿、免疫调节、类糖皮质激素作用，多用于自身免疫性疾病。临床方证主症为往来寒热、口渴、腹泻、小便不利、浮肿；可见面黄浮肿或有色斑、眼袋、肢体水肿、胖大齿痕舌，腹诊有时有振水音。

病案一

潘某，女，48岁。

病史：周身散发荨麻疹3个月。曾外院服倍他米松，出现乏力，怕冷，体重上升，现口干，口苦，耳鸣，进食后易胃胀痛，入睡困难，大便偏干。

查体：体形适中，眼袋明显，颜面潮红，手背轻度浮肿，舌红，脉滑，咽喉暗红；既往脂肪肝、食管炎、胃炎病史。

处方：柴苓汤加减。柴胡15g，黄芩10g，姜半夏15g，党参15g，炙甘草5g，桂枝15g，白术20g，茯苓20g，猪苓20g，泽泻20g，干姜5g，红枣20g，15剂，口服。

【按】荨麻疹为常见的皮肤病，与体质状态和季节相关，发作时间不定，发作时风团的大小和形态不一，此起彼伏，这些特点都与小柴胡汤的"往来寒热，休作有时"有相似之处；胃脘胀满、食欲欠佳、口苦、咽干、乏力，亦属于小柴胡汤证，可使用柴胡类方。荨麻疹病理状态是由于皮肤、黏膜小血管扩张及渗透性增加而出现的一种局限性水肿反应，有时合并血管性水肿，偶尔风团表面会形成大疱。此患者伴见手背部浮肿，眼袋明显，脉滑，口干，符合五苓散证水饮内停。故使用小柴胡汤、五苓散合方透热散风、健脾利水、扶正祛邪，对自身免疫系统疾病起到一定疗效，可以改变患者的体质状态而达到临床预期效果。

病案二

王某，男，71岁。

病史：低热伴食欲下降3月；现夜间发热（最高38℃），易汗出，口渴，疲乏，食欲下降，食后胃胀，眠差，大便干，小便黄。2018年因颈部淋巴肿大，贫血，外院诊断为重度贫血，血液系统疾病？胃恶性肿瘤？腹部淋巴结肿大（淋巴瘤？），肝脾肿大，腹腔积液。

查体：消瘦，眼袋大，面色萎黄；脉搏每分钟105次，两肋弓下抵抗感，腹部充实，下肢凹陷性水肿，脐温37.1℃；舌干红，脉滑。

处方：柴苓汤加减。柴胡25g，黄芩15g，姜半夏15g，生晒参10g，炙甘草10g，桂枝15g，白术20g，茯苓30g，猪苓30g，泽泻30g，干姜5g，红枣20g，15剂。

【按】反复发热迁延不愈，符合小柴胡"往来寒热"；面目浮肿、腹腔积液、下肢水肿均为五苓散之"蓄水"，故遣方以柴苓汤，一方面疏解少阳气机，一方面运化太阴水饮。黄老师常说五苓散不仅可以治疗肢体水肿，也可以消脏腑水气，如五苓散治疗胃脘胀满因湿而生之"水痞"，水湿上蒙脑窍之"眩晕"，水湿内停发于外表之"水斑"等。俗话说"百病多由痰作祟，怪病可从痰论治"，痰饮即是水液代谢出现故障的产物。黄老师认为怪病、大病、重病、迁延难愈疾病，只要抓手找准确，及时使用柴苓汤治疗，往往效如桴鼓。

以上两例，反复发作的荨麻疹、发作有时的低热患者，黄煌老师都使用了柴苓汤来治疗。黄老师认为，小柴胡汤证中的往来寒热其实不属于一个症状，而是一个诊断，是一种反复发热、过敏状态、发作无常的疾病总称，可以命名为"WLHR综合征"，但凡存在此综合征的患者都可以使用。同时，柴苓汤是一个体质调节方，黄老师常用来治疗慢性炎症、自身免疫疾病，对肿瘤患者同时伴有浮肿或腹泻者，多为虚实夹杂、风寒湿热兼有，病情复杂也适宜。柴苓汤不仅疏解少阳气机、运化太阴水饮，而且有扶正祛邪的作用，是临床中不可多得的一张好方，值得大家深入研究和学习。黄老师认为经方原方最有效，口感最好，一般不做过多加减，对于柴苓汤常用剂量为柴胡20g，黄芩10g，姜半夏10g，干姜10g，生晒参5g，红枣20g，生甘草5g，白术20g，桂枝15g，猪苓20g，茯苓20g，泽泻20g。要求服药后避风寒，忌食生冷，稍微饮热水，微微汗出，药效更佳。

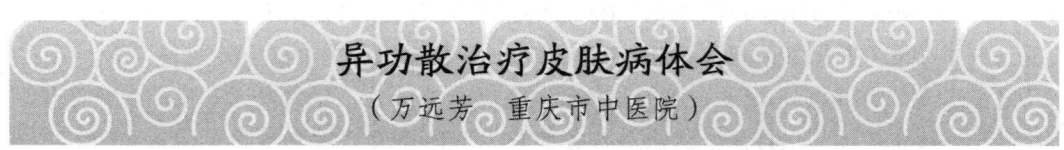

异功散治疗皮肤病体会
（万远芳　重庆市中医院）

四川文氏皮科流派遵《黄帝内经》，崇东垣，倡《医学正宗》，重视脾胃思想在外科疾病中的应用。我有幸于成都中医药大学附属医院皮肤科跟师艾儒棣教授、陈明岭教授，通过临证，对异功散治疗诸多皮肤病的临床感悟汇报如下。

1.注重辨阴阳。人之所以生者，乃气血调和。"痈疽虽属外科"，但若不知保身则后天脾胃运化失司，导致气血生化乏源，营血亏虚。临床常遇疮疡久治不愈者，或粉刺发病日久不易出脓者，多为贪食冷饮、晚睡等耗损阳气，或忧思劳虑耗伤阴血导致。因此临证时需鉴别是否伴畏寒怕冷、大便稀溏等阳虚症状，也需要通过皮疹形态的属性来辨阴阳，尤其需关注女性月经，总之患者气血阴阳的旺盛与否，对疾病的辨证与治疗至关重要。

2.临床运用陈皮量一般6～9g，量不宜过大，行气药物用量过大易耗伤气血。

3.补肾者先补脾胃。临证中常遇畏寒、怕冷，兼腹胀不适、大便稀溏、脉沉细等脾肾阳虚患者，常先治以调脾。若先脾肾同调，患者易出现滋腻，有关门留寇之弊。

4.用药特点上，文氏用南沙参易党参。南沙参归肺、胃经，具有养阴清肺、益胃养阴的功效，可替代滋腻的党参；同时，皮病多病久伤阴，选用南沙参益胃生津而复正气，且该病病位在皮，结合"肺主皮毛"，选用此药可发挥调理肺气、调畅气机的作用。当患者睡眠较差时，易茯苓为茯神。

5.注意辨病与辨证结合。"诸形于内，必形于外"，需深究疾病发病机理。如"瘾疹"病机为风邪侵袭，营卫失和；"发蛀脱发"为肝肾不足，水湿分布不均；"粉刺"为热蕴于上，湿热蕴结等。将辨病与辨证结合则效如桴鼓。

范某，女，38岁，于2020年8月15日就诊。

主诉：反复躯干四肢鳞屑性斑块伴痒10年。

病史：半年前行人流术，现躯干、四肢出现鳞屑性红斑及肥厚银白色斑块。饮食可，夜间入睡困难，大便偏稀，2～3日一行；小便可。舌淡胖大、苔白腻，脉沉细。

中医诊断：白疕（脾虚血热证）。

治法：健脾除湿，凉血开窍。

处方：南沙参12g，薄荷9g，炒白术15g，茯苓15g，甘草6g，青蒿9g，陈皮6g，紫苏叶6g，水牛角（先煎）15g，生地黄20g，龙骨20g，紫荆皮15g，夏枯草12g，牡丹皮

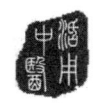

15g，蚕沙9g。7剂。

2020年8月25日二诊：患者诉大便每两日一行，睡眠明显改善，但梦多。皮疹较前减轻，原有肥厚斑块较前明显减少，瘙痒仍明显。舌淡胖大、苔薄白，脉沉细。于前方改茯苓为茯神15g，紫苏叶9g，加猫爪草12g，7剂。

2020年9月3日三诊：患者瘙痒明显减轻，皮疹斑块较前变薄，大便已通畅，但不成形，睡眠较前明显改善。舌淡、苔薄白，脉沉好转。于前方白术加量至20g，减水牛角、夏枯草。7剂。

2020年9月10日四诊：患者瘙痒缓解，斑块明显消退，大便、睡眠可。舌脉同前。守方7剂。

【按】脾为后天之本，《外科正宗》述"命赖以活，病赖以安，况外科尤为紧要"，陈修园曰"胃气为生人之本"。脾主运化水湿，脾的虚弱导致水湿的停滞，水湿代谢失司则易生湿疮、粉刺、顽痰湿聚等疾病；再则气血生化乏源，五脏六腑不得濡养，则发为风瘙痒、鱼鳞癣等；又"脾为生化之源，统诸经之血"，若脾失健运则发斑溢于皮肤。异功散出自《小儿药证直诀》，为温中和气之方，方中参、术、苓、草，补中宫土气，达于上下四旁，而五脏六腑皆以受气，加用陈皮则有行气、醒脾助运的功效，"治脾胃者，补其虚，除其滞，调其气而已"，该方重在运脾，而不在补脾。本方通过培土生金以治皮病，"风位之下，金气承之"，而诸多皮病表现为风动，通过调肺气而治肝风。患者皮疹表现为白疕，深究核心病机为"玄府闭郁、热毒蕴结"，加用文氏凉血消风散。加用紫苏叶、薄荷等气药，是基于"玄府理论"的运用。《素问·至真要大论》曰："辛以润之，开腠理，致津液，通气也。"文氏善配伍薄荷、桑叶、青蒿等辛凉之品以治疗怫热郁结者，亦喜用艾叶、羌活、檀香等行气药物芳香走串，使全身气机、气血津液运行畅通。

基于"象思维"之三仁汤的临床运用

（郭琳　湖北省中西医结合医院）

三仁汤出自《温病条辨》，由杏仁、滑石、白通草、白豆蔻、竹叶、厚朴、生薏苡仁、半夏组成，具有清利湿热、宣畅气机之功，用于治疗湿温初起，邪在气分，或暑温夹湿，湿重于热之证。笔者通过在陈氏瘿病流派跟师学习，受其象思维在甲亢疾病中医证型中应用的启发，在临床中运用三仁汤加减治疗湿热内盛，气机不利的慢性尿路感染，感悟出掌握辨证论治"象思维"特性，提高中医诊疗水平，深刻理解"异病同治"，并将验案举隅如下，与同道共享。

一、象思维理论指导下的异病同治

象思维是以事物的各种外在表现为依据，充分借用观察者已有的知识经验，通过广泛

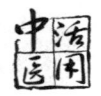

联系，体悟事物的内在本质或变化规律的思维方法。《黄帝内经》阴阳、五行、藏象等都是应用象思维方法归纳总结形成的理论。通过四诊，获得人体生理和病理变化的象，进行归纳分析，这个过程就是辨证的过程，也是发现病机的过程。三仁汤组方特点为"开上、畅中、渗下，通利三焦"，湿温初期外在的象，与中医"象"理论内在联系起来，其病机归结于三焦湿热内蕴，气机不利，故治疗要通利三焦。笔者临床上发现慢性反复发作的尿路感染虽重在下焦湿热，但病久熏蒸中、上二焦，最终导致三焦气机不利。两者虽为不同疾病，但皆因三焦气化失常致病，两种疾病整体状态之"象"相同，故可异病同治。

二、验案举隅

喻某，女，62 岁，2019 年 6 月 5 初诊。

病史：患者慢性尿路感染反复发作 3 年。发作时尿频、尿急、尿灼热感，长期间断服用抗生素（头孢类、左氧氟沙星），也长期口服中药，多以八正散、小蓟饮子等清热通淋之剂加减，病初发时服用可见效，久服之则疗效减，且易出现腹痛、腹泻之症状。现症见尿频、尿急，尿有灼热感，无明显疼痛，胸闷头昏，口干口苦，小腹坠胀，腰部酸痛，神疲乏力，纳少，寐不安，大便稀溏，舌质红、苔白腻，脉濡数。

中医诊断：淋证（三焦湿热）。

治法：清热利湿通淋，宣畅三焦。

处方：三仁汤加减。杏仁 10g，白豆蔻 6g，生薏苡仁 30g，淡竹叶 10g，通草 9g，滑石 20g，法半夏 10g，厚朴 10g，泽泻 15g，瞿麦 15g，蒲公英 15g，白花蛇舌草 15g。水煎服，每日 1 剂，分 2 次服，上方服用 14 剂。

2019 年 6 月 20 日二诊：尿频、尿急、尿灼热感明显缓解，仅见纳少、腹胀、夜寐不安。舌红，苔微腻，脉濡。上方去滑石、蒲公英、白花蛇舌草，加木香 10g，砂仁 6g。14 剂，水煎服。2 个月后随访患者未发尿路感染。

【按】患者反复尿频、尿急、尿灼热感，取其象初期责之下焦膀胱，但久病反复发作，且服用过多寒凉之品，出现上、中焦之病象，从三焦整体理论，可归纳本患者病机为三焦湿热内蕴，气化失常。《医原·湿气论》提出湿气治法，"总以轻开肺气为主……启上闸，开支河，导湿下行以为出路，湿去气通……"周身气机通利，气畅三焦，才能助湿化行。三仁分入三焦，肺属金，以降为顺，肺气肃降通调水道，故用杏仁轻开肺气；"诸湿肿满，皆属于脾"，故白豆蔻行气燥湿以助脾运，且厚朴、法半夏加强健脾燥湿之功，三药偏温，用于方中使寒凉之品清热而不碍湿。《素问·阴阳应象大论》曰："其下者，引而竭之。""病在下焦"内生湿邪，可因势利导，给予下法就近驱邪外出，薏苡仁淡渗利湿以疏水道，佐以通草、竹叶、滑石、泽泻、瞿麦等以祛有形湿邪。热邪无形依托有形湿邪致病，湿邪祛则热邪亦祛，全方以三仁为核心，通畅三焦，使湿去热清，并顾护脾胃。二诊患者热去，但脾虚湿未去，故减寒凉之品，以木香、砂仁行气健脾化湿，以治其本。

三、小结

象思维的取象比类，通过"取象""征象"归类的辨证论治，从功能上掌握病患的证候，进而处方用药。病机相同，治亦相同，通过对三仁汤的临床拓展应用，体会到活学活用中医辨证象思维，对中医理论既要继承也要创新。继承就是中医思维方式去治疗疾病；创新，首先要中医文化自信，并借助现代理论，丰富中医学的诊疗模式，圆机活法，用之在人。

参考文献

[1] 陈如泉，左新河. 甲状腺病中医学术源流与研究 [M]. 北京：人民卫生出版社，2016：413.

小柴胡汤加减治疗亚急性甲状腺炎体会

（潘研　河南中医药大学第一附属医院）

亚急性甲状腺炎即亚甲炎，也被称作巨细胞性或肉芽肿性甲状腺炎，患者发病时可出现发热、畏寒、颈前疼痛等呼吸道感染症状，随即可出现甲状腺肿大、疼痛、质硬等表现，同时伴随心慌、乏力和淋巴结肿大等全身性反应。目前临床尚未明确亚急性甲状腺炎具体发病机制，普遍认为此病与病毒感染、自身免疫和家族遗传等因素密切相关。现阶段西医治疗此病主要是使用糖皮质激素和非甾体类抗炎药等予以对症治疗，以消肿止痛，多数患者用药数天至数月后病情可得到有效控制，但减药过程中或者停药后容易复发，导致病程延长，增加了患者的痛苦。本人在临床工作中用小柴胡汤加减治疗本病，可收到良好效果。

刘某，女，39 岁，2020 年 9 月 14 日初诊。

主诉：颈前疼痛 2 周。

现病史：2 周前右侧颈前疼痛，当时查甲功及甲状腺彩超均正常，未予重视。近 4 日右侧颈前疼痛加重，触摸时尤甚，纳少，大便干，眠可，无发热。甲状腺彩超提示甲状腺双侧叶多发片状低回声，甲状腺功能正常，红细胞沉降率 50mm/h。

查体：甲状腺二度肿大，右侧压痛，舌红，苔黄，脉数。体温 36.5℃。

西医诊断：亚急性甲状腺炎。

中医诊断：瘿病。

治法：清热散结，消瘿止痛。

处方：北柴胡 12g，黄芩 10g，连翘 20g，牛蒡子 10g，半夏 6g，桔梗 12g，薄荷 12g，甘草 6g。7 剂，水冲服，每日 1 剂，分 2 次服。

1 周后复诊：口服药物后，右侧疼痛减轻，目前左侧疼痛，近 2 天午后发热，体温 37.6℃，可自行消退，口干，欲饮，大便可，舌红，苔黄，脉数。

处方：北柴胡 12g，黄芩 10g，连翘 20g，玄参 20g，半夏 6g，桔梗 12g，甘草 6g，石膏 60g，芦根 30g。7 剂，水冲服，日 1 剂，分 2 次服。

2周后随诊，症状消失。

【按】中医学没有亚急性甲状腺炎这一病名，可将其归至"瘿病""瘿痈"范畴，这类患者多有易怒、颈前疼痛、发热等表现。目前大多数中医学者认为甲状腺疾病多与肝胆相关。《素问·金匮真言论》云："东风生于春，病在肝，俞在颈项。"所谓"俞在颈项"是指肝脏经气输注的部位在颈项。而甲状腺位于颈前喉结下，正是肝脏气血输注的部位，故生理上甲状腺当为肝所主。《灵枢·经脉》云："肝足厥阴之脉……上贯膈，布胁肋，循喉咙之后，上入颃颡。"由此可知，甲状腺正好位于肝经循行部位。从病理来说，少阳经脉受病即可表现出甲状腺所在部位的疾病，《灵枢·经脉》云："胆足少阳之脉……是主骨所生病者：头痛，颔痛，目锐眦痛，缺盆中肿痛，腋下肿，马刀侠瘿，汗出振寒。"侠瘿即是指颈前甲状腺相关部位疾病。甲状腺虽为肝所主，但是其功能却主要体现在少阳。一者少阳厥阴相表里，肝与胆经脉相连，功能相关，互为表里；二者阴阳体用相关，即阴为体，阳为用。所以临床上治疗亚急性甲状腺炎从肝胆或少阳论治，用小柴胡汤加减治疗。小柴胡汤出自《伤寒论》，其病机为"血弱气尽，腠理开，邪气因入……"，为少阳病之主方，由柴胡、黄芩、半夏、生姜、人参、甘草、大枣组成。方中柴胡，黄芩清少阳胆热，半夏、生姜和胃止呕，人参、甘草、大枣补虚以扶正，祛邪外出。对亚急性甲状腺炎患者，用柴胡可疏散少阳半表半里邪气，使邪气外达；黄芩主清肝胆气分之热，使邪内彻；半夏燥湿化痰散结；甘草清热解毒，热盛者可加石膏、连翘、玄参。石膏清热泻火、除烦止渴，对于发热患者可以辛凉散热，使体温尽快恢复正常，不发热患者小量应用可以辛散解凝，使肿大的腺体恢复正常；《神农本草经》曰，连翘主寒热，瘰疬，瘿病，结热；玄参咸寒散结。偏虚者用人参、甘草，补中益气，健脾益肺，以扶助正气，促邪外出。小柴胡汤加减治疗本病可进可退，进可攻，退可守，标本兼治，而收奇功。

参考文献

[1] 岳仁宋. 甲状腺疾病病证结合治疗学 [M]. 成都：四川科学技术出版社，2015：82-88.
[2] 周建龙，岳仁宋，刘慧玲，等. 从少阳温病论治亚急性甲状腺炎 [J]. 中华中医药杂志，2017，32（9）：3940-3942.

柴龙汤治疗肾衰和心衰的理法思路分析

（李丽琦　黑龙江省中医药科学院）

柴胡加龙骨牡蛎汤方出自《伤寒论》第107条："伤寒八九日，下之，胸满烦惊，小便不利，谵语，一身尽重，不可转侧者，柴胡加龙骨牡蛎汤主之。"针对少阳枢机不利，邪热内蕴，三焦失职而设，证情复杂。在辨证过程中应考虑剖析病邪之性与人体之性，一是考虑导致少阳枢机不利之外邪，二是体质，方能从总体上辨证。陈无择指出思辨中要

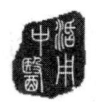

"广大配天地""变化合阴阳""六气纬虚""五行丽地"即是此意。吴谦《医宗金鉴》云："是证也，为阴阳错杂之邪；是方也，亦攻补错杂之药……斯为以错杂之药，而论错杂之病也。"本方系因小柴胡汤去甘草，加桂枝、茯苓、大黄、龙骨、牡蛎、铅丹而成，故仍以小柴胡汤为主证。临床中常运用于失眠多梦、惊恐症、抑郁症、中风后遗症、眩晕、癫痫、脑萎缩、帕金森病等。各种慢性肾脏疾病，随着病情的进展，病程的延长，最终会出现肾衰和心衰，多种临床表现，病情危重疑难，治疗十分棘手，并且疗效不佳。纵观以往的治疗，方药多采用地黄汤类、解毒活血汤类、苓桂剂等加减。笔者依据"异病同治"的原则，在临床中多有获益，现将用该方加减治疗肾衰和心衰的有效案例共襄于同道。

徐某，女，52 岁。

病史：周身浮肿反复发作半年，胸闷气短 1 个月，加重伴喘憋 1 周，就诊于多家医院症状略有缓解，为求中医治疗故来我院。20 年前于体检中发现糖尿病、高血压，于眼科确诊为糖尿病视网膜病变。

检查：血压 160/105mmHg，慢性病容，周身浮肿，双下肺闻及湿啰音，尿蛋白（+++），血糖 4.6mmol/L，肌酐 288μmol/L；心动超声示左、右心房增大，肺动脉高压，全心功能下降，心包积液。心电图示心律不齐，频发室早。腹部 B 超示瘀血肝声像图，腹腔大量积液。眼底检查示双眼眼底出血。入院诊断为慢性肾衰竭，全心衰竭，心律失常。

中医四诊：周身浮肿，胸闷气短，喘憋，不能平卧，烦躁失眠，口干，纳少，小便短少，畏寒，大便平素干结，每次均以开塞露通便，现已 1 周未行。舌红，少苔，脉促而弦滑有力。

分析：脉证观之，患者少阳枢机不利，气郁化火，热扰心神，三焦枢机不利，水道失职，舌红，少苔，脉促而弦滑有力，故中医辨证为少阳枢机不利三焦失职，兼阳明腑热，热扰心神，遂拟柴胡加龙骨牡蛎汤加减以和解少阳，通利三焦，泄热安神。

治疗方案：①肾康注射液 80ml，每日 1 次，静脉注射；去乙酰毛花苷注射液（西地兰）0.2mg，托拉塞米注射液（特苏尼）20mg，每日 1 次，静脉注射。②中药汤剂：柴胡 60g，法半夏 60g，黄芩 20g，茯苓 20g，党参 20g，肉桂 20g，生大黄 20g，生龙牡各 20g，磁石 20g，生姜 20g，大枣 16 枚，泡 1 小时，煎煮 45 分钟。去渣分三次温服，服 2 剂后，尿量明显增多，24 小时达 1800ml，周身浮肿明显减轻，胸闷喘憋明显缓解，大便日行 2 次，量多。夜间能入睡 4 小时，3 剂后诸症缓解，纳食增加，夜卧安宁双下肢轻度浮肿，小便正常。见效守方，继续以原方减量，加入生白术 10g 健脾润燥。

【按】该患症状繁多，病情复杂，抓住主证及脉象是关键。《灵枢·大惑论》云："卫气不得入于阴，常留于阳，留于阳则阳气满，阳气满则阳跷盛；不得入于阴则阴气虚，故目不瞑矣。"《景岳全书》云："心藏神，为阳气之宅，卫主气，司阳气之化。卫气入阴则静，静则寐心为事扰则神动，神动则不静……"患者表现为纳少，胸满烦躁，入睡困难，均为少阳枢机不利，气郁化火，热扰心神主症。少阳相火循经脉上犯清窍，相火虽寄于胆，而其游行上下内外，无不依赖于三焦火腑的气机升降与三焦通道的内外转输，若游行之相火失于宣达而怫郁于内，则会蓄积于胆腑而犯胃口，逆循经脉则口苦、咽干、目眩同时并发。身之两胁及三焦水火气机升降之道路，三焦膜腠遍布其内，与胆腑独居一侧不同，一旦"血弱气尽，腠理开，邪气因入"，便会循其膜腠之连系，传入躯壳之内，而"与正气相搏，结于胁下"，水火升降失司，出现胸胁之苦满与胀痛，而风寒之邪自肌腠乘真元之不足，侵入躯壳之里、脏腑之外，两夹界之隙地，所谓半表半里，少阳三焦所主之部位，邪入而并于阴里则寒，出而并于阳表则热，出入无常，寒热间作。阳明腑热故见口干口渴，大便秘结，三焦枢机不利，水道失职，故见小便不利，周身浮肿，即可理解为原文的一身尽重，不可转侧者，从《伤寒论》的原文推测，此证的脉象应为实脉，故在临床用此方时应抓住脉象应为实脉，如见弱脉、虚脉不可用。脉象多为弦滑或弦数，而此例患者即为弦滑而促，脉证相应，方证相应，虽然病情复杂，疑难重症，弃繁从简，抓住主证，有是证，用是方，效如桴鼓，本方的药量均参考东汉折合为15.6g的计算方法，药简力宏。

笔者在临床中使用柴龙汤时，常结合患者的体质来分析，是否肺金偏盛，肝木相对较弱；是否脾土偏虚，致肝木相对偏亢；是否肝木偏亢，致肺金及脾土相对衰弱，还会考虑患者的出生年份，是否属于六庚、六己、六壬年出生，或出生所在半年为少阳相火司天或在泉，对人体质变化进行预测，未病防治，窥其全貌。

本方针对四个矛盾点，八个矛盾面共存于一体而成。十二味药分别具有寒热、补泻、升降、敛散八种作用，如黄芩、大黄清热泻火，桂枝、生姜温中散寒，党参、红枣健脾补气，大黄通结导滞，柴胡升提举陷，半夏、磁石下降浊气，龙牡收敛心气，柴胡发散邪气。四组药物，相互制约，相辅相成。方中柴胡、大黄《神农本草经》谓推陈致新。喻嘉言《尚论后篇》云："柴胡大黄，升降同剂，正见仲景处方之妙，柴胡升而散外邪，大黄降而泄内实，使病者热退气和而自愈。"若热象明显，呈亢奋状态者，加石膏；寒象明显，呈抑制状态者倍桂枝；背恶寒者加附子；腹胀痛拒压者，减人参量；动则心悸短气，脉象虚弱者，减大黄量。

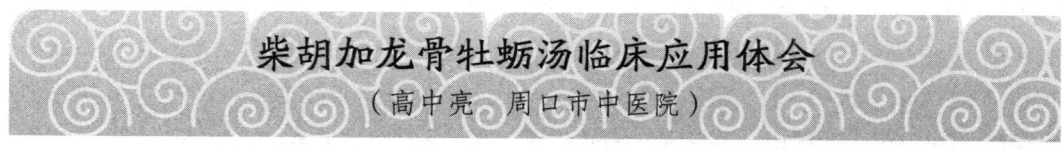

柴胡加龙骨牡蛎汤临床应用体会

（高中亮　周口市中医院）

柴胡加龙骨牡蛎汤出自《伤寒论》第107条："伤寒八九日，下之，胸满烦惊，小便不利，谵语，一身尽重，不可转侧者，柴胡加龙骨牡蛎汤主之。"原文主治伤寒误下，损伤正气，导致邪热内陷，弥漫全身，形成表里俱病、虚实互见的变证。临床中柴胡加龙骨牡蛎汤加减治疗脑科疾病效果显著，兹举例如下。

一、痉证

苏某，女，39岁，2019年6月14日初诊。

病史：左侧嘴角不自主抽动2个月余。2个月前因与家人置气出现左侧嘴角抽动，持续数秒，情绪缓解后消失；间断发作，逢情绪激动诱发，甚则一日数十次，每次抽动三五

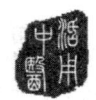

下，未重视。今与人争吵后再发，嘴角抽动较前频繁，来诊。症见左侧嘴角抽动，抽动3 次后自行消失，无头痛头晕、肢体麻木无力，平素心急易怒，口苦，时有胃脘部不适，夜寐差，大便干。舌红苔黄稍腻，脉弦滑。

中医诊断：痉证（肝火郁热，风气内动）。

处方：柴胡 10g，桂枝 10g，龙骨（先煎）30g，牡蛎（先煎）30g，法半夏 10g，黄芩 10g，党参 10g，大枣 10g，炙甘草 10g，石膏（先煎）30g，知母 10g，麦冬 30g。6 剂，每日 1 剂，水煎服。

6 月 21 日二诊，嘴角抽动次数明显减少，夜寐可，上方加僵蚕 10g，郁金 10g。再予6 剂。并嘱其调畅情志，此后 1 周未发作。

【按】《黄帝内经》云："诸风掉眩，皆属于肝。"该患者平素心急易怒，肝火郁热可知；每逢情绪激动嘴角抽动，乃肝风内动之象。肝主疏泄功能失调，肝木克脾土，脾胃功能失调，故时有胃脘部不适；肝火内扰致心神不宁，故夜寐差；口苦，舌红苔黄稍腻，脉弦滑，亦为肝火郁热之象。取柴胡加龙骨牡蛎汤和解少阳，调畅气机，重镇安神，加石膏、知母清热泻火，麦冬清心除烦养阴。诸药合用，使肝胆疏利而火降，肝火降而风止，热祛而神安，药证相符故获良效。二诊时症状好转，病机同前，故原方加用僵蚕息风止痉、郁金行气解郁以增强疗效。

二、中风

患者，女，54 岁，2018 年 1 月 10 日初诊。

病史：右侧丘脑出血，左侧肢体麻木无力、疼痛，言语不利，经治疗肢体无力及言语功能改善，唯肢体麻木、疼痛无缓解，伴心烦、急躁，头痛头晕，失眠，纳差，大便干，舌红，苔黄略燥，脉弦滑。

中医诊断：中风（肝阳上亢，痰郁火扰）。

处方：柴胡 15g，桂枝 12g，龙骨（先煎）30g，牡蛎（先煎）30g，法半夏 15g，大黄6g，黄芩 10g，全蝎 10g，茯苓 20g，鸡血藤 30g，白芍 30g，当归 15g，炙甘草 10g。10 剂，每日 1 剂，水煎服。1 月 22 日复诊，麻木疼痛明显缓解，续开上方 15 剂巩固疗效。随诊1 个月肢体麻木疼痛基本消失。

【按】《黄帝内经》云："阳气者，烦劳则张。"患者平素急躁易怒，复因烦劳，致肝阳暴亢，络破血溢，证属少阳枢机不利，痰郁火扰，瘀血阻滞。方选柴胡加龙骨牡蛎汤既能疏利肝胆气机，畅达少阳，又能凉血泻火化痰，镇惊安神定志，合芍药甘草汤益阴柔筋疏络，缓急止痛，全蝎搜风剔络，解痉止痛。此方用于中风后麻木疼痛、顽固性肢体强痉、拘急、抽搐、眩晕、头痛等有良效。

三、颤证

李某，女，49 岁，2020 年 9 月 8 日初诊。

病史：10 年前无明显诱因出现夜间双下肢不适，难以入眠，于多家医院诊断为"不宁腿综合征"，间断口服普拉克索、氯硝西泮片，效果欠佳。现症见夜间双下肢不适感，莫可名状，无处安放，痛苦难忍，常需按摩、锤打、外出游走方可缓解，伴心烦、急躁，寐差，焦虑面容，舌红苔黄，脉弦滑。

中医诊断：颤证（肝胆郁热，少阳郁遏）。

处方：柴胡10g，白芍20g，黄芩10g，栀子15g，龙骨30g，牡蛎30g，僵蚕10g，当归10g，茯苓20g，黄连10g，半夏10g，大黄10g，麦冬20g，酸枣仁20g，首乌藤30g，煅磁石30g，钩藤30g，牛膝20g，炙甘草6g。15剂，每日1剂，水煎服。

9月24日复诊，症状明显缓解；后守此方加减服药1个月余，双下肢异样感消失。

【按】不宁腿综合征相当于中医学"颤证""痉证"范畴。《医学纲目》云："颤，摇也；振，动也；风火相乘，动摇之象。"该患者正值更年期，性情急躁，肝气郁滞，枢机不利，久郁化火，邪热内扰，故选柴胡加龙骨牡蛎汤以疏肝泄热，加酸枣仁、首乌藤、煅磁石养血镇静安神，合当归芍药散以舒筋、柔筋、养筋，加钩藤、僵蚕潜阳熄风解痉，牛膝通利血脉并引血下行。诸药相伍，药切病机，病豁然而愈。

四、小结

柴胡加龙骨牡蛎汤是在少阳经的主方小柴胡汤基础上加味而成的。少阳经主三焦及胆腑。《素问·灵兰秘典论》云："胆者，中正之官，决断出焉。"《素问·六节藏象论》云："凡十一脏，取决于胆也。"可见胆腑与情志变化和各脏腑有密切关系。少阳枢机不利易阻滞气机，影响人的情绪。而以上患者均或多或少兼有情绪方面的问题，而情绪不畅易引起肝气失调，气机郁滞，久而化热，扰乱心神，从而出现一系列症状，且多以自觉症状为主，如烦躁易怒、容易惊悸、口苦、胸闷不适、夜寐差等。柴胡加龙骨牡蛎汤和解少阳，调畅气机，重镇安神，恰好中此病机。

中医思维治疗皮肤病的临床经验体会

（侯明　本溪市中医院）

日月如梭，光阴似箭，两年的时间转眼已过去。在两年的跟师学习中，老师们悉心的指导，使我受益匪浅。

老师将经方活用到皮肤病的治疗中，常常收到很好的疗效，如以苓甘五味姜辛夏杏加大黄汤治疗面部激素依赖性皮炎，真武汤治疗带状疱疹遗留神经痛，小柴胡汤合葛根汤治疗慢性荨麻疹，桂枝加附子龙骨牡蛎汤治疗湿疹等。遇到皮肤瘙痒及疼痛的患者，老师采用刺络拔罐疗法，效果显著。如肩周炎疼痛的患者，选取局部的阿是穴刺络拔罐并配合针灸，一般3～5次即愈。又如肺癌晚期的患者，往往出现皮肤干燥脱屑、瘙痒，老师选取大椎、血海、尺泽、曲池及委中穴，经治疗，患者自觉瘙痒减轻。老师的治疗经验，对我的临床诊治具有极大的指导意义。两年中，在老师的耐心指导下，我掌握了丰富的专业理

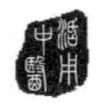

论知识，学到了一定的临床技能，深感中医学的博大精深、疗效神奇。

借鉴老师的治疗经验，在治疗皮肤瘙痒症时，我进行了尝试。"诸痒皆属于风"，"诸痒皆属于虚"，不同的病证，要采取不同的治疗方案。①"风"的诊治属实。一般我采用清热利湿、活血化瘀法以除血分之邪，血分之邪不外乎就是血热和血瘀，又云"治风先治血，血行风自灭"，攻血分之邪最好的方法就是刺络疗法。如我在临床治疗的荨麻疹患者，周身红斑丘疹，融合成片，瘙痒，夜间尤甚，肌肤灼热，口干，舌淡红，苔白厚，脉浮数，我选取尺泽、曲池、大椎、委中等穴刺络拔罐，患者当日夜间瘙痒症状减轻。②"虚"的诊治属虚，是指精血不足，皮肤失去濡养出现皮肤瘙痒，如我治疗的湿疹患者，下肢外侧出现红斑丘疹、糜烂、渗液，舌体胖大，苔白微腻，脉沉弦，口服中药治疗，效果不显著，我采用循经取穴刺络拔罐，同时配合艾灸及口服补益气血的中药，在祛邪的同时扶助正气，收到良好的效果。又如局部皮疹粗糙、肥厚、暗黑，此为顽湿痰浊稽留肌肤，日久不去，我采用局部密刺放络拔罐以活血化瘀、祛风止痒，效果明显。

老师常说："虽然皮肤病病变部位在皮表，但绝不可因此而认为其病位在表。依六经来分，病位分为表、里和半表半里，每一部分又均有阴、阳二证。"临床的诊治中，我按照老师的诊疗经验辨证施治，在皮肤病的治疗中，还遵循"有诸内，必形诸外"，即局部的皮损表现必然与内在各脏腑器官、组织功能的失调有关，且相互联系与影响。所以，在中医辨证论治上绝不能"见皮治皮"，仅仅以局部皮损辨证来代替整体。如一见红斑风团，都辨为风热而疏风清热，一见肿胀渗液，即辨为湿热而清热利湿等，如此，其结果往往无效。

下面以荨麻疹为例，阐述一下我的治疗经验。临床中对于荨麻疹的治疗，我多会从热论治，多用凉药，因皮肤见鲜红风团、瘙痒，痒甚则烦，常口服脱敏药及防风通圣丸类的中成药，效果尚可。但并非所有的荨麻疹均属阳证，其阴证者亦常有之。如患者伴有长期怕冷，无汗，疲劳倦怠，面色无华，舌体胖大、边有齿痕，苔白，脉细无力，虽然皮疹表现为阳证，但整体呈阴证，若仍用寒凉药，轻则其病不解，重则伤及人体正气。经辨证，此为太阳、少阴两感夹里饮，故用麻黄附子细辛汤合真武汤，以温阳化饮，使饮邪从汗及小便出，每每效果显著。又如荨麻疹患者反复不愈，给生活带来了极大的困扰，在不明原因的情况下，问诊显得尤为重要。经反复询问病史，有的患者有痛经史，在原方的基础上加入桂枝茯苓丸以活血化瘀、祛风通络，患者复诊自诉痛经减轻，荨麻疹即愈。这说明此患者是因瘀血阻滞经络而荨麻疹反复发作。还有的患者周身红斑丘疹，融合成片，色红，口服多种脱敏药及清热祛风止痒的汤药均无效，经四诊合参，患者面色萎黄，气短乏力，食少便溏，舌淡，苔白，舌体胖大，脉弱，此为脾胃气虚所致荨麻疹，脾胃为气血生化之源，气血生化不足，脏腑组织器官失去濡养，以及脏腑怯弱，营卫不足，则出现周身红斑丘疹，融合成片，宜选用六君子汤补益中焦脾胃之气，以恢复其运化受纳之职，再加入徐长卿、炒蒺藜以祛风止痒，效果明显。

通过若干患者的反馈，我对运用中医思维治疗皮肤病更加充满信心。我决心传承中医文化，探究中医精华，用中医的理论和技术向世人们证实中医学的博大精深。

夷芎麻芩汤的临床活用

（张魏　凉山州中西医结合医院）

在临床上，我擅用刘小凡老师自拟的夷芎麻芩汤加减化裁治疗咳嗽、哮喘、鼻鼽等肺系诸病，疗效确切。

吾师刘小凡教授是四川省名老中医，他对于小儿各系统的疾病都有丰富的诊疗经验，尤善于治疗小儿肺系疾病，并提出了"肺鼻同治"的诊疗理论及治疗方法。在诊疗工作中，我擅用这一理论指导临床，使用吾师的经验方"夷芎麻芩汤"随症加减，灵活运用，用于治疗咳嗽、哮喘、鼻鼽等，疗效确切。

夷芎麻芩汤主要是在麻杏石甘汤、辛夷散、苍耳子散、川芎茶调散、九味羌活丸等方的基础方上，通过加减化裁而成，组方为辛夷、川芎、栀子、麻黄绒、黄芩、白芷、白茅根、夏枯草、前胡、莱菔子、紫菀、甘草，治疗风热上扰所致的肺系诸病。方中川芎善行血中之气，祛血中之风，上行头目，下行血海，走而不守，既可行气开郁，又可祛风燥湿，与栀子、辛夷共用为君，共达祛风清热通窍之功；辅以麻黄绒、黄芩为臣，清宣肺热；佐以白芷祛风通窍，夏枯草、白茅根清热解毒凉血，前胡、莱菔子、紫菀降气化痰；使以甘草，调和诸药。

1. 咳嗽　咳嗽是儿科的常见病、多发病，主要由风寒、风热、湿热、痰热、燥热所致；根据邪气之深浅、禀赋之强弱，病情有轻重，病程有长短。结合患儿症状及舌脉情况，无论新咳久咳，只要考虑为风热上扰，治以疏风清热、宣肺止咳之法，就可选用此方加减加减。若便干，考虑兼有胃肠积滞，加入消食导滞之蒲公英、槟榔等；若痰多，加用苏子、化橘红化痰止咳。若辨证准确，配伍得当，收效迅速。

2. 哮喘　中医学关于哮喘的记载由来已久，历代医家对其病因、病机进行了大量的论述，逐渐形成了哮喘病治疗的理论体系及临床实践基础。多数医家认为，哮喘是因宿痰伏肺，受外邪、饮食、情志、劳倦等诱因引动而发作，是痰壅气道，肺之宣降功能失调，气道狭窄挛急而引发的痰鸣气喘之疾。根据"急则治标，缓则治本"的原则，结合患儿症状及舌脉情况，辨病为哮喘，无论病之缓急，只要辨证为风热上扰，就可选用此方加减。此类患儿多与先天禀赋、"流痰伏饮"等宿根有关。根据患儿先天禀赋不同，偏于阳虚者，可配伍麻黄附子细辛汤加减；偏于气虚者，可配伍玉屏风散或六君子汤加减；偏于阴虚者，加用沙参麦冬汤加减。只要辨证准确，配伍得当，疗效确切。

3. 鼻鼽　鼻鼽以突然和反复发作的鼻痒、喷嚏、流清涕、鼻塞等为特征的一种常见、多发性鼻病，又称鼽嚏。本病相当于西医的过敏性鼻炎。鼻鼽多由肺气虚，卫表不固，风寒乘虚侵入而引起。古人云"晨起涕，则肺气虚"，结合"鼻部症状随天气变化时轻时重，每每晨起喷嚏频频，遇风加重"等症状，考虑本虚标实。常用此方配合玉屏风散加减，治以补肺益气，祛风通窍，收效迅速。

4. 小结　肺主气，司呼吸，朝百脉，主治节。肺开窍于鼻，鼻为肺之门户。肺系疾

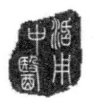

病是从上到下，从外到内逐步发展的。治疗方法应该上下，内外同治。用药要考虑上通鼻窍，外透肌表。肺系疾病用鼻肺同治法能提高疗效。现将治疗小儿肺系疾病从"肺鼻同治"的理论层面分析：①肺与鼻在解剖上相通，经络上相连。肺、鼻同属肺系，肺与鼻不仅在解剖上相通，在经络上也有联系，这种联系主要是通过与手太阴肺经相表里的手阳明大肠经的走行来实现的。②肺与鼻生理相关，病机相联。肺与鼻的功能正常的发挥，均赖以肺气宣降协调，所以肺病常常会影响鼻的功能，反之鼻病也往往会波及肺。③肺与鼻症状相关，治疗兼顾。肺鼻关系密切，所以治疗上需兼顾，如肺病治肺要兼顾鼻的治疗；鼻病，其病往往本于肺，所以从肺论治也至关重要。中医学认为，肺脏失常是导致鼻病的关键。刘老师的夷苈麻芩汤加减可疏风通窍，宣降肺气，可以根据患儿感受的邪气的性质、强弱，以及患儿的先天禀赋，随症加减，灵活运用，疗效确切。

久留针治疗突发性耳聋的思考

（郑肆杰　巴彦淖尔市中医医院）

突发性耳聋，指突然发生原因不明的感音神经性耳聋，听力可在数分钟、数小时或1～2天内下降至严重的耳聋，甚至全聋，常伴有耳鸣、耳胀、耳堵塞感、眩晕等症状，其致病原因不详，目前认为与内耳微循环障碍、病毒感染等因素有关。统计表明，突发性耳聋，发病1周内及时治疗的，72%的人听力有所恢复或大部分恢复；超过2个月的，其效果很差，听力恢复仅为9%。

我科于2020年以久留针为主，结合中药、艾灸临床治愈1例"突发性耳聋"的患者。在此启发下，我科又以久留针的方法治愈了一例顽固的周围性面神经麻痹患者。我体会到久留针对一些顽固性疾病具有一定的疗效，现把治疗经过介绍如下。

马某，女，43岁，主诉"左耳耳鸣伴听力下降3个月余"，于2020年2月24日收入院。

病史：3个月前无明显诱因出现左耳耳鸣，自行口服耳聋左慈丸、六味地黄丸、知柏地黄丸后，耳鸣较前稍缓解。期间因去外地，停药半个月后，耳鸣症状较前明显加重，伴听力下降、阵发性眩晕，遂继续口服上述药物，症状未缓解。遂去某三甲医院就诊，查颅脑CT未见明显异常，听力检查报告（2020年2月23日）纯音听阈均值，AC示右15，左43；BC示右12，左42，提示左耳中度耳聋，告知其恢复可能性小，建议其住院治疗。患者未遵医嘱，为进一步治疗，遂来我科就诊。症见左耳耳鸣伴听力下降，接打电话听不清，偶有阵发性眩晕。门诊以"左耳突发性耳聋"收入院。患者既往身体健康，发育正常，精神可，二便调，舌淡红，苔薄白，脉弦。

住院后，未用西药，纯以中医疗法治疗。中医辨证为肝郁、气滞、血瘀，针灸处方以0.3mm×25mm（1寸）毫针，针左耳门穴、左听会穴、左率谷穴、左翳风穴、左中渚穴，刺入后施平补平泻行针法，晚上六点扎针，留针到第二日早上八点拔针。结合白天针

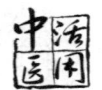

双侧合谷、太冲、太溪，留针 1 小时。每三天在耳周、外踝找瘀络放血 1 次，逍遥丸辨证加减内服。针数日后，其反映睡眠不好，考虑夜间留针影响其翻身，加之其恐惧、不习惯所致，对其耐心解释。针刺 1 周，其反映患侧左耳耳周不适，考虑连续扎患侧所致，于是当天针其健侧耳周诸穴，以后采取健侧和患侧穴位隔日交替扎，即一天针患侧，一天针健侧。再 1 周左右，患者诉左耳耳鸣依旧，让其用左耳接打电话以测试听力有无变化，其述以前左耳接打电话时听不清，现在居然能听清了，表明有效，信心大增。又扎了十多天，患者耳鸣声音基本消失，到耳鼻喉科做听力检查，检查显示左耳听力恢复正常，遂于 2020 年 3 月 20 日临床痊愈出院，共住院 25 天。

患者的工作是制作面点，机器加工的声音较响，出院复工后，虽然针对噪音对耳朵进行了一些隔音防护，但还是受到了影响，复查听力正常，但是又有轻微耳鸣。于是在门诊每周针灸治疗 2 次，每次留针 1 小时，继针刺数周后，耳鸣声音又复下降。随访听力正常，白天耳鸣声音不明显，但是夜间安静时有轻微耳鸣。

据上经验，我科又于 2020 年 7 月，以久留针为主治愈 1 例经多家诊所、医院治疗效果不显的"口眼歪斜两月余"的中年女性患者；久留针治疗一例双耳神经性耳聋两年的中年女性患者，取得耳聋好转的效果。

小　结

1. 临床初步观察，长时间留针对突发性耳聋、面瘫的患者有一定的疗效。临床上毫针疗法留针时间多为 30～60 分钟，但对于一些顽固性疾患，常法治疗效果不好的，可以尝试久留针的治疗方法。

2. 我科在门诊又用揿针（0.22mm×2.5mm）、皮内针（0.2mm×5mm）治疗了 2 例"突发性耳聋"的患者，不如用毫针治疗的效果好，考虑是皮内针、揿针无法行针，且针身短小，刺激量不足。

3. 毫针针刺时间尝试改为白天针刺，睡前拔针，这样就减少了对患者作息规律的影响。

4. 之所以不用埋线疗法，是为了不影响后续的治疗。高正先生认为，"凡经穴位注射、穴位结扎、穴位埋线、小针刀、火针，以及传统的瘢痕灸等治疗方法后，再做针灸治疗，其效果大为逊色"。

参考文献

[1] 李云英，刘森平 . 耳鼻咽喉科专病中医临床诊治 [M]. 北京：人民卫生出版社，2005：74.

[2] 高正 . 陆氏针灸高正临证经验集 [M]. 北京：科学出版社，2018：6

保产达生医案一则应用感悟

（何银香 福州市台江区后洲街道社区卫生服务中心）

周某，女，37岁。初诊时间为2021年1月9日。

主诉：阴道不规则出血11天。

月经史：初潮14岁，平素月经周期30～40天，每次行经7～10天，量中等，色鲜红，小腹胀满，无血块。

病史：末次月经为2020年11月22日，诊断早孕，于12月28日阴道出血，量少色暗褐，伴小腹胀满不适。晨起恶心，夜寐差，大便欠畅。舌红，苔薄黄腻，脉滑数。中医诊断为胎漏（气血不足），治宜益气补血益肾。

处方：保产达生汤加减。党参10g，黄芪15g，白术10g，茯苓15g，炒白芍10g，杜仲10g，熟地黄10g，砂仁（后下）5g，桑寄生10g，苏梗10g，盐菟丝子10g，炒艾叶10g，阿胶（冲服）10g，炒黄芩6g，海螵蛸15g。

二诊：邀请姚氏妇科徐涟主任远程会诊。仍有少量褐色分泌物，小腹两侧微胀满，腰背酸胀，夜寐不安，大便偏干欠畅。舌质红苔微黄偏干，脉滑数。辨为气血不足，胎元不固。治宜补益气血，固摄胎元。

处方：保产达生汤加减。黄芪40g，太子参15g，当归身15g，苏梗15g，茯神15g，生白术15g，炒苍术15g，盐菟丝子30g，炒杜仲15g，砂仁（后下）10g，陈皮10g，醋艾叶炭12g，地榆炭15g，海螵蛸15g，阿胶（冲服）15g、首乌藤15g，莲须12g，荆芥炭15g，炙甘草3g。

三诊：出血有所改善，排便欠畅，不成形，用力后见少量褐色分泌物。时有胃脘疼痛，干呕，腰背微酸痛。以黄芪六君汤加苏梗、菟丝子、杜仲、地榆炭、艾叶炭等，再进7剂。

四诊：已无出血，仅排便用力时有少许褐色分泌物。诉腰酸，予保产达生汤加减7剂。

五诊：患者诉偶有少量褐色分泌物，大便不成形。治疗上当益气健脾和胃，以前方去当归身、熟地黄、白芍、阿胶等滋腻之品，加陈皮、姜半夏、砂仁、吴茱萸等以宽胸健脾和胃。

1周后随访已无褐色分泌物。目前已孕26周。

【按】女子一生要经历经、带、孕、产、乳几个阶段，与血息息相关，不断耗伤阴血，为"血不足"。女性平素好生气，心情易抑郁，肝气疏泄不畅，为"气有余"。故姚氏妇科在"血不足，气有余"的基础上，提出了"女子以血为本，以气为动"的观点，认为在治疗妇科疾病时，要考虑到肝、脾、肾、冲任和气血的关系。脾为后天之本，主运化，肝主疏泄，调畅气机，肝脾藏血统血，同为气血生化之源；冲脉任脉起于胞中，冲脉又为血海；肾藏精气，主生殖。气血、肾精等营养物质通过足少阴肾之脉，联络冲任，被输送到胞中，维持女性的生理功能和活动。妇女妊娠时，气血旺盛，血聚宫中，可养胎载胎。女子肾脉系于胎，如果肾气虚，肾精不足亦不能固摄养胎元。故妊娠与肝脾肾、冲任、气血密切相关。

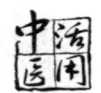

　　此患者平素脾气虚弱，气血生化无源，不能固摄经血，故经行淋漓不尽。孕后气血下聚胞宫养胎，但化源不足，使机体处于气血亏虚状态，无法固摄胎元，故有阴道出血。初诊时笔者根据患者症状、体征，选用保产达生汤。保产达生汤是姚氏妇科的临床经验方，主要用于治疗胎漏、胎动不安、滑胎等。因考虑患者妊娠期而谨慎使用补气药，效果不明显。徐涟主任会诊后听闻患者为滑数脉，且重按无力，认为乃气血不足，胎元不固，故提升黄芪用量，又因患者舌苔偏干偏黄，易党参为太子参益气养阴，用当归身、白芍等养血柔肝；白术、茯苓、陈皮、苏梗、砂仁、吴茱萸等健脾和胃，理气止痛，缓解呕恶不适；菟丝子、桑寄生、川续断、杜仲滋养肝肾，调养冲任；配合地榆炭、海螵蛸、阿胶、荆芥炭、莲须、艾叶炭等收敛止血。诸药合用，共奏补益气血、固摄胎元之效。此案在治疗过程中，时时顾护脾胃，调整肝肾机能，补益冲任。

温阳益气、通脉利水治疗心衰验案分析
（周渭　重庆市铜梁区中医院）

　　心力衰竭是心血管疾病发展到一定程度的终末阶段，其发病率、住院率均高，而且其病死率也高。心力衰竭病位多与心、肺、脾、肾等脏密切相关，尤以阳气亏虚、脉阻水停最为常见。人体血液的运行，有赖于阳气的推动，阳气盛则血运有力。而血运无力，久之则血液瘀阻、脉道不通，运化水湿受阻，上逆则水气凌心，见咳逆喘促、心悸怔忡，下阻则见尿少浮肿。因此，本病系阳气亏虚为本，水饮、瘀血、痰阻引起脉道不通为标。我有幸到吴佩衡扶阳学术流派跟师学习，扶阳学派特别重视阳气，特别推崇《素问·生气通天论》所言"阳气者，若天与日，失其所则折寿而不彰"。基于此，结合我长期治疗心衰的经验，总结出温阳益气、通脉利水治疗心衰，拟定温阳通脉方，具体方药为黄芪30g，桂枝20g，茯苓30g，泽泻20g，猪苓20g，附片15g，人参10g，赤芍15g，厚朴15g，玉竹30g，升麻10g，川牛膝15g，炙甘草10g。

一、验案举隅

　　李某，女，70岁，慢性阻塞性肺疾病（COPD）病史20年，慢性肺源性心脏病8年，10天前受凉后出现咳嗽，咯白色黏痰，活动后心累气喘、口干、口渴不欲饮，怕冷，自汗，睡眠差、夜间不能平卧，饮食差，小便量少，大便2天未解。入院查体：体温36.4℃，心率112次/分，呼吸22次/分，血压130/80mmHg，神志清楚、轮椅推入病房，全身淋巴结无肿大，双肺呼吸音粗，双肺下可闻及湿啰音，心音正常，心律不齐，未闻及明显心脏杂音，腹部未见异常，下肢中度水肿。实验室检查：心电图示窦性心律伴室上性期前收缩。心脏B超示三尖瓣中度关闭不全，射血分数（ET）40%。

　　西医诊断：心力衰竭（NYHA 3级），肺心病，COPD伴感染。

中医诊断：心衰病（阳气亏虚、脉阻水停）。

治疗：①抗感染、祛痰、扩支气管对症治疗；②呋塞米每日 20mg，螺内酯每日 20mg，琥珀酸美托洛尔每日 23.75mg；③中医治疗，温阳通脉方加葶苈子 15g，五味子 6g，麻黄 6g，细辛 6g，苦杏仁 10g，法半夏 10g。水煎服，每日 1 次。

服药 2 周后，患者活动后心累气喘、夜间不能平卧好转，心脏彩超示 EF 52%。

二、小结

中医学虽无"心衰"的病名，但有诸多文献描述相关病症的记载，如"心痹""水病""心胀"等。《素问·水热穴论》云："水病，下为胕肿大腹，上为喘呼，不得卧者，标本俱病。"《素问·逆调论》云："夫不得卧，卧则喘者，是水气之客也。"两句原文均描述了心力衰竭下肢水肿，甚至喘息气急，卧则加重等危急症状。《素问·生气通天论》所云"阳气者，若天与日，失其所则折寿而不彰，故天运当以日光明"，强调了阳气的重要性。《医学入门》则进一步讲"血随气行，气行则行，气止则止，气温则滑，气寒则凝"，其意为"血得温而行，得寒则凝"，说明了阳气的重要性。《素问·痿论》所云"心主身之血脉"，血脉的正常运行有赖于阳气的推动，阳气足则血脉鼓动有力，但是"血不利则为水"，脉道留滞可化水为饮，而水饮为有形实邪，易阻塞阳气的运行。因此通脉才能使血行，利水消肿，从而减少咳逆、喘促、心悸怔忡。温阳通脉方治疗心衰，其由五苓散合黄芪桂枝五物汤加减而成，起到温阳益气、通脉利水之功。对于附子，扶阳学派认为其具有化气生津的作用，可以使阳生阴长，另外方中加入的升麻、川牛膝两药，升麻具有清热解毒、升举阳气之功效，川牛膝具有逐瘀通经、利尿通淋之功效，两药一上一下，使气机得调，阳气升而阴水利，大大提高了温阳通脉方治疗心衰的疗效。现代研究升麻中的升麻苷对氧化低密度脂蛋白致心脏微血管内皮细胞损伤，以及白细胞介素 -6（IL-6）和肿瘤坏死因子 -α（TNF-α）分泌的影响，发现升麻苷具有抑制 IL-6 和 TNF-α 分泌的能力，具有抗炎活性。川牛膝有抗血小板聚集、改善微循环、促进蛋白质合成、延缓衰老的作用。李某在经过温阳益气、通脉利水治疗后病情好转，也证实了温阳通脉方对心衰病的疗效。

参考文献

[1] 黄峻.中国心力衰竭流行病学特点和防治策略 [J].中华心脏与心律电子杂志，2015，3（2）：2-3.

[2] 曹莹，梁日欣，王岚.升麻苷与 5-O 甲基维斯阿米醇苷对血管内皮细胞分泌细胞因子的影响 [J].中药药理与临床，2007，23（3）：13-15.

[3] 叶品良，彭娟，刘娟.川牛膝研究概况 [J].中医药学报，2007，35（2）：51-53.

扶阳学术思想在中医头痛中的临床应用

（叶丽莎　西南医科大学附属中医医院）

　　头痛是患者自觉头部包括前额、额颞、顶枕部甚至全头部疼痛为主要症状的疾病。头痛被世界卫生组织（WHO）列为前十位失能性疾患之一。中医头痛既是一个常见症状，也是一种常见病证，可以发生于多种急慢性疾病过程中。《黄帝内经》称头痛病为"脑风""首风"。《素问·风论》认为其病因乃外在风邪寒气犯于头脑而致。以风邪为首的六淫之邪外袭，易袭阳位，头部首当其冲，此乃头痛的外因。张景岳《大宝论》中云"凡万物之生由乎阳，万物之死亦由乎阳，非阳能死物，阳来则生，阳去则死矣"，直接道明阳气关乎人之生死。郑钦安《医理真传》云"阳行一寸，阴即行一寸，阳停一刻，阴即停一刻……阳气不足，稍有阻滞，百病丛生"，表明百病生皆因阳气不足所致。而"头为诸阳之会"，阳明、太阳、少阳三阳经均上于头，足厥阴亦与督脉会于巅顶，故三阳经及足厥阴之病均可见头痛。而临床上医家往往注重外感头痛，而忽略了阳气虚衰亦可致头痛，对于此类患者，不能单纯地以风寒、风湿、风热等外感头痛进行辨证，而应该着重抓住疾病的本质。卢崇汉提出了"病在阳者，扶阳抑阴；病在阴者，用阳化阴"的扶阳思想。对于阳气虚衰所致头痛，当以温扶阳气为主要法则，阳盛则阴翳全消，气血调和，头痛自解。同时对于头痛久发不愈或痛势较剧者，根据"久痛入络"的观点，临床使用中常配伍虫类药物，取其钻锥搜剔之义，疏风通络而止痛，往往疗效倍增。

　　熊某，女，50岁，退休，四川省泸州市人，2020年12月28日就诊。

　　主诉：反复头痛不适半年。

　　病史：患者半年前无明显原因出现头痛不适，以巅顶部及后枕部为主，持续数分钟至数小时不等，受凉或寒冷环境易诱发，夜间尤甚，发作时间于凌晨头痛加剧，清晨逐渐缓解。平素畏寒怕风，时有颈项部僵痛不适，喜热饮及戴帽子，冬天手脚冰凉，易外感。平素时有白带清稀。

　　查体：颅脑MRI未见明显异常。症见两目失神，面色少华，巅顶部及后枕部疼痛为主，夜间尤甚，舌质淡红，苔薄白，边有齿痕，脉沉细。

　　中医诊断：头痛。

　　病机：少阴阳虚，寒凝经脉，玄府郁闭，浊阴上犯脑窍。

　　治法：温阳散寒，通利脑窍。

　　处方：吴茱萸四逆汤加减。炒吴茱萸10g，附片20g，干姜12g，桂枝12g，肉桂9g，细辛6g，淫羊藿10g，白芍15g，蜈蚣1条，僵蚕15g，羌活10g，葛根30g，炙甘草6g。7剂，煎取450～600ml，温服，每日1剂。

　　二诊：患者自诉头痛程度较前有所减轻，仍有手脚冰凉、颈项部僵痛不适。在前方基础上，附片加量至40g，炒吴茱萸加量至15g。

　　三诊，服用上方半月余诸症缓解，随访1个月无复发。

【按】患者平素畏寒恶风，冬天手脚冰凉，此为坎中命门真阳火弱，阳气不足，身中皆为阴气。命门火衰，寒水亦无力温升肝木，以致肝之疏泄不畅，气血生化乏源。肾水过寒，则冲任亦寒，故患者平素时有白带清稀。同时患者头痛为每日凌晨开始发作，此时出现头痛乃命门阳气虚弱，初生之阳不能潜藏于肾水之中，而被肾中之寒水所逼，夹阴邪浮于上，阴寒之邪本具有凝滞之性，上犯而致头部经脉凝滞，经脉不通，不通则痛。如此可知患者头痛为少阴阳虚寒化，虚阳夹阴邪上冲头部使然。阳虚生寒，易感风寒，兼有表邪束太阳经脉，故患者出现颈项部僵痛不适。同时患者头痛为后枕部疼痛，此处亦为太阳经之所过，而太阳与少阴相表里，故温扶少阴之阳气，则太阳之寒邪亦可随之而解。少阴头痛其阳气亏虚为病机关键，而吴茱萸四逆汤正契合其病机。吴茱萸四逆汤功可温肾散寒，暖肝达木，为现代治疗少阴头痛的重要方药。四逆汤为少阴正方，乃温肾回阳主方。附子性味大辛大热，温肾力大，可散寒止痛；干姜温补脾阳，回阳通脉。人之阳气，资始于肾，资生于脾。故两者并重，从化源资始资生处着力。姜、附均守而不走，能通脉宣阳，鼓舞一身之生气，达到温以化气，温而行之。吴茱萸乃温暖厥阴之要药，且气味俱厚，别具一格。此案寒凝血分，郁滞不通，用桂、姜、附，犹隔一层，唯吴茱萸开通玄府，深入浊阴，能冲动开发之。同时患者患病日久，久病入络，故在温阳基础上加用了僵蚕、蜈蚣等虫类药物，直达病所，疏风通络止痛之效显著。

参考文献

[1] Stovner L J, Hagen K, Jensen R, et al. The global burden of headache: a documentation of headache prevalence and disability worldwide [J]. Cephalalgia, 2007, 27（3）: 1468-2982.

[2] 卢崇汉. 扶阳论坛 4[M]. 北京：中国中医药出版社，2012：927.

柴胡陷胸汤治疗常见心血管疾病的体会
（谢海波　湖南中医药大学第一附属医院）

冠心病、高血压、心律失常、心力衰竭、高脂血症是临床常见的心血管疾病，其发病率呈逐年上升趋势，严重威胁着人们的健康。笔者应用柴胡陷胸汤治疗上述心血管疾病，取得了较为满意的疗效，现将经验与各位同道分享。

柴胡陷胸汤出自《重订通俗伤寒论》，由柴胡、黄连、半夏、桔梗、黄芩、瓜蒌仁、枳实、生姜汁组成。笔者使用本方时，常将瓜蒌仁改为瓜蒌皮，枳实多用枳壳，再加竹茹作为基本方。凡临床表现有口苦，失眠，便秘，舌红，苔黄，脉滑者，辨证为痰热蕴结证，即可应用本方加减治疗。其中，舌红、苔黄是辨识痰热蕴结证的重要依据。

痰热蕴结之证，容易兼夹血瘀，这种血瘀既可以是显性的，也可以是隐性的，其鉴别如下。如果见到舌底络脉迂曲或瘀点、瘀斑，则是显性血瘀，可在方中加入活血化瘀之

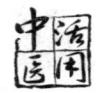

品，具体用药根据疾病和病位来选择，如为冠心病，加旋覆花、丹参、延胡索、川芎、郁金；高血压，加鸡血藤、牛膝、川芎、益母草、泽兰；心力衰竭，加泽兰、地龙；心律失常，加丹参；高脂血症，加桃仁、丹皮、皂角刺。病位在头面者，加川芎、紫葳；在上肢者，加姜黄、苏木；在下肢者，加牛膝、鸡血藤；在胸腹者，加丹参、延胡索、郁金；在背部者，加旋覆花。如果舌底未见明显络脉迂曲或瘀点、瘀斑，则可能存在隐性血瘀，用药可参照显性血瘀，但用药种类、剂量较显性血瘀适当减少。

临床应用时，可根据患者的不同兼证辨证用药。如兼气虚，加党参、黄芪；兼脾虚，加党参、茯苓、白术；兼不寐，加远志、炒酸枣仁、首乌藤；兼心悸，加远志、酸枣仁、生龙骨、生牡蛎；兼眩晕，加葛根、决明子、牛膝；兼心衰，加葶苈子、泽兰、茯苓、泽泻；兼胸痹心痛，加旋覆花、郁金；兼血浊，加决明子、山楂；寒热错杂者，加桂枝、干姜。

本方药物多为苦寒之品，应用时剂量不可过大，否则容易导致苦寒败胃。药量多从小剂量开始，如黄芩、黄连，多从5g、3g开始，根据疗效和病情逐步增加剂量，当病情明显改善后，需要减量或停用相关苦寒药物。方中瓜蒌皮用量从10g开始，常用剂量15g，大剂量可用至30～50g。

饮食上要控制生冷寒凉之物的摄入，因为这些食物容易损伤脾胃，食物与药物寒凉之性相加，更容易加重脾胃损伤。在治疗过程中，一旦发现有脾胃损伤的表现，则需要调整处方，恢复脾胃的正常运化。

验案举隅

李某，男，35岁，2020年8月1日初诊。

病史：于2020年7月4日查血脂，甘油三酯（TG）53.63mmol/L，总胆固醇（TC）11.81mmol/L，高密度脂蛋白胆固醇（HDL-C）0.41mmol/L，低密度脂蛋白胆固醇（LDL-C）5.63mmol/L。症见全身多发脂肪瘤，偶有瘙痒、疼痛感，入睡困难，纳可，二便调。血压132/100mmHg，形体肥胖，全身皮肤满布脂肪瘤。舌质红，苔黄腻，脉弦。

治法：清热化痰活血。

处方：柴胡陷胸汤加减。柴胡10g，黄芩10g，法半夏10g，黄连10g，瓜蒌皮20g，茯苓20g，枳实10g，牡丹皮10g，桃仁10g，竹茹10g，皂角刺10g，甘草5g。7剂，每日1剂，分2次服。

二诊：患者诉脂肪瘤颜色变浅，睡眠改善。血压132/82mmHg，舌质红，苔黄，脉弦。前方黄连改5g，瓜蒌皮改30g，竹茹改15g，14剂。

三诊：脂肪瘤部分消失，饮食、睡眠、二便均正常。舌质红，苔黄，脉弦。复查血脂，TG 28.97mmol/L，TC 5.50mmol/L，HDL-C 0.41mmol/L，LDL-C 0.92mmol/L。前方黄芩改15g，黄连改10g，瓜蒌皮改45g，桃仁改15g，14剂。

【按】患者虽然血脂水平超高，但身体素质较好，对治疗的反应较快，用药仅21剂，甘油三酯即有明显改善，尤其是脂肪瘤，不仅颜色较前变浅，且部分已经消失。

本案以柴胡陷胸汤为基础方，"苦以泄之，辛以散之"，黄连、瓜蒌皮苦寒以泄热，半

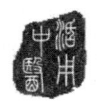

夏辛温以散结；柴胡、黄芩和解表里；茯苓健脾利水，杜绝生痰之源；枳实破气化痰、半夏燥湿化痰、竹茹和瓜蒌皮清热化痰；牡丹皮活血、桃仁破血、皂角刺活血消痈以助药力；甘草调和诸药，诸药共奏清热化痰活血之功。

从本案可看出中医的疗效是确切的、快速的，作为中医人，应该充分发挥中医药防病治病的独特优势和作用，为建设健康中国贡献力量。

参考文献

[1] 中国心血管健康与疾病报告编写组.中国心血管健康与疾病报告 2019 概要 [J].中国循环杂志，2020，35（9）：833-854.

[2] 俞根初.重订通俗伤寒论 [M].徐荣斋，重订.北京：中国中医药出版社，2011：53-62.

[3] 诸骏仁，高润霖，赵水平，等.中国成人血脂异常防治指南（2016 年修订版）[J].中国循环杂志，2016，31（10）：937-953.

[4] 中国胆固醇教育计划委员会.高甘油三酯血症及其心血管风险管理专家共识 [J].中华心血管病杂志，2017，45（2）：108-115.

[5] 邓臣前，陈树春.2020 年美国内分泌协会《临床实践指南：内分泌疾病患者的血脂管理》解读 [J].中国全科医学，2021，24（21）：2646-2654.

浅谈吴茱萸四逆汤治疗慢性胃炎

（陈奕樑　潮区市潮安区人民医院）

慢性胃炎是临床常见病、多发病，其症状因人而异，以上腹部不适、疼痛、腹胀、餐后饱胀感、早饱感、恶心纳差等为主要表现。临床上西医以护胃制酸抗炎等治疗，对缓解症状有一定疗效，但易反复发作。本人通过对扶阳学说的深入学习及跟师实践，对本病的病机治疗有一定认识，临床采用吴茱萸四逆汤辨证治疗取得满意疗效。

慢性胃炎的病机本源为水寒土湿，气虚气滞、痰湿血瘀、湿热诸症为病之标。缘脾阳为后天之阳，须先天之肾阳温煦补充，肾阳充沛则脾阳有力，脾胃升降正常，即肾中真阳升于己土（脾土）达乙木化火，火随肺金戊土敛降藏于肾水，形成正常中医圆运动。《医理真传·坎卦解》："坎为水……天生一水，在人身为肾，一点真阳，含于二阴之中，居至阴之地，乃人立命之根，真种子也，诸书称为真阳。"可见肾阳为人身阳气根本及原动力。现代人饮食不节、嗜食生冷酒水、起居无常、常用空调等多种原因，常致阳气受累，肾中真阳受损不能温煦充养脾阳，脾阳不足，脾土运转升发动力不足，阳虚寒盛脾土失升则湿盛，胃为阳明燥土，喜燥恶湿，今湿盛则受纳腐熟水谷及通降功能失常，甚则水木皆陷，诸症杂现，可见肾水寒土湿盛为本病本源。黄元御在《四圣心源·太阴湿土论》论述："太阴主升……阳虚则土实而不升，己土不升则水木陷矣。"当肾水寒太阴己土失于温煦，升

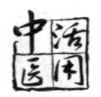

发运化失职，则水湿痰饮积聚；运化失职，水谷精微不能正常吸收则脾胃气虚；水湿聚久易郁而发热成湿热，形成下寒中有湿热局面；水寒肝木失于温煦，其舒展升发无力，疏泄功能失常而为气滞；气滞则血液运行失常，瘀血随之形成。是故在水寒阳虚、湿邪弥留的情况下，气虚气滞、痰湿血瘀、湿热诸症杂现，出现以上腹部疼痛不适、腹胀、恶心纳差等症状为主要表现的胃痛、痞证，亦即现代医学之慢性胃炎。

慢性胃炎主要治则治法及方药。针对其主要病机，临床当以寒者温之为主要治则，以温水燥湿为主要治法，具体运用当尊仲师之"观其脉证，知犯何逆，随证治之"。方药以吴茱萸四逆汤为主方，再据兼证合方治疗。吴茱萸四逆汤组成为吴茱萸与四逆汤合方。《伤寒论》云："少阴病，脉沉者，急温之，宜四逆汤。"可见四逆汤为少阴寒证的主方，为补人真阳的主方。其中附子为温肾回阳救逆第一要药，干姜为温补脾阳之要药，配吴茱萸能暖肝阳，又有炙甘草能补土覆火，防三药伤阴，四药合用则肝、脾、肾三阴得温，升举有力，己土左旋功能正常，中焦脾土得旺，使湿邪无处藏身，病当速愈。当患者有神疲乏力、少气懒言等气虚症状，可合黄芪、四君子汤等以益气健脾；当兼腹胀满、胁肋胀痛、矢气多等气滞症状，可合四逆散、柴胡疏肝散类以疏畅气机；当胃脘刺痛明显，按之痛甚，理应有瘀血阻滞，可合失笑散、丹参饮类以活血定痛；见头身困重，恶心欲吐，舌苔厚腻者，乃痰湿中阻，可合藿香平胃散以化痰除湿；当心下痞满、呕吐下利，苔腻略黄者，应有湿热夹杂，形成寒热错杂，可合半夏泻心汤以辛开苦降平调寒热。临证应用吴茱萸四逆汤之时，无须等待患者出现四逆症状，应及早使用本方，做到治病求本。其中附子用量须大，宜30～120g，可用配方颗粒以图方便安全，干姜视脾阳虚情况用量在10～50g，吴茱萸有一定毒性，用量在5～10g，炙甘草量大易壅滞，宜在30g内，阳虚甚者加肉桂、川乌。此外，临床如需附子、半夏合用，大胆应用便是，在药理、跟师及个人实践中暂未发现不良反应，其他药物视情况随证应用。

总之，慢性胃炎的病机以水寒土湿为本，常夹带气虚、气滞、血瘀、痰湿、湿热等情况，治疗当以水寒为要，重视三阴脏寒，以阳光驱阴霾。吴茱萸四逆汤能温肝、脾、肾三脏之寒，且以肾为主，是三阴脏寒的重要方剂，当为首选。再据兼证加味，以图标本兼治，复人身气机圆运动之不圆处，使人延年益寿。

理中汤治疗肺系危重症肠衰竭的应用体会

（高晔　绵阳市中医医院）

在临床工作中危重症会出现诸多脏器功能衰竭情况，如呼衰、心衰、肝衰等。这些临床均较重视，随着科技发展，呼吸机、ECOM 等技术设备均在一定程度上可处理这些问题，但对于肠衰竭却是目前临床较棘手的。临床上许多肺系危重症，因肺部感染、缺氧缺血、抗菌药物使用、多脏器衰竭等，往往易出现肠衰竭。一旦出现纳差、腹胀、大便滑泄

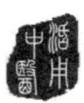

无度等肠衰竭表现，病情将会急转直下。肠衰竭是西医学病名，主要指的是肠道消化、吸收和黏膜屏障功能障碍。中医学认为脾胃主导着对饮食的摄纳、吸收，其升发作用促进人体元气的充沛，所以肠衰竭与脾胃功能受损有密切关系。笔者在山西门氏杂病流派学习过程中，对于其重视脾胃，善用理中汤类治病的思想方法感悟不少。回来后在临床上不断实践摸索，取得了一些疗效，积累了些许经验，介绍如下。

1. 临床辨别肺系危重症患者脾胃强弱关键点在于吃饭。

2. 临证当把握整体，标本先后。首先，把握机体虚衰这一整体的象。患者多瘦弱，全身情况差，病情呈渐进性消耗。其次，出现不欲食，稍食则胀，甚者少许饮水即胀满欲死，大便滑泄无度等表现。最后，抓住胃气衰弱关键点。以保胃气进饮食为本治疗，虽有他病都属次要，即使输液亦以不影响肠道功能为准。

3. 饮食属阴。我们的饮食均为阴凝有形之物，要腐熟运化则需要阳气的运转。比如日常生活中，常会用肉桂、姜、蒜等辛温品来促进消化。

4. 核心处方理中汤。该方四味药，干姜、白术、炙甘草合而温里补中健运；人参益气生津，阴阳并补。该方温里与四逆汤有所不同，所谓"阳中亦有阴阳"。如此认识理中汤，其用于脾胃阳气虚弱、阴阳俱不足者理所当然。

5. 用方用药特点。根据胃气虚衰轻重，常选党参、人参和红参三者之一。同时药量常宜小，这类患者胃气已很弱了，运化能力差，药重反不能运化。一般干姜4～6g，炒白术9～15g，参6～9g，炙甘草4～6g，浓煎，每天1剂，少量频服，微兴胃阳助运。此药味不多，口感也挺好。此外，过程中可酌加一二味药，不可多加药味，以免画蛇添足，药气太盛反败坏脾胃。

6. 舌脉当灵活看待。此时患者易出现舌红无苔、脉大小浮沉不定等现象。这时脾胃不运，舌象可能是津气不得上承所致，切不可一味看作阴虚。脉多为无力型，由于脉气不定，可有大、小、浮、沉等各种变化。

7. 中病即止。服用理中汤胃阳得振，纳食好转，此时治疗又当辨病辨证治疗，因为标本已发生变化，不可因有效而胶柱。

验案举隅

余某，女，95岁，2020年7月14日初诊。

病史：反复气促7年余，加重伴双下肢水肿20多天，于2020年6月19日入院。先后于肺病科、ICU、心血管科住院治疗，予以抗感染、解痉平喘、无创呼吸机、冠状动脉支架置入、强心利尿、营养支持等治疗近1个月，患者奄奄一息。症见精神极差，嗜睡，呼之能应，不食，进一口水即腹憋胀欲死。饮食几废，靠静脉营养维持。夜间烦躁，眠差，稍动即气喘不已，略咳嗽，咯少许白沫痰不利，大便次数多，便质稀溏，舌红少苔，脉弦细无力。

西医诊断：多脏器功能衰竭。

中医诊断：不食，胃气虚衰证。

处方：理中汤。干姜4g，红参6g，炒白术10g，炙甘草4g。2剂，每日1剂，水沸后煮半小时，少量频服。

二诊（2021 年 7 月 17 日）：服药后，精神渐好，可少量进食，仍腹胀，剑突下不适伴胃灼热（烧心），夜间烦躁减轻，仍气促、乏力，略咳少许白痰，大便时干时稀。苔白微干腻，舌尖少苔，脉弦细虚。

处方：理中汤加味。干姜 4g，红参 6g，炒白术 10g，炙甘草 4g，陈皮 4g，法半夏 4g，茯苓 4g。2 剂，每日 1 剂，煎服同前。

三诊（2021 年 7 月 19 日）：患者精神明显好转，食量增加，腹胀大减夜稍甚，活动后气促减轻，偶有咳嗽，咯痰亦减轻，昨日大便 2 次，偏稀。舌红，苔白腻，脉细。

处方：干姜 4g，红参 6g，炒白术 10g，炙甘草 4g，陈皮 4g，法半夏 4g，茯苓 4g，砂仁 3g。共 3 剂，每日 1 剂，煎服同前。

四诊（2021 年 7 月 21 日）：患者精神持续好转，食欲较前明显改善，活动后稍气促，偶有咳嗽、咯痰，夜间安静休息，小便可，昨日大便 1 次，欠通畅。舌脉同前。继上方 4 剂出院。

【按】患者高龄，治疗反复，病情渐进危重，后期虽然化验指标有所控制，但出现精神萎靡，饮食几废。综合患者当时情况，辨为胃气大衰。此时虽有咳、痰、喘、肢肿和便不利等诸多问题，但当下脾胃大衰是核心矛盾，"有胃气则生，无胃气则死"。治病求本，由于患者体瘦小，运化力极弱，故用小剂理中汤益气温中助运，微振胃阳，唤醒机能，达"少火生气"状态。由于切中要害，故药后胃纳开，饮食进，中阳得振，全身阳气得以通泰。随后在原方基础上，加用化痰饮以标本兼顾。患者本来情况已很差，不想几剂小药下去，仅 1 周左右患者竟然好转出院，理中汤扶脾胃治大病的思想作用可见不俗。

参考文献

[1] 李宁 . 肠衰竭的新理念 [J]. 中华外科杂志，2009，47（14）：1041–1045.
[2] 门九章 . 门氏中医临床证实录 [M]. 北京：人民卫生出版社，2017：37.

小柴胡汤在风湿免疫病中的应用初探
（王笑青　河南省洛阳正骨医院）

一、小柴胡汤的方证

千古名方小柴胡汤是"和法"的代表方，主症是往来寒热，胸胁苦满，心烦，喜呕，口苦，神情默默，不欲饮食。黄煌教授认为"往来寒热，胸胁苦满"是最重要的应用指征。根据现代研究，小柴胡汤具有很好的免疫调节作用，在风湿免疫病治疗中，笔者经常使用此方，在此举例说明。

二、小柴胡汤在治疗类风湿关节炎、良性风湿症中的应用

风湿病属于慢性病、疑难杂症，患者会出现多种症状，风、寒、湿（痰）、热、虚、瘀多种病理因素杂合，单纯的汗法、下法、清法、补法等都不能解除患者的痛苦，此时可以首选和法，用小柴胡汤加减。良性风湿症、类风湿关节炎患者往往有怕风怕冷感受，遇阴天下雨或者受凉后发作，有的是白天轻晚上重。这些症状都可以认为是往来寒热的一种特殊表现。笔者在临床常常应用小柴胡汤加白芍，再对症增加一些温阳散寒的药物，如制川乌、制草乌、细辛，配合选用祛风通络的药物，如豨莶草、络石藤、伸筋草、桑枝、青风藤、海风藤等，往往能收到不错的临床疗效。

三、小柴胡汤在治疗类风湿关节炎合并症中的应用

1. 转氨酶异常　对于类风湿关节炎合并转氨酶异常者，改善病情的抗风湿慢作用药往往应用受限，此时笔者常用小柴胡汤合当归芍药散加减，联合应用茵陈、夏枯草、醋鳖甲等药物，以清肝利湿、解毒软坚，先行保肝降酶治疗，再给予免疫抑制剂，中西药结合减毒增效，对于需要长期服药的患者深有裨益。

2. 肺间质病变　部分风湿免疫疾病合并肺间质病变者，往往会出现呼吸功能减退，如咳嗽、咯痰、短气、喘促等症状。对于痰白清稀者，笔者在临床上常常使用小柴胡汤联合桔梗、干姜、细辛、五味子、法半夏等治疗；对于痰黄黏稠者，笔者采用小柴胡汤联合小陷胸汤治疗，可以在短时间改善呼吸系统的症状。

3. 甲状腺功能减退　有些类风湿关节炎合并甲状腺功能减退者，患者常出现面色苍白虚肿、表情淡漠、反应迟钝、头痛、耳鸣、耳聋、厌食、腹胀、便秘、肌肉软弱无力、疼痛等症状，与小柴胡汤证非常相似。对于此类患者，笔者常用小柴胡汤合海藻玉壶汤加减，往往收效甚佳。

4. 继发干燥综合征　类风湿关节炎继发干燥综合征者常出现口干、眼干等症状，笔者常用小柴胡汤联合当归芍药散、半夏泻心汤等加减治疗，且治疗后患者的口干眼干症状可以得到有效缓解。

四、验案举隅

王某，女，35 岁。2019 年 8 月 17 日初诊。

主诉：周身关节遇冷疼痛 3 个月余。

病史：半年前因家庭纠纷出现情绪低落，后出现周身关节遇冷疼痛不适，得温痛减。间断服用发散风寒药、补气活血药、温阳补血药均无显效。人类白细胞抗原 B27（HLA-B27）阴性，红细胞沉降率 10mm/h，C 反应蛋白 0.3mg/L，类风湿因子 1.1U/ml，抗环瓜氨酸肽抗体阴性，抗核抗体阴性。诊断为"神经官能症"。遂来我院就诊，自诉双侧肩、肘、腕、膝、踝及双手各小关节均遇冷疼痛，双手小关节和双膝、双踝关节有轻度肿胀，远离空调，症状很快好转，基本无晨僵，关节疼痛时情绪低落、纳差、头晕，关节不痛时基本都正常，月经量少，有瘀血块，舌淡略暗、苔薄白，脉弦略细。

查体：诸关节均未见明显肿胀及压痛、变形情况。无风湿免疫病家族史。

西医诊断：复发性风湿症（良性风湿症）。

中医诊断：痹证（风寒阻滞，经络不通）。

治法：祛风散寒，疏经通络。

处方：小柴胡汤加减。柴胡 20g，黄芩 15g，黄芪 15g，姜半夏 9g，豨莶草 15g，络石藤 15g，伸筋草 15g，桑枝 15g，青风藤 15g，海风藤 15g，鸡血藤 20g，麻黄 6g，细辛 9g，桂枝 9g，大枣 15g，炙甘草 9g，生姜 5 片。5 剂，水煎服。

煎服法：先煮麻黄、细辛，水沸腾后去除表层浮沫，再放余药共煎。注意全程不可盖盖子。每日 2 次，每次服 100～150ml。忌生冷、辛辣。

二诊：2019 年 8 月 23 日，患者自诉服药 2 剂后，关节症状开始好转，怕冷症状逐渐改善，5 剂药服完后感觉症状减轻七成。效不更方，继续再服 5 剂以巩固疗效。

三诊：2019 年 10 月 8 日，患者自诉继服 5 剂后感觉基本正常，停药后也未复发。

【按】该患者可能情志受伤在前，气滞血瘀，而后因风寒侵袭，内外合邪致气血运行受阻，出现周身遇冷疼痛，关节轻度肿胀。月经量少，有瘀血块。舌淡略暗、苔薄白，脉弦略细，为风寒侵袭和气滞血瘀的表现。治法为祛风散寒，疏经通络。方药用小柴胡汤化裁。本案患者症状颇像阳虚、血虚，先前充分运用补气、活血、温阳等药物，症状减轻不明显，可见并非阳虚、血虚。风邪侵袭，并不在表，较表深；须臾可自行缓解，说明阳气没有大虚，或者说病邪入里不深，正符合半表半里。方用小柴胡汤运转枢机，患者并未有明显口干渴等阴虚伤津症状，故黄芪易人参；豨莶草、络石藤、伸筋草、桑枝、青风藤、海风藤祛风除湿，舒筋通络；麻黄、桂枝将寒邪发越透达；鸡血藤通利关节之外尚有补血活血作用；桂枝、生姜、大枣调补中焦，温通经脉。其中细辛用量 9g，先煎且不盖盖子，这样细辛的挥发油就不易混入药液中，既能发挥作用，又减轻了毒性。复诊时诸症减轻，效不更方。

经方治疗"胸痹"验案解析

（孟驰　乌鲁木齐市米东区中医医院）

胸痹心痛是指由多种病理因素导致胸阳痹阻、气机不畅、心脉挛急或滞塞不通而引发，以膻中及左胸部疼痛为主症的一类病证。

痰浊、瘀血、气滞、寒凝等病理产物贯穿本病之中，其中临床以痰瘀互结多见。胸痹心痛的起病，多与感受寒邪、七情内伤、饮食不节等有关。《古今医鉴·心痛》曰"心痹痛者……素有顽痰死血"，指出了痰瘀为胸痹心痛病的致病之因。现代医学亦发现，冠心病患者的动脉粥样斑块相当于中医学所谓痰浊中的无形之痰，血液黏稠度增加及血栓等的形成是血瘀的表现，综合起来即为痰瘀互结的表现。《金匮要略》曰："夫胸当取太过不及，

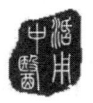

阳微阴弱，即胸痹而痛，所以然者，责其极虚也。今阳虚，知在上焦，所以胸痹心痛者，以其阴弦故也。"

经过在临床上不断实践摸索体会，发现运用经方加减治疗胸痹在临床上取得了一定的疗效，并积累了些许经验，在此，将部分经验总结如下。

高某，男，68岁，当地农民，2020年11月16日初诊。

主诉：间断胸闷、胸痛1个月余，加重3天。

病史：1月余前于新疆维吾尔自治区某医院，完善冠状动脉CT检查示前降支狭窄50%～70%；心脏B超示心腔增大，升主动脉增宽，左心室间隔中断心肌运动减弱，主动脉硬化并主动脉瓣关闭不全（轻度）；动态心电图示：窦性心律，偶发室性早搏（偶成对，有时呈二、三联律），频发房性早搏（偶成对，有时呈二、三联律）。诊断为冠状动脉粥样硬化性心脏病，稳定型心绞痛，心律失常，室性早搏（偶发），房性早搏（频发）。口服阿司匹林肠溶片100mg，辛伐他汀片20mg，富马酸比索洛尔片2.5mg，每日1次。目前仍有胸闷、胸痛，偶有心慌症状。

刻诊：胸闷、胸痛，间断发作，偶有心慌，饮食可，大便可。舌质暗，苔白腻，脉弦滑。

中医诊断：胸痹（痰瘀互结型）。

治法：宽胸化痰，理气活血。

处方：瓜蒌薤白半夏汤合丹参饮加减。瓜蒌30g，薤白15g，法半夏12g，丹参30g，檀香9g，砂仁9g，土鳖虫9g，郁金12g，薏苡仁30g。7剂，水煎400ml分2次温服。

二诊（2020年11月23日）：患者胸闷症状缓解，胸痛发作减少，疼痛减轻，偶有心慌，白腻苔减少，脉略弦滑，原方去薏苡仁30g，加茯神30g，沉香10g以消阴火，止惊悸，继服7剂，服法同上。

三诊（2020年11月30日）：经两次治疗患者胸闷、胸痛症状缓解，心慌较前明显减少，原方继服14剂，随访患者症状基本消失未再复发。

【按】本案患者证属痰瘀互结，治以瓜蒌薤白半夏汤通阳泄浊，豁痰开结，配丹参饮行气止痛，活血化瘀。瓜蒌薤白半夏汤出自《金匮要略》，"胸痹不得卧，心痛彻背者，瓜蒌薤白半夏汤主之"。方中瓜蒌开胸中痰结，薤白辛温通阳化浊，半夏燥湿化痰。丹参饮出自《时方歌括》，方中丹参活血化瘀，檀香温中理气止痛，善治心腹诸痛；砂仁温胃畅中，能散胸中郁闷，并配郁金开窍化痰，行气止痛，薏苡仁去湿化痰。诸药合用，共奏宽胸化痰，行气止痛之功。二诊时，患者胸闷症状缓解，胸痛发作减少，疼痛减轻，偶有心慌，白腻苔减少，脉略弦滑。较首诊减去薏苡仁，加茯神、沉香两味药。茯神、沉香为朱雀丸，出自《是斋百一选方》，主治心肾不交，心悸怔忡，健忘。茯神，宁心安神，健脾益气，沉香温肾纳气，交通心肾。《医方考》曰："惊气怔忡者，此方主之。因惊而得者，名曰惊气怔忡。《内经》曰：惊则气乱。宜其怔怔忡忡，如物之扑也。是方也，茯神之甘平可以宁心，沉香之坚实可使下气，气下则怔忡瘥矣。"患者久病，耗伤心之阴，心失所养，故心慌不适，配朱雀丸以消阴火，止惊悸。经治疗患者症状缓解，疗效显著。

本医案主要以经方为主，以瓜蒌薤白半夏汤、丹参饮、朱雀丸加减应用，在治疗胸痹过程中取得了较好的疗效。经过多次实践证明，其治疗胸痹疗效确切。经方为我们临床工作提供了有效的治疗方案。在今后的学习中，更应加强经方的学习，更好地为临床患者服务。

参考文献

[1] 井利．从痰瘀论治胸痹心痛 [J]．中国中医药现代远程教育，2012，10（18）：92-93.

[2] 浦延鹏，陈明．痰瘀并治胸痹心痛痰瘀互结 [J]．实用中医内科杂志，2014，28（5）：69-70.

[3] 罗智博，杨关林，陈旭，等．痰瘀论治冠心病 [J]．中华中医药学刊，2009，27（4）：710-713.

六经辨证之少阳太阴合病

（何云　惠安县医院）

仲圣在《伤寒论》中对合病的笔触不多，显写的有太阳阳明合病之葛根汤证、太阳少阳合病之黄芩汤证、三阳合病之白虎汤证；隐写的有少阳阳明合病之大柴胡汤证、太阳少阴合病之麻黄附子细辛汤证。而对六经辨证中少阳太阴合病的情况，古今医家较少论述，笔者兹就一例贫血病例的诊治，谈谈对少阳太阴合病的认识。

患者老年男性，半年前出现头晕乏力、纳差、恶心呕吐、腹胀、进行性消瘦，体重下降约15kg，小便正常，大便干结，舌淡，苔白厚，脉浮弦细无力。曾于某三甲医院检查，轻度贫血，余各项检查未见异常。就诊时已极度虚弱，无法独立行走，辅助检查血红蛋白83g/L，白蛋白25g/L，C- 反应蛋白108.1mg/L。入院后予补液营养支持等治疗1周，症状及各项指标无变化，另出现了眼睑结膜充血的情况。遂加用中药治疗，处方为当归15g，炙黄芪30g，桂枝10g，白芍30g，大枣15g，炙甘草6g，干姜3g，黄芩10g，菊花30g，牡蛎30g，川芎15g，防风10g。服药后患者诉精神明显好转，自行如厕洗漱，但耐力差，活动20分钟后仍觉乏力，需卧床休息。守方继进，逐渐加黄芪至60g，患者贫血及营养状态逐步改善。住院期间服用中药18剂，出院前各项指标明显恢复，血红蛋白120g/L，白蛋白35.9g/L，C- 反应蛋白21mg/L，眼睑充血自行消退，无纳差乏力，可独立行走，二便正常。出院后3个月间断服用中药41剂，回访患者血红蛋白136g/L，白蛋白40.2g/L，C-反应蛋白12.6mg/L，各项指标恢复正常。

辨病：患者表现为进行性的贫血、乏力、消瘦，故辨为虚劳病。虚劳是以脏腑功能衰退、气血阴阳亏损、日久不复为主要病机，以五脏虚证为主要临床表现的多种慢性虚弱证候的总称。

辨证：虚劳病从三阴诊治，包括了太阴虚劳、少阴虚劳、厥阴虚劳。患者主要表现为

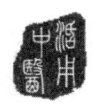

呕吐、纳差、腹胀，以消化性虚弱证候为主，正符合《伤寒论》太阴病提纲所述"腹满而吐，食不下"。患者伴有肌肉消瘦、乏力，与太阴脾主肌肉主气的生理病理相符。综上可定为太阴虚劳。患者在诊治过程中出现眼睑结膜充血，诉平素稍服补药则上火，眼睛充血。《黄帝内经》云："少阳之上，火气治之。"双眼结膜充血，乃火性炎上所致，另有头晕、口干，结合少阳病提纲"少阳之为病，口苦咽干目眩"，进一步明确为太阴虚劳夹有少阳相火。

处方：太阴虚劳主方为小建中汤，此例有贫血表现，故选用归芪建中汤；夹有少阳相火，应用黄芩汤。故以归芪建中汤合黄芩汤为治，加川芎增强补血，菊花清少阳之火并主头面之疾，牡蛎、防风息风。

此例运用六经辨证，辨为少阳太阴合病，选用归芪建中汤合黄芩汤治疗，取得了良好的疗效。《伤寒论》中少阳太阴合病的条文隐而不显，如 147 条柴胡桂枝干姜汤证条文。清代医家黄元御论曰："伤寒五六日，已发汗而复下之，伤其中气……此为少阳之经，而传太阴之脏，表里俱未解也。"陈慎吾先生解为"少阳病有阴证机转"，刘渡舟先生认为是"胆热脾寒"，该方治疗少阳病而兼脾家虚寒的证候，确为对症之方。少阳太阴合病的情况，患者往往表现为寒热错杂的证候，如太阴虚寒表现为形寒畏冷，纳差，腹胀，大便溏稀等；少阳有热表现为目赤疼痛，耳鸣，口舌生疮，咽干咽痛等。少阳太阴合病之证易使医者陷入迷惑，清少阳则脾虚益甚，补太阴则肝胆火旺，唯有温、清两用方能无虞。《金匮要略》另有侯氏黑散，也为少阳太阴合病者设。侯氏黑散以白术、茯苓、人参、干姜、桂枝补太阴，当归、川芎补血，细辛温少阴，菊花、黄芩清少阳，牡蛎、防风息风，桔梗、矾石祛痰。此处方以小建中汤补太阴，当归、川芎、黄芪补血，菊花、黄芩清少阳，牡蛎、防风息风，与侯氏黑散方意并无大异。

临床上外感较久合并内伤杂病者，需留意少阳太阴合病的情况。柯韵伯说："仲景之六经，为百病立法；伤寒杂病，治无二理，咸归六经节制。"诚哉斯言！

"引火归源"理论案例分析及思考

（杨屿晴　宜宾市第一人民医院）

"引火归源"，又称"引火归原""引火归元"，最早源于《黄帝内经》。《素问·至真要大论》曰："寒者热之，热者寒之，微者逆之，甚者从之"。唐代王冰注："病之大甚者，犹龙火也，得湿而焰，遇水而燔。不知其性，以水湿折之，适足以光焰诣天，物穷方止；识其性者，反常之理，以火逐之，则燔灼自消，焰光扑灭矣。"其中的"龙火""以火逐之"则成了"引火归源"的先河。"引火归源"一词，最早见于明朝《景岳全书》，张介宾在论述肉桂的作用时指出"若下焦虚寒，法当引火归元者，则此为要药，不可误执"，明确提出"引火归元"的概念。

"引火归源"之"火"是指临床上的虚火、阴火、龙火。其"源"是指命门。《景岳全书》

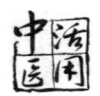

曰:"引火归源,纳气归肾,从阴引阳也。""引火"即是引导肾上浮之虚火,"归源"即是使其下归于命门,即肾。肾为水脏,居下焦,藏真阴真阳,为一身阴津阳气之根本。其作用机理为阴阳"互根"、阴阳"互藏"。张介宾指出"引火归源"可治疗"命门阴盛则元阳畏避,而龙火无藏身之地",也可治疗"阴不足以配阳,病在阴中之火"的火不归源证,指出肾阴虚阳虚证均可导致火不归源的症状。

"引火归源"其根本是一种用温热药治疗虚火的方法,既"热因热用",属于反治法,也称从治法。后世的许多医家使用"引火归源"法治疗了很多疑难杂症。笔者使用"引火归源"法治疗了1例胃癌患者,虽然过程有些曲折,但正是治疗的曲折,使我受益匪浅。

程某,男,57岁,因"诊断胃癌2年,伴水肿1周"于2018年1月5日在我院肿瘤科住院治疗。入院前2年,患者因胃活检提示"中低分化腺癌",在四川大学华西医院行"根治性远端胃大部切除术+D2+B2+开腹恶性肿瘤特殊治疗术"。术后予6周期化疗及28次放疗,后定期复查,未见肿瘤复发及转移征象。此后患者反复出现全身水肿、瘀点,并多次输入人血白蛋白。入院前1周患者出现颜面、双下肢轻度水肿,双下肢及腰部瘀点,伴乏力、纳差、头晕。入院后予营养支持治疗,并自行加用中药(具体方药不详)口服治疗。入院12天患者出现口干舌燥,口腔溃疡,进食及饮水时口腔疼痛明显,双手掌皲裂、脱皮,舌质红无苔脉细。

初诊:考虑为胃癌(气阴两虚),予生脉异功二至汤加减滋阴清热、补气健脾治疗(太子参15g,麦冬10g,五味子5g,白术10g,茯苓15g,陈皮8g,女贞子10g,墨旱莲8g,木香6g,麦芽15g,合欢皮10g,生地黄8g,炙甘草6g,山药15g,谷芽15g。共5剂,水煎服,每日1剂)。

二诊:服上方后患者症状无缓解,在上方基础上加用石斛10g,再服5剂。

三诊:服上方后患者症状仍无明显改善。此时笔者不得不仔细思考辨证、用药是否准确,并仔细询问其病史。患者述自放化疗后出现口干、口燥,间断服用中药(具体不详)症状无缓解,逐渐出现口腔溃疡,口角皲裂,口腔疼痛,不能进食及饮水,伴乏力、畏寒,双手掌脱皮,大便软,每日5~6次,尿频,舌质红有津液无苔脉细。笔者曾有幸于2017年12月倾听了山东中医药大学附属医院刘金星教授的讲座"引火归原在妇科的临床运用",对"肉桂"的使用印象深刻。故改辨证为肾阴阳两虚,予生脉异功二至二仙汤加减补肾阴肾阳、补气健脾、引火归源治疗,即太子参15g,麦冬10g,五味子5g,白术10g,茯苓15g,陈皮8g,女贞子10g,墨旱莲8g,淫羊藿10g,仙茅5g,肉桂(后下)3g,木香6g,炙甘草6g,麦芽15g,合欢皮12g,知母8g。共5剂,水煎服,每日1剂。

四诊:1周后患者口干、口燥、口腔疼痛明显缓解,口角皲裂、口腔溃疡、双手掌脱皮缓解,饮食改善,睡眠差,仍乏力、畏寒,大小便同前,舌质红少苔脉细。上方减知母,加益智仁10g,共8剂,水煎服,每日1剂。

五诊:上方后患者口干、口燥明显缓解,口腔溃疡、口角皲裂愈合,双手掌无脱皮,饮食可,睡眠改善,乏力、畏寒缓解,大便每日2~3次,质软,尿频缓解,舌偏红苔薄白脉细。继续服用上方7剂后症状基本缓解。

【按】该患者为久病伤肾,肾阴阳渐虚,虚火上浮,上热下寒,单纯用滋阴清热、补

气健脾药物无效，需把上浮的"虚火"下归于肾，从阴引阳，故用"肉桂"引火归源，纳气归肾。这是典型的西医治疗无效后再找中医治疗案例，通过"引火归源"法治疗后患者症状基本缓解，改善了患者的生活质量。此案也证明了诊疗手段都是有效的，关键是我们有没有用对方法。

2020 年 9 月我到云南吴佩衡扶阳学术流派学习后，对"引火归源"理论有了更深刻的认识和理解，特别是跟随吴荣祖、彭江云老师学习后，进一步开拓了我的临床思维，使我少走了很多的弯路，真正掌握了应该使用"引火归源"法治疗疾病的时机，这些经验将使我终身受益。

参考文献

[1]　王冰.重广补注黄帝内经素问 [M].北京：中医古籍出版社，2015.

[2]　张介宾.景岳全书 [M].北京：人民卫生出版社，2017.

浅谈寒热错杂月经病临证体会

（邓阿黎　湖北中医药大学）

寒热错杂是指在患者身上同时出现寒证与热证，症状呈现寒热交错的现象。《素问·阴阳应象大论》曰："阳胜则身热，腠理闭，喘粗为之俯仰，汗不出而热，齿干以烦冤……阴胜则身寒汗出，身常清，数栗而寒，寒则厥……"寒热错杂证本质上是体内阴阳失调的表现，即《素问》提到的"此阴阳更胜之变，病之形能也"。其主要治法为寒热并用法，笔者认为，治疗寒热错杂月经病时，除平调寒热外，更要注意两点。第一，明确寒热之所在，如上热下寒或上寒下热；或有无兼夹他邪，如挟风挟湿。第二，重在治血，"女子以血为主，血旺则经调"。况且妇人之体，因有经产哺乳之耗，血常受累，以血病尤多。寒热若入妇人血分，更易致病。故更应注重治血。兹列举医案一例，以飨同道。

洪某，女，30 岁。2020 年 12 月 5 日初诊。主诉"产后 4 月余，经期延长"。患者于2020 年 7 月足月顺产一胎后，行经延长至 9～14 天。末次月经为 2020 年 11 月 23 日。平素月经规律，周期 28～35 天，行经 5～7 天，经量多，色暗，有大量血块，下腹冷痛，得热痛减，伴手足冷，冒虚汗，经前乳胀。现诉神疲乏力，少气，双下肢冷，畏寒，时有五心烦热、夜间盗汗。口干口甜，饮水后无缓解。干咳无痰，眼干，尿频尿急，大便干结，每日一行，纳差，失眠多梦，易惊醒。舌红少苔，脉细数。

处方：枸杞子 15g，菊花 10g，生地黄 10g，熟地黄 10g，山药 15g，枣皮 10g，牡丹皮10g，菟丝子 20g，肉桂 5g，黄连 6g，首乌藤 20g，炒枣仁 15g，当归 10g，麦冬 10g，炙甘草 6g，煅牡蛎 30g，黄芪 30g，炒白术 10g，桂枝 9g，墨旱莲 15g，7 剂，每日 1 剂，水煎服。

二诊：诸症较前皆有缓解，惟失眠多梦、尿频无明显改善。舌红苔黄，脉弦滑。原方加益智仁 20g，炒黄芩 10g，改生地黄 12g，熟地黄 12g。7 剂，每日 1 剂，水煎服。

三诊诉月经于 12 月 21 日来潮，今月经第 6 天，量少将净。小便已正常，夜寐已转佳，但仍易醒，余皆有缓。舌红苔薄黄，脉弦。上方再进 7 剂，日 1 剂，水煎服。后续以上方加减治疗，随访知经期 5～7 天，余症已愈。

【按】本例患者为新产妇，其素体虚寒，加之产后阴血骤虚，卫气不固，体内阴阳逆乱，则出现经期延长及肢冷畏寒、下腹冷痛、五心烦热、盗汗咽干之上热下寒、阴虚血亏之症。在治疗时，笔者认为当以温下焦清上焦，益血调经为重。故于方中以苦寒而降、归心经的黄连与辛温而升、归肾经的肉桂相用，以降心火、暖肾水，引肾水而济心火，如此上下相当，寒热相配，来达到平调寒热之效。另患者新产血亏，便以枸杞子、二地、枣皮、墨旱莲滋补肝肾之阴血津液，以益经血之源；治血当补气，故以黄芪补气升阳，白术健脾益气，两者合用以益气养血，实脾胃，滋经血后天之本。再加入桂枝温通经脉，助阳化气，亦防滋腻之品碍于血行。取治血调经，先天与后天并重，亦重补行得当之意。因患者有阴血亏虚之失眠多梦的症状，故加入首乌藤、炒枣仁、煅牡蛎补肾养血安神助眠，并且煅牡蛎还有收涩止血之功，表里同治，获益甚佳。另加少许菊花以清肝火，缓解患者之五心烦热、口干眼干之症。此外，方中炒白术与山药相伍，二者一燥一润，既补脾阳又滋脾阴，俾阴阳相济，脾强而血有所统；当归与丹皮配伍，二者一温一寒，寓调寒热于活血化瘀中，使平调阴阳与治血调经相得益彰。

二诊时见患者苔黄，考虑热重于寒，遂以黄芩清热坚阴。尿频症状无明显改善，遂加益智仁，与菟丝子共奏固精缩尿之功。三诊时，患者经期已趋正常，余症渐复，遂效不更方，再进 7 剂。

笔者认为，对于寒热错杂证之月经病，除寒热并用外，同时也要明辨寒热之虚实，即在以温药散寒和寒药除热的过程中，当遵虚虚实实之戒，俾寒热相济、阴阳相和、精血调和，而病自安也。

半夏泻心汤临症治验
（党晓玲　克拉玛依市中西医结合医院）

2020 年，因全国中医临床特色技术传承骨干人才培训项目，我有幸跟师国家中医传承流派龙砂学派代表传承人、江苏省名中医黄煌老师学习，在临证中黄煌老师重视运用方证人理论指导临床经方的应用，通过临证跟师，受益匪浅，学以致用，临床实践，经方药少价廉，疗效确切，值得我们基层医院推广。

半夏泻心汤是《伤寒论》中苦辛开降、寒热并用、补泻兼施、升降有序治疗脾胃病的一个代表方。原书强调半夏泻心汤是针对由于误下伤及中焦阳气，中焦生寒，又遇外邪入里，化热生热，造成寒热互结于中焦，升降失常，而设的基础方。在现代临床运用中，不

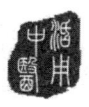

一定有表邪入里化热，也不一定是误下伤中生寒，患者本身因饮食不当，又有外来因素或者其他因素，形成体感微热，苔薄黄，胃气上逆，或寒热错杂的胃肠功能紊乱，均可用半夏泻心汤治疗。

半夏泻心汤证的病机是脾胃气虚，湿热内蕴。其证候特点：心下痞满，干呕或呕吐，肠鸣下利，舌苔黄白相兼而腻，脉象弦滑而不缓。"心下痞满"是自觉症状，《伤寒论》第151条解释说："按之自濡，但气痞耳。""按之自濡"是脾胃气虚的表现。"湿热内蕴"是脾不升则生湿，胃不降则生热，湿热阻滞则痞满；胃热浊气不降而有干呕或呕吐；脾湿清气不升而有肠鸣下利。此方运用时没有明显实邪，心下痞满，按之濡软，没有积滞的实邪，当用泻法除满，非属承气之攻下。

半夏泻心汤治疗慢性胃炎、慢性肠炎、胆汁反流性胃炎、胃及十二指肠溃疡等消化系统疾病疗效确切。学习运用经方后，临床不断实践，运用半夏泻心汤治疗胃肠功能紊乱所致失眠也取得很好的疗效。现分享验案一则如下。

高某，男，52岁，汉族，2021年1月16日初诊。

病史：失眠，胃脘胀满不适2年余，2020年行胃镜检查，提示慢性胃炎伴糜烂，曾间断服用西药，效果未显。近2个月加重，症见失眠，烦躁易醒，胃脘胀闷，呃逆时作，大便稀，每日2～3次，疲乏无力。舌暗红边有齿痕，苔薄黄腻，脉细弦。

处方：姜半夏15g，黄连6g，黄芩12g，党参18g，炙甘草6g，干姜6g，大枣12g，首乌藤15g，酸枣仁30g。7剂，水煎服，每日1剂。

二诊：服药后入睡时间缩短，夜醒减少至2～3次，呃逆几平，胀闷大减，大便稀，一日2～3次，舌红边有齿痕，苔白腻，脉细弦。原方干姜加至9g，7剂，水煎服，每日1剂。

三诊：用药以来入睡可，夜醒减少至1～2次，呃逆不发，胃脘已无胀满，肢体困乏大减，大便每日1次。舌尖红有芒刺，苔白腻，脉细弦。治疗大法不变，取原方数剂服用以巩固疗效。

【按】半夏泻心汤，半夏为君，辛苦温，燥湿，降逆作用优于其他药物，其"主治痰饮呕吐也，旁治心痛、逆满、咽中痛"（吉益东洞《药征》）。干姜辛温，为本方臣药，可温化中焦湿气，其"主治结滞水毒也，旁治呕吐、咳、下利厥冷、烦躁、腹痛、胸痛、腰痛"（吉益东洞《药征》）。黄连泻热除痞健胃，黄煌《张仲景50味药证》谓其主治"心中烦，兼治心下痞，下利"。黄芩清热除痞，其"主治心下痞也，旁治胸胁满，呕吐，下利也"（吉益东洞《药征》）。党参可以振奋胃肠功能，可以改善泻下之后的体液丢失；大枣配甘草主治心悸、脏躁，改善挛急等不适感；配生姜主治呕吐、呃逆，改善胃中不适导致的烦躁。黄芩、黄连清郁化热，清泄胃热；半夏和干姜平调寒热、辛开苦降，解除寒热互结气机阻滞的痞结，人参、大枣、甘草益气补中。半夏泻心汤可以使"中气得和，上下得通，阴阳得位，水升火降"（成无己《注解伤寒论》）。

《素问·逆调论》"胃不和则卧不安"，指出胃部疾病与睡眠有很大的关系，胃部疾病的胃胀疼痛、嗳气、反酸、胃灼热等症状，发无定时，影响患者的饮食、情绪，长期可导致抑郁、焦虑，影响患者睡眠。运用半夏泻心汤调畅气机，使脾气上升，胃气下降，气血调和，各归其位，阳入于阴则寐。

运用五运六气思维结合外治法治疗脱疽案体会

（刘宁　湖南中医药大学第二附属医院）

鄢某，男，53 岁，1967 年 4 月 23 日生。

初诊：因"右足溃烂 1 月余，加重 1 周"，于 2020 年 5 月 14 日入院。专科检查：右足第 1、2 趾及足背溃烂，约 8cm²，肉色紫暗，稀薄脓液，第一趾骨暴露，疮周皮色紫红，足背、足踝肿胀，右足背动脉搏动（－），静息痛（＋）。舌淡紫，苔白腻，齿痕明显，脉沉细，迟脉近无，寐差，纳差。辅助检查：CTA 示患侧膝下血管显影不明显。经治疗疼痛缓解，右足肿胀基本无，创面稍缩小，趾骨仍暴露，肉芽稍暗红，于 6 月 1 日出院，诊疗方案如下。

西医诊断：右下肢动脉粥样硬化闭塞症。

中医诊断：脱疽，寒湿阻络证。

处方：牛膝木瓜汤合阳和汤（颗粒剂）加减。牛膝 10g，木瓜 10g，白芍 10g，杜仲 10g，金银花 20g，连翘 10g，细辛 3g，桂枝 6g，干姜 10g，鹿角胶 3g，附子 10g，白芥子 10g，苍术 10g，茵陈 30g，豨莶草 10g，甘草 6g。20 剂，每日 1 剂，早、晚饭后冲服。

针灸：痛剧时六气针法针太阳、太阴，引太阳，得针痛止或减。

西医：西洛他唑 1 片，美洛西林钠舒巴坦钠 2.5g，每日 2 次。

局部换药：重组人碱性表皮生长因子。

第二阶段诊疗（2020 年 6 月至 2020 年 8 月）：患者间断服用汤药 45 剂。诉 6 月患肢肿胀反复，伤口生长尚可，疼痛仍较剧烈。7 月可下地站立。舌质淡暗，苔白腻未见明显改善，齿痕仍较明显，余可。

处方：牛膝木瓜汤合附子山茱萸汤加减。附子（先煎）15g，白术 10g，山茱萸 10g，乌梅 10g，牛膝 10g，木瓜 10g，丹参 10g，菟丝子 15g，枸杞子 15g，薏苡仁 10g，杜仲 10g，炙甘草 10g，当归 10g，白芍 10g，茵陈 20g，茜草 10g。水煎服，每日 1 剂，分 2 次服。

西药：西洛他唑及局部换药均同上。

第三阶段诊疗（2020 年 10 月至 2020 年 12 月）：患者间断服用汤药 45 剂。诉近期行走过多，第二趾疼痛加剧，肿胀加重，10 月底常有腹胀、便溏之症，舌质较前明亮，舌尖边稍红，苔白，稍腻，齿痕好转，11 月诉趾骨自然脱落，溃疡面痊愈。

处方：牛膝木瓜汤合小补肝汤加减。牛膝 10g，木瓜 10g，白芍 10g，杜仲 10g，枸杞子 15g，油松节 10g，菟丝子 15g，大枣 6g，干姜 10g，桂枝 10g，五味子 10g，炙甘草 6g，天麻 5g（另蒸兑服）。服法同上。

西药：西洛他唑 10 月底停服，疮面痊愈后停换药。

第四阶段诊疗（2021 年 1 月）：患者诉近期天气寒冷，偶有足底部疼痛感，多行走时出现，足部有发凉畏冷感，皮肤未溃烂。舌尖暗红，苔白腻，二便尚可，纳食一般。

处方：牛膝木瓜汤合五味子汤加减。牛膝 10g，木瓜 10g，杜仲 10g，枸杞子 20g，油松节 10g，菟丝子 20g，大枣 6g，五味子 15g，炙甘草 6g，熟地黄 30g，附子（先煎）8g、巴戟天 20g，山茱萸 25g，赤芍 10g。15 剂，服法同上。

2021 年 5 月 20 随访：溃疡未复发，足温正常，不畏冷，无特殊不适。

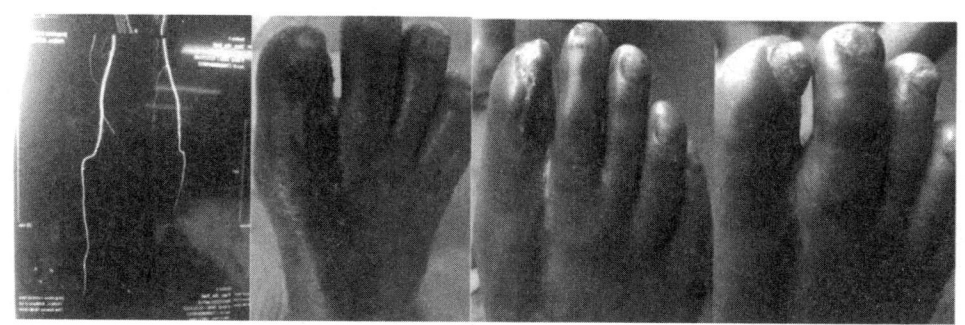

图 1-3　足部治疗变化

【按】上案为 2020 庚子年一则脱疽案，趾难保，外院建议行下肢血管介入或胫骨搬运手术，患者拒绝，寻求中医保存肢体。笔者跟师顾师后运用五运六气思维结合常规换药收获良效，治疗思维发挥如下。

庚子年，岁金太过，少阴君火司天，阳明燥金在泉。凡遇六庚年，金太过，肝木受邪，民病可见肩背尻阴股膝（髀）足皆痛。患者丁未年二之气生，木不及，逢庚子年金运太过，木抑肝虚，肝虚受邪，筋脉失养，四肢失于温煦，结合舌脉首诊为寒疡，故选牛膝木瓜汤合阳和汤为主方，取养血柔筋，温阳通络止痛之意。足红肿溃烂是寒湿久蕴化热之象，故加茵陈、豨莶草、银花等兼利湿清热。住院期间基于顾氏三阴三阳图指导针灸，止痛效如神，原因有①迟无脉象显太阳不开之象，白腻苔见太阴象，故取双开（太阳、太阴）。②二四为肩，六八为足，八为太阳位，引向太阳；③丁未年太阴司天，太阳在泉，亦选双开。第二阶段治疗加减合附子山茱萸汤是自觉经治疗舌苔白腻寒湿之象未缓，恐肾水受邪而致，故选之。下半年阳明燥金在泉，恐燥金克伐风木太过，导致肝虚更甚，故第三阶段汤药增以补肝汤以强肝阳，取扶木抑金之意。2021 年 1 月系庚子与辛丑气交，时有疼痛畏冷之症，故选用牛膝木瓜汤加辛年五味子汤。因患者居外地，出院后以线上复诊为主，脉诊常无法取及，可得舌、问二诊，四诊难全，本案恰逢跟顾师学习后，秉龙砂医学"阴阳不以数推，以象谓之"及"调节天人关系，以健康为中心，不治病而自愈"理念临证，虽四诊信息未全，但"取象"精准亦可获良效。

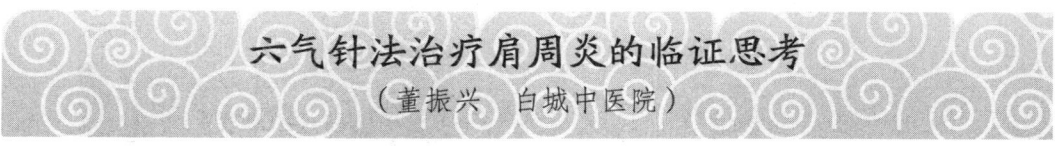

六气针法治疗肩周炎的临证思考

（董振兴　白城中医院）

肩关节周围炎，简称"肩周炎"，以肩部疼痛和活动障碍为主要临床表现，好发于 50

岁左右女性，故又称"五十肩"，治疗方法有针灸、理疗、按摩推拿、运动疗法、口服镇痛剂、局部封闭和小针刀松解疗法等。其中针灸是治疗本病最常用的方法，通过针灸肩部的穴位，如肩三针等，配合电针、TDP 照射、拔罐等方法，虽然也有较好的效果，但取效较慢，难收速效。我在临床上治疗肩周炎常运用六气针法治疗，常常一针扎下去，许多患者的疼痛立刻缓解，肩关节活动范围即刻改善。下面我就在临床中运用龙砂开阖六气针法治疗肩周炎谈谈自己的体会与思考，敬请同道指正。

本病属于中医学"肩痹""冻结肩""漏肩风"的范畴。

一、病因病机

病因病机无外乎两个方面：一是实邪阻滞，经脉不畅，气血不通，即所谓"不通则痛"；二是正气不足，脏腑经脉失养，即所谓"不荣则痛"。五旬之人，正气不足，营卫渐虚，筋骨衰颓，复因局部感受风寒，或劳累闪挫，或习惯偏侧而卧，筋脉受到长期压迫，遂致气血阻滞而成肩痛。肩痛日久，局部气血运行不畅，气血瘀滞以致患处发生肿胀、粘连，最终关节僵直，肩臂不能举动。

二、辨证分型

本病以肩前中府部疼痛为主，后伸疼痛加剧者，证属太阴经证；以肩外侧肩髃、肩髎处疼痛为主，三角肌压痛，外展疼痛加剧者，证属阳明、少阳经证；以肩后侧疼痛为主，肩内收时疼痛加剧，证属太阳经证。

三、治疗

笔者在临床中常用龙砂开阖六气针法治疗此病。龙砂开阖六气针法是指在龙砂医学流派代表性传承人顾植山教授三阴三阳开阖枢理论指导下，由传承人陕西宝鸡市中医院王凯军主任始创的一种新的针灸方法。在全身可以随处作开阖枢太极图，根据三阴三阳病机进行局部治疗，但临床上以头部应用最广，也最方便易行（图1-4）。

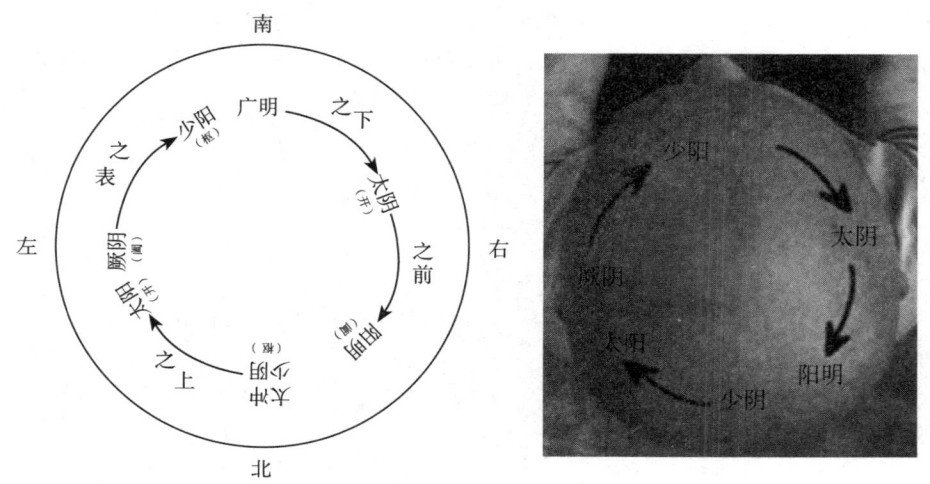

图1-4 顾氏三阴三阳开阖枢

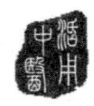

《素问·阴阳离合论》曰："岐伯曰：圣人南面而立，前曰广明，后曰太冲，太冲之地，名曰少阴，少阴之上，名曰太阳，太阳根起于至阴，结于命门，名曰阴中之阳。中身而上，名曰广明，广明之下，名曰太阴，太阴之前，名曰阳明，阳明根起于厉兑，名曰阴中之阳。厥阴之表，名曰少阳，少阳根起于窍阴，名曰阴中之少阳。是故三之离合也，太阳为开，阳明为阖，少阳为枢。三经者，不得相失也，搏而勿浮，命曰一阳。"

龙砂开阖六气针法，充分运用五运六气思维司天、司人、司病证，高度概括出主要象态和次要象态，针刺相应六经中的2～3经进行治疗，通过调和气机以达到通经活络止痛的效果。

四、验案举隅

史某，女，53岁，外伤致右肩部疼痛伴活动受限1月余，尤以夜间为重。伤后行肩关节正侧位片未见异常。查体：右侧肩关节前屈45°，后伸35°，外展45°，内收15°，平素体健，舌质稍红，苔薄，脉弦细，纳可，二便调和，睡眠差。出生日期为1965年6月18日，金运不及，厥阴风木司天，少阳相火在泉，三之气；风木加临相火，风火相扇。

西医诊断：肩周炎。

中医诊断：肩痛。

诊断依据：①患者痛处位于肩部，为手少阳经的循行部位，故取少阳；②根据顾氏三阴三阳开阖枢图及洛书二四为肩，取少阳、太阴；③结合患者有外伤史，导致经络不通，气血虚弱，不通则痛，致睡眠差，夜间疼痛严重，《黄帝内经》曰"胃不和则卧不安"，故取阳明。共同调节气机的升降出入。

针刺处方：针太阴、少阳、阳明。

经过1次针灸治疗后，患者当下即觉右肩部肌肉松缓，疼痛明显缓解，右侧上肢活动范围前屈70°，后伸55°，外展75°，内收35°。接受3次针灸治疗以后，患者右肩疼痛明显好转，活动范围基本达到正常。嘱患者适量锻炼，保持心情舒畅。

五、思考

1. 针后如配合肩部运动等，能否提高疗效？

2. 是不是肩周炎不论其疼痛和活动障碍的程度如何，牵扯的经脉越少，治疗效果越好？

六、临床体会

1. 取象越准，疗效越明显，有时可显奇效。

2. 只有1处疼痛者效果最好，一般1次即可明显缓解。

3. 如果疼痛范围很大，说明病在多条经，治疗时应首治疼痛最甚的经脉。

4. 辨证时要充分利用三阴三阳太极开阖枢理论取象，司人、司天、司病证。

临床应用"兴阳法"验案

（林晓文 华安县中医院）

"兴阳法"由门纯德老先生始创，是山西门氏中医的临床特色之一，也是方证经验重要的实践内容。"兴阳"即振奋阳气，所谓"兴阳法"就是通过使用温热药物，从而振兴人体功能来达到治疗疾病的目的。之所以命名为"兴阳"，是因"无形之阳易兴，有形之阴难复"，较之补阴，兴阳收效更快，运用得当可以迅速扭转病势。门纯德老先生临证十分重视患者的阳气，常用兴阳法治疗急危重症，取得很好的效果，门九章教授及其他门氏弟子也很好地继承了"兴阳法"，将该法广泛应用于急危重症及慢性、疑难病症。

1. 兴阳法适应证　以功能不足为主要表现的阳虚外感证；外寒直中、过服寒药或贪凉饮冷导致的中焦虚寒证；脾肾阳虚所致的水湿不化、水肿、腹泻、小便不利等；阳虚受寒导致局部气滞血瘀甚至局部溃烂、坏死、脱落的血栓闭塞性脉管炎；有阳虚病机的其他慢性疾病。

2. 兴阳法的使用指征　出现阳气虚功能不足或功能衰微的表现，如畏寒、肢冷、乏力、食欲差、面色苍白、语声低微、泄泻等症状；病程较长，用其他疗法治疗效果欠佳；舌淡胖、舌暗或水滑；脉多沉、细、弱、弦、微、涩。

3. 兴阳法常用方药　常用的药物如桂枝、附子、麻黄、细辛、干姜等，常用方剂如乌头桂枝汤、当归四逆汤、麻黄附子细辛汤、麻黄汤、桂枝汤、理中汤、苓桂术甘汤、五苓散、真武汤、附子汤、四逆汤等。

4. 温热药的用量　不同于火神派等流派，门氏不主张大剂量使用温热药，门老先生认为"阳只需兴、扶，量不能太大"，临床使用干姜、桂枝、附子等用量多在3～6g，最大量也很少超过9g。现分享验案一则如下。

黄某，女，66岁，2019年12月19日初诊。

主诉：腹痛10余年，再发3天。

病史：腰椎间盘突出10余年，因右小腿至足底麻木住我院康复科理疗，长期胃肠炎病史，今诉右腹部抽痛嗳气，至午后则头晕，平时四肢冰冷。舌淡，脉沉。

诊断：腹痛。

处方：附子汤加减。炒白术9g，茯苓12g，党参12g，附子（久煎）6g，黄芪30g，当归9g，陈皮4g，红枣15g。3剂，水煎服。

2019年12月27日二诊：服上方3剂后右腹部痛、嗳气、头晕皆缓解，又诉长期寐差20余年，常因天气变化而加剧。舌淡，脉沉。

处方：附子汤合桂枝汤加减。炒白术9g，茯苓12g，党参12g，附子（久煎）6g，桂枝9g，白芍9g，炙甘草6g，红枣12g，怀牛膝9g，远志6g。5剂后睡眠明显改善。

【按】这是一个慢性胃肠炎、长期失眠患者，使用兴阳法后取得良好效果。患者素体虚寒，寒则不通，故腹痛；阳虚升发无力，上气不足则头晕；清气不升则浊阴不降而上

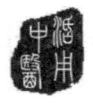

逆，故嗳气；平时畏寒肢冷、舌淡、脉沉为阳虚，患者的症状、舌、脉及病程均符合兴阳法使用指征，予附子汤合当归补血汤，方中附子、黄芪、党参补气温阳，茯苓、白术燥湿利水，当归补温升，3剂而愈。二诊腹痛嗳气等已愈，但诉长期失眠史，常因天气变化而加剧，天冷更加明显，根据舌脉仍是阳虚体寒，不治病而调理其体质，方以附子汤为主，合入桂枝汤，调整阴阳，用温热药振奋身体机能法治疗失眠，5剂而效。阳气对于人体十分重要，张景岳在《类经图翼·大宝论》中认为"阳气者若天与日，失其所则折寿而不彰，故天运当以日光明。此言天之运，人之命，元元根本，总在太阳无两也……天之大宝，只此一丸红日；人之大宝，只此一息真阳"。周慎斋在《慎斋遗书》中认为"人之阴阳，生生之本，俱在于是。但阳能生阴，故一分阳气不到，此处便有病"。门纯德先生认为"人生当以阳气运"，许多慢性、疑难病症多有阳气不足的病机。因此，在诊治慢性、疑难病症中注重顾护、振奋阳气十分重要。

慢性萎缩性胃炎辨治体会

（唐庆　华中科技大学同济医学院附属协和医院）

慢性萎缩性胃炎（CAG）是临床常见的消化系统疾病，中医学无CAG这一病名，但是根据临床表现可将其归纳为"胃痛""胃痞""嘈杂""痞满"等范畴。其由内伤和外邪作用于机体，导致胃体黏膜被破坏，肠上皮化生和异型增生是CAG的主要病理特征，IM是指肠上皮细胞异位生长于胃体黏膜上，CAG疾病的进展模式为"CAG→IM→上皮内瘤变→胃癌"，CAG伴IM被称为胃癌前病变，可进展为胃癌。在现代医学中，主要以抗Hp感染、胃黏膜保护剂和促胃肠动力药等治疗为主，但临床疗效不佳，中医辨证论治在逆转IM和防治CAG方面有独特的优势。笔者将蒲金解毒汤化裁加减用于该病的治疗，收到了良好的效果，现以具体案例总结报告如下。

一、验案举隅

患者，男，44岁。2017年4月24日初诊。

主诉：反复胃脘痛2年余。

现病史：胃脘部胀痛，餐后加重，胃灼热，反酸，食欲不振，乏力，口黏，有口气，大便黏腻，夜寐差，舌暗红苔黄腻，脉濡。2017年4月18日于武汉市某医院查胃镜，示慢性浅表性胃炎（Ⅱ级），贲门黏膜隆起；病理检查示贲门活检组织见黏膜急慢性炎症反应伴轻度肠上皮化生及局部鳞状上皮化生。

西医诊断：慢性萎缩性胃炎。

中医诊断：胃脘痛，湿热瘀毒证。

治法：清热化湿，化瘀解毒。

处方：炒僵蚕 10g，姜半夏 10g，黄连 5g，白花蛇舌草 15g，炒鸡内金 15g，醋莪术 10g，蒲公英 30g，半边莲 15g，半枝莲 15g，麸炒薏苡仁 30g，炒白术 10g，炙黄芪 15g，炒党参 10g，海螵蛸 15g，煅瓦楞子 15g，延胡索 10g，炙甘草 6g。14 剂，水煎服，每日 1 剂。

二诊：胃脘痛、反酸、胃灼热感较前缓解，舌淡红苔薄黄腻，原方去海螵蛸、煅瓦楞子。14 剂，煎服同前。

三诊：仍有食欲不振，加重健脾益气药物用量，改为炙黄芪 30g，炒党参 20g，白术 15g。

继服 14 剂后，诸症已基本缓解，前方随症加减继服 6 月，嘱饮食规律，调畅情志，以资巩固。2017 年 11 月 29 日复查胃镜病理检查示，贲门呈慢性炎症改变的黏膜组织。

【按】该病为饮食失调、情志不畅所致的脾胃运化失职，谷不为精反为滞，痰湿阻络，酿生湿热，血行瘀滞，发为本病。该患者湿热阻滞较重，是当前的主要矛盾，故君药为蒲公英、半枝莲，蒲公英清热解毒，消肿散结，半枝莲清热解毒化瘀；臣药为半边莲、黄连、白花蛇舌草、薏苡仁、莪术、僵蚕、姜半夏，辅以清热化湿，解毒化瘀；佐以白术、鸡内金、炙黄芪、党参固护胃气，健脾消食；使药炙甘草调和诸药。诸药合用，共奏清热化湿、化瘀解毒之效。

二、临床体会

慢性萎缩性胃炎伴肠上皮化生普遍被认为是一种胃癌前病变，其临床表现为上腹部胀满疼痛、反酸、胃灼热、嗳气、恶心、呕吐、食欲不振等，IM 的发病机制尚不明确，西医治疗主要以对症处理如抗幽门螺旋杆菌（Hp）感染、胃黏膜保护剂、改善胃动力以及定期跟踪观察、手术治疗等。虽然临床认为根除 Hp 感染能在一定程度上控制胃黏膜的萎缩与肠化生，但是否能逆转 IM 还存在一定的争议。有研究表明，根除 Hp 感染仅能控制炎症的发展，无法改变已发生的胃黏膜萎缩和肠上皮化生状态。而中医辨证论治在逆转慢性萎缩性胃炎伴肠上皮化生中发挥着显著疗效。

在中医范畴，对于 CAG 的病因，多认为与情志与饮食因素有关，饮食不洁（节）加上情志不畅，导致脾胃虚弱，升降失司，运化失职，气机不畅，痰湿阻滞，日久酿生湿热，湿热之邪久客于胃，浊化为毒，胃体失于濡养，最终导致腺体萎缩。因此，笔者认为 CAG 的关键病机在于湿热瘀毒内蕴中焦，主张以清热化湿，化瘀解毒为治疗大法。

蒲金解毒汤以蒲公英、半枝莲为君药，蒲公英性寒，味微苦、甘，归肝、胃二经，清热解毒，亦可疏肝清热，研究表明其与其他中草药配伍可协同减轻胃黏膜损伤，同时还具有抗幽门螺旋杆菌的作用。半枝莲是临床常用的抗癌草药，常与半边莲、白花蛇舌草合用共奏清热解毒、消瘀散结之功。网络药理学研究表明，半枝莲、半边莲中的主要化合物木犀草素、槲皮素、汉黄芩素等通过 MAPK 信号通路和 PI3K-AKT 信号通路作用于胃癌。莪术是治疗胃癌的常用药物，味苦辛，性温，无毒，归肺、脾、肝经，具有破血行气、消癥散结止痛之功效，莪术油是莪术中的主要有效成分，研究表明莪术油通过多成分、多靶点、多通路的整体协调作用治疗胃癌。僵蚕性味咸、辛、平，具有化痰通络、解

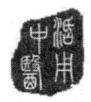

痉止痛之功效。网络药理学分析表明僵蚕可通过多成分、多靶点、多通路治疗肿瘤、疼痛类疾病。鸡内金,味甘性平,归脾、胃、小肠、膀胱经,《中华临床中药学》载鸡内金具有较强的健脾消食作用,大凡积滞,不论肉积、乳积、谷积及其他积滞皆宜。鸡内金中含有丰富的胃蛋白酶和淀粉酶,可改善胃肠道动力不足,恢复生理性胃肠蠕动,增强食欲。

三、结语

随着人们生活水平提高和饮食习惯的改变,萎缩性胃炎发病率逐年提高,中医治疗此类病证,当以脾胃虚弱为病机根本,痰、湿、瘀、毒为标,初期以清热化湿、化瘀解毒为主,后期重在健脾固本,养护胃气,同时调畅情志,饮食有节,方能防止疾病进展。

参考文献

[1] 熊潭玮,江伟,范剑薇.中医药治疗胃癌前病变研究进展[J].中医学报,2018,33(6):971-974.

[2] 刘余,龚后武,刘家庆,等.基于隐结构模型和频繁项集的数据挖掘方法探讨慢性萎缩性胃炎的辨证取穴规律[J].中国针灸,2018,38(6):667-671.

[3] 童洁.关于蒲公英药理活性的浅谈[J].科技资讯,2016,14(13):170,172.

[4] 李彬彬,王一同,周琴,等.基于网络药理学的半枝莲-半边莲药对治疗胃癌的作用机制研究[J].辽宁中医杂志,2021,48(7):169-174,260.

[5] 陈倩莉,黎巍威,叶晖,等.基于网络药理学探究莪术油治疗胃癌的潜在活性成分及作用机制[J].中国中西医结合消化杂志,2021,29(5):313-320.

[6] 权浩浩,张晓凤,高凯,等.基于网络药理学的僵蚕主要药效作用研究[J].西部中医药,2021,34(3):92-96.

吴氏扶阳大法治顽疾 排病反应需明辨

(马敬彪 永平县中医院)

笔者参加全国中医特色技术传承骨干人才培训项目以后,到云南吴氏扶阳学术流派跟师学习,师从第三代代表性传承人吴荣祖老师,学习运用扶阳大法。老师认为扶阳、护阳、敛阳、秘阳乃生命全过程之所需,乃生生之道,并创立扶阳复圆汤。我用之于临床治疗各种复杂性疾病,疗效较好,诊疗水平明显提升,同时观察到在治疗过程中一些患者会出现头晕、矢气、腹泻,或原有症状一过性加重,经过此阶段后,病情会迅速好转,验案举隅整理如下。

杨某,男,43岁,农民。2020年3月1日初诊。

主诉：全身皮肤瘙痒溃破 3 年余。

现病史：患者胸腹部及四肢皮肤瘙痒、溃破 3 年余，头面及手足裸露部位无皮疹，曾到多家医院诊治和口服"清热解毒"药物，外用多种软膏，痒疹时多时少，从未间断。症见面色晦暗，胸腹部、背部、大腿散在多个溃破点伴有瘙痒，直径约 1cm，边界清楚，无粘连，色暗红，有抓痕和血迹，瘢痕愈合后，色素沉着，呈暗褐色。平素怕冷，大便稀，不成形，无口干，不欲饮水；纳眠可。

既往史：既往体健。长期饮酒，每次饮白酒约 200ml，抽烟 20 年，每日 20 支。

体格检查：舌质淡胖边有齿痕，舌苔白腻，寸脉浮，尺脉沉取无力。

西医诊断：结节性痒疹？

中医诊断：湿疮病（寒湿阻滞，营卫失和，太少两感）。

治法：温阳散寒，通络除湿；调和营卫，太少两解。

方药：四逆汤合桂枝汤、麻黄附子细辛汤。淡附片（免煎）6g，干姜 15g，炙甘草 10g，桂枝 15g，炒白芍 15g，大枣 10g，麻黄 9g，川芎 10g，佛手 15g，厚朴 15g，防风 15g，细辛 5g，炒白术 15g，杏仁 15g，炒苍术 15g，刺蒺藜 15g。7 剂。

用法：2 日 1 剂，分 3 次口服，每次取煮沸药汁 200ml 冲服淡附片免煎剂 1 包（每包合原药 6g）。

3 月 26 日复诊，患者诉服用上方 2 剂后，出现皮疹增多，剧烈瘙痒，手掌和背部瘙痒尤其明显，甚至需要到地面或依靠树木摩擦以止痒，自认为是药物起"追毒"作用，仍坚持服药，至第五剂服完后，疹停痒止，无新发皮疹，连续服至第七剂，疮疡结痂，无特殊不适。观察至今日无新发皮疹。进城赶集，特来感谢，并要求巩固疗效。症见皮损全部瘢痕愈合，痂已脱漏，无新发，舌质淡红，苔转薄白，尺脉较前有力，于前方中加入木香 10g 调理脾胃，5 剂，巩固疗效。半年后随访无复发。

【按】《黄帝内经》云："诸痛痒疮，皆属于心。"张介宾注云："热甚则疮疡痛，热微则疮痒，心属火，其化热，故疮疡皆属于心也。"患者因皮肤瘙痒溃破就诊，有火热之象，然长期服用寒凉药物，重伤阳气，阳虚体质早已酿成，症见面色晦暗，疹色暗红，平素怕冷，大便稀，不成形，无口干，不欲饮水，舌质淡胖边有齿痕，舌苔白腻，寸脉浮，尺脉沉取无力，患者所现之火非壮火，实则是离位之相火（少火）。《灵枢·痈疽》云："寒邪客于经脉之中则血泣，血泣则不痛，不痛则卫气归之，不得复反，故痈肿。"《伤寒论》云："少阴病，脉沉者，急温之，宜四逆汤。"治疗中谨守病机，抓住阳虚本质，以四逆汤合桂枝汤、麻黄附子细辛汤，温阳散寒，通络除湿，调和营卫，故能治愈。

本例患者服药 2 剂后出现皮肤症状加重，属于扶阳法治疗中的排病反应，而非不良反应，是治疗过程中的正常现象。服药后阳气回升，脏腑有能力排出废物，通过皮肤将废物排出。

如何判断患者是排病反应，还是病情加重呢？需要医生细心思辨，常见的排病反应有头晕、头疼、耳鸣、腹泻、呕吐等，或原有症状一过性加重。产生反应时，如果患者无明显疲劳感，全身状况向好的方向发展，即是排病反应，反之则不是排病反应。患者出现排病反应，医生需要耐心有效地进行讲解，消除患者疑虑，鼓励其继续治疗，方能达到效果。

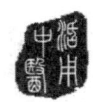

中医药诊治代偿期肝硬化临床经验探讨

（李华成　黄石市中医医院）

　　肝硬化是各种慢性肝病进行到一定阶段后出现的病理性损害，以肝组织弥漫性纤维化、假小叶和再生结节为组织学特征。常见的病因有病毒性肝炎（如乙型、丙型肝炎病毒等）、酒精、药物、血吸虫等。在中国，引起肝硬化的主要病因为乙型和丙型病毒性肝炎，而欧美等国则是以酒精性肝硬化为主。根据肝硬化发展的不同阶段，可分为肝硬化代偿期和失代偿期。代偿期肝硬化在临床上症状不明显，一般无明显特异性体征，常规抽血检查时肝功能可能正常或轻度异常，B 超检查提示肝脏回声增强、增粗。但如果进一步行肝穿刺活检，肝脏组织学上已有明显的病理性改变。临床表现可有门脉高压，但没有腹水、上消化道出血、肝性脑病等并发症，这个时期的肝硬化称肝硬化代偿期。肝硬化代偿期临床表现与慢性肝病相似，往往需要行肝穿病理检查来区分。根据症状将本病归于中医学"积聚""胁痛""臌胀""黄疸"等范畴。现在中医临床诊疗方案中，普遍将代偿期肝硬化诊断为"积聚"，而将伴有腹水的失代偿期肝硬化诊断为"臌胀"。

　　关于积聚的病因病机，《灵枢·百病始生》曰："积之始生，得寒乃生，厥乃成积也。"《景岳全书·积聚》曰："积聚之病，凡饮食、血气、风寒之属，皆能致之……是坚硬不移者，本有形也，故有形者曰积；或聚或散者，本无形也，故无形者曰聚。"这强调了脾胃内伤为发病之本，脾肾虚损是导致积聚发生的关键诱因。关于积聚治法，张师认为"治积之要，在知攻补之宜，而攻补之宜，当于孰缓孰急中辨之"，临证当"以渐消磨，求法治之，慎毋孟浪欲速，妄行攻击，徒致胃气受伤，而积仍未及，反以速其危也"。

　　随着现代医学的发展，抗乙肝病毒药物如恩替卡韦和替诺福韦的广泛使用，乙型病毒性肝炎已能得到良好控制，丙型病毒性肝炎几乎 100% 可以治愈。但针对肝硬化的西药还无明显进展，临床广泛使用的中药制剂有安络化纤丸、扶正化瘀胶囊、鳖甲煎丸等。笔者在临床诊治肝硬化过程总结了一些经验，探讨如下。

　　积聚停留肠胃，引起肝郁气滞、肝络失养，这类患者表现为气滞血瘀型。肝"主疏泄、主藏血"，因肝失疏泄，气机郁滞，表现为胁肋刺痛或胀痛。气滞、血瘀又相互影响，气滞导致血瘀，血瘀又加重气滞。久病入络，肝络滞血失养，如叶天士云"初病气结在经，久则血伤入络"，临床可见右侧胁肋部胀痛不舒，舌质紫暗、边有瘀点，脉弦涩。甚或肝气横逆犯脾，易致脾失健运，出现纳呆腹胀，肠鸣泄泻等肝脾不调之候。针对此型，方用柴胡疏肝散加减，药用柴胡 15g，枳壳 15g，白芍 15g，川芎 10g，三七 10g，香附 15g，佛手 15g，郁金 15g，丹参 20g，青皮 12g，鳖甲 30g，生牡蛎 30g。

　　肝体阴而用阳，主疏泄，性喜条达舒畅，故治疗时应注意疏肝而不伐肝，理气的同时也不伤阴。如有明显胁肋部疼痛者加用川楝子、延胡索以行气止痛。瘀血刺痛肿块者，酌加水蛭、三棱、莪术等破血逐瘀。特别是水蛭具有破血逐瘀、消坚破积等功效，破瘀血而不伤新血，专入血分而不损气分。临床上我们在治疗癥瘕痞块时，常用水蛭，多获奇功。

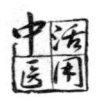

内服加保留灌肠治疗阳虚泄泻验案

（田文景　中卫市中医医院）

李某，女，58 岁，2020 年 11 月 13 日初诊。患者自诉 2 年前无明显诱因出现腹痛腹泻，大便带有黏液和脓血，每日 3～4 次，在宁夏某三甲医院诊断为溃疡性结肠炎，口服美沙拉嗪肠溶片，每次 1g，每日 4 次，3 个月后大便次数减少，每日 2～3 次，但仍有腹痛、腹泻症状，黏液及脓血症状略有缓解，每因受凉后腹泻加重。多次口服中西药效果不佳，到我院就诊，肠镜检查显示降结肠有溃疡及散在出血点。血、尿常规检查未见异常。心电图检查示窦性心律。生化检查肝功、肾功，无异常。就诊时症见腹部隐隐作痛，喜温喜按，大便稀溏，每日 3～4 次，便后腹痛不缓解，带有黏液及暗红色血液，口不渴，纳可，小便通畅，精神略差，四肢畏寒，舌质淡，苔白腻，脉细。

西医诊断：溃疡性结肠炎。

中医诊断：泄泻，脾肾阳虚证。

治法：温肾健脾，固涩止泻。

处方：附子理中汤合四神丸加减。制附子（先煎 1 小时）30g，桂枝 20g，干姜 15g，党参 10g，茯苓 15g，炒白术 10g，炮姜 10g，炒山药 20g，炒枳壳 15g，炒泽泻 15g，炙骨碎补 10g，盐补骨脂 10g，乌梅 10g。14 剂，水煎服，每日 1 剂，分早晚 2 次温服。以中药配方颗粒剂灌肠，每日 1 次，方用仙鹤草 20g，败酱草 10g，苍术 10g，地榆炭 10g，秦皮 10g。

二诊（2020 年 12 月 25 日）：患者诉用药后腹痛明显缓解，大便次数减少，每日 2 次，便血消失，仍有黏液便，大便成形，畏寒症状明显减轻，精神可。效不更方，继续口服中药并用配方颗粒剂灌肠治疗。告知患者忌食生冷辛辣饮食，注意腹部保暖。

1 个月后随访患者大便成形，每日 1～2 次，腹痛消失，偶有黏液便，无便血。畏寒消失，四肢温，舌淡，苔薄白，脉弦。

【按】《伤寒论》曰："自利不渴者，属太阴，以其藏有寒故也，当温之，宜服四逆辈。"由于患者腹泻，口不渴，四肢畏寒，舌淡、苔白腻，全为寒湿之象。脾阳不振，寒湿不化，因此出现腹痛，腹泻，喜温喜按。脾虚不能固摄，气不摄血，出现离经之血。因此出现便血。患者肾阳虚导致精神差、四肢畏寒。在大剂量附子的用药经验中，主要是跟师于云南吴氏扶阳理论的继承人吴荣祖、彭江云教授，辨证准确，药精效宏，敢于超出药典的用量，达到较好的治疗效果。中药灌肠，使药物直达病灶，其中仙鹤草、地榆炭有止血作用，败酱草、苍术、秦皮现代药理研究有抗炎作用。

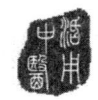

"五运六气"思想指导下妇科验案三则

(秦佳佳 暨南大学附属第一医院)

五运六气是研究自然的周期变化规律及其对人体健康与疾病的影响，探讨如何通过天人合一来防病治病以达到健康的学问。《素问·六节藏象论》所云"不知年之所加，气之盛衰，虚实之所起，不可以为工也"，强调了运气思想在临床的重要性。龙砂医派传人顾植山先生尤善用运气方治疗各种疑难杂症。笔者跟师顾老，将运气方用于妇科治疗，常获良效，特记录验案数则，以飨同道。

一、黄带

王某，女，1968年生。2020年10月28日初诊。

主诉：带下色黄、异味，伴外阴瘙痒20余年。

病史：患者已绝经10余年。无明显诱因于20余年前出现带下色黄、浓稠、臭秽，伴外阴瘙痒。曾多次于外院行白带分析、宫颈TCT、HPV等检测，均未见明显异常。既往一直使用各类妇科洗剂及阴道塞药（具体不详）治疗，未见明显效果。

刻诊：患者自诉周身瘙痒，口干口渴口臭，大便干，小便黄。舌暗红，苔黄腻，脉弦细数。

中医诊断：黄带（湿热下注）。

处方：桑白皮10g，白薇5g，旋覆花（包）10g，玄参10g，川芎10g，当归10g，生姜3片，大枣15g，怀牛膝15g，菟丝子15g，杜仲15g，木瓜15g，枸杞子20g，天麻10g。7剂。

二诊：诸症好转。但带下仍时有黄稠臭秽。大便次数略多，每日2～3次，略稀。舌暗，苔黄腻，脉弦细。上方加苍术10g，防风10g。7剂。

三诊未见明显黄带，偶有阴痒。舌脉同前。续服上方。患者未再复诊。

【按】患者就诊于庚子年，金运太过，少阴君火司天，阳明燥金在泉。缪问曰："少阴司天之岁，经谓热病生于上，清病生于下，水火寒热，持于气交……寒热交争之岁也。"《素问·至真要大论》云："热淫所胜，平以咸寒，佐以苦甘，以酸收之。"故方选《三因司天方》正阳汤。热为火气，水能胜之，故治以咸寒，旋覆之咸能软坚，白薇之咸可以泄热。甘能泻火胜咸，苦能泄热，故以苦甘为佐，用以玄参、当归。缪问认为，玄参色黑入肾，而其味苦又入心，故既可滋阴，又能降火。而当归味苦气温，可升可降，可止诸血妄行。川芎味辛气温，主一切血，治风痰如神。热盛于经而不敛，故需以酸收之。白芍酸苦微寒，加以桑皮泻肺火而散瘀血。生姜、甘草一散一合，维系中土。配合六庚年牛膝木瓜汤，以白芍敛阴以制肺金，杜仲养风木之气，牛膝、菟丝子益肝润下，枸杞子甘平润肺，木瓜舒筋，天麻息风。原方抑金扶木，"审查病机，无失气宜"，故获良效。二诊因大便稀薄加苍术、防风，鼓舞清阳之气，取王好古"神主散"之意。

二、经期延长

曾某，女，1991年3月15日生。2021年3月1日初诊。

主诉：阴道少量不规则出血20余天。

病史：患者既往月经不规律，末次月经为2月11日。经行量少，用护垫即可，色暗无块，至今未净。末次前月经日期（PMP）为1月20日，经行12日，量少，色暗无块。偶经前乳胀，腰酸。纳眠可，二便调。舌暗红，苔薄白，脉沉滑尺弱。未婚无性史。

中医诊断：经期延长（肝郁肾虚型）。

处方：逍遥散加茜草15g，海螵蛸30g，续断30g，菟丝子30g。

患者服药2剂后出现腹痛、泄泻症状，无法继续服药。考虑今逢辛丑年，太阴湿土司天，遂改用辛年运气方五味子汤加减治疗。

处方：五味子10g，山茱萸10g，附子（先煎）5g，熟地黄10g，巴戟天10g，鹿角霜10g，茜草15g，海螵蛸30g，生姜3片，盐（少许，自备）。7剂。

二诊（2021年3月10日）：服上药3剂后已血止，无特殊不适。舌脉同前。上方去茜草、海螵蛸，续服14剂。

其后按经后用五味子汤，经前1周用五味子汤加益母草30g，泽兰15g，香附10g，进行周期调理。患者反馈分别于3月24日和4月26日行经，经行5～6天，量中色暗。遂嘱其停药观察。

【按】1991年为辛未年，为水运不及之年，太阴湿土司天，太阳寒水在泉。《素问·气交变大论》曰："岁水不及，湿乃大行，长气反用……"故开始按常规脏腑辨证，患者服药后却引起脾虚泄泻的症状。后考虑患者出生年及就诊年皆为辛年，且患者尺脉沉弱，乃肾水不及之象。水涸火炎，迫血妄行，常导致经期提前、行经时间长，故改用六辛年天干方五味子汤加减。缪问解此方曰："故君为五味子之酸收，收阴阳二气于坎中。臣以直入坎宫之附子，急助肾阳，遍走经络，逐阴霾，破竹之势有非他药可及者，再佐以熟地黄甘苦悦下之味，助五味子固护封蛰，治肾之法，无遗蕴矣。"再合茜草、海螵蛸，凉血止血，一举奏效。

三、妇人非器质性性交疼痛

李某，女，1971年3月12日生。2021年4月14日初诊。

主诉：同房时阴道干涩、疼痛，心里有厌恶感，数年。

现病史：已绝经2年，夜尿1～2次。恶热，出汗。大便干。舌暗苔薄，脉沉滑。

诊断：非器质性性交疼痛。

处方：当归10g，大枣15g，桑白皮15g，地骨皮20g，旋覆花（包）10g，菟丝子30g，补骨脂15g，枸杞子30g，车前子15g，五味子10g，覆盆子10g，玄参10g，川芎10g，香附10g。7剂。

二诊：自诉症状明显好转，要求续服上方。续服上方7剂。

【按】患者就诊于辛丑年二之气，少阴君火加临少阴君火，故虽在辛丑年，却选取子

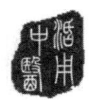

午正阳汤加减以清少阴之热。《素问·阴阳应象大论》曰："人年四十，阴气自半。"患者年逾 50，肾阴不足，癸水枯竭，故每于同房疼痛，配合五子衍宗丸，滋肾中之阴。水足火退，其症若失。

笔者跟师时间尚短，但已然为顾老运用五运六气治病之法所叹服，恍若得见开启中医宝库之门匙。运用跟师所学，常效如桴鼓。现仅初窥门径，言浅不能道其中法门于万一，尚需加倍努力学习。

参考文献

[1] 海霞. 五运六气临床应用 [M]. 北京科学技术出版社，2020.

新加当归补血汤治疗经期延长

（岑义 攀枝花市西区清香坪社区卫生服务中心）

经期延长是指月经周期基本正常，经期超过 7 天，甚或淋漓半月方净者，亦称"月水不断""经事延长"等。《诸病源候论·妇人杂病诸候》有"月水不断"的记载，指出其病是由劳伤经脉，冲任之气虚损，不能制约经血所致。

一、病因病机

素体虚弱，或饮食劳倦、思虑过度伤脾，中气不足，冲任不固，不能制约经血，以致经期延长。

脾胃为后天之本，水谷之海。五脏六腑非脾胃之气不能滋养，气血津液非脾胃之气不能生化，故东垣奉"脾胃为血气阴阳之根蒂"，后世之家尊"胃为五脏之本源，人身之根蒂"，颇重脾胃对元气精血的滋生作用，认为元气精血虽然禀受于先天，由先天之肾精所化生，但必须依赖后天脾胃之气的不断滋养，才能更好地发挥作用，而两者之间，脾胃的作用至关重要。《景岳全书》曰："盖人之始生，本乎精血之源，人之既生，由乎水谷之养。非精血，无以立形体之基；非水谷，无以成形体之壮。"故人之自生至老，凡先天不足者，但得后天精心培育，或可弥补先天之虚而强壮；而后天之不足，若不得重新恢复其运化、滋养之功，则非但脾胃之气日虚日衰，即使先天强盛之元气精血，也会因失于后天精微的调养、滋生、充实而告乏。故在临证治病中常善为运用健脾益气之法，以保证气血之源不竭，从而截断疾病进一步发展、变化。

二、新加当归补血汤的演变

当归补血汤出自李东垣的《内外伤辨惑论》，原方黄芪五份，当归一份，以补气生血，重用黄芪大补脾肺之气，以资生血之源，配以当归养血合营，使阳生阴长，气旺生血。方中重用黄芪，其用量五倍于当归，其义有二：有形之血不能速生，无形之气所当急固，此其一；有形之血生于无形之气，此其二。两味药体现了阴阳气血营卫互生互制的医理，后世之家十分推崇，但又认为，此方用于劳倦内伤重用黄芪大补元气，升阳固上，然所伤之物实为有形之精血，亦当重视兼顾。新加当归补血汤"以气血为主，首重肝脾冲任"之要旨，仍宗东垣"阴生阳长，气旺血生，扶阳存阴，补气生血"之本意，故方名不变，而冠以"新加"以喻遵古而延伸之意。

三、药物组成

新加当归补血汤组成：黄芪30g，当归15g，茯苓15g，白术15g，白芍15g，川芎6g，炙甘草3g。

方中黄芪、当归为君，偏于补气。黄芪大补元气，温三焦，壮脾胃，补五脏诸虚。当归气味俱厚，为阴中之阴，养血养营，和血补益，又为血分之引，从之而生血矣。调整了原方剂量后，呈补气为先而补血继之之势，亦可制约黄芪升动之性。

臣以白术、茯苓助黄芪和中益气生血之力。白术强健脾胃，燥湿和中，暖胃消谷。《本草汇言》云："白术，乃扶植脾胃，散湿除痹，消食除痞之要药也。脾虚不健，术能补之，胃虚不纳，术能助之。"茯苓渗湿利水，益脾和胃，宁心安神。《用药心法》云："茯苓，味甘平补阳，益脾逐水，生津导气。"脾气得健，中焦运转，化生中气，输布精微。脾土旺盛，统摄有度，且使因脾虚而生之湿得以渗利。其药性缓和，补而不峻，利而不猛，既能扶正，又可祛邪，为防治脾胃之虚要药也。臣以白芍，助当归养血和营，柔肝缓中。《唐本草》谓："益女子血。"其柔润之性兼抑芪、术燥动之弊。三味臣药入于方中，大大增强了益气补虚之力度，以斡旋三焦。

稍佐川芎，此血中之气药，味辛气温。少用和血，减其燥烈之性，而能顺畅血中之气，助血自生，非取其活血祛瘀之功，寓动中求和，导引气血，补而不滞之意。

炙甘草协白术、茯苓甘温健中，调和之为使。

全方重补元气兼强化源，调血养血动中求和，治疗血虚气虚之月经经期延长。

【按】女子的一切生理特点如经、孕、产、乳等，无血不行，而这些生理功能又气调方顺，反之则病。气血又赖五脏之和调以生化运行，其至要者，为肝、脾、冲、任。脾胃为气血生化之源，脾主运化统摄血液，为后天之本；肝脾冲任正常，气血和顺，脏腑平谧，经孕如常。

大补肝汤治疗抑郁症验案
（李燕杉 青海省中医院）

笔者有幸拜师龙砂医学流派代表性传承人顾植山教授，随师学习五运六气理论，临床学用过程中竟屡获奇效，对疑难杂症更是屡试不爽。现将庚子岁学用"大补肝汤"治疗抑

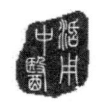

郁症验案二则分享如下。

病案一

铁某，男，出生于 1957 年 6 月 13 日，青海省民和县人，2020 年 11 月 23 日以"夜间频发濒死感半年余"就诊，患者妻子半年前意外身故，此后患者郁郁寡欢，喜独处，不喜与人交谈，自觉畏寒，乏力，精神不振，入夜紧张、焦虑，无明显诱因间断发作性夜间呼吸困难，气不得续，咽喉部紧缩感，濒死感，多次送"120 急救中心"，心电图、心脏 B 超、胸部 CT 等均未见明显异常，至青海省某医院完善相关检查，如冠状动脉 CT、肺功能检测、过敏原检测、喉镜等均未见明显异常，考虑"抑郁状态"，建议口服抗抑郁药物及精神科就诊，患者拒绝，故求治我院。先后于我院资深主任医师处服用半夏厚朴汤加味、桂枝加桂汤等方剂 1 月余，效不佳。后偶遇我处，患者上症如故，查舌淡红，苔薄白，左关脉不起，右寸小滑数，予"大补肝汤"5 剂口服，组成为桂枝 30g，干姜 10g，五味子 30g，大枣（去核）30g，淡竹叶 10g，旋覆花（包煎）10g，代赭石 10g，牡丹皮 6g。以水 2000ml，煎取 750ml，日 3 夜 1 服。

二诊，患者症状已大好，偶尔有夜间呼吸困难，2～3 分钟后可自行缓解，无明显咽喉部紧缩感及濒死感，乏力、畏寒等症较前好转，情绪亦较前稳定，时而外出社交。效不更方，前方继服 7 剂。后患者未再就诊，电话随访，上述症状未再发作。

病例二

衡某，女，54 岁，以"反复泛酸烧心 3 年余，加重伴恶心 5 月余"为主诉于 2020 年 11 月 24 日就诊，患者近 3 年反复出现反酸烧心，夜卧后为甚，夜间酸水反流至口腔及耳鼻内，呛醒，夜卧不安，伴纳呆，焦虑，因畏惧泛酸仅进食清淡食物（不吃生冷、油腻肉食及各种调味品），先后就诊于四川省、青海省等多家医院，诊断为反流性食管炎、慢性萎缩性胃炎、焦虑状态，长期口服 PPI 制剂、胃黏膜保护剂、促动力药，曾口服抗焦虑药"氟哌噻吨美利曲辛片"1 年余，但上症仍反复发作，近期停用。5 月前上症再发，于青海某三甲医院行胃镜检查，示食管炎（A 级）、慢性萎缩性胃炎、胃体息肉；病检提示（胃体）胃黏膜轻度慢性炎。HP（-），AB（-）；西药口服后效不佳，转投中医治疗，查舌淡红，苔白腻微燥，中见小裂纹，脉左沉右弦。予大补肝汤 3 剂，组成为桂枝 30g，干姜 10g，五味子 30g，大枣（去核）30g、淡竹叶 10g，旋覆花 10g，代赭石 10g，牡丹皮 6g。以水 2000ml，煎取 750ml，日 3 夜 1 分服。

服 1 剂，患者自诉近半年未如此安睡过，夜间无反流，3 剂后病情基本平稳，诸症明显好转，继服前方 7 剂愈。

2020 年运气条件分析：庚子岁，少阴君火司天，阳明燥金在泉，岁运"太商"，对于庚子岁新冠肺炎疫情，顾植山教授提到《黄帝内经》中三年化疫的"木疠"，病机为金胜克木，庚子岁金运太过，下半年阳明燥金在泉，两金叠加，两位患者发病均为终之气，客气又为阳明燥金，病案一中患者丁酉年出生，阳明燥金司天，多金叠加，克伐木气尤甚。两位患者均乏力、焦虑、左脉弱，均符合金克木，"木疠"特征。而补肝汤恰是治木虚之方。大补肝汤出自陶弘景的《辅行诀》，治肝气虚，其人恐惧不安，气自少腹上冲咽喉，呃声不止，头目苦眩，不能坐起，汗出，心悸，干呕不能食，脉弱而结者方。其组成为桂枝、干姜、五味子、牡丹皮各三两，山药、旋覆花、竹叶各一两。此二例患者与补肝汤的主治症非常相似，故投之即效。五运六气理论在疾病治疗过程中重视司天、司人、司病证，可见，虽病证不同，但准确把握并正确调整天人关系，在临床治疗中，特别是疑难杂症治疗中可事半功倍，获效满意。

参考文献

[1] 顾植山.五运六气看当前新型冠状病毒肺炎疫情[J].世界中医药，2020，15（2）：144-149.

[2] 石书龙，董振华，贾宁，等.基于大补肝汤之义新解肝气虚证[J].中国中医药信息杂志，2019，26（11）：126-128.

从唇周痒疮谈中医的诊治思路

（程涛　商丘市中医院）

唇周痒疮是临床常见的一种表现，病程长，笔者在临床工作中治疗唇周痒疮患者，都取得了极佳疗效，也从中领悟了中医治疗疾病的一些心得，特分享如下。

患者，女，43岁，2019年9月13日初诊。主诉唇周痒疮2年，加重3天，夏秋易发病。现症见唇周痒疮，食辛辣食物后加重，大便如常，舌红，苔厚腻。脉滑。中医诊断为唇周痒疮，属阳明湿热证。治宜辛凉宣泄、祛风除湿。处方为麻黄10g，连翘15g，赤小豆30g，杏仁10g，石膏30g，桑白皮15g，茯苓12g，蝉蜕10g，炙甘草9g，生姜10g。水煎服，每天1剂，分2次服。2剂明显减轻，5剂好转。

中医诊病辨证也辨病，从中医理论中寻找辨病、辨证依据，司外揣内，寻找病机，有的放矢。唇周痒疮，病在唇周。《灵枢·经脉》曰："胃足阳明之脉……入上齿中，还出挟口，环唇，下交承浆……"胃与脾相表里，胃经挟口环唇，故本病表现于唇口，本质在脾胃。从部位上看，唇周亦属表，肺在体合皮，此病与肺有联系。

辨证就是明确病性，"痈疽原是火毒生"，火易致肿疡，火热之邪入于血分，可会聚于局部组织，腐蚀血肉，发为痈肿疮疡。火从哪儿来？本病患者多为嗜食辛辣肥甘厚味，酿湿生热。同时风为百病之长，易袭阳位，易兼加他邪共同致病。所以此病性也与风邪关系密切。

病位明确，表象在唇周，内在脾胃；表象在肌表，内系在肺，病性清晰，湿热火毒，病机也就出来了，脾胃蕴热，循经上传，腐蚀血肉，发为痈肿疮疡；治疗应辛凉宣泄、祛风除湿。

选用麻杏石甘汤合麻黄连翘赤小豆汤，两方分别出自张仲景的《伤寒论·辨太阳病脉

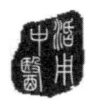

证并治》《伤寒论·辨阳明病脉证并治》。《伤寒论》第 63 条："发汗后，不可更行桂枝汤，汗出而喘，无大热者，可与麻黄杏仁甘草石膏汤。"第 162 条："下后，不可更行桂枝汤，汗出而喘，无大热者，可与麻黄杏仁甘草石膏汤。"第 262 条："伤寒瘀热在里，身必黄，麻黄连翘赤小豆汤主之。"两方共奏辛凉宣泄、祛风除湿之用。麻杏石甘汤，具有辛凉宣泄，清肺平喘的功效；麻黄连翘赤小豆汤可以解表散邪，清热除湿退黄，主治兼有表邪的湿热黄疸病证。麻黄宣肺平喘，开腠散邪，石膏清泄肺热以生津，辛散解肌以透邪，二药一辛温，一辛寒，一以宣为主，一以清为主，且都能透邪于外，合用相反之中育有相辅之意。杏仁助麻黄宣降肺气，麻黄、杏仁、生姜意在辛温宣发，解表散邪；连翘、桑白皮、赤小豆旨在苦寒清热解毒；甘草、大枣甘平和中，诸药合用共奏辛温解表散邪，解热祛湿之效。

根据刘渡舟的临床经验，本方对小儿麻疹并发肺炎属于肺热者，疗效显著。值得注意的是，一般认为麻黄为发汗峻药，辛热开泄，性温力猛，易于化热助火，亡阳劫液，因此临床多不用或者少用，畏麻黄"不啻猛虎"（章次公），但笔者认为方中麻黄尤为皮肤病治疗关键，因唇周痒疮病机多有风邪客于腠理不散，运用麻黄发汗正可发泄郁热，透散邪毒，正如《素问·阴阳应象大论》所言"其有邪者，渍形以为汗，其在皮者，汗而发之"。

针对阳明郁热在里，循经上传，郁于唇周肌表，两方合用，清热解肌，透表散邪，挈中病机，因此效若桴鼓。

笔者认为，中医治病，都应像治疗唇周痒疮一样，运用中医思维的整体观念和辨证论治，而不是机械的头痛治头，脚痛治脚，那样只能害人害己，贻害无穷。

运用五运六气理论治疗周围性面瘫体会

（孙小琴　如东县中医院）

五运六气是中医药学的理论基础，在《黄帝内经》中有系统论述。本人有幸师从龙砂流派顾植山老师，学习五运六气理论，临床应用打开新的大门，疗效较之前有明显提高。

中医认为天地之气一分为二，分为阴阳，阴阳运动的方式即"开阖枢"，具体表现为五行。天地阴阳之气会合成为四季，四季消散之气形成万物。天之气怒而为风，地之气和而为雨。阳气盛则散为雨露，阴气盛则凝为霜雪，阳气布施，阴气化育。阴阳二气的消长通过开阖枢的运动方式而分为三阴三阳六气，六气在地球上具体的展现方式就是五行，即地球上万物"生长化收藏"五种物象。五运和六气是"气"的基本运动规律。五运一出，阴阳功能当下得到落实。阴阳之气处在生的状态为木，处在长的状态为火，处在收的状态为金，处在藏的状态为水，生长收藏的转化过程为土。五行由具体的五种物质的原意，升华为五种气的运动形式的高度。由"形而下"，上升到事物普遍发展规律的"形而上"。掌握这种规律，要清楚"象、数"的关系，"天地阴阳者，不以数推，以象之谓也"。阴阳的运算是根据象来进行的，见象则知源，象展阴阳以尽道也。在跟诊过程中，顾师反复强调临床上要抓象，根据象来把握病机，针对病机处方和下针。本人在跟师学习过程中，经顾师指点，用五运六气理论指导治疗周围性面瘫，相比较普通疗法，疗效提高，疗程缩短，治疗费用减少。现举例分析。

鲍某，女，出生于1955年11月18日，2021年1月11日初诊。2021年1月6日突然出现右眼闭合不全，右侧口角饮水下漏，右侧头部疼痛，平常夜寐时右侧身体怕热，常需伸出被子外面方能入睡。查体两颧红，舌尖红，予以六气针法，选双阖双枢，引火三针，针后头痛立刻缓解，右眼能闭合。中药处以正阳汤。嘱休息，避免触冒风寒。

13日复诊，诉右面部仍不适，右眼干涩，闭合不顺，右耳后胀痛午后好转，夜间12点后方能入睡，凌晨4点即醒，心中烦躁，胃口差，小便黄，右肩胛内侧疼痛，予以六气针法。先针双开，背部负重感顿时减轻，再针少阳引火，右面部不适及耳后胀痛感顿减，右眼干涩好转。中药正阳汤继续服用。

15日复诊，右眼及右眉可活动，较前明显轻松，右侧口角饮水仍然下漏，右肩胛内侧仅轻度不适，夜间能安睡，口干已无。

16日复诊，诉外出处理事情后出现双目干涩，左侧后背夜间疼痛，下嘴唇红肿，针阳明、少阳引火，针后双目即感舒适，左侧后背轻松。仍予以正阳汤。

20日复诊，患者诉右眼及右侧口角较前明显好转，但右耳后及右面颊仍有轻微疼痛感，右下肢乏力，口干饮水多，查脉左侧弦较硬，右关尺弦，针双阖、双枢引火，针后右下肢乏力好转，右面颊不适好转。予以正阳汤加紫苏子。

25日复诊，患者诉右眼闭合有力，右眼不适感完全消失，右侧口角㖞斜较前明显纠正，进食饮水均较前好转。诉服用中药（六之气正阳汤）后出现夜间后背及颈项热而汗出2次，后右侧肢体未再出现怕热，右肩背疼痛及右下肢酸痛好转。近两日夜间1点被闹钟惊醒后至凌晨不能入睡，脉左细弦，右弦略数，舌质暗胖，有紫气，苔薄白。针双阖双枢，并予以三剂乌梅丸化汤剂口服。

29日复诊，患者服用乌梅丸后睡眠正常，右眼能完全闭合，鼻唇沟及鼻尖恢复正常，右侧口角饮水不漏，轻度向左侧歪斜，前额偶有胀痛感，如立寒风中。咽喉干燥，如物黏附，偶呛咳，视物有时模糊，针阳明、太阳、少阳、广明，针后前额胀痛好转，双目清晰感。中药予以牛膝木瓜汤合正阳汤。

2月9日复诊时诸症俱已愈。

【按】本案患者为常见典型周围性面瘫，发病时正值庚子年终之气，阳明加临太阳。临床表现除口眼㖞斜，还有口干饮水多、颧红、右侧身体怕热、出汗、心中烦躁、右侧头部胀痛、眼睛干涩、咽干等症，脉象弦，舌尖偏红，为庚子年燥金太过，木气受凌，郁而生风，火复母仇之象。故处以六之气正阳汤、牛膝木瓜汤清降阳明、扶助木气，六气针法以降阳明，引火下行，升发木气，随症以调整。期间患者夜间1点醒来，醒后难以入睡，根据"六经欲解时"，抓住厥阴病机，处以乌梅丸治疗，3剂即收工。运用五运六气理论解读《伤寒论》，六经欲解时为疾病相关时，从而抓住病机。患者治疗后余火清除，相火下行，诸症消除，口眼回正。本案诊疗从发病时令出发，结合症状表现，抓住"燥、火"病

机，不但面瘫症状治愈，素有怕热出汗睡眠等症亦好转，充分体现了五运六气理论紧抓病机，从一点切入治疗的特点。

中焦之要

（李强　遂宁市大英县中医医院）

三焦者，孤府，贯通上下，通行元气，为水谷之通路，气之终始也。三焦在人身虽为六腑之一，但并不是一个单独的人身脏腑或生理性器官，其形其用从古至今皆无定说。言其有形是因其能包罗五脏六腑，并由经络相贯。言其无形是因为无实质形态，但功能又是完全建立在形态基础上的，所以三焦是以经络为依托主持诸脏，通过"决渎之官，水道出焉""主持诸气""原气之别使"等功能来对其进行体现。

三焦之上焦如雾，为雾露之溉；中焦为沤，化精微上注肺脉，以奉生身；下焦如渎，分别清浊，以传道。而人之中焦脾胃者，为其后天之根本，为气血生化的重要来源，上焦和下焦的功能正常与否皆有赖于中焦枢机。故中焦之要，在于沟通上下，联系脏腑，调节机体功能，使脏腑阴阳处于动态平衡状态，而维持正常的生命活动。

"人以胃气为本"。仲景云："人受气于水谷以养神，水谷尽而神去，故云安谷则昌，绝谷则亡。水去则营散，谷消则卫亡，营散卫亡，神无所根据。"所以说，脾胃为后天之本，气血生化之源。《素问·经脉别论》云："食气入胃，散精于肝，淫气于筋。食气入胃，浊气归心，淫精于脉。脉气流经，经气归于肺，肺朝百脉，输精于皮毛。毛脉合精，行气于脏，脏精神明，留于四脏。气归于权衡，权衡以平，气口成寸，以决死生……"由上可见，五脏六腑，气血归化，阴阳平衡，皆有赖于脾胃对水谷的运化，气机的调摄。然只讲脾胃似乎有所欠缺，不能全解临证之义，故以中焦，以全其说。

脾胃气机运行不畅，中焦相应功能失调，气上冲则喘，表现为烦热，头痛，口渴，脉洪。脾胃之气向下流走，促使谷气不能升浮，导致春升之令不行，无阳以护其营卫，表卫不固则不任风寒，乃生寒热。此为脾胃中焦功能失调影响全身之气机，化生诸证。究其理，气机升降，循环无端，无器不有，故《素问·六微旨大论》云："出入废，则神机化灭；升降息，则气立孤危。故非出入，则无以生长壮老已；非升降，则无以生长化收藏。"而中焦为其枢机，承上启下，气由上焦降于中焦，中焦再降于下焦；下焦升于中焦，中焦再升于上焦。此具有先天乾坤二卦之象。《周易》谓："以通神明之德，以类万物之情。"《素问·征四失论》强调："不知比类，足以自乱，不足以自明。"《周易》大传云："是故，易者，象也；象也者，像也。"中医学其根在河洛之数，结合五行通过类比归纳，观河洛之数，取类比象，五皆居其中，是以一得五为六，而为水之成数；二得五为七，而为火之成数；三得五为八，而为木之成数；四得五为九，而为金之成数；五得五为十，而为土之成数。凡五行之成数中，无一不包含有土之生数。万物皆以土生而复归于土，土有阴阳之分，天

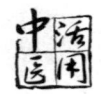

干甲己合化，甲为阳干，己为阴干。甲为少阳，少阳相火寓于阴土中，阴阳调和，此土方具生生之性。随阳气升发，万物以生，而成繁茂之象。升极而降，秉太阴肃降之性，气复归于土中，得以涵养，如此往复，生生不息。此自然之理，然人秉天气之气生，四时之法成，人身小天地，天地大人身。人法天地，上述之象，在人身上焦为心肺，中焦为脾胃，下焦为肝肾（亦有把肝归于中焦者，此不作赘述）。例如心为阳中之阳，内藏君火，与小肠互为表里。小肠化物之功能，有赖于心火之下济，然心火下济正常与否，还与肺之肃降，脾之转枢密不可分，此火经脾土涵养，即化物而不焦物。小肠所化之液为营阴之基，可经脾而转枢，经心而奉赤化血。先后天生养之理亦在气机生化，阴阳调和之中，限于篇幅，不再详述。

由上可见，中焦脾胃功能正常与否，对人的五脏六腑都有很大的影响。故养生者，不管何法，都应以脾胃为要，先天为定数，后天为变数，慎养后天，先天亦养也。临证者，不可伤及脾胃，脾胃一伤，即使病有所好转，也会埋下祸根，此为医之过。慢病着眼于脾胃，四诊详参，知其兼杂，明其盛衰，施针用药，其效如神。

针药并用治疗甲状腺结节临床应用浅谈

（张喜云　呼和浩特市蒙医中医医院）

目的：浅析针药并用治疗甲状腺结节。方法：甲状腺结节患者选取 80 例，分为 2 组，各 40 例。对照组常规西药治疗，观察组采用针刺以"顾植山教授三阴三阳开阖枢太极时相图针法"及自拟消瘿瘤汤治疗。对比两组治疗效果。结果：观察组治疗总有效率 97.5%，对照组治疗总有效率 77.5%，差异有统计学意义（$P < 0.05$）。结论：以针刺"顾植山教授三阴三阳开阖枢太极时相图针法"和消瘿瘤汤治疗甲状腺结节获得了显著的疗效，值得推广应用。

甲状腺结节的发生率较高，是甲状腺内的一种肿块，随着患者吞咽动作而出现上下移动的情况。甲状腺结节归属于中医学"瘿"的疾病范畴。临床在治疗甲状腺结节等常见甲状腺疾病中主要以药物治疗为主，并且大部分患者需要长期用药，给患者生活带来一定困扰。在本次研究中以"顾植山教授三阴三阳开阖枢太极时相图针法"和消瘿瘤汤的治疗方案实施治疗，情况如下。

一、资料与方法

1. 一般资料　选取本院 80 例患者进行研究，时间 2019 年 3 月至 2021 年 3 月，均分两组，各 40 例。对照组男 15 例，女 25 例，年龄 29—67 岁，平均年龄（49.01±5.32）岁，病程 3 个月至 6 年，平均病程（2.95±1.27）年。观察组男 10 例，女 30 例，年龄 25—64 岁，平均年龄（46.34±12.35）岁，病程 3 个月至 5 年，平均病程（2.86±1.20）年。两组上述资料对比无明显差异（$P > 0.05$），有可比性。

2.方法　对照组予左旋甲状腺素钠片，每次 50μg，每日 1 次口服治疗，持续 3 月治疗。

观察组采用针刺以"顾植山教授三阴三阳开阖枢太极时相图针法"和自拟消瘿瘤汤治疗。取仰卧位或面南坐位，选用 0.25mm ×（66～100）mm 毫针，针刺头部"顾植山教授三阴三阳开阖枢太极时相图针法"的阖之厥阴位、枢之少阴位及开之太阴位。在厥阴位、少阴位、太阴位找到腧穴点沿顺时针针刺。禁提插补泻防止出血，施用大幅度、低频率的捻转泻法，即捻转幅度 >180°，捻转频率为每分钟 40～60 次，行手法 1 分钟，留针 40 分钟。每周治疗 5 次，连续治疗 3 个月后观察疗效。

自拟消瘿瘤汤以疏肝解郁，软坚散结，化痰通络，清热为功。处方用柴胡 15g，醋香附 9g，赤白芍 9g，夏枯草 15g，连翘 9g，瓜蒌 15g，浙贝母 15g，海蛤壳 15g，半夏 9g，陈皮 9g，玄参 30g，牡蛎 20g，海藻 30g，昆布 15g。水煎服，日 1 剂，早晚饭后温服。

3.观察指标　两组治疗效果对比，显效：甲状腺结节消失；有效：结节体积减少 30% 以上；无效：结节缩小程度未达到以上标准或增大。治疗总有效率 =（显效 + 有效）例数 / 总例数 ×100%。

4.统计学方法　所有统计学计算由 SPSS22.0 完成，若 $P < 0.05$ 则可认为本次研究两组间数据具有统计学意义。

二、结果

观察组治疗总有效率高于对照组，差异显著（$P < 0.05$），见表 1-1。

表 1-1　治疗疗效（n，%）

组　别	例　数	显　效	有　效	无　效	总有效
观察组	40	28（70.0）	11（27.50）	1（2.50）	39（97.50）
对照组	40	12（30.0）	19（47.50）	9（22.50）	31（77.50）
χ^2		13.33	10.54	11.88	9.74
P		< 0.05	< 0.05	< 0.05	< 0.05

三、讨论

甲状腺结节的治疗单纯西药治疗疗程相对较长，而采用中医针刺以"顾植山教授三阴三阳开阖枢太极时相图针法"和自拟消瘿瘤汤方案进行治疗相对较快，且疗效肯定。中医认为甲状腺结节属"瘿瘤""积"等范畴，从病因病机的角度认为该病发病多由忧思恼怒，心情抑郁，久之五志化火，灼液成痰，气血痰交阻凝结而成；病机为郁火痰结。内服中药与针刺同时进行。治疗原则为疏肝解郁，软坚散结，化痰通络，清热为功效。方中柴胡疏肝解郁，调畅气机，平厥阴之邪热，能散十二经血凝气滞，功同连翘，连翘治血热，柴胡治气热；连翘散诸经血凝气聚，清心；香附血中气药，利三焦，解六郁，醋炒消积聚；牡

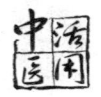

蛎软坚散结，为肝肾血分之药，以浙贝母为使消结积；夏枯草清肝散结，能散厥阴之郁火；瓜蒌宽胸散结，能清上焦之火，使痰气下降；海藻、昆布、半夏、浙贝母、海蛤壳化痰软坚；玄参育阴清热；白芍和血脉，收阴气，敛逆气；赤芍泻肝火，散恶血，能行血中之滞。

本病的病机为肝郁化火痰凝滞，采取"顾植山教授三阴三阳开阖枢太极时相图针法"，针刺厥阴位以疏肝解郁调畅气机而阖厥阴，针刺太阴位以健脾除湿化痰通络而开太阴，针刺少阴位以泻火解毒而枢少阴。

综上，针刺以"顾植山教授三阴三阳开阖枢太极时相图针法"和消瘿瘤汤在治疗甲状腺结节中疗效可靠，值得推广应用。

参考文献

[1] 计玉芳.甲状腺超声检查联合甲状腺功能指标在良恶性甲状腺结节中的诊断价值[J].医学临床研究，2015，32（12）：2330-2333.

[2] 鲁明.甲状腺激素治疗甲状腺结节的临床疗效及对激素水平分析[J].北方药学，2020，17（11）：139-140.

[3] 王雷，明子荐.顾植山教授"三阴三阳太极时相图"的启示[J].中医学报，2017，32(6)：971-974.

[4] 李小龙，胡齐鸣.胡齐鸣运用中医药治疗良性甲状腺结节的临床经验[J].江西中医药大学学报，2021，33（2）：18-20.

针通内外，药挽沉疴——石氏伤科临床验案浅析

（李玥　广西骨伤医院）

2020年伊始，在全国中医临床特色技术传承人才项目支持下，笔者有幸来到国家中医临床研究基地龙华医院，跟随全国名老中医、海派石氏伤科第四代传人施杞教授系统学习石氏伤科学术思想。

施杞先生从医50余年，是海派中医伤科的旗帜人物。先后拜中医骨伤科大家石筱山、石幼山先生为师，系统学习中医骨伤科理论和石氏伤科经验，弘扬了石氏伤科学术流派及伤科内伤学说，形成了"八纲统领，气血为纲，脏腑为本，筋骨并重，病证结合，扶正祛邪，法宗调衡，少阳为枢"的防治学术思想。

施师学贯中西，不但擅长临证治疗，而且对石氏伤科内伤学说理论有所发展，提出了一系列具有指导意义的独到见解。如基于八纲辨证基础上进一步明晰的"宏观、中观、微观"三观辨证法并且开创了现代中医学科建设创新模式。在临床方面，先生以善治疑难重症而著称。其特点是辨证准、立法明、用药少、疗效好，可谓恰到好处。

施师创造性地把石氏伤科理论灵活地应用于内科杂病治疗中，对一些疑难病证主张从气血进行辨证，如强直性脊柱炎、系统性红斑狼疮、类风湿关节炎等，均从气血入手辨治，取得满意疗效，而这些疾病在广西属于地域高发病，让我在此类疑难病证诊治水平上取得很大进步，现特将验案分享如下。

郑某，因颈腰背痛20年，加重10天来诊，10年来在多地求医，诊为"颈椎病""腰背筋膜炎"等，无明显效果。

病史：颈部疼痛，双上肢热辣痛，手肘以下尤为明显，腰背部热辣疼痛传导至双下肢，伴头晕，呕吐，凌晨4点左右疼痛最甚，必痛醒无法入睡，患者常以背撞墙但求痛缓而不能。近热则辣痛甚，故热熨药敷皆不可得，一年四季皆穿单衣，不知寒凉，不喜饮水，尤其是热水，饮之难以下咽，掌心发烫，夜间睡觉冷汗大出如油，项背疼痛，常以背撞门。

具体表现为腰部右侧较左侧更严重，除了酸痛胀痛还有麻的状况出现，从脊椎的三个点散发到下肢、手部和头部。头部眩晕胀痛发麻欲呕，颈部左侧比右侧严重，头部左侧比右侧严重。

患者诉到广西骨伤医院每次针刺治疗后都有很大变化。从出院到现在已经有1周了，头部没有不舒服出现，感觉良好。颈椎也感觉正常，整个背部处于舒服状态。治疗后对开水也不讨厌了。以前对热水顶多喝一两口就喝不下了，现在一次能喝200～300ml热水。

施师教导我，对于错综复杂的病机，需化繁为简，明晰寒热虚实，直击病机之根本。初看之下患者热象明显，且正当壮年，似为实热之证。但患者回忆本病之由来为年幼至少年时，常于山泉中捕鱼游泳，自三十岁起，颈项背疼痛症状日益加深，仔细辨证方见本病病机之寒热错杂。患者身大热，项背热辣疼痛，不知寒凉，但发热时间有特定规律，下午及夜间掌心发热，伴剧烈疼痛，睡醒冷汗大出如油，均属阴盛格阳的证候特点。阴盛格阳的发热患者，虽表现出许多实热症状，但纷繁复杂的症状往往有矛盾的表现，这些都是辨证关键，例如患者口干却不多饮，身热却手足厥冷，发热反出冷汗如油。患者虽有苔黄腻等表现，但脉微细沉，非实热之脉。

这些细微差别提示了患者寒守内格阳于外（热包寒）的本质，为我们辨证阴盛格阳提供了依据。值得注意的是，患者虽阴盛，但阳并不亏虚，没有阳虚证的相关表现，如内治按传统阴盛格阳证辨治用四逆汤为框架遣方恐难收效，打通阴阳开阖之机才是本病治疗之关键。

内治方案：根据患者表热里寒、阴盛但阳不衰，伏寒数十年耗伤肝肾精血的病机特点，在遣方上以石氏伤科首重气血为先的原则为指导，首选补益肝肾之品，兼以扶阳之品引火归元，辅麻黄、葛根解肌发表，效佳。

处方：黄芩片、党参片、当归、川芎、熟地黄、鹿角胶、白芍、北柴胡、肉桂、麻黄、茵陈、炙甘草、淡附片、桂枝、甘草片、秦艽、葛根、黄芪。

外治方案：银质针疗法作为本病外治核心，治疗病机有三点。①借火热之力打开外门，沟通阴阳表里，解患者三十年顽疾之根。②顺应天时，引而发之，导寒外出，使寒湿之邪随火而散。③针通内外，升举阳气，使其气机畅、血脉通，调和寒热，归纳如常。

治疗此类寒热之证，无论内治外治，皆需循仲景之法，辨错杂的病机，方能收桴鼓之效。通过该病例抛砖引玉，希望各位专家共同探讨及评估此类疾病，恳请点评指正！

经方治疗月经病探微

（王璐　湖北省妇保健院）

月经病是指以月经的期、量、色、质异常为主症，或伴随月经周期异常，或于经断前后出现明显不适症状为特征的疾病，是妇科临床的常见病、多发病，居于妇人五大病经、带、胎、产、杂之首。经方是"经典方""经验方"的略称，有广义和狭义之分，本文主要探讨狭义的经方，即张仲景《伤寒论》和《金匮要略》中的方剂，在谨遵异病同治法则，辨证准确的情况下，其治疗月经病亦能获殊效，不仅拓宽了经方的临床运用范围，也为月经病的诊治提供了一种独特的用方思路。

一、小建中汤治疗经间期下腹痛案

患者 34 岁，已婚，备孕中，近 5 年余于经净 10 天左右（排卵期前后）出现间断下腹坠痛，喜温喜按，每天发作无规律性，无明显加重因素，和进食无关，二便正常，持续 3～5 天可自行缓解。患者月经周期规律，经量中等，轻微痛经，生殖器疱疹反复发作，G1P1（孕 1 产 1），阴超未见明显异常，妇检无明显压痛，曾中西药治疗，效果不显。患者微胖，舌淡红苔薄白，脉较沉涩。诊断为妇人腹痛，中焦虚寒；治以温中补虚，缓急止痛。经净后予以小建中汤加味。方用白芍 30g，桂枝 15g，炙甘草 10g，大枣 10g，生姜 10g，饴糖 30g，乌药 10g，小茴香 10g，黄芪 15g，当归 15g，菟丝子 15g，杜仲 15g，7 剂，水煎温服，每日 1 剂。

当月经间期腹痛症状即有明显减轻，共调理 2 个月，经间期腹痛已不明显。

【按】本案患者腹痛多年，且发生在经间期重阴转阳之际，其虽不瘦弱但体质虚羸，且腹痛喜温喜按明显，此乃中焦虚寒，营弱血虚不能濡养而出现绵绵腹痛。《金匮要略·妇人杂病》云："妇人腹中痛，小建中汤主之。"《三因极一病证方论》云："心腹切痛不可忍，按轻却痛，按重则愈，皆虚寒证。"观其脉证，切中病机，遂遵"阴阳形气俱不足，勿取以针，而调以甘药也"之旨，予小建中汤以急建中气，调和气血，配合补气温通之品，7 剂腹痛即减。甘草泻心汤治疗月经量少伴顽固性口腔溃疡案。

二、甘草泻心汤治疗月经量少伴顽固性口腔溃疡案

患者 32 岁，已婚，近 1 年月经量渐减至以往一半，色暗红，月经周期尚规律，无痛经。问诊过程中发现患者反复发作口腔溃疡数年，呈多发性且创面大而深，不易愈合，常

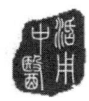

影响进食，西医疑诊白塞病，曾予以某靶向西药治疗有效，停药后仍发作如前。患者常有食欲不振，脘腹胀满，嗳气反酸，大便稀溏，眠差多梦等症。舌体胖大，中有裂纹，苔薄黄稍腻，脉濡细。诊断为月经过少，口疮，湿热蕴脾，胃虚不化；治以清热燥湿，寒热同调。予以甘草泻心汤加味。方用甘草 25g，黄芩 15g，黄连 10g，干姜 10g，党参 15g，法半夏 15g，大枣 10g，葛根 30g，茯苓 15g，苍术 15g，佩兰 15g，薏苡仁 15g，麦芽 15g。在此方基础上，根据所处月经不同时期（经期、经后期、经中期、经前期），以及伴随症状变化加减化裁。服用第一周口腔溃疡即明显好转，第二周口腔溃疡消失，脘痞嗳气症状减轻，纳食增加，大便成形，睡眠亦有所改善，第三周月经来潮，经量较前明显增多，接近既往正常量。

【按】本案主诉为月经量少，调理中抓住患者脾胃虚弱，湿热内蕴病机，以改善口腔溃疡及脘痞症状为主。甘草泻心汤是治疗湿热蕴毒之狐惑病及脾虚夹有湿热之痞利的经典方剂，辛开苦降，寒温并用，攻补兼施，调畅半上半下的气机，中焦壅塞得疏，经血运化有源，按时满溢，月经量随之增多，实乃一箭双雕，妙不可言。

经方组方严谨，法度森严，剂量准确，圆机活法，疗效卓著，在抓准病机的前提下，可辨证用于治疗妇科月经病，往往收效迅速，值得临床推广。

龙砂开阖六气针法在内科急症中的运用举隅

（袁怡 六安市中医院）

龙砂开阖六气针法是龙砂医学流派一种新的针刺疗法，操作简便，价格低廉，在内科急症中运用有较好的效果。

龙砂开阖六气针法为运用五运六气思维模式，龙砂医学流派一种新的针刺疗法，简称为六气针法。王凯军副主任医师为研创者，是在龙砂医学流派代表性传承人顾植山教授深度解读三阴三阳开阖枢理论指导下在全身随处根据三阴三阳开阖枢分六经，并根据所取得的病象，在相应六经进行针刺的一种治疗方法。六气针法运用运气思维辨天、辨人、辨病证，概括出主要象态，针刺相应六经中的相关经进行治，具有简便廉验的特点，自六气针法问世以来，经临床反复验证，已发现该针法操作简便，易学易用，疗效可靠，且起效迅捷，临床应用范围广，可用于内、外、妇、儿等多科疾病。作为龙砂医学流派后备传承人，笔者在内科急症中多次运用，充分体现出其具有操作简便，起效迅速的特点，更加证明了中医并不是"慢郎中"，若辨证取象准确，能治疗常规技术无法解决的疑难杂症。

六气针法的定位：在人体以任意一点为中心都存在一个三阴三阳盛衰变化的圆，互为表里的阴阳首尾相接，在三阴三阳开阖枢推动下，周流不息（图 1-5）。本人选头部百会穴为中心，采用头针治疗。取象要点：辨天、辨人、辨病证。取象方法：六经循行、六气开阖枢、脏腑、六气阴阳方位、六经病欲解时（图 1-5）。

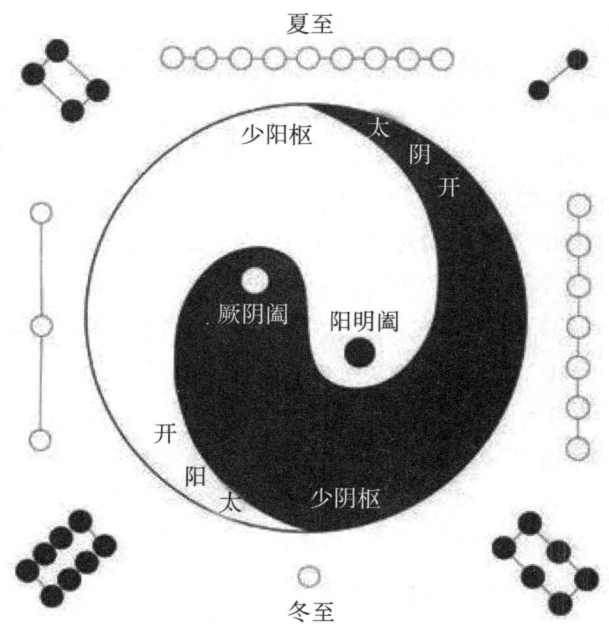

图1-5 顾氏三阴三阳太极时相

病案一

患者，男，32岁，庚子年12月入院。主诉反复口干多饮6年，恶心呕吐1天。西医诊断为2型糖尿病，糖尿病肾病，糖尿病胃轻瘫，糖尿病周围神经病变，肾功能不全，低蛋白血症，高血压病Ⅲ级（极高危），口服四种降压药（替米沙坦片、苯磺酸左旋氨氯地平片、卡维地洛片、复方硫酸双肼屈嗪片）降压，血压控制不良，最高达240/140mmHg，此次因糖尿病酮症、糖尿病胃轻瘫入院，恶心呕吐明显，无法进食，血压予静脉硝酸甘油持续输注降压，晚8点余，血压仍持续不降，在180/120mmHg左右，以头部百会穴为中心针刺阳明5分钟，后复测血压130/80mmHg，未再出现恶心呕吐，后停用硝酸甘油，留针30分钟后取针，至第二天早血压120/70mmHg。

【按】取象方法：六经辨证及脏腑辨证，夜间8点属于阳明病欲解时，消化道症状明显亦属于足阳明胃经，予针刺阳明（图1-6）。

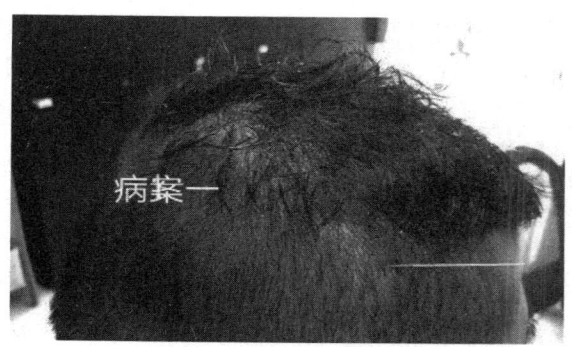

图1-6 病案一取象

病案二

患者，男，65 岁，庚子年 12 月入院。主诉糖尿病病史 10 年，反复口干多饮多尿，肢体无力 1 周。刻诊见头晕、懒言、肢体活动不利，便秘，舌红苔少，脉弦细。头颅 MRI 示急性脑梗死，康复科治疗 10 天患者仍肢体无力，无法行走，懒言。予头针，百会穴为中心，针刺阳明、厥阴、少阴，留针 40 分钟，针后头晕改善，第二天可对答，行走不利明显改善。

【按】取象方法：脏腑入手，肢体无力头晕均属于足厥阴肝经，取厥阴；患者消渴日久，舌红苔少脉弦细，属肾，取少阴，入院后一直便秘，取阳明（图 1-7）。

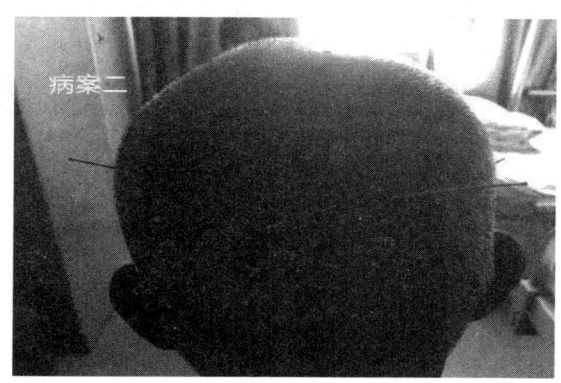

图 1-7　病案二取象

病案三

患者，男，19 岁，2001 年 12 月 22 日生，2021 年 2 月 19 日入院（辛丑年，少羽，太阴湿土司天，太阳寒水在泉），患者辛巳年出生，岁运：少羽，厥阴风木司天，少阳相火在泉。患者因腹痛入脾胃病科，后明确为糖尿病酮症酸中毒后转入我科，入科以来持续低血压（70/50mmHg），情绪低落，表情淡漠，体形消瘦，诊见舌质淡，苔薄白，脉沉细，属脾肾亏虚。患者拒服中药，用龙砂开阖六气针法：2021 年 2 月 24 日取太阴、太阳、厥阴；2021 年 2 月 27 日取太阴、太阳、厥阴；2021 年 3 月 2 日取太阴太阳、厥阴；2021 年 3 月 4 日取太阴、太阳、厥阴，住院期间经过 4 次头针治疗，患者收缩压从 70mmHg 左右升到出院前的 100mmHg 左右，血压明显上升，情绪明显改善，效果显著。

【按】取象：六气开阖枢、患者出生年。取双开，厥阴属肝且为患者出生年为厥阴风木司天（图1-8）。

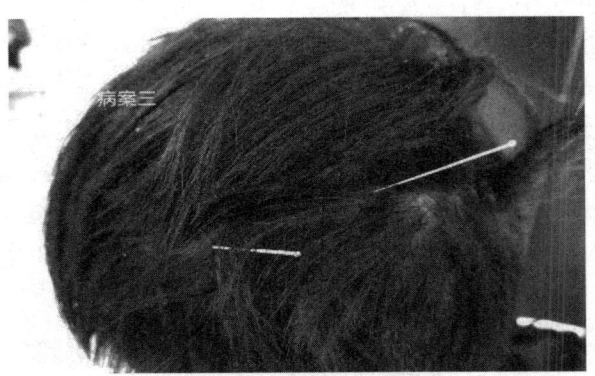

图1-8　病案三取象

病案四

患者，女，32岁，辛丑年5月入院。主诉反复口干多饮多尿2年，右肩疼痛1周。患者右肩疼痛明显，予头针取太阴，针后疼痛即缓解，留针30分钟后疼痛缓解大半。

【按】取象：六气阴阳方位，洛书2、4为肩，右肩为4，属于太阴，且辛丑年太阴湿土司天（图1-9）。

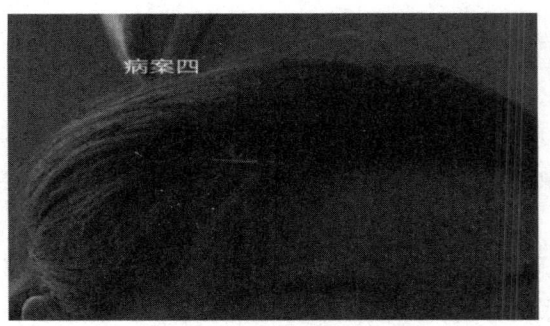

图1-9　病案四取象

总结

六气针法运用运气思维辨天、辨人、辨病证，概括出主要象态和次要象态，在处理内科急症时，针刺相应六经中的1～3经进行治疗，按天人相应的思想，回归以健康为中心的治疗思想，可取得立竿见影的效果。

参考文献

[1] 王凯军，林轶蓉，卓鹰，等.传承三阴三阳开阖枢理论创新针法 [N] .中国中医药报，2019-9-5.

"阳微阴弦"话胸痹

（陈宇　普洱市中医医院）

中医学认为胸痹的发病机理多与阳虚寒凝有关，而瘀血、气滞、痰浊等只是标实之征，即"阳微阴弦"，故从"阳微阴弦"论治本病，既要考虑胸痹"阳微"即正虚的一面，也要顾及胸痹"阴弦"即邪实的一面，方可相得益彰。笔者运用吴氏扶阳圆运动处方治疗本病，可二者兼顾，取得可喜疗效。

一、胸痹之源起

"胸痹"又称"心痛""胸痛""胸痹心痛"等，首见于《金匮要略》。《金匮要略·胸痹心痛短气病脉证治》指出："夫脉当取之太过不及，阳微阴弦，即胸痹而痛，所以然者，责其极虚也。今阳虚知在上焦，所以胸痹而痛，所以胸痹、心痛者，以其阴弦故也。"而关于"胸痹"症状的描述，始见于《黄帝内经》。《素问·脏气法时论》载："心病者，胸中痛，胁支满，胁下痛，膺背肩胛间痛，两臂内痛，虚则胸腹大，胁下与腰相引而痛。"本病临床多表现为当胸而痛，闷滞不适，甚则胸痛彻背，喘息不得平卧，相当于现代医学的冠心病、心绞痛范畴。

二、何为"阳微阴弦"

"阳微阴弦"作为脉象理解时，可解释为寸脉沉迟微，而关脉小紧弦。还有一种解释是，关前为阳，关后为阴，"阳微"即寸口脉沉而细，提示上焦胸阳不振、阳气不足；"阴弦"即尺脉弦紧、表明阴邪内盛，水饮内停。而"阳微阴弦"作为病机理解，包括广义及狭义两方面，前者主要指正虚邪实，即强调胸痹是标本虚实之证。后者主要指上焦阳虚，胸阳不振，痰浊、阴寒痹阻。

由此可见"阳微阴弦"即是对胸痹病脉象的描述，也是对本病病机的高度概括，它明确指出阳虚寒凝是本病发生的基本病机，而痰浊、气滞、瘀血等只是标实的征象，既是病理产物，也可为致病因素。

三、从"阳微阴弦"论治胸痹

因为本病病机多为本虚标实之证，故治疗上既要考虑"阳微"即正虚的一面，又要兼顾"阴弦"即邪实的一面，方可相得益彰。故常予瓜蒌薤白白酒汤、瓜蒌薤白半夏汤、枳实薤白桂枝汤等方剂，以达到温阳散寒，宣通化湿之效。同时针对该类患者常有标实的一面，即瘀血的存在，故又常常加用活血化瘀之药物，但因胸痹的基本病机是本虚标实，其中瘀血的发生，多因正气受损，或阳气虚衰，或气阴两虚，亦可因寒凝、痰浊、气滞发展而来，加之本病常反复发作、迁延难愈，故单纯血瘀实证者较为少见，多表现为气虚血瘀、寒凝血瘀、痰瘀交阻等，所以活血之法亦要有法度，需在活血化瘀之中伍以温阳、益气、化痰等之品。

心居于上焦，为清阳汇聚之处，诸阳皆受气于胸，主血脉，推动血液的运行，心若要正常发挥其生理功能，需依靠心中阳气的温煦和推动之功，使血液在脉中运行，周而复始，循环往复，如环无端，发挥濡养作用。然心为君火，需靠肾之相火上济，方可水火既济、坎离相合。因此在胸痹的治疗中还应重视补肾固本。水火既济，心肾相交，肾阳隆盛，则心阳振奋，鼓动有力，血行畅通。肾为先天之本，水火之宅，内藏真阴，心血依赖于肾精化生而补充；又内寄元阳，为一身阳气之源。故对胸痹的治疗除了要着眼心阳不振，更要放眼于肾阳虚损。治病求本，本于阴阳，从根处论治，则手到病除。

四、验案举隅

周某，男，79 岁，于 2020 年 10 月 31 日因"反复胸痛 10 余年，加重 4 天"来诊。患者近 10 余年无明显诱因反复出现前胸部阵发性刺痛，可放射至左上肢，伴心悸、头昏，无咳嗽、咯粉红色泡沫痰及双下肢浮肿等。曾多次住院治疗，诊断为"冠心病，心功能不全"，给予改善心肌供血、抗血小板聚集、调脂等治疗，病情仍时有反复。4 天前患者感上述症状再次加重，自觉前胸部模糊一片，刺痛不适，喜温喜按，伴畏寒不适、头昏重、双下肢无力，自服"硝酸甘油片""速效救心丸"等药物治疗，症状无缓解。遂到我院住院治疗。现纳眠欠佳，大便干，小便调。既往有高血压、糖尿病、焦虑状态病史。查体舌暗，苔白腻，脉沉弦细。

中医诊断：胸痹心痛、寒凝经脉。

西医诊断：冠心病，不稳定型心绞痛，心功能Ⅱ级。

治法：温阳散寒，通脉止痛。

处方：吴萸四逆二陈苓桂术甘汤合瓜蒌薤白半夏汤加减。附片（先煎）30g，炮姜10g，吴茱萸 8g，川芎 10g，佛手 10g，桂枝 5g，茯苓 30g，白术 30g，厚朴 10g，杏仁15g，乌梅 10g，黄柏 10g，砂仁（后下）10g，龙骨（先煎）20g，牡蛎（先煎）20g，鸡内金（冲）20g，瓜蒌皮 15g，法半夏 15g，陈皮 10g，丹参 20g，檀香 10g，薤白 10g，炙甘草 10g。2 剂，开水煎煮半小时，取汁 600ml，分 3 次饭后半小时温服，每日 1 剂。

复诊：2020 年 11 月 3 日，患者服前方后感胸痛明显减轻，守前方继服 3 服。

2020 年 11 月 5 日，患者诉胸痛、头昏减轻，畏寒较前好转，时感左胁肋部疼痛，感双足出汗多，步态不稳，纳可，眠一般，二便调。中医辨证施治同前，守前方，将附片调至 40g，加麻黄根 15g 收敛止汗。2020 年 11 月 9 日，患者经前治疗后胸痛、头昏、双下肢无力及畏寒好转，仍感脚汗多，走路易滑，守上方继服去麻黄根，加牛膝 30g。2020 年11 月 13 日，患者诉仍时感左胁下疼痛，喜温喜按，脚汗仍多，其余症状缓解，守上方继服，去牛膝，加上肉桂 10g。后电话随后患者胸痛症状未见再次加剧。

【按】对于本例患者单用瓜蒌薤白半夏的疗效是远远不及吴萸四逆二陈苓桂术甘汤联合本方的。患者年老久病，阳虚已极，脏腑渐衰，而阳虚生寒，气虚易滞，血寒则凝。加之肾水虚寒，无力生肝木，肝木被郁，无力生心火，故清阳不升，浊阴不降，以致失常而出现诸症蜂起。故本案患者若仅仅予通阳散寒、活血化瘀之法治疗，只能是治皮毛，难

以撼动其疾病的根基，唯予四逆汤方可助阳化气。因方中附子可补坎中一阳，助少火而生气，阳气上升，一如丽日当空，则阴霾自除。针对病机复杂的患者，单方难以奏效，合方则可收效甚捷，一如强强联手方可克敌制胜。方中附片、炮姜、甘草合为四逆汤以温阳暖水，枢转少阴，为重启圆运动之动力；吴茱萸温升肝脾、降泄胆胃；桂枝疏泄厥阴，升陷降逆而调畅气机；川芎、佛手以温中行气，条达木郁，疏达气机，和煦通畅，合力于厥阴肝木，增强全方左升功能；法半夏、陈皮、茯苓合为二陈汤以化痰燥湿，和胃降逆；黄柏、砂仁、龙骨、牡蛎以温水潜阳，引火归原，收纳虚浮亢逆之相火，具有潜阳封髓汤之功；厚朴、杏仁、乌梅（此为梅杏饮），可平降三阳，下气降逆，收敛肺金，其中厚朴温降肺胃、杏仁降肺金、开敛结，乌梅敛肝阴而制木火之亢逆；白术、甘草补土伏火，纳于方中，使全方具有水土合德的精义。诸药合用，可使乾刚复振，坎水得温，命门火旺，气化大行，土燥木荣，三阴复其生发之态。诸如此般治疗则命门火旺，坎水得温，肝木左升，化生心火，枢机自利，肺金右降，化生肾水。另外于吴萸四逆二陈苓桂术甘汤中合瓜蒌薤白半夏汤以通阳散结，祛痰宽胸。从本例患者的治疗中也可窥见吴氏扶阳圆运动处方的效果着实不一般。诚如扶阳大家卢铸之先生言："人生立命在于以火立极，治病立法在于以火消阴。病在阳处，扶阳抑阴，病在阴处，用阳化阴。实属妙之甚妙。"此外清末名医徐小圃也指出："阳气在生理状态下是全身的动力，在病理状态下又是抗病的主力。"所以扶阳、护阳、秘阳、敛阳之思想可贯穿我们生命之始终，亦可在疾病辨治中大行其道。

参考文献

[1] 周仲瑛. 中医内科学 [M]. 北京：中国中医药出版社，2003：142.

[2] 胡宁，王邦才. 从"阳微阴弦"论治胸痹心痛 [J]. 浙江中医杂志，2016，51（5）：374.

[3] 周仲瑛，中医内科学 [M]. 北京：中国中医药出版社，2003：149.

[4] 姜坤，张明雪.《金匮要略》"阳微阴弦"思想治疗胸痹心痛探析 [J]. 辽宁中医杂志，2019，46（4）：691-693.

[5] 代国方，杨素娟. 胸痹心痛从"通"论治体会 [J]. 中医研究，2011，24（1）：54-55.

[6] 钱之平，范华昌. 益气温阳法治疗胸痹心痛临床疗效观察 [J]. 中成药，2000，22（9）：35-37.

基于血浊及援药理论辨治糖尿病及痛风验案

（朱文浩　淄博市中医医院）

随着社会的发展，糖尿病、高血脂、高尿酸血症等发病率逐年升高。虽然这些疾病出现检查指标异常，但可无明显临床症状，出现无证可辨的尴尬境地，传统的中医四诊已不能完全适应这类疾病的诊治。为了更好地防治这些疾病，王新陆教授构建了血浊理论体系，认为血液中滞留过剩的代谢产物，血液中出现异常物质，或者血液流变学发生改变所致的循行障碍等都可以称为血浊，血脂升高（脂浊）、血糖升高（糖浊）、血尿酸升高（酸浊）以及血液中其他代谢产物异常等均属血浊范畴。为了治疗这些疾病，他提出"无证可辨，化浊为先"，同时创立了援药理论。援药是指通过现代中药药理研究证实，可直接作用于确切靶器官，对主病、主因、主症有明确治疗作用，配伍到方中能起到缓解症状或改善实验室检查指标的药物。我们在治疗疾病时，不仅要关注症状的改善，同时要关注检查指标的改善。如果选用同时针对症状和检查指标进行治疗的中药，能取得更好的临床效果。笔者基于血浊及援药理论辨治糖尿病及痛风，疗效显著，现分享验案如下。

病案一

王某，女，45岁，山东省淄博市人，2018年8月21日初诊。

病史：口干10余天，查出血糖升高3天。患者1年前查体血糖不高。伴周身乏力，头昏沉，纳食量可，入睡困难，每夜可睡4～5小时，二便调。舌暗，苔薄白略腻，边有齿痕，脉沉细。空腹血糖13.1mmol/L。

西医诊断：糖尿病。

中医诊断：消渴病（气阴两虚、血浊血瘀）。

处方：黄芪30g，山药10g，生地黄20g，麦冬10g，苍术10g，玄参10g，葛根30g，丹参10g，天花粉10g。中药颗粒，7剂，水冲服，每日1剂，分2次服用。

8月29日二诊：口干明显减轻，纳可，眠差，周身怕冷，月经量少色暗。舌淡暗，苔薄白腻，脉沉细。末梢血糖13.2mmol/L。上方加黄芪至50g，加黄连12g，浮萍20g，淫羊藿10g，巴戟天10g。中药颗粒，12剂，水冲服，每日1剂，分2次服用。

9月11日三诊：口干明显减轻，纳可，眠差，苔薄白，舌淡暗，脉沉细。末梢血糖10.3mmol/L。上方加黄连至30g。中药颗粒，7剂，水冲服，每日1剂，分2次服用。

2019年7月4日电话回访：血糖控制在8～9mmol/L。

【按】初期按照中医辨证，虽然口干改善，但血糖始终不降，重用"援药"黄连降血糖（糖浊），清热除湿；浮萍主"消渴"，降血糖；淫羊藿、巴戟天温阳祛浊。症状、指标均明显改善。

病案二

张某，男，52岁，山东省临沂市人，2018年8月6日初诊。

病史：右足大趾疼痛反复发作多年，再次发作5天。疼痛难忍，局部红肿，脾气大，纳眠可，二便调。舌暗红，苔黄腻，脉未见。

西医诊断：痛风。

中医诊断：痹证（浊毒内蕴、湿热下注）。

处方：土茯苓60g，萆薢10g，苍术10g，黄柏10g，川牛膝15g，薏苡仁30g，忍冬藤30g。水煎服，每日1剂，7剂。

8月13日复诊：患者右足大趾疼痛基本消失，上方加藿香10g，泽泻20g，大黄10g。水煎服，日1剂，7剂。

【按】中医辨证属浊毒内蕴，湿热下注，"援药"土茯苓、萆薢解毒除湿，通利关节，降尿酸（酸浊），同时配伍四妙丸清热利湿解毒，忍冬藤清热解毒、祛风通络，疗效显著。

参考文献

[1] 王新陆 . "浊"与"血浊"[J]. 天津中医药，2019，36（9）：833-838.

[2] 王新陆 . 王新陆文集 [M]. 上海中医药大学出版社，2005：48.

[3] 韩萍 . 王新陆教授援药理论探析 [J]. 中华中医药学刊，2010，28（4）：701-702.

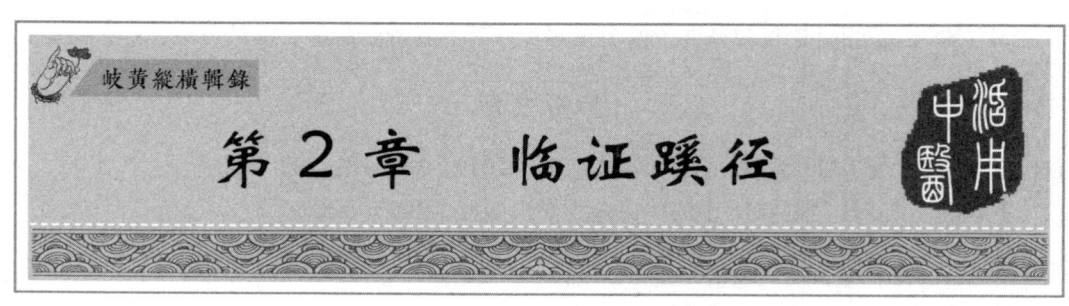

第2章 临证蹊径

岐黄縱橫輯錄

临用中醫

庄礼兴调神针法治疗带状疱疹后遗神经痛经验
（王澍欣 广州中医药大学第一附属医院）

庄礼兴教授为广州中医药大学教授，博士研究生导师，广州中医药大学第一附属医院康复中心主任，全国中医学术流派"靳三针疗法流派传承工作室"负责人，广东省名中医，广东省名中医师承项目指导老师，擅长运用调神针法治疗各种顽固性痛证、神志病及运动障碍性疾病。笔者有幸跟师学习，颇有感悟，现将庄礼兴教授运用调神针法治疗带状疱疹后遗神经痛（postherpetic neuralgia，PHN）的经验介绍如下。

带状疱疹后遗神经痛是带状疱疹最常见的并发症之一，指带状疱疹患者在疱疹愈合后皮损区出现的神经痛，且时间超过1个月，是一种神经病理性疼痛综合征。目前PHN治疗手段以对症处理和抗焦虑、抑郁为主，但效果仍不理想。中医学将PHN称"蛇疮愈后痛"，隶属"蛇串疮"其中一种证型，治疗方法也有很多，如火针、拔罐、梅花针、浮针、电针、穴位埋线、穴位贴敷、穴位注射、灸法、辨证选用中药内服或外洗等，均取得了一定的疗效。

庄礼兴教授认为此类患者除了躯体的疼痛症状，由疼痛带来的负面情绪还会引发抑郁、焦虑、烦躁、失眠等症状，重者甚至有自杀倾向，而上述的症状反过来又加重或诱发疼痛。因此，庄教授对PHN的治疗，多从调神针法入手，每获良效，现具体分述如下。

一、调神止痛

1. 头穴透刺，通督调神　庄礼兴教授在运用调神针法治疗PHN的时候，首选头部督脉的穴位，常用百会穴向四神针穴透刺。透刺疗法沟通邻近经、表里经的气血，增强刺激量，针感传导扩散，直达病所，可起到分刺两穴所不能起的作用。此时庄教授予百会透四神针，大大增强了通督调神的作用。操作时选用长40mm毫针，沿皮以15°～30°夹角快速过皮进针，然后向透刺穴位针入25～30mm，徐进徐出，导气同精，以患者整个头部酸胀为度，留针0.5～1小时。

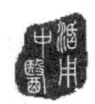

2. 少阴厥阴，调理心神　《素问·至真要大论》曰："诸痛痒疮，皆属于心。"《灵枢·邪客》曰："心者，五脏六腑之大主也，精神之所舍也。其脏坚固，邪弗能容也。容之则心伤，心伤则神去，神去则死矣。故诸邪之在于心者，皆在于心之包络。"故曰心包络代心受邪。由此可见，心、心包络与心神、疼痛的关系甚为紧密。因此，庄礼兴教授在治疗 PHN 的时候，多选用手少阴心经和手厥阴心包经的穴位治疗。神门，为手少阴心经之输穴、原穴，乃是心经之气注入经脉的部位，可调节心经的气血。神门和内关，一为原穴，一为络穴，原络相配，标本同治。

3. 阴阳跷脉，并调安神　PHN 患者多因疼痛而影响睡眠，而失眠反过来引起焦虑和抑郁，加重 PHN 的临床症状，两者常造成恶性循环。申脉、照海为八脉交会穴，共司眼睑之开合。现代研究表明，运用申脉、照海为主穴的针刺治疗，可安全、有效地改善原发性失眠患者的主观睡眠质量、夜间睡眠结构，并调节其夜觉醒状态和日间过度觉醒状态。

4. 远调气血，宁心安神　PHN 由于病程长，疼痛剧，多伴有明显的气血瘀滞和肝气郁结。此时庄礼兴教授多加用三阴交和四关穴来远调气血，宁心安神。庄教授认为，PHN 患者多为热病后期，阴血亏虚，针刺三阴交穴，能疏通肝、脾、肾三经之气血，气血通达则能滋养心神，故能发挥安神调神以止痛的效果。四关穴可通过疏泄肝气、通调周身气血，调神安神以止痛。该组穴一阴一阳、一升一降，相互为用。

二、醒神定痛

PHN 的患者由于疼痛剧烈，一般止痛措施无效，常辗转反侧，卧立不安，焦虑烦躁。庄礼兴教授认为，此时当急予醒脑开窍、重镇安神以醒神定痛。穴选督脉之素髎与水沟两穴，毫针刺，并予以快速捻转，180～200 次/分，强刺激，以眼球湿润为度。庄教授认为，此两穴侧重于开泄，在癫痫、神昏，甚至昏迷等状态下，有非常强的祛邪外出、醒神开窍之功。对于顽固性痛症的患者，即使神志清醒，也可酌情选用素髎与水沟，旨在重镇安神、醒神定痛。

三、局部镇痛

庄礼兴教授常采用局部围刺的治疗，以及在疼痛部位相应节段的夹脊穴针刺，并加用电针，密波刺激 10～15 分钟，后改为疏密波，继续刺激 15 分钟，加强镇痛效果。出针后，可在疼痛局部和相应节段夹脊穴加用火针散刺，以通络止痛。

四、调神针法指导耳针应用

庄礼兴教授常在治疗顽固性痛症的时候，多加用心穴和皮质下穴。PHN 为顽固性痛症中治疗较为棘手的一种，选用心穴，因其可宁心安神、活血通络以起到调神止痛之功。皮质下一穴为大脑皮层的在耳廓上的投影区，取之可抑制剧烈疼痛引起的大脑皮层的病理兴奋灶，从而起到安神镇痛之功。

五、突出单侧取穴

庄礼兴教授认为，一些调理脏腑功能的穴位，并非双侧取穴效果优于单侧取穴。相反，对于一些惧怕针刺的患者，双侧针刺还会增加其心理压力和不适感。此时，单侧取穴，既保证了疗效，又减少了患者的痛苦，节约了成本。

六、小结

带状疱疹后遗神经痛（PHN）为临床难治之症，应用庄氏调神针法，得到了满意的效果。不少学者认同止痛需从调神入手，庄氏调神针法从醒神定痛和调神止痛两方面，加强了常规针刺治疗本病的疗效。第一，庄氏调神针法可通过调理心神，发挥宁心安神的作用，缓解精神紧张和焦虑等情志异常症状，有利于减轻患者因心理因素而加重的痛觉感受。第二，庄氏调神针法调神定志，有效改善睡眠。睡眠充足时有助气血运行通畅，促进机体自我恢复。第三，庄氏调神针法通过针刺督脉醒神、调神，可以影响脏腑功能，进而起到调节气血、经络的作用，通则不痛，经脉通畅则疼痛自除。

使用庄氏调神针法治疗 PHN 疗效确切，操作简单，值得临床推广。

参考文献

[1] 贺君，严苗苗，刘慧．庄礼兴调神针法治疗中风后抑郁思路探讨 [J]．广州中医药大学学报，2018，35（4）：727-730.

[2] 周雪丰．庄礼兴教授调神针法经验总结及临床病案数据挖掘 [D]．广州：广州中医药大学，2017.

[3] 周柳，庄礼兴．庄礼兴教授运用靳三针调神针法治疗 Meige 综合征验案 [J]．中医药导报，2019，25（2）：115-116.

[4] 韩熠，庄礼兴．庄礼兴教授运用"调神针法"治疗 Meige 综合征经验举隅 [J]．针灸临床杂志，2018，34（2）：64-66.

[5] 张莞岚，李克嵩，庄礼兴．庄礼兴教授调神针法治疗运动障碍性疾病经验 [J]．成都中医药大学学报，2018，41（3）：89-90，94.

[6] 曾访溪．庄礼兴调神针法治疗痉挛性斜颈经验 [J]．广州中医药大学学报，2018，35（2）：345-347.

[7] Rowbotham M C, Davies P S, Fields H L. Topical lidocaine gel relieves postherpetic neuralgia[J]. Annals of neurology, 1995, 37（2）: 246-253.

[8] 唐晓，张娟．带状疱疹后遗神经痛药物治疗的合理选择 [J]．浙江中西医结合杂志，2017，27（1）：75-79.

[9] 刘明磊，刘明辉．透刺疗法配合弹拨推拿治疗肩关节周围炎的临床研究 [J]．中国实用医药，2016，11（8）：25-26.

[10] 刘义，冯慧，刘文娟，等．针刺对原发性失眠症患者觉醒状态调节作用及其相关神经电生理学效应研究 [J]．中国针灸，2017，37（1）：19-23.

[11] 王雷，周清辰，田鸿芳，等．基于带状疱疹后遗神经痛病症特点的针灸取穴、施术规律探析 [J]．中国针灸，2017，37（4）：429-431.

[12] 陈亮，唐乐微，杜怀斌，等．调神止痛法理论探析及临床应用 [J]．中国针灸，2015，35（4）：393-396.

[13] 李金霞，谢晶军，郭小青，等．"调神针法"对产后腰痛的影响：随机对照研究 [J]．中国针灸，2019，39（1）：24-27.

[14] 王琦，孙阁，孙雪娇，等．调神抑痛针刺法治疗卒中后中枢性疼痛引起的肢体运动障碍临床疗效观察 [J]．针灸临床杂志，2017，33（8）：4-8.

[15] 张雪，樊小农，罗丁，等．调神活血止痛针刺法治疗丘脑痛 [J]．中国针灸，2010，30（5）：367-370.

湖湘五经配伍学术流派中张力平衡针法临床运用及思考

（曹越　湖南中医药大学第一附属医院）

"五经配伍"作为湖湘针推学术流派的主要学术思想，强调的是经脉经穴和脏腑间的五行配伍、生克制化关系，通过调节病变脏腑对应经络的子母经、克侮经，使失衡的脏腑间的关系复归平衡，调控人体机能，有效治疗疾病。张力平衡针法是湖湘针推学术流派"针经治脏"中的重要改善痉挛性瘫痪的针刺法，笔者就湖湘五经配伍学术流派学术思想中张力平衡针法临床运用简单论述如下。

一、湖湘"五经配伍"理论

湖湘五经配伍针推学术流派可溯源至清朝同治年间，19 世纪 70 年代创建刘氏小儿推拿，历经六代传承发展至今。湖湘五经配伍针推学术流派是一个具有湖湘传统针灸推拿特色的学术群体，其核心学术思想为"五经配伍"。所谓"五经"，即指与五脏相关的心、肝、脾、肺、肾五经。《灵枢·海论》论述了体表与内脏的联系，"夫十二经脉者，内属于脏腑，外络于肢节"。《灵枢·经别》又云："十二经脉者，此五脏六腑之所以应天道也。"五经之间根据五行生克制化存在以下几种特定关系，即子经、母经、我克经、克我经。

"五经配伍"作为湖湘针推学术流派的主要学术思想，是根据五行相生相克理论、藏象学说及经脉脏腑相关学说等理论，强调经脉经穴及脏腑间的五行配伍、生克制化关系，在"虚则补其母，实则泻其子"的治疗原则下，运用针刺、艾灸和推拿等方法，对人体经络系统进行合理调节，选取本经、子经、母经、我克经、克我经腧穴，采用补母、泻子、抑强、扶弱等治疗方法，对五脏进行系统调控，从而达到治病求本的目的。

二、张力平衡针法

《难经·二十九难》曰："阴跷为病，阳缓而阴急，阳跷为病，阴缓而阳急。"根据该理论，脑梗死偏瘫痉挛所呈现的特征性改变，即筋肉拘急、屈伸不利，是阴阳脉气失调所致。《灵枢·根结》曰："用针之要，在于知调阴与阳。"《素问·至真要大论》所言"谨察阴阳所在而调之，以平为期"，明确指出了针灸治病的关键就在于调节阴阳的偏盛偏衰，以达到"阴平阳秘"，运动协调。

流派第五代传承人严洁教授明确提出："经脉与脏腑相关规律的主要体现为一经调控多脏与多经司控一脏。"一经调控多脏是指一条经脉，在循行路线上与多个脏腑、器官密切联系，彼此在功能上相互影响，所以一经可以调控多个脏腑、器官的生理功能，治疗多个脏腑的各种病证。多经司控一脏是指由于多条经脉在循行路线上与同一脏（腑）密切联系，功能上相互影响，可以调控同一脏（腑）的生理功能，治疗同一脏（腑）的各种病证，但各条经脉对同一脏腑的作用效应有差异。

张力平衡针法作为国家中医药管理局推广项目，主要针对中风后偏瘫痉挛患者，是一种根据中医经络理论和脑卒中偏瘫恢复的普遍性规律，结合神经生理学、康复学和经络理论，对传统针刺疗法进行了改进，发展出一种以打破上肢屈肌和下肢伸肌共同运动为特征的痉挛模式为主的针刺方法。中风偏瘫痉挛，上肢屈肌优势表现为上肢伸肌阳经所在相对弛缓，屈肌阴经所在相对拘急；下肢伸肌优势表现为下肢伸肌前部（为阴）相对拘急，屈肌后部（为阳）相对弛缓，阴阳失去平衡。因此，张力平衡针法是在痉挛关节处选取痉挛优势侧及非优势侧的有效穴位，施以不同手法（优势侧采用弱化手法，非优势侧采用强化手法），以协调肌群肌张力平衡为重点，通过调节阴阳，平衡主动肌与拮抗肌的肌张力，达到生物力学平衡，从而有效缓解痉挛，使运动协调而康复。

根据湖湘"五经配伍"理论，五行生克制化之理，确定补母、泻子、抑强、扶弱治疗原则，作为临床施治时取穴、主补、主泻依据，从而治标或治本。从取穴特点上，流派第六代传承人邵湘宁教授认为，"五经为本，取穴五经，意在调脏，达到治病求本的目的"。病证以虚证为主时以相生关系为主，病证以实证为主时以相克关系为主。如子母补泻法是在《黄帝内经》补虚泻实的治疗原则上，结合五行生克规律，提出"虚则补其母，实则泻其子"的补泻法。根据"虚补实泻、抑强扶弱"的治疗原则，辨证为实证，实则泻其子，扶助"我克"之经，即泻本经子穴、子经子穴，扶"我所胜"经；辨证为虚证，虚则补其母，抑制"克我"之经，扶助相表里之经，补本经母穴、母经母穴，泻"胜我"经，选穴采用辨证与辨经相结合，加局部选穴的原则。故基于湖湘五经配伍学术流派学术思想中张力平衡针法在痉挛瘫痪患者临床取穴治疗中，肝属木，本经即肝胆经；"生我者"水也，肾与膀胱经，"我生者"火也，心与小肠经，"克我者"金也，肺与大肠经，"我克者"土也，脾与胃经，"子母经"为心、心包经与肾经，"同名经"为心包经，"表里经"为胆经（表2-1和表2-2）。

表 2-1　痉挛瘫痪肝经实证张力平衡针法

相关经络	我经（主）			子经	母经	我克经	克我经
	本经	同名经	表里经				
肝经实证	肝经（泻）：行间	心包经（泻）：劳宫	胆经（泻）：阳辅	心经（泻）：少府	—	脾经（补）：太白	肺经（补）：太渊

表 2-2　痉挛瘫痪肝经虚证张力平衡针法

相关经络	我经（主）			子经	母经	我克经	克我经
	本经	同名经	表里经				
肝经虚证	肝经（补）：曲泉	心包经（补）：曲泽	胆经（补）：侠溪	—	肾经（补）：阴谷	脾经（泻）：商丘	肺经（泻）：经渠

　　五经配伍理论以中医五行生化理论为核心，人体经络为基础，整体观念和辨证论治为方法，早期结合小儿体质特色，形成了刘氏小儿推拿，再经历数代传承人不断开拓创新，发展演化，经历了多个阶段。五经配伍理论结合了五行学说的相生相克理论、藏象学说及经脉脏腑相关学说等理论，强调经脉、经穴及脏腑间的五行配伍、生克制化，主张以五经腧穴为核心，通过经络辨证，找到相应的"我生经、生我经、我克经、克我经、相乘经及反侮经"，以和五行、控五经、调五脏，达到调控人体机能的目的。根据五经配伍理论临床治疗痉挛瘫痪类疾病，维持事物之间的稳态结构，以此调节脏腑气血阴阳，使之达到五脏安和之状态，体现了中医诊疗过程的整体观。

参考文献

[1] 夏云，温骏，卢小叶，等 . 湖湘针推学术流派"五经配伍"论治中风后尿失禁 [J]. 中国针灸，2017，37（1）：66-68.

[2] 刘密，雷毅军，刘迈兰，等 . 湖湘五经配伍针推学术流派"灸经治脏"学术思想剖析 [J]. 中华中医药杂志，2015，30（10）：3423-3426.

[3] 沈菁，严洁 . 经脉（穴）与脏腑相关效应规律的研究进展 [J]. 湖南中医药大学学报，2008，28（1）：76-77，80

[4] YAN Jie, YANG Ren-da, HE Jun-feng, et al. Effect of acupuncture at different meridian acupoints on changes of related factors for rabbit gastric mucosal injury. World J Gastroenterol, 2005, 11（41）: 6472-6476.

[5] 邵湘宁 . 刘氏小儿推拿取穴特点刍议 [J]. 湖南中医杂志，2005，21（5）：54-73.

[6] 柯超，邓泽成，单生涛，等 . 湖湘针推学术流派"五经配伍"治疗小儿脑瘫 [J]. 长春中医药大学学报，2018，34（6）：1116-1118，1214.

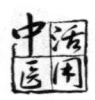

过关通经针法治疗肩周炎临床体会

（木巴热克·麦麦提　新疆维吾尔自治区维吾尔医院）

笔者因全国中医临床特色技术传承人才培训项目，有幸跟师澄江针灸学派王欣君老师。在跟师过程中，王欣君老师强调治疗时针刺要准、稳、轻、快，即要准确地直至病处，持针要稳，针下手要快，手法要轻柔。针刺手法的轻重要根据患者自身的情况选择，针刺的刺激量不是恒定不变的，而是随证变化、因人而异、因病而异的。老师在治疗膝关节炎、肩周炎时常采用"关刺"法针刺，即直接在病灶关节附近的肌腱上用较深和较强的刺激，以疏通经络，又称为"过关通经法"。

乌鲁木齐昼夜温差大，肩周炎患者较多，本院在治疗上多数以推拿松解、常规针刺手法止痛、拔罐、中药封包、关节运动训练为主治疗，虽说有一定的疗效，但治疗疗程和周期较长。跟师学习后，笔者运用过关通经针法治疗肩周炎 8 例，均取得了较好的疗效，治疗效果不仅快且显著，2 名患者治疗 2 次后关节活动恢复正常，其余 6 名患者治疗 4～5 次后患者的活动受限症状明显好转，疼痛明显减轻。

一、验案举隅

患者，男，59 岁，以左肩关节不能上举 1 周为主诉就诊。

查体：左肩关节喙突及肱二头肌长头腱结节间沟处、三角肌肩峰端、冈上肌压痛明显，搭肩实验（＋），左肩关节后伸 30°，外展 50°。

治疗方法：患者取坐位，嘱患者活动患侧肩关节，医者仔细地通过触扪、循推、按压的方法，用食指、中指、无名指的指腹循序按压，由轻到重、由浅层到深层仔细推寻滑动按揉，寻找结节、条索物或疼痛点，即"扳机点"；结合肩关节运动力线、疼痛点、解剖结构，以一点一线一面定治疗点，一般角肌（前、中、后束）、肱二头肌长头肌腱、冈下肌、大圆肌、小圆肌等起点，肱二头肌短头肌腱、肩胛下肌止点均是肩周炎患者常见的疼痛点，即臂臑、天宗、肩贞、曲垣等穴处；选好进针点后局部皮肤消毒，用0.40mm×75mm 的环球牌针灸针，与皮肤成 0～15° 进针直至目标，以浅、中、深的层次到达病理反应区域，向前、向后、向斜上斜下反复刺激松解 3～4 次，嘱患者活动患肩，再在另一个疼痛点进针行过关通经针法，每 2 日 1 次，共 5 次。在针灸过程中，不应损伤骨表、韧带、筋膜、肌肉、血管。也就是说，针刺时要注意，骨穿刺不损伤肌腱，肌腱穿刺不伤害肉，肉刺穿不损伤静脉，静脉不伤害皮肤，皮肤穿刺不伤害肉，肉穿刺不损伤肌腱，肌腱穿刺不会损伤骨头。

二、临床体会

肩周炎是以肩痛及肩关节活动不利为主要特征的肩部经筋病变。《素问·五脏生成》云："诸筋者，皆属于节。"《灵枢·经脉》云："骨为干，脉为营，筋为刚，肉为墙，皮肤

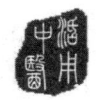

坚。"《素问·痿论》云："宗筋主束骨而利机关也。"也就是说，筋附着并且连属于骨节，筋力坚韧，能约束、联缀骨骼和肌肉，使整个人类躯体功能得以发展保持一定的位置和形态。全身各个关节的运动滑利，主要是靠筋的连属作用。经皆有筋，经筋有病，病各有治。马莳《灵枢注证发微》云："各经皆有筋，而筋又有病，及各有治法，故名篇。"筋发病特点是沿着循行的部位发生，有筋急（转筋、痛）、筋纵（迟缓）。《天年》《刺骨》《灵枢》等章节指出，解筋益气是经筋的生理正常状态，聚集挛缩是经筋的病理表现。《灵枢·经筋》记载了"燔针劫刺，以知为数，以痛为输"的针刺特点。因此，针对肌肉经络疾病的特点、局部解剖特点、局部痛点进行针灸定位，以消炎、修复组织为原则，以消除疼痛、恢复功能为目标的长针针法被称为"过关通经法"。过关通经针法直刺病所，定位进行准确，直接松解疼痛点，改善患者血液系统循环，促进组织炎症的吸收，从而可以有效缓解肩周炎的疼痛及功能活动受限。

参考文献

[1] 刘海蓉，张建斌，郝晓慧.腧穴诊察法的临床运用 [J].吉林中医药，2014，34（4）：342-346.

[2] 王玮佳，修忠标.基于经筋理论指导针刀治疗肩周炎的临床意义 [J].亚太传统医药，2018，14（4）：119-121.

基于"扶阳理论"浅析温通三阴法在功能性腹痛综合征中的运用

（田锋亮 重庆市中医院）

功能性腹痛综合征（FAPS）是指持续或反复发作的腹部疼痛，与进食、排便、月经关系不大的功能性疾病，临床多表现为反复腹痛、腹胀、腹泻等，甚至可出现抑郁、焦虑等心理障碍。指南中给予解痉止痛、小剂量三环类抗抑郁药及其他对症处理，疗效参差不齐且易复发。笔者结合郑钦安"阳统乎阴，阳者，阴之主也，阳气流通，阴气无滞"的阳主阴从理论，认为腹痛反复发作多由三阴脏经络不通及不荣引起，采用温通三阴法治疗本病取得了很好的临床效果，现浅析如下。

一、扶阳理论概述

《素问·生气通天论》云："阳气者，若天与日，失其所则折寿而不彰，故天运当以日光明，是故阳因而上，卫外者也。"扶阳学术流派认为阳气是人生命的根本，在人的生、长、壮、老、已过程中发挥着重要的作用，我们应时刻注意保护人体阳气的一种医学思想，在治疗阳虚类疾病过程中，认为三阴经（太阴脾经、少阴肾经、厥阴肝经）寒化是病机关键，最终形成水寒土湿木郁，提出了温阳、助阳、壮阳、固阳、回阳、救阳以及潜阳

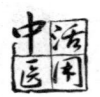

等治法。方用附子四逆汤类方、桂枝汤类方、理中汤方、建中汤类方、麻黄细辛附子汤、大回阳饮、潜阳封髓丹等，药物常以附子、干姜、肉桂、吴茱萸等温里药为核心，可扶助阳气，温化寒湿，温通经络。

二、功能性腹痛与三阴脏寒的关系

腹痛是胃脘以下，耻骨毛际以上部位发生的疼痛，中医学认为其病机为脏腑气机不利，经脉气血阻滞，脏腑经络不通失养，且多不外寒、热、虚、实、气滞、血瘀六个方面，但其常相因或相兼为病。临床根据腹痛的部位、疼痛性质、发作缓急、持续时间、伴发症状等，进行辨证论治。

《医法圆通·腹痛欲绝》云："凡腹痛欲死之人，细察各部情形，如唇舌青黑，此是阴寒凝滞，阳不运行也，急宜回阳。"《诸病源候论·久腹痛》云："久腹痛者，脏腑虚而有寒，客于腹内，连滞不歇，发作有时，发则肠鸣而腹绞痛，谓之寒中。"综上所述，腹痛反复发作不愈多与阳虚有寒、阴寒凝滞有关。笔者认为功能性腹痛病程较长，多因失治、误治，迁延不愈，病史多大于6个月，以隐痛为主，部分患者疼痛剧烈，生活受到影响，但多腹软、喜温喜按。病位在腹部，腹为阴，为肝、脾、肾三阴脏之地，考虑多因三阴脏寒，阳气亏虚，腹部失于温煦，阳气无力推动气血的运行，引起脏腑气机不利，经脉气血阻滞，脏腑经络失温失养，不通不荣则痛。其发作加重可能与外邪侵袭、饮食内伤、情志不调有关，但其内在本质在于肝、脾、肾三脏阳气不足，后续可继发气滞血瘀水停可能。气滞湿阻血瘀日久有化热可能，从而出现虚实夹杂、寒热错杂之候。

《谦斋医学讲稿》云："懈息、忧郁、胆怯、头痛、麻木、四肢不温等，便是肝阳虚的证候。"肝性主升主动，主疏泄，主情志，而条达、升动就是肝阳气的特性，而FAPS患者部分可合并抑郁或夹杂焦虑的心理问题，表现为情绪低落、时而烦躁、兴趣缺乏、语音低微或亢奋、反应迟钝等症，均考虑与肾水脾土不温，肝阳不足，升发不及，肝气不舒，呈现出阳衰阴盛或虚阳上浮之候有关。

《伤寒论》第167条："病胁下素有痞，连在脐旁，痛引少腹入阴筋者，此名脏结，死。"从《伤寒论》中可知，腹痛部位因三阴脏侧重不同而部位不同，太阴多见脐周大腹痛，少阴多见下腹痛，厥阴多见两胁腹及少腹痛为主。而三阴脏之间相互影响，如《四圣心源》所言"盖厥阴肝木，生于肾水而长于脾土，水土温和，则肝木发荣，木静而风恬，水寒土湿，不能生长木气，则木郁而风生"。肝木生于肾水，长于脾土，肾水温，肝血温，肾火生脾土，三阴脏互生互用，如出现命门火衰，中土不化，肝木不升，导致生克制化异常，三阴脏寒，继而引起气机阻滞，气血失和，导致腹痛发生。

三、温通三阴法的理论及用药分析

《医学真传·腹痛》云："夫通则不痛，理也，但通之之法，各有不同。调气以和血，调血以和气，通也；下逆者使之上行，中结者使之旁达，亦通也；虚者助之使通，寒者温之使通，无非通之之法也。"温通三阴法源于扶阳理论的扶阳治法，针对三阴脏，采用

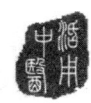

温补脾肾，温升肝木，温补通络止痛之法治疗，方用吴茱萸四逆汤合当归芍药散加减，由附片、干姜、肉桂、桂枝、吴茱萸、细辛、乌药、小茴香、当归、芍药、川芎、茯苓、白术、炙甘草组成。

方中附子既下温肾阳，又中温脾阳，因其具有辛散之性，还可温阳通络；干姜为温煦中焦之主药，尤宜于脾胃寒证，同时还可助附片以温肾阳；炙甘草补土伏火，吴茱萸辛苦而热，为足厥阴肝经专药，能散厥阴之寒，而升举足厥阴肝木之阳气。当归芍药散以归、芍养血，苓、术扶脾，泽泻泻其有余之旧水，芎畅其欲遂之血气，且中气生于相火，相火降于甲木，方用芍药降甲木而敛相火，相火降则中气运，其性寒味苦，与附、姜、桂枝同用，化合其苦寒之性，不伤土气而败相火。如出现虚实夹杂、寒热错杂之候，可酌情合用潜阳封髓丹、乌梅丸加减。

四、中医外治法的使用及调摄

根据三阴脏寒的病机，可配合穴位使用艾灸、按摩、针刺及热熨疗法，以改善腹痛症状，同时嘱患者忌食生冷油腻，顾护阳气，适当运动。

应用李可土伏火法治疗儿童慢性咳嗽 200 例临床分析
（杜咏琴　酒泉市肃州区妇幼保健院）

咳嗽是儿童呼吸系统疾病最常见的症状之一。根据病程的长短，儿童咳嗽分为急性咳嗽（病程在 2 周以内）、迁延性咳嗽（病程在 2～4 周）和慢性咳嗽（病程超过 4 周）。研究表明，引起我国儿童慢性咳嗽的前三位病因有咳嗽变异性哮喘、上气道咳嗽综合征、呼吸道感染后咳嗽，本病归属于中医学"咳嗽"范畴。

《素问·咳论》曰："帝曰：六腑之咳奈何？安所受病？岐伯曰：五脏之久咳，乃移于六腑。脾咳不已，则胃受之，胃咳之状，咳而呕……此皆聚于胃，关于肺，使人多涕唾而面浮肿气逆也。"这一论述正是李可老中医土伏火法治疗咳嗽的理论基础。李可中医学术流派国家传承基地负责人吕英教授，对儿童慢性咳嗽等疾病的诊治有深入的认识，经验丰富，依据土伏火法创立了乾坤大挪移方，临床疗效显著。笔者有幸跟师学习，之后独自临证应用该法治疗儿童慢性咳嗽病例 200 例，临床疗效满意，现总结分析如下。

一、资料及方法

1. 一般资料　选取肃州区妇幼保健院 2019 年 7 月至 2020 年 4 月儿科门诊及住院就诊患儿 300 例，随机分组，观察组 200 例，对照组 100 例。年龄最大 7.6 岁，最小 8 个月，平均年龄 3.1 岁。

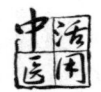

2.诊断标准　咳嗽为主要或唯一的临床表现,病程＞4周、胸部X线检查未见明显异常。

3.治疗方法　观察组:纯中药治疗,基础方选乾坤大挪移方,组成为附子(先煎)1份,生甘草2份,炙甘草2份。患者咳嗽乏力、咳声低微加四君子汤;干咳少痰加沙参麦冬汤,痰多质稀可加二陈汤等。根据患儿年龄及体重处方剂量,但基础方剂量比例不变。每1～2日1剂,加水700～1200ml,文火煮1～2小时,取汁50～100ml,分1～2日服。

对照组:选用小儿清肺止咳颗粒口服。小儿清肺止咳颗粒成分为麻黄、苦杏仁(炒)、石膏、甘草、黄芩、板蓝根、北豆根。辅料为蔗糖、糊精。

4.疗效判断标准　以治疗两周为参考标准。显效:咳嗽症状消失;有效:咳嗽症状次数明显减少,程度明显减轻;无效:咳嗽症状未见明显改善。

二、结果

观察组:经1～2个疗程治疗,咳嗽咳痰症状消失无复发者164例,占82.0%,咳嗽症状次数明显减少,程度明显减轻者32例,占16.0%,咳嗽症状未见明显改善4例,占2.0%。总有效率98.0%。

对照组:经1～2个疗程治疗咳嗽咳痰症状消失无复发者46例,占46.0%,咳嗽症状次数明显减少,程度明显减轻者12例,占12.0%,咳嗽症状未见明显改善42例,占42.0%。总有效率58.0%。

三、讨论

古医籍中有关咳嗽的论述较多。《素问·咳论》云:"五脏六腑皆令人咳,非独肺也。"又云:"此皆聚于胃,关于肺。"说明虽然五脏六腑皆令人咳,非独肺也,但终是阳明不降、肺气上逆,而肺胃土金合德,同属阳明,故云"此皆聚于胃,关于肺"也。

有关小儿咳嗽的记载,首见于《诸病源候论·嗽候》,小儿脏腑娇嫩,形气未充,为稚阴稚阳之体,这一体质特点决定了小儿时期卫外不固,易受邪侵,易伤阳气。故在临床辨证中,小儿慢性咳嗽需要在考虑肺脾气虚、阴虚燥咳、痰湿阻肺等证型的基础上,注意恢复稚阴稚阳之体。《中国儿童慢性咳嗽诊断与治疗指南(2013年修订)》为儿童慢性咳嗽的病因诊断及治疗提供了思路的同时,也凸显中医、中西医结合方法在儿童慢性咳嗽的治疗中的优势。

李可老中医参悟《周易》之"《象》曰:大哉坤元,万物滋生,乃顺承天",结合先后天八卦,参悟出自然界的"土伏火"法,即后天胃气(中气)乃先天肾气之根,生命之延续全赖中气之滋养、灌溉,土能生万物,无土不成世界。人身是一个小宇宙,若能达到自强不息,又可厚德载物,自然能够形与神俱,尽终其天年。乾坤大挪移方中甘草补脾益气,厚土;制附子通过温肾而温煦后天之本脾胃;二者相合厚土伏火。中气旺则左升右降,斡旋运转不停,五脏得养,生生不息,阳明太阴各循其道。同时阳明之降乃人身最大降机,阳明阖,坎水足,阳明一降则肺胃同降,咳嗽则愈。

作者以李可老中医的"土伏火大法"为指导,选用乾坤大挪移方加减治疗儿童慢性咳

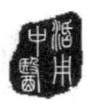

嗽，方法简单，针对部分小儿喂服药物困难，服药量难以保证，影响疗效的，还可以使用中药雾化吸入法，对于患儿痛苦小，疗效显著，家长易于接受。疗效明显优于对照组，便于推广。

当然，针对此类患儿，要做好日常保健，合理搭配膳食，适量运动，在换季及气温变化时及时加减衣服，且忌食寒凉，保护脾胃，提高患儿抗病能力，减少感冒发生。

参考文献

[1] 中华医学会儿科学分会呼吸学组慢性咳嗽协作组，《中华儿科杂志》编辑委员会. 中国儿童慢性咳嗽诊断与治疗指南（2013 年修订）[J]. 中华儿科杂志，2014，52（3）：184-188.

[2] 中国儿童慢性咳嗽病因构成比研究协作组. 中国儿童慢性咳嗽病因构成比多中心研究 [J]. 中华儿科杂志，2012，50（2）：83-92.

[3] 汪受传. 中医儿科学 [M]. 北京：中国中医药出版社，2013：82-83.

[4] 中华医学会呼吸病学分会哮喘学组. 咳嗽的诊断和治疗指南（2009 版）[J]. 中华结核和呼吸杂志，2009，32（6）：407.

[5] 吕英. 气一元论与中医临床 [M]. 太原：山西科学技术出版社，2012：58-59.

"经筋理论"指导针刀治疗中风恢复期肘关节痉挛

（张谦　甘肃省中医院）

一、特色技术渊源

经筋主要起着联结人体四肢百骸及维持人体运动力量的作用，靠脏腑经脉气血的濡养，才能得以维持功能。经脉藏于经筋之中，经筋护卫经脉，促进调节经脉中气血正常运行的作用。或者说经筋的舒缩有调节气血流量、流速的作用。其检查方法为，以拇指或食指的指腹或侧面进行按压、点压、推移诊察。遵循自上而下，或自下而上，先点后线，由线至面，再至拮抗面整体的顺序沿经筋进行逐一寻查。经筋是以阴阳命名的，从阴阳观点看，一切事物可分为阴和阳，阴阳之间相互对立，相互联系。手足三阳经筋分布于人体躯干与四肢背侧（阳面）；手足三阴经筋分布于人体躯干与四肢前面（阴面）。阳损于外，阴结于内，在治疗中，王海东主任不仅重视了背部、督脉、太阳经筋的损伤，而且重视阴经结于内，即颈、胸、腹部位的经筋损伤、挛缩、粘连和瘢痕，造成人体前后阴阳的力平衡失调，是形成患者驼背、畸形的关键因素。《灵枢·刺节真邪》指出："一经上实下虚而不通者，此必有横络盛加于大经，令之不通，视而泻之，此所谓解结也。"《素问·长刺节论》曰："病在筋，筋挛节痛，不可以行，名曰筋痹。"《灵枢·经

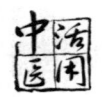

筋》曰："经筋之病，寒则反折筋急，热则筋弛纵不收，阴痿不用，阳急则反折，阴急则俯不伸。""其病足下转筋，及所过而结者皆痛及转筋。"明代张介宾《类经》曰："虽经筋所行之部，多与经脉相同，然其所结所盛之处，则唯四肢溪谷之间为最，以筋会于节也。筋属木，其华在爪……上于颈项，终于头面，此人身经筋之大略也。"王海东主任在颈胸段松解时，在阳面以松解足太阳经筋为主（重点在背俞穴）。如果患者以驼背、畸形为主，出现胸闷、气短等症状，且胸廓活动度变小，治疗方面主要以前区胸腹段为主，针刀主要松解手太阴经筋（重点在胸锁关节、胸肋关节、腹外斜肌、腹内斜肌、胸锁乳突肌、胸小肌、胸骨肌）为主。因此，在治疗中风恢复期肘关节挛缩时，对以上区域的筋结展开松解，就可以达到调节力平衡失调，进而恢复人体阴阳平衡的治疗目的。

在整体性望诊，详细询问病史，掌握病情，确定病变大致部位的基础上，进一步检查，找出结筋病灶。病灶往往表现为挛缩、结聚、痿软，局部触诊常见结节、条索或松弛，当触及病灶时，患者往往有酸、麻、胀、痛、沉、灼热、针刺样、触电样传导等感受。浅层病变的硬结条索很易摸到，触压痛明显，易推动；深层病变的硬结、条索需用力按压、拨动才能触及，且压痛深在，酸胀感明显，不易推动，触压的重点在经筋循行部位。

中风为临床常见的脑缺血性或脑出血性疾病，具有发病突然、进展迅速等特点。中风恢复期肘关节痉挛为中风患者最常见的一种疾病进展期表现，临床主要表现为上肢屈肌痉挛。中风患者出现肘关节痉挛后可影响各项功能恢复，阻碍其康复进程，降低患者生活质量，需及时治疗。筋脉为经脉的重要组成部分，可联络脏腑肢节，维持躯体活动，运行全身气血。肘部经筋为整个经筋系统的一部分，根据古经文对经筋的论述，加上历代医学家对经筋理论的继承与发展，经筋理论可用于指导肘关节痉挛治疗，并且逐渐受到重视。

二、操作方法

基于经筋理论针刀治疗，定点取肱二头肌、肱二头肌肌腱膜与肌肉移行处为 A、B 点，A、B 连线的中点为 C 点。取仰卧位，使上臂外展外旋，充分拉开肘关节，掌心朝上，上肢平放。常规消毒施术局部，于定点处按压肌腱，右手持针刀进针，破开皮肤后感觉到肌腱张力增高、坚硬，此时将刀口调转，与肌腱呈 90°，提插切割 2～3 下，对定点肌腱约 1/3 的肌纤维进行切割。操作时感觉如刺穿拉紧的橡皮筋，张力突然降低，出针刀后将针孔按压止血，贴创可贴。其余进针点均采用 4 步进针法，以切割为主。每周治疗 1 次，5 次为 1 个疗程，持续治疗 5 周。

三、讨论和思考

中风恢复期出现痉挛，在中医学中无专门对应的术语，在治疗上可将其归为"痉证""经筋病"等范畴。痉挛状态为中风后常见的一种后遗症，中风患者阴阳失衡、阳气不足，使得阴脉挛急而致痉证。针刀疗法为中医学"针刺"与现代医学有机结合的一

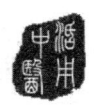

种产物，为传统针刺疗法的继承与发扬，一方面可发挥针刺作用，对局部穴位进行良性刺激，从整体调节气血及阴阳平衡，另一方面又可发挥外科手术"刀"作用，对局部粘连进行剥离、松解，加强对穴位及病变组织的刺激强度，更好激活机体康复功能，达到治疗目的。小针刀疗法可在保留适当肌张力的前提下，对挛缩肌腱进行切割松解，在延长肌腱的同时可增加关节活动范围，还可降低主动肌肌张力，建立痉挛肌与拮抗肌的力学平衡，通过小针刀切割、松解，重新调整肌肉、关节负重力线，可较好地稳定关节活动。

中风虽然属中医内科脏腑病范畴，但中风所致的肢体瘫痪与经筋所司的运动功能有密切关系。根据经筋理论"病在筋，调之筋"之说，从经筋力学规律出发，设计对应的中医康复治疗方案，可更好缓解肢体痉挛状态，从而改善患肢运动功能。针刀对肘关节痉挛治疗点多在手六经上，针刀局部治疗可使肘关节经络气血畅通，调节阴阳。现代医学证实，中风后痉挛性瘫痪为上运动神经元受损，从抑制状态进入亢进状态，同时合并上运动神经元损害的阳性、阴性症状，多种因素共同导致运动障碍。针刀疗法可松解肘关节运动肌粘连、瘢痕、挛缩等，直接对高应力点减张、减压，可降低肌纤维张力，促进力学平衡恢复，改善局部微循环，缓解长期痉挛所致的缺氧、缺血，进而改善临床症状。

参考文献

[1] 王倩 . 针刺结合中药熏洗治疗中风恢复期肘关节痉挛的临床观察 [J]. 按摩与康复医学，2020，11（23）：16-18.

[2] 刘伟基，岳峰杰，要金元，等 . 基于经筋理论小针刀治疗膝关节骨性关节炎的临床应用分析 [J]. 山西中医学院学报，2019，20（3）：202-203.

[3] 曾强，杨国强，杜元会，等 . 小针刀疗法治疗中风后痉挛状态的临床效果观察 [J]. 临床医药文献电子杂志，2019，6（16）：12-13.

[4] 丁敏，冯骅，靳长旭，等 . 小针刀疗法治疗中风后痉挛状态的临床效果 [J]. 中国医药导报，2018，15（3）：155-158.

[5] 刘星，邓慧明 . 针刀治疗中风恢复期肘关节痉挛的临床效果 [J]. 中国医药导报，2018，15（21）：138-141.

[6] 高森，刘琪，苏鑫童，等 . 论以经筋理论指导中风后上肢痉挛性瘫痪的中医康复治疗 [J]. 中医药学报，2019，47（5）：75-77.

高原眼针初验

（白永玲　互助县中医院）

一、特色技术渊源

眼针疗法是彭静山老先生耳聋后利用视力探索出诊治疾病的新方法，受启发于《证治准绳》中看到的"目形类丸，瞳神居中而前，如日月之丽东南而晚西北也。内有大络六，谓心、肺、脾、肝、肾、命门各主其一；中络八，谓胆、胃、大小肠、三焦、膀胱各主其一；外有旁支细络，莫知其数。皆悬贯于脑，下连脏腑，通畅血气往来以滋于目。故凡病发，则有形色丝络显现，而可验内之何脏受病也"。彭老根据这段话，总结出观察白睛脉络形色变化来诊断疾病的方法，进而根据五轮学说、八廓八卦学说发展为眼针疗法。彭老起初用眶内直刺法治疗中风病和各种疼痛性疾病，往往效如桴鼓，现在出于安全性考虑，大多用眶缘平刺法。我科自 2020 年引进眼针疗法并取得了良好疗效。

我所在的康复科，治疗疾病大多以中风后遗症和小儿脑瘫为主。我科引进眼针疗法，并开展王鹏琴老师提出的眼针带针康复疗法用于治疗脑血管病后遗症，取得一定疗效后，积极创新，把该疗法应用于小儿脑瘫的针灸治疗中。我的家乡青海省互助土族自治县，是青藏高原东部的一个县城，海拔 2800 米，是少数民族聚居的地方。全国脑瘫的发病率为2.48%，而青海地区由于高寒缺氧、文化程度低等因素，发病率为 5.4%。该病给社会和家庭带来了沉重的负担。中医学对本病的治疗主要包括针灸、推拿、中药等，任何单一的短期治疗对该病都没有明显的疗效，且在同一穴位长期针刺往往会引起穴位疲劳和患者痛苦。考虑到小儿易于哭闹，不配合，我科在针具上选择了易于操作的揿针，首次在小儿脑瘫中使用，揿针固定在眼周穴区，带针进行康复训练，是将眼针疗法和现代的康复结合在一起。

二、眼针操作方法

1. **针具选择**　0.22mm × 1.5mm 的一次性揿针。

2. **眼针穴区选择**　上焦区、肝区、肾区、下焦区。体位选择仰卧位。

3. **针刺手法**　用 75% 酒精棉球对穴位皮肤常规消毒，采用眶外直刺法。持揿针的胶布一头在距眼眶内缘 2mm 的穴区部位，进行直刺操作，刺入真皮，至皮下组织，针体全部进入该穴区内，按压胶布。留针 0.5～2 小时，期间可进行肢体康复训练。起针时以刺手的拇、食二指提起贴布，即已出针，出针后即刻用干棉球按压针孔。

4. **治疗频次**　每次 0.5～2 小时，每周治疗 5 次，2 周为 1 个疗程，可与头针、体针交替针刺。

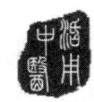

三、讨论和思考

脑瘫属中医学"五迟""五软"等范畴，病机为先天禀赋不足，后天失养，致脑窍不足、神机失用。冯兆张《锦囊秘录》言"脑为元神之府，主持五神，以调节脏腑阴阳，四肢百骸之用"，说明该病与脑密切相关。而开篇引用《证治准绳》中的那段话说明眼内有大络、中络、旁支细络均悬贯于脑，且下联脏腑。而十二经脉除肺、脾、肾、心包，其余八条经脉以眼为集散地，加上表里关系，十二经脉直接或间接地都与眼有联络，更说明了眼与脑、脏腑、经络的密切联系。从现代医学角度来说，眼区的皮下有丰富的躯体感觉神经和血管网，血管网上有内脏感觉神经末梢，而这些血管网与脑血管均来自颈内动脉系统，针刺相应的眼区可以达到滋养脑窍、调节脏腑、疏通经络的作用。《医宗金鉴·幼科心法要诀》曰："小儿五迟之证，多因父母气血虚弱，先天有亏，致儿生下筋骨软弱，行步艰难，齿不速长，坐不能稳，要皆肾气不足之故。"《张氏医通》指出其病因为"胎弱也，由父母精血不足，肾气虚弱，不能荣养而然"。这都说明脑瘫的发病除了脑，还与肝、肾有密切关系，故取穴上选择上焦、下焦、肝、肾。

揿针技术起源于《黄帝内经》的"浮刺""毛刺""扬刺""半刺""直刺"。揿针是皮内针的一种，形似图钉，最早由承淡安院士开始推广、传播，经过多次改进后，可直接固定于皮肤，操作简便、安全。由于小儿脏腑娇嫩，形气未充，历代医家对小儿针灸慎之又慎。早在先秦时期，《灵枢·逆顺肥瘦》就明确指出"婴儿者，其肉脆，血少气弱，刺此者，以毫针，浅刺而疾发针，日再可也"。而揿针针体极细，针具极短，可以固定于皮肤，小儿哭闹、活动都不受影响。我科主要用揿针固定在眼周穴区行带针康复，因针具极小，针刺时基本无痛苦，可以跟体针、头针交替治疗，可缓解穴位疲劳。带针时，针具可以刺激穴区的躯体感觉神经和血管网，改善脑供血，此时行康复治疗事半功倍。

脑性瘫痪是由于多种原因导致的非进行性脑损伤综合征，主要表现为中枢性运动障碍以及姿势异常，还可伴有智力低下、癫痫、感知觉障碍、语言障碍及精神行为异常等，是引起小儿机体运动残疾的主要疾病之一。脑瘫是目前世界公认的难题，医学界尚无令人满意的治疗手段，须多种刺激和治疗，而针灸方面，传统的针灸已不能满足患者高效、无痛的临床需求。眼区揿针带针康复技术无痛、安全、有效，患儿易于接受，为脑瘫儿童探索出了一种新的治疗方法。

针灸治疗慢性功能性便秘临床疗效

（邓远秀　凉山彝族自治州宁南县中医医院）

慢性功能性便秘主要是由结直肠动力逐渐下降、盆底肌肉功能发生异常、高敏感性肠

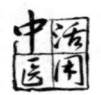

道引起的。鉴于国内 2013 年制定的慢性便秘诊治指南中，予以该疾病患者针灸疗法，在改善其临床症状的同时缓解抑郁焦虑情绪，且电针疗法十分安全，可有效提升慢性便秘患者的自主排便次数，缓解粪便性状，减轻排便困难程度。因此，就 70 例慢性功能性便秘患者作为研究对象予以不同治疗方法进行对比，结果如下。

一、资料与方法

1. 资料　将 2019 年 7 月—2021 年 1 月收治的 70 例慢性功能性便秘患者分为对照组及观察组。其中观察组，男女例数分别占 29 例、6 例，年龄 31—67 岁，平均年龄（48.52 ± 5.28）岁；对照组，男女例数分别占 30 例、5 例，年龄 30—69 岁，平均年龄（49.33 ± 6.05）岁。两组一般资料无差别，即 $P > 0.05$。临床效果分为显效、有效和无效。Wexner 便秘评分为排便频率、疼痛评估、不尽感评估、腹痛评估、排便时间、辅助方式、24 小时尝试排便失败次数以及便秘病程等，分值范围为 0～30 分，得分越高说明患者的便秘程度越重。

2. 方法　对照组予以普通针刺法治疗：根据《针灸学》进行选穴及展开各项操作，将中穴位分为两组，穴位交替，一组穴位主要包括次髎、大肠俞、肾俞、脾俞等，患者取俯卧位。另一组穴位取上巨虚穴、足三里、气海、天枢以及支沟，取患者的仰卧位。具体的操作为，取患者次髎穴，针刺时在其第 2 骶后孔直接刺入；取患者背俞穴需要控制其针刺深度、角度与方向。取患者腧穴针刺时进针得气选择捻转补泻补法与提插法，每天针刺 1 次，每次的留针时间为 30 分钟。

观察组予以温针灸治疗：穴位同样也被分为 2 组，指导患者分别保持俯卧位和仰卧位进行取穴。两组穴位需要交替进行，若患者保持俯卧位，需要针刺其中髎、下髎、大肠俞以及脾俞等穴位，在针尾对患者进行温针灸；若患者为仰卧位，需要取其穴位足三里、气海以及天枢针尾进行温针灸。具体操作方法为得气后在患者的中髎及下髎穴后针感直接向肛门部进行传导，适度控制针刺深度，此时需要取 1.5cm 的艾卷，在艾卷下部做一深孔，大约 1cm，将其针尾上放置；点燃艾卷，燃烧一定数量的艾绒；针对腧穴开展温针灸，留针时不需要行针，且需要严格注意艾绒燃烧时的温度，若温度较高，需要取纸片垫在患者的腧穴上部，避免患者发生烫伤；等到艾绒烧尽清理灰烬，约留针 30 分钟可取出，每天 1 次。

3. 统计学方法　借助 SPSS22.0 统计学软件分析数据，其中计量资料为以（$\bar{x} \pm s$）表示，组间比较采用 t 检验；计数资料用率（%）表示，采用 x^2 检验。$P < 0.05$ 为差异有统计学意义。

二、结果

1. 评定临床效果　对照组总有效率（74.28%）与观察组总有效率（97.14%）相比，治疗效果差异显著，且 $P < 0.05$（表 2–3）。

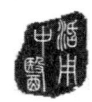

表 2-3　评定临床效果（n，%）

组　别	例　数	显　效	有　效	无　效	总有效率
观察组	35	21（60.00）	13（37.14）	1（2.85）	34（97.14）
对照组	35	18（51.42）	9（25.71）	9（25.71）	26（74.28）
x^2					7.4667
P					0.0062

2. 评定 Wexner 便秘评分　治疗前，对照组 Wexner 便秘评分与观察组相比，$P > 0.05$；治疗后，对照组与观察组相比，$P < 0.05$（表 2-4）。

表 2-4　评定 Wexner 便秘评分（$\bar{x} \pm s$，分）

组　别	例　数	治疗前	治疗后
观察组	35	14.56 ± 2.88	6.45 ± 1.23
对照组	35	14.78 ± 2.89	10.66 ± 2.02
t		0.3190	10.5313
P		0.7507	0.0000

三、讨论

慢性功能性便秘属于常见病，病位集中在肠，病因十分多样化，均是由于大肠传导功能失调导致的。治疗原则为通调腑气、润肠通便等。天枢和大肠俞俞募配合，可疏泄阳明腑气，进而通积导滞，上巨虚为下合穴，合治内腑可进一步通调肠腑，天枢穴是治疗便秘的基础穴位，足三里作为人体的足阳明经穴位，可发挥调理肠胃的作用。

针灸是世界卫生组织推荐的主要治疗慢性便秘的方法。且温针灸治疗慢性功能性便秘患者具有以下优势。在取穴方面，治疗注重遵循"腧穴所在即主治所在"等规律，患者的大肠募穴、背俞穴和人体的脏腑相近，因此取这两个穴位进行针灸，可最大限度上缓解患者大肠功能失调的现象，同时使温针灸治疗肠神经系统细胞元发挥良好的调节作用，取天枢穴可最大程度上提升胃肠疾病患者的治疗效果。在针刺方面，温针灸重在强调借助针感传导刺激患者的病变部位，严格遵循"经脉所通即主治所及"的规律，选取患者的骶部中髎以及下髎穴作为穴位，在患者的肛门部借助针感发挥一定的传导作用，刺激盆神经传入中枢，使得肛门支撑感及收缩感逐渐强化，进而促进患者的肛门收缩，促进患者自主排便。

综合上述研究数据显示，予以温针灸治疗慢性功能性便秘患者可最大程度上提升患者的治疗效果，进而积极改善其便秘症状，增加每周平均自主完全排便次数与每周平均自主排便次数，减少不良反应，提升其生活质量。

参考文献

[1] 耿涛，林容枝.深刺天枢穴治疗慢性功能性便秘的临床疗效观察 [J].浙江中医药大学学报，2011，35（2）：263-265.

[2] 芦亚峰，杨巍，陆宏，等.黄杏润肠片治疗慢性功能性便秘的临床疗效观察 [J].疑难病杂志，2015，14（10）：1056-1058，1063.

独活寄生汤在骨伤疾患中的运用体会

（刘斌　凤阳县中医院）

独活寄生汤出自唐代孙思邈的《备急千金要方》卷八。主治风湿伤肾，肝肾两亏，气血不足，腰膝冷痛，肢节屈伸不利，痿软气弱，或麻木偏枯；是补益肝肾、祛风除湿的经典方剂。笔者运用独活寄生汤加减，对颈椎病、腰腿痛、骨性关节炎等疾病进行辨证施治，取得很好的临床效果。

一、临床应用及疗效

1. 骨性关节炎　王某，男，52岁。膝关节肿痛，屈伸不利，时有反复。X线检查示双膝关节内侧间隙变窄。舌质淡苔薄白，脉弦细。证属肝肾亏虚、风寒痹阻型。予独活寄生汤加减。1个月后诸症大有减轻，继服上方治疗。

2. 腰椎间盘突出症　齐某，女，34岁。腰痛伴双下肢麻木疼痛1年余。查脊柱活动不利，直腿抬高试验（+）。CT示 $L_{4\sim5}$、$L_5\sim S_1$ 椎间盘突出，相应硬膜囊神经根受压，舌质暗红，苔薄白，脉细数。证属肝肾不足，气滞血瘀型。予独活寄生汤加减治疗1个月后，症状明显减轻，继续巩固治疗2周，症状消失。

3. 颈椎病　刘某，男，45岁，于2019年5月25日初诊。2年来逐渐出现项背部酸痛不适。查左侧臂丛牵拉试验（+），颈椎活动轻微受限，舌质淡苔薄白，脉弦细。属肝肾亏虚，气滞血瘀型，用独活寄生汤加减，连服7剂，复诊诸症均见好转，继服前方7剂，以巩固疗效。随诊1年，未见复发。

二、分析

随着社会发展，如膝骨性关节炎、颈椎病、腰椎间盘突出、腰肌劳损等骨科疾病发生率呈攀升趋势，严重影响人类生命健康和生活质量。针对此类疾病，西医有常规的药物治疗和手术治疗，但不良反应大、成本高、术后并发症多，大部分患者都希望尽量保守治疗。相比于传统西医治疗方法，中医疗法在各系统疾病中均具有明显效果，而经方在中医治疗中有着独特且重要的地位。

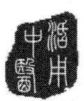

颈肩腰腿痛和骨关节疾病在中医学多归属于"痹证""痛证"等范畴。《素问·痹论》曰："风寒湿三气杂至，合而为痹也。"本病多因外伤或感受风寒湿邪，经络气血运行受阻，脉络不通而致，或素体肝肾亏虚，筋骨失养而致，"久痛多瘀，久痛入络，久痛多虚，久必及肾"，但"邪之所凑，其气必虚"。《黄帝内经》亦有记载："故痹也，风寒湿杂至，犯其经络之阴，合而为痹。"风寒湿邪气乘虚侵犯经络，继入筋骨，流注关节，气血不通，阻滞发为痹。当以温经通络、祛风散寒、除湿止痛为治疗法则。

现代药理研究表明，独活有对肝脏、心血管系统以及骨性相关疾病的保护作用；桑寄生有降脂、降压、抗炎、镇痛等作用；杜仲有抗氧化、降血脂、抗骨质疏松、抗疲劳等作用；牛膝具有抗骨质疏松、抗炎作用；细辛具有抗炎、神经保护作用；秦艽具备抗炎、镇痛的作用；茯苓有利尿、增强免疫的功效；防风有解热、镇痛、镇静的功效。

独活寄生汤方中独活、桑寄生为君药，祛风除湿，通络止痛，起到统领全局的作用；杜仲、牛膝、秦艽、防风、细辛为臣药，具有散寒除湿、补益肝肾之功；熟地黄、人参、当归、芍药、川芎为佐药，起养血合营，补益气血之效；甘草为使药，调和主药。该方主治寒湿久痹，气血亏虚，肝肾不足证，是补气血、益肝肾、祛风除湿的经典方剂。随着现代信息技术的发展及众多研究学者对药理学的深入研究，将经方中医基础理论和骨伤科疾病特点二者在临床应用中进行统筹分析，发现该方不再局限于原来的治疗范围，而是在更多骨科疾病治疗中得到广泛应用，并具有很好的临床疗效。

参考文献

[1] 吴广文，刘淑如，陈俊，等.独活寄生汤治疗膝骨关节炎的作用机制 [J].中国组织工程研究，2019，23（19）：2965-2971.

[2] 姚丽，冯红玄，霍红，等.独活活性成分蛇床子素的药理学研究进展 [J].中华中医药学刊，2012，30（10）：2221-2225.

[3] 管俊，崔瑛.桑寄生药理作用及临床应用研究进展 [J].河北中医，2017，39（3）：460-463.

[4] 曾桥，韦承伯.杜仲叶药理作用及临床应用研究进展 [J].药学研究，2018，37（8）：482-486，489.

[5] 胡婷婷，张振凌.中药牛膝化学成分、药理作用及储藏保管 [J].中国老年学杂志，2016，36（13）：3321-3322.

[6] 郭欣，林珊，吴丽明，等.灯盏细辛化学成分及药理作用研究进展 [J].中成药，2019，41（2）：393-402.

[7] 李跟旺，王磊.秦艽在关节炎抗炎镇痛治疗中的作用 [J].西部中医药，2018，31（3）：133-136.

[8] 崔鹤蓉，王睿林，郭文博等.茯苓的化学成分、药理作用及临床应用研究进展 [J].西北药学杂志，2019，34（5）：694-700.

[9] 刘双利，姜程曦，赵岩，等.防风化学成分及其药理作用研究进展 [J].中草药，2017，48（10）：2146-2152.

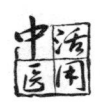

腹针配合运动疗法治疗气滞血瘀型腰痛病的临床观察

（张美丽　四平市中医医院）

中国著名中医针灸学家薄智云老先生于 1972 年受临床奇效的启迪开始研究，并经二十余年的钻研创新，发明了"腹针疗法"，丰富了针灸学科的内容，使针灸的适应证得到了很大的拓展。腹针疗法以"神阙调控系统"理论为核心，使传统的脏腑经络学说得到了更好的阐释，也为现代经络研究提出了一条新的思路。笔者近几年在临床中利用腹针配合运动疗法，治疗气滞血瘀型腰痛病，发现疗效显著。故现把临床经验总结如下。

一、中医腹针的渊源

腹针疗法，以"先天经络假说""神阙调控理论"为学术思想核心，使传统脏腑经络学说得到了更完整和更好的阐释。它不仅理论独到，自成一派，更为现代经络研究提出了一条新思路。

1993 年，薄智云在全球医学界首创性地提出人体经络分为先天和后天两个系统，并发现先天经络在腹部极具特点的分布模型（腹针神龟图）。基于先天经络系统的腹针治疗，不仅能取得神奇的疗效，而且能够重复验证，使针灸治疗慢性病、疑难病的治疗的周期大大缩短，被人们称为"奇效腹针疗法"。因为发明人的原因，人们习惯地称其为"薄氏腹针"。

二、气滞血瘀型腰痛病的现状

腰椎间盘突出症是临床上常见病证，好发于青壮年，以腰部疼痛，向一侧或双侧下肢放射，严重者可伴有下肢感觉障碍及腰腿功能障碍。

三、腹针对气滞血瘀型腰痛病的意义

腹针治疗，有一系列的特点和优势。首先，全息在腹。腹针疗法不同于传统体针，其针灸穴位全都在肚子上，而传统的针灸疗法，虽然也在腹部用针，却也会在全身其他部位施针。其次安全无痛，传统针灸需要产生酸、麻、胀、痛的针感来发挥疗效，他在实践中发现，腹针疗法的穴位只处于腹壁浅层，不存在针刺进内脏的危险性。薄氏腹针是无痛、微痛治疗法。这样解决了传统针灸因痛苦而不易被人接受的问题。另外，腹针疗法疗效好而且作用快捷。薄智云在探索推广腹针疗法的过程中，还一直坚持"处方标准化、操作规范化、辨证条理化"，提倡中医学应该以中医诊疗为主，西医诊疗为辅。

四、临床常见方证类型

薄智云教授的腹疗法基本处方为中脘、下脘、水分、气海、关元。以腰肌疼痛为主

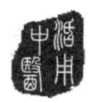

酌加外陵（患）、天枢（患）、大横（患）；如腰痛较重，范围较广可于天枢至大横附近行散刺手法，至皮肤微红有少许瘀血即可。下腰椎及骶椎疼痛加气穴（患），根据部位高低加关元上或关元下；合并坐骨神经痛加气旁（对侧）、气穴（对侧）、外陵（患）、下风湿点（患）、下风湿下点（患）。具体操作为患者平卧，腹部暴露，针刺前触压腹部，检查肝脾大小，有无触痛、包块，无阳性体征者方可施治。常规皮肤消毒，根据患者胖瘦分别选用 0.28mm×（40～75）mm 华佗牌毫针，对准穴位直刺取穴之后并嘱咐患者进行运动疗法治疗。

运动疗法：若患者因腰痛不敢活动者嘱患者向疼痛方向运动，自觉劳累时，休息 2 分钟，继续做同一个动作，每次 30 分钟。

疗程：每日 1 次，10 次 1 个疗程。连续治疗。疗程间休息 2 天，2 个疗程后观察结果。

五、小结

腹针疗法中，中脘、下脘均属于胃脘，两穴有理中焦、调升降的作用；且手太阴起于中焦，亦兼有主肺气肃降的功能。气海为气之海，关元培肾固本，肾又主先天之元气，因此，四穴含有"以后天养先天"之意，故名"引气归元"。《难经·四难》曰："呼出心与肺，吸入肾与肝。"故此方有调心肺、和脾胃、补肝肾的功能。腹针疗法具有"处方标准化、操作规范化、辨证条理化"的特点，配合运动疗法后增加疗效。腹针疗法提出了"用针之道，立法为先，操术次之，而后机变"的主张，相对于传统针灸，具有无痛、处方标准、操作规范、辨证条理及简单易学的特点，容易被大多数患者接受。对于初学者，只要辨病准确，选择好处方，并且定位准确，一般能取得满意疗效。

姚氏妇科理论结合埋线技术治疗"带下病"
（冯雯琪　宜宾市中医医院）

一、特色技术渊源

姚氏妇科流派为国家中医药管理局第一批学术流派传承工作室建设单位，云南省非物质文化遗产。姚氏妇科医学起自清乾隆中末期，迄今已有 250 余年历史，技术精湛，是云南省渊源最远，影响最大的中医学术流派之一。姚氏医学第四代传人姚荫轩先生积累姚氏四代行医的临床经验，主张"天人相应"的观点，倡导气化学说，主张用药轻灵清透，逐步形成了"以阴阳气血为整体，以气化原理为辨证线索，因时、因地、因人为治疗特点"的学术思想。姚氏妇科医学目前包含中药内服、外用，以及多种院内制剂等特色技术。恩师徐涟教授为姚氏妇科医学第七代代表性传承人，善于治疗临床常见的多种妇科疾病，笔者临床有幸跟师学习，收获颇多，"三豆二陈汤"是老师自创的一个治疗妇科带下病的常用方，跟师回院后笔者将埋线技术应用于临床，取得满意疗效。

"三豆二陈汤"组方包括绿豆、红豆、黑豆、茯苓、陈皮、姜半夏、炙甘草。其中君药为红豆、绿豆、黑豆；臣药为陈皮、姜半夏；佐使药为茯苓、甘草。其中红豆、绿豆、黑豆既为药品，也为食品，均能除湿健脾，而且药性清淡，无峻下和大清热作用，但又能清女子带下之湿。整个组方清淡轻灵、用药精准，围绕女子带下疾病的形成原因组方，标本兼顾，体现了老师用药的精准、全面。

埋线技术为长效针灸，适用于需要慢性疾病调理的患者。按姚氏妇科理论指导，根据带下病的致病原因，埋线选择以任脉为主，选取"气海、关元、中极、子宫穴"，利湿健脾。

二、临床方案实施

"带下病"患者均采用口服中药和穴位埋线治疗。中药选用三豆二陈汤（黑豆、红豆、绿豆、陈皮、茯苓、半夏、甘草），临床随症加减，如伴有瘙痒症状加蛇床子、苦参；带下色白清稀加薏苡仁、苍术；带下色黄加败酱草、大血藤；腹痛加川楝子、蒲公英。服用方法为每日1剂，15天为1疗程，服用1~2个疗程。

埋线以任脉为主，选取气海、关元、中极和子宫穴，埋线用12号埋线针，线选用12号智象牌POD外科可吸收缝线，埋线时间避开女性经期，15天治疗1次，每个患者共治疗2次。

三、验案举隅

患者中年女性，反复出现豆腐渣样白带伴瘙痒1年余，曾在西医医院诊断为"霉菌性阴道炎"，经妇科规范疗程阴道用药后症状缓解，但很快复发，1年来病情反复，西医建议中医治疗，遂来我科门诊就诊，患者一脸焦虑面容，诉瘙痒不适，因此事困扰近半年，睡眠不佳，消瘦5kg以上，近1个月小腹疼痛，以隐痛为主，查体示舌尖红、脉弦，考虑诊断为"带下病，肝郁脾虚"，予以中药"三豆二陈汤"加薏苡仁、蛇床子、川楝子、佛手，埋线气海、关元、中极和子宫穴，患者埋线1次和服药2日后告知腹痛消失，瘙痒明显减轻，后坚持服药1疗程和埋线两次治疗后病情痊愈。

四、讨论与思考

姚氏医学认为女子"以肝为本，以气为动"，临床诸症皆围绕"肝脾冲任"为主。"脾为后天之本，气血生化之源"。《医宗必读》曰："一有此身，必资谷气，谷入于胃，洒陈于六腑而气至，和调于五脏而血生，而人资之以为生者也，故曰后天之本在脾。"脾主升清。《素问·阴阳应象大论》曰："清气在下，则生飧泄。"脾主统血。《金匮要略注》曰："五脏六腑之血，全赖脾气统摄。"因此，"百病皆由脾胃衰而生也"，脾失健运，将引发女子多种疾病。

带下过多是指带下量明显增多，色、质、气味异常，并可伴全身或局部症状者。其病因见于经期、产后余血未净等卫生不洁，或妇科术后感染等因素，其临床表现为带下增

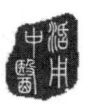

多，并伴有带下的色、质、气味改变，或伴有阴部瘙痒、灼热、疼痛等症状，多见于现代医学的各类阴道炎、盆腔炎、宫颈糜烂等患者。中医学认为其主要是由于湿邪影响任、带，以致带脉失约，任脉不固所形成。

三豆二陈汤以三豆（黑豆、红豆、绿豆）为君药健脾利湿，陈皮、半夏为臣药化痰除湿，茯苓为佐使药健脾渗湿，甘草调和药性。整个组方围绕"夫带下俱是湿证"，健脾利湿渗湿，简单精准轻巧，体现了姚氏妇科用药轻灵之特点。笔者结合自身专业，围绕带下病的病因病机，选用气海、关元、中极和子宫穴埋线治疗，气海和关元均为任脉上的保健要穴，均有健脾培元之功；中极为膀胱募穴，可清热利湿；子宫穴为经外奇穴，能治疗子宫诸病。药线选用，均以姚氏理论为基础，标本兼顾，临床疗效明显。

参考文献

[1] 项春花，傅昱，肖云，等 . 徐涟主任治疗带下过多经验 [J]. 云南中医中药杂志，2019，40（4）：94-95.

针灸、中药并用治疗缺血性脑卒中的体会
（张阳普 湖北省中西医结合医院）

缺血性脑卒中是严重危害人类健康的重大疾病，属于中医学"中风"范畴。我在认真学习国医大师石学敏教授"醒脑开窍"针法，湖北中医大师李家康教授"补肾祛瘀"治疗方法，全国内伤伏气致病中医流派朱祥麟老师"扶正祛邪"等经典理论知识后，结合自己的理解在临床运用中取得较好的疗效，向大家分享如下。

一、窍闭神匿，神不导气

石学敏院士创立"醒脑开窍针法"，临床治疗效果显著。其治疗原则是以滋补肝肾为主，疏通经络为辅，在手法上强调针刺手法量学，用醒神、调神、开窍、通络等方法来恢复脏腑和肢体的功能。

主穴取内关、人中、三阴交，辅穴取极泉、委中、尺泽。操作方法：内关施捻转提插泻法；人中采用雀啄手法；三阴交行提插补法；极泉用提插泻法；委中施提插泻法；尺泽用提插泻法。随症加减：吞咽障碍，风池、完骨、翳风捻转补法；手指拘挛，合谷提插泻法；言语不利，上廉泉提插泻法，金津、玉液三棱针点刺放血；足内翻丘墟透照海。

中药治以健脑开窍、化痰通络，以神仙解语丹为代表方。方用天麻15g，钩藤10g，胆南星10g，天竺黄10g，远志15g，石菖蒲15g，地龙12g，白僵蚕6g，桔梗10g。辨证加减同时与针灸配合使用，可以进一步加强疗效。

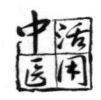

二、知为病者，先调阴阳

李家康教授在临证中非常重视对阴阳经气的调节，他认为针灸治病的关键在于调节阴阳的偏胜与偏衰，针灸调任督即是调阴阳，取穴常兼顾阴阳经穴的搭配，以应全身。

常用督脉经穴水沟、百会、大椎、神道、身柱、至阳、脊中、命门、腰阳关等，任脉经穴中极、关元、气海、神阙、中脘、鸠尾、膻中、廉泉、承浆等。上焦疾患常用神道、膻中相配，中焦疾患常用至阳、中脘相和，下焦疾患多命门、中极、关元同用。

中药治以滋阴息风、温肾通络，以地黄饮子、镇肝熄风汤为代表方。方用熟地黄 20g，巴戟天 20g，石斛 20g，枣皮 15g，茯苓 15g，五味子 10g，石菖蒲 10g，远志 10g，炒白术 10g，肉桂 6g，淮山药 30g。辨证加减同时与针灸配合使用，进一步加强疗效。

三、精血衰少，水不涵木

李家康教授认为中风患者肾虚常伴有血瘀，在治疗上，以补肾培元为基本法则，佐以活血、化痰、通络、解郁等祛瘀之法。

在针灸取穴上多用肾俞、命门、腰阳关、太溪、涌泉；肝肾阴虚、肝阳上亢加太冲、肝阳；风痰阻络加中脘；气虚血瘀加中脘、气海；足内翻加申脉、纠内翻、丘墟透照海；足外翻加中封、照海、纠外翻；足下垂加解溪、条口；上肢屈曲痉挛：肩髃透臂臑，曲池透少海，内关透外关，合谷透后溪；下肢痉挛：阳陵泉透阴陵泉，条口透承山，悬钟（绝骨）透三阴交，丘墟透照海，太冲透涌泉，昆仑透太溪。

中药治以滋补肾阴、平抑肝阳，以一贯煎、天麻钩藤饮为代表方。方用生地黄 20g，麦冬 15g，当归 10g，钩藤 15g，石决明 15g，茯苓 15g，杜仲 10g，益母草 10g，天麻 15g，地龙 12g，桑寄生 10g，牛膝 10g。辨证加减同时与针灸配合使用，可以进一步加强疗效。

四、扶助正气、祛邪外出

朱祥麟老师传承家学"内伤伏气致病"理论，认为伏气致病多因脏腑功能失调，气血阴阳逆乱，发为中风。他认为凡体质不强、精神状态不良、起居失节、劳力过度都能影响正气不足，易招致风邪乘虚入侵。他常根据患者脉象判断邪正虚实及转归预后，治疗上或补脏腑气血阴阳之虚，或泻内生痰火瘀血之实。他将中风分为肝病中风、脾病中风、胃病中风、心病中风、肾病中风、三阳三阴病中风六种情况。

肝病中风治以滋阴柔肝，息风通络，针灸以"滋水涵木"针法，主穴太溪、太冲，其中太溪施用补法以滋肾水，太冲施用泻法以平抑肝阳。脾病中风治以健脾化湿，涤痰开窍，取脾俞、太白、阴陵泉、足三里、丰隆等穴。胃病中风治以补益气血，祛痰清热，取胃俞、内庭、气海、血海、足三里等穴。心病中风治以益气温阳，化瘀通络，取心俞、内关、气海、外关、郄门等穴。肾病中风治以回阳固肾，填精益髓，取肾俞、关元、太溪、悬钟等穴。三阳三阴病中风治以清热祛痰，补气通络，取肾俞、三阴交、百会、大椎、膻中等穴。根据患者虚实情况施行补、泻或平补平泻手法，必要时随症加减。

中药治以健脾益气、活血化瘀，以补阳还五汤为代表方。方用黄芪30g，当归15g，酸枣仁20g，茯苓15g，赤芍15g，党参15g，炙甘草6g，炒白术15g，桃仁10g，红花10g，地龙12g，川芎15g。辨证加减同时与针灸配合使用，可以进一步加强疗效。

我运用三位老师的学术思想治疗中风病，针对中风病风、火、痰、瘀、虚等病机特点制订个体化的治疗方案。阴虚风动、肝阳暴亢、肝火上扰多用滋水涵木之法；痰浊蒙窍、瘀阻脑窍等症常以醒脑开窍之法为主；气虚痰凝、气虚血瘀等证治以扶正祛邪为主。以上诸证治疗常兼顾阴阳、气血、津液。以针灸治其外，用中药调其内，针药并用取得了很好的临床疗效。

刘氏小儿推拿治疗现代儿童疾病举隅

（魏巍　云南省中西医结合医院）

小儿推拿是在中医基础理论指导下，根据小儿的生理病理特点，运用"按、摩、掐、揉、推、运、摇、搓"等特定手法，作用于穴位和体表部位，以防治疾病、提高免疫、增长益智的一种中医外治疗法。小儿推拿自明代得到发展，至今具有400多年的历史。作为小儿推拿主要流派之一，形成于19世纪70年代的"湘西刘氏小儿推拿"，因其独创的以推揉为主的五经推治法，历经六代传承至今已有百年历史。笔者除运用所学"刘氏小儿推拿"技法治疗感冒、咳嗽、腹泻等儿童常见疾病，还用于治疗现代高发和难治的儿童疾病诸如肠系膜淋巴结炎，均获得了满意的临床疗效。

肠系膜淋巴结炎，因其病因未完全阐明，亦称为"非特异性肠系膜淋巴结炎"。现代医学研究认为小儿免疫功能活跃，当细菌或病毒感染后，其病毒随淋巴管进入淋巴结，激发机体免疫反应，引起淋巴结肿大的症状。常因上呼吸道、肠道感染或贪食寒凉食物而诱发，临床表现以腹痛为主，疼痛以脐周多见，可伴有发热、咳嗽、呕吐、腹泻或便秘等症，易反复发作。检查身体有右下腹或脐周局部明显压痛。实验室检查，大便常规基本正常，血常规可见白细胞少量升高。腹部彩超可明确诊断。西医治疗主要是抗感染，解痉止痛，纠正水电解质及酸碱平衡、禁食等对症支持治疗。抗生素的反复使用未能完全有效控制本病，如此不确定性的治疗，以及药物耐药性和不良反应，导致患儿胃肠道的菌群失调，免疫力低下，增加反复感染的机会而变得迁延难愈。

中医将肠系膜淋巴结炎归于"小儿腹痛"范畴。病位在肠，涉及肺与脾胃。《素问·痹论》曰："饮食自倍，肠胃乃伤。过食生冷……而发腹痛。或恣食辛辣油腻，阻滞气机，腹痛由生。"小儿脏腑娇嫩，形气未充，肺之卫外不固，易于感受外邪，又因"脾常不足"，贪食寒凉、喜食香燥甜食，故易聚湿生痰，复感外邪，邪壅气滞，痰气交阻，结于腹部，"不通则痛"。《景岳全书》曰："痛有虚实，惟食滞、寒滞、气滞者最多。"脾常不足为本，痰湿、气滞、血瘀为标。治疗以"通"为要，正如《医学真传·痛证》言"夫

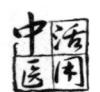

通则不痛，理也。但通之之法，各有不同，调气以和血，调血以和气，通也；上逆者使之下行，中结者使之旁达，亦通也；虚者助之使通，寒者温之使通，无非通之法也。若必以下泄为通，妄矣"。然而推拿的作用正如《素问·举痛论》所述，"寒气客于肠胃之间，膜原之下，血不得散，小络急引故痛。按之则血气散，故按之痛止"。依据刘氏小儿推拿"经脏相关，归经施治；五经配伍，五行助制；推经治脏，注重脾胃"的学术思想，将本病归属脾经，五经推治调整全身脏腑。具体操作方法，以开天门、推坎宫、推太阳头部三法及揉按总筋、分手阴阳为启式，开官窍，通脏腑，催发精气。板门谓之脾胃之门，揉运板门能消食化积导滞。旋推脾经，补脾助运，若有食滞及湿热阻滞，则直推脾经、清后加补。清大肠以通腑、调理肠道，清肺经调理肺卫，清肝经抑木扶土，运八卦和捏脊均能调整脏腑平衡阴阳。运用刘氏小儿推拿复式操作特有的"推腹法"，根据辨证的不同揉推中脘以消导、安中调中，加以开璇玑摩腹以达到疏通经络、行气活血、散寒止痛的作用，使腑气畅通，"通则不痛"。所有穴位治疗结束，以拿肩井"关窍"作为总收式，意为关闭治疗之门，以防精气外泄。推拿治疗本病因人而异，从缓解症状及改善患儿体质根本入手，标本兼顾复发率较低，治疗的同时又能有效改善患儿的消化功能，促进患儿生长发育。推拿属绿色物理治疗，治疗过程舒适，不仅能消除局部疼痛外，还能缓解紧张和焦虑情绪。因其无痛苦、无不良反应、费用少的特点，易于被家长接受。

小儿脏腑娇嫩，不耐针药，小儿推拿治疗儿童疾病主要以手指代针药，施予体表，从而调整患儿体内阴阳平衡和脏腑功能，以恢复正常的身体机能。正如《推拿捷径》所述："推拿纯凭手法，施治需察病情，宜按宜摩，寓有寒热温平之妙，或揉或运，同一攻补汗下之功。"刘氏小儿推拿首重辨证，辨证是小儿推拿的前提，即"用推即是用药，不明何可乱推"。其次强调五经必推，五脏协调，全面调理。五脏在生理上相互协调，病理上相互影响，症候虽虚实错杂，但从整体调治，则可"五脏调和百病消"。现代儿童疾病虽病证不同，但病理机制不外乎阳阳失调，脏腑气血失和，气机升降失常，以中医学整体观和阴阳五行理论为指导，从辨证论治入手，因人而异选取适当的手法和穴位，以"治病求本，扶正祛邪"为原则，以"调整阴阳，调节脏腑，调理气血，疏通经络，滑利关节"为方法，从而达到防治现代儿童疾病，提高我国儿童身体素质的目标。如《小儿推拿广意》所言："推拿一道，真能操造化夺天工矣。岂不神欤！"

平衡整脊术在胸腰椎压缩性骨折中的临床实践与思考

（洪光　湛江市第一中医医院）

平衡整脊术，是湛江市第一中医医院骨科前辈运用手法治疗脊柱劳损病宝贵经验的总结和积累。广东省名中医招仕富教授和湛江市名中医范纪钦教授对平衡整脊术的创立和发

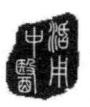

展做出了重要的贡献。笔者师从湛江市名中医范纪钦教授，对平衡整脊术进行了较系统的研究和整理。

胸腰椎压缩性骨折为脊柱劳损性疾病中的临床常见疑难性疾病，好发于老年重度骨质疏松症患者。然而大多数老年人患有高血压、糖尿病、冠心病等慢性基础性疾病，或因年龄大，不适合做手术。如何帮助老年重度骨质疏松症患者避免手术的风险？运用平衡整脊术手法对该病进行保守治疗，是值得进行临床实践和研究的。

一、平衡整脊术的原理探索

"平衡整脊术"的中医基础理论根据是"阴阳平衡术"。《黄帝内经》对阴阳平衡的论述有许多。

1. "谨察阴阳所在而调之，以平为期。""阴平阳秘，精神乃治。"这说明阴阳的调节以平（平衡）为标准和目的。

2. "上古之人，其知道者，法于阴阳，和于术数"，指阴阳平衡是天地之"道"，即自然界运动变化的规律。

3. "故善用针者，从阴引阳，从阳引阴，以右治左，以左治右，以我知彼，以表知里，以观过与不及之理，见微得过，用之不殆。"这是说针刺调节阴阳平衡的治疗原则。临床上针灸治疗遵循这个治疗原则，同样推拿按摩也要遵循。

二、平衡整脊术在胸腰椎压缩性骨折手法治疗中的应用

胸腰椎压缩性骨折的病理改变，主要是胸椎或者腰椎发生压缩性骨折，引起胸腰椎曲度的改变，进而波及颈椎和骶椎曲度的改变。整脊治疗原则是理筋、调曲、练功。在临床研究过程中，我们发现"理筋"和"调曲"都可以应用到平衡整脊术。

在应用平衡整脊术指导手法治疗胸腰椎压缩性骨折的临床研究中，我们根据"阴阳平衡"的指导，创造出下病上治理筋法、任督并调理筋法、轻手法振动调曲法等手法。

1. 下病上治理筋法　根据肌肉的走形，选择背部肌肉的起止点进行"一指禅"手法松解肌肉在骨头的附着点处的肌腱韧带。需要松解的肌肉有中下斜方肌、菱形肌、竖脊肌、腰方肌、臀大肌、臀中肌、臀小肌、梨状肌。

在平衡整脊术的指导下，我们不仅要松解腰部的肌肉、肌腱和韧带，还要松解颈背部的肌肉、肌腱和韧带，这遵循的是"整体观念"的原则，要求"下病上治"。因此，下病上治理筋法松解的是整个腰背部的肌肉、肌腱和韧带。手法松解的顺序是先上后下。松解过程中需要重复松解的部分集中在肌肉条索状硬结处，脊椎两边横突肌腱附着点。

2. 任督并调理筋法　根据肌肉的走形，选择腹部肌肉的起止点进行"一指禅"手法松解肌肉在骨头的附着点处的肌腱韧带。需要松解的肌肉有腹直肌、腹斜肌、膈肌、髂腰肌。

(1) 督脉理筋手法：以上背部理筋手法都属于督脉理筋手法的组成部分；另外，选择穴位进行手指点穴，重点穴位有华佗夹脊穴、大椎穴、至阳穴、肾俞穴、命门穴、腰阳关穴、秩边穴、环跳穴。

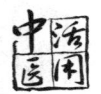

(2) 任脉理筋手法：以上腹部理筋手法都属于任脉理筋手法的组成部分；另外，选择穴位进行手指点穴，重点穴位有中脘穴、下脘穴、气海穴、关元穴、天枢穴、大横穴。

在平衡整脊术的指导下，我们不仅要松解背部的肌肉、肌腱和韧带，还要松解腹部的肌肉、肌腱和韧带，这遵循的是"整体观念"的原则，要求"任督并调"。因此，任督并调理筋法松解的是整个脊柱前后左右的肌肉、肌腱和韧带。手法松解的顺序是先督脉后任脉。松解过程中需要重复松解的部分集中在肌肉条索状硬结处，脊椎两边横突肌腱附着点、重点穴位。

3. 轻手法振动调曲法　患者左侧卧位，医者坐于患者背侧，助手一站立于患者腹侧，一手扶住患者右肩，一手扶住患者右髋；助手二站床尾，牵引患者的右下肢。医者左手掌面紧贴病变胸腰椎，右手掌面紧贴患者的腰骶椎，左手向上方向发动内动轻轻振动病变胸腰椎，右手向下方向轻轻振动腰骶椎以对抗牵引。持续3～5分钟。患者右侧卧位时操作步骤同左侧卧位，由于体位的改变，医者手的位置也要进行相应的改变。

在平衡整脊术的指导下，在理筋的基础上，使用脊柱定点"轻手法振动"复位手法调胸腰曲，可以迅速缓解疼痛和增加患者的腰部活动范围。该手法包括两个手法：① "轻手法"，又叫"太极按摩法"，是内功发力，以达到"以柔克刚"的效果；② 振动手法，是根据患者的骨质疏松而设计的复位手法，通过轻手法振动，可以达到复位脊柱小关节，纠正变形的椎体曲度。

三、胸腰椎压缩性骨折的 100 例临床研究

2018 年 7 月—2020 年 6 月，从我院骨三科住院患者中筛选出 100 例胸腰椎压缩性骨折患者，运用以上平衡整脊手法理筋和调曲取得如下效果。

1. 31 例患者经过 1 次治疗，卧床疼痛减半，晚上可以睡眠。

2. 48 例患者经过 3 次治疗，卧床疼痛消失，坐久和站久疼痛加重，可以下床大小便。

3. 62 例患者经过 10 天治疗，可以下床活动，有轻度疼痛，负重后疼痛加重。

4. 68 例患者经过 15 天治疗，疼痛消失，活动功能正常。

5. 1 个疗程（8 周）之后，68 例患者椎体高度恢复 3/4 以上，后凸畸形基本纠正，Cobb 角 < 50°，疼痛消失，活动功能正常。96 例患者椎体高度恢复 2/3 以上，后凸畸形部分纠正，Cobb 角 < 150°，偶有疼痛，负重诱发轻度疼痛，日常生活、劳动能力部分影响。4 例患者椎体高度恢复 < 2/3，后凸畸形无纠正，Cobb 角 > 150°，静息疼痛，活动加剧，日常生活、劳动能力明显影响。

应用平衡整脊术指导手法治疗单纯性胸腰椎骨折的方法主要有下病上治理筋法、任督并调理筋法、轻手法振动调曲法等，本研究 100 例患者经过手法治疗 8 周，有 88 例得到治愈，8 例好转，总有效率 96%，均无明显后遗症发生。

四、讨论

韦以宗整脊团队经过多年的临床研究和治疗，认为单纯胸腰椎压缩性骨折，整脊能治愈；陈旧性胸腰椎压缩性骨折经整脊治疗 4～6 周，积极配合练功，多能康复。

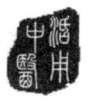

胸腰椎压缩性骨折，病情发作时产生疼痛的主要原因是脊椎压缩导致的脊椎两边肌肉、肌腱、韧带痉挛，引起局部炎症水肿卡压神经、血管，从而产生剧烈疼痛和活动困难。西医快速的手术方法是做椎体成形术（PVP、PKP）。根据我们的临床经验，通过下病上治理筋法、任督并调理筋法之后，脊椎两边肌肉、肌腱、韧带痉挛得到完全松解，使用脊柱定点"轻手法振动"复位手法调胸腰曲，可以迅速缓解疼痛和增加患者的腰部活动范围。

五、平衡整脊术的临床意义

从平衡整脊手法的临床应用，到"平衡整脊术"的概括和总结，是一个从量变到质变的过程。从理论上确立了平衡整脊手法的原则，从而在临床上才能以不变应万变，辨证施治，确保临床疗效。

运用平衡整脊术指导临床治疗胸腰椎压缩性骨折，可以服务于有手术禁忌证的患者，在一些手术条件不成熟的基层医疗机构可以有效地缓解患者的疼痛等症状。

平衡整脊术是中国整脊学方法论的范畴，是中国整脊学"椎曲论"在脊柱劳损病的临床运用范例，是一次总结和提高，值得推广和应用。

运用炁针疗法治疗三叉神经痛
（李珺　承德市中医院）

三叉神经痛是指三叉神经分布区内反复发作的、阵发性、短暂的、剧烈性疼痛，分为原发性、继发性三叉神经痛。其中原发性三叉神经痛无明显原因，由三叉神经本身的潜在病变引起，检查无神经系统体征，部分为邻近正常血管压迫所致。结合临床特点，特介绍如下病例。

病例一

程某，男性，59 岁，主诉左面部麻木 1 个月。在 1 个月前无明显诱因出现左面部麻木，伴有流泪感和流鼻涕感。查体发现左侧 C_2 小关节处之天柱穴有病变反应点，而且疼痛比较剧烈。病理征阴性。头颅 MRI 检查无新发梗死病灶，考虑为三叉神经支配区域感觉异常。

选取炁针门之蝶谷穴和下关穴行居炁法和多维针法，于天椎穴行神龙摆尾法。该患者面部感觉麻木炁至而愈，同时流鼻涕、流眼泪的感觉也明显减轻。二诊再进行一次针刺治疗，诸症悉除。

病例二

李某，女性，71 岁，主诉发作性左额顶痛 5 年，加重 1 周。于 5 年前无诱因出现左额顶部发作性疼痛，呈针刺样，诊断"三叉神经痛"。1 周前症状再次发作，程度加重，发作次数频繁，夜不能寐，疼痛发作时心前区有揪紧感。查体无神经系统阳性体征。左太阳穴处有一个扳机点。天柱穴有明显压痛。心电图检查未见异常。

在蝶谷穴行居炁法，在颈枕部行多维针法。患者于针刺后疼痛立即缓解。次日来医院要求行针刺治疗巩固疗效，治疗后患者未再出现三叉神经痛发作。随访半年未复发。

【按】上二例患者均为三叉神经支配区域出现感觉异常。按是动病、所生病之理分析，本病皆因外感风寒，或内生虚火，或风火寒痰之邪循经络而上犯巅顶，阻遏清阳之气；或脾胃虚弱，气血生化不足，脑髓脉络失于滋养；或情志不和，郁怒伤肝，气郁化火，上犯巅顶所致。

辄上二例医案而言，可鉴风毒之邪客于三阳之阳明胃经和足太阳膀胱经，使络道不通，遂成痰血瘀阻，或气血凝滞发作疼痛。在治疗上，按经络循行路线和疼痛部位酌情择穴，故取阳明经之下关、蝶谷穴及足太阳膀胱经之天柱穴以疏散风邪，舒筋活络，化痰消瘀，俾邪去正安，其病自愈。

由是以观，炁针疗法的作用机制充分调动人体经脉之炁和人体固有的自我调节机制，通过施针刺激神经传输到大脑中枢，调控释放大量的物质能量脑啡肽，具有协调阴阳，调节人体自身免疫机能，提高机体镇痛、消炎的作用，促进新陈代谢，达到临床治疗目的。

炁针疗法是刘国轩先生受江右黄石屏老先生针刺治疗启发，结合从医40年临床经验，从大量临床案例中归纳，又参考先贤大医之针刺精华总结而来，具有实战性强、见效快的特点。对于大多疾病，一次治疗就有明显效果，1～3次就能针到病除。

炁针疗法分为软伤、经络、脏腑三个维度。在软伤维度，炁针疗法充分运用人体经脉之炁和人体固有的自我调节机制通过施针刺激神经传输到大脑中枢调控，释放大量的物质能量，可协调阴阳，调节人体自身免疫机能，提高机体镇痛、消炎的作用，促进新陈代谢，达到临床治疗目的。炁针奇效的过程就是中医协调阴阳的过程，也是信息学中的信息获取、处理、传递的利用过程。在经络脏腑维度，炁针疗法遵循中医经络腧穴学的理论基础，依据脏腑通治学术理论，结合中医中药组方理论，寻求穴位与药理、经方的共性，以最简单、最明确、最可靠、最实用的一种方式取穴以达到用药效果，如合谷、足三里，合谷、复溜，合谷、内庭。犹如补中益气汤与穴位，桂枝汤与穴位，肾气丸与穴位，理中丸与穴位等。

炁针治疗具有见效快、疗效显著、取穴少、不留针等特点，很多久治不愈的疑难杂症甚至能针到病除，且因其安全无不良反应，得到众多中医人的认可。

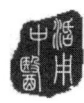

外治法治疗慢性盆腔炎的临床实践和思考
（李林智　湖北省妇幼保健院）

一、外治法治疗慢性盆腔炎的渊源

湖北省妇幼保健院中医科是中国妇幼中西结合临床基地。在三十余年临床实践中，张迎春主任带领团队采用了针灸、盆腔炎膏外敷结合中药灌肠的联合外治法，治疗慢性盆腔炎。张迎春教授是主任医师，第二批全国中医优秀临床人才，第六批全国老中医药专家学术经验继承工作指导老师，湖北中医名师。笔者有幸跟随张老师学习，在老师指导下将简、便、廉外治法广泛应用于临床，不断总结经验，改进创新，积极发展本科室特色诊疗技术。

我科参考湖北荆楚妇科各家临证之长，结合分析武汉人饮食习惯、气候变化、体质特征，发现武汉当地盆腔炎患者发病多因风、寒、湿毒之邪侵袭人体，冲任失调。经过长时间反复发病而邪侵于盆腔胞络，产生气血瘀滞，耗伤气血，久则损伤正气。症状多为寒热不调，虚实相兼之证。目前西医治疗慢性盆腔炎以抗感染为主，可一定程度改善患者临床症状，但易引起菌群失调，并产生耐药性。中药汤剂治疗多以苦寒药为主，长期服用有碍脾之忧，故也不宜长期服用。在实践中发现慢性盆腔炎治疗方法单一，临床疗效有限，应探索多样化治法，充分发挥中医多途径治疗的优势。我科联合外治法治疗此病主要以清热祛湿、活血化瘀、温阳利水为主。

二、外治法治疗慢性盆腔炎的操作方法

1. 针灸治疗

(1) 主穴：气海、关元、中极、水道（双侧）、子宫（双侧）。

(2) 配穴：寒凝加归来（双侧）、地机（双侧），气滞加太冲（双侧），腹痛加三阴交（双侧），腹胀加天枢（双侧）、足三里（双侧）。

(3) 操作方法：选取穴位处方，手卫生消毒后，用 75% 酒精棉球对穴位皮肤常规消毒。采用一次性毫针（0.3mm×50mm，华佗牌承臻）针刺各穴位，腹部穴位斜向会阴部针刺，进针后行捻转提插，使患者有酸胀得气感为度。针刺后小腹部同时予以艾灸盒进行艾灸 30 分钟。

(4) 治疗时间：每日 1 次，每次 30 分钟，每周 3 次，2 周为 1 个疗程。

2. 中药外敷治疗　针灸治疗后配合外敷自制盆腔炎膏，主要成分大黄、牡丹皮、三棱、莪术、桂枝、小茴香、大血藤、金刚藤等研细末，加醋调成糊状，外敷下腹部，用薄膜固定。每日 1 次，外敷 6～7 小时，1 周配合针灸治疗 3 次，2 周为 1 疗程。

3. 中药灌肠治疗　在患者同意前提下给予复方藤酱汤灌肠治疗，方取大血藤 30g，败酱草 15g，鸭跖草 12g，紫花地丁 15g，蒲公英 20g，嘱其早上 6 点进行灌肠治疗，准备物

品后取左侧卧位，暴露肛门，轻柔缓慢插入 15～20cm 肛管，注入药液，完毕后嘱其抬高臀部，促使药液保留 1.5～2 小时。每日 1 次，每次 1 剂，14 天为 1 个疗程。

三、讨论和思考

慢性盆腔炎主要病因为风、寒、湿三邪侵体，但气滞血瘀、虚实夹杂也贯穿基本病理过程。在整个治疗过程中，益肾健脾补元气之漏，调理气血补冲任之虚为本病转枢之关键。临床中针灸取用气海、关元、中极补益元气，调理冲任。《医学源流论·妇科论》曰："凡治妇人，必先明冲任之脉，此皆血之所从生。"病位在下腹部，正是任脉所行之处。针灸归来、水道祛湿利水，针灸子宫、足三里、三阴交引经气达病所，补气血之本。自制外敷药方中大黄、牡丹皮活血通腑祛湿，三棱、莪术破血散结，桂枝、小茴香温阳利水，大血藤、金刚藤通络消瘀。妇科采用外治法历史最早可以追溯到秦汉时代。仲景首先运用外治法治疗妇科疾病，采用狼牙汤以沥阴中、蛇床子散纳阴中，这些是目前发现的最早的妇科冲洗和阴道纳药方法。外治法原理如同吴尚先提出："外治之理即内治之理，外治之药亦即内治之药。"直肠给药具有吸收快，利用率高于口服药的特点。大血藤、败酱草能活血化瘀，消痈排脓；紫花地丁、蒲公英以清热凉血，消肿解毒；鸭跖草清热解毒，利尿消肿。达到清热解毒、活血化瘀、消肿散结的功效。

慢性盆腔炎临床发病率高，影响当代女性的生活、工作质量。其病病因多样，病情复杂。能否有效缩短病程、减少发病频率是我科采用此法观察疗效的关键。在临床观察中发现中医外治法明显减少发病频率。对人体无任何不良反应，易被患者接受。我科采用的中医联合外治法经长期临床观察证实能有效改善症状，防止疾病复发。

参考文献

[1] 李芳园，张迎春．复方藤酱汤保留灌肠治疗慢性盆腔炎的疗效及对血流动力学、炎症因子的影响 [J]. 环球中医药，2018，11（8）：1261-1263.

[3] 闫军堂，刘晓倩，马春雷．《金匮要略》妇人病外治法探析 [J] 辽宁中医药大学学报，2011，13（7）122-123.

[3] 吴师机．理瀹骈文 [M]. 北京：中国中医药出版社，2009：5.

[4] 曾庆芳，王昕．中医外治法治疗慢性盆腔炎研究进展 [J]. 河南中医，2019，39（5）：797-798.

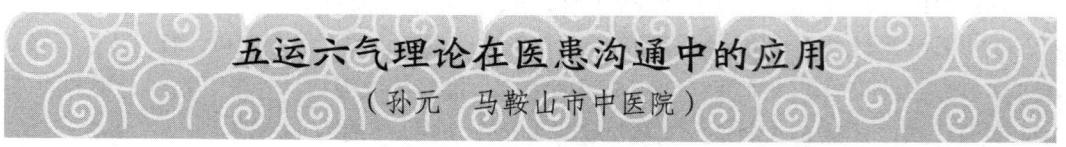

五运六气理论在医患沟通中的应用

（孙元　马鞍山市中医院）

笔者跟师于龙砂医学流派顾植山老师后，发现五运六气理论不仅有助于开拓医生本人

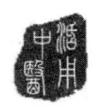

的临证思路，而且在与患者进行治未病调养方案沟通环节也是一个很好的交流切入点，更易于让患者接受治未病服务。

患者与医生交流时，最希望得到明确答案的三个问题是"我为什么会得这个病？""这病能治好吗？""我以后还会再得这个病吗？"由于医学的不确定性，尤其是当门诊交流时间极其有限时，信息的缺失，往往让患者产生新的焦虑情绪，而对于亚健康者，躯体症状可能进一步加重。在治未病科，解决当下病证不是我们的终极目标，让患者由治已病转换为治未病，接受四季调养服务，建立全生命周期的健康管理，是我们工作意义的所在。对上述三个问题的解答，尤其是对于疾病的转归和预判的解答，显得尤为重要。在过去的工作中，我一直以中医体质学说来解释患者的患病倾向和疾病转归，但仅仅九种体质，让我的解释很苍白，而体质的转变也很慢，患者看不到调养的效果，很难坚持下去，直到自己接触到"司人、司天、司病"的五运六气知识，忽然发现沟通变得顺畅了。

司人——每个人出生时年运的太过或不及，出生月份的主气、客气关系，为每个人画出了一张先天运气图，这些都与日后的发病倾向息息相关，例如庚子年出生者，岁运金太过，少阴君火司天、阳明燥金在泉，因此患者可能会于燥火之气偏旺之年出现健康问题，或者病情常会出现燥火之象。由于变化众多，先天运气比九型体质重复率更低，更具有个性化，易于被患者认可。司天——患者就诊时或发病时的运气。例如 2020 年为庚子年，岁运金太过，少阴君火司天、阳明燥金在泉，容易引动先天有燥火之象的人在当年出现健康问题。司病——病象指的是患者当下所表现出来的病证与六气的关系。司人、司天、司病相结合，多因素参考。

与患者沟通调养方案时，先解释当下之病是先天因素加年运影响的叠加，为"我为什么会得这个病？"进行了解释。龙砂医学流派擅长借天发力，诸多运气方可以很好地消除年运对健康的影响，且运气方往往起效很快，对于患者"这病能治好吗？"的疑问提供了更多的信心。了解自己身体的不足，了解每年的运气变化规律，顺时而调，"我以后还会再得这个病吗？"也就不是问题了。四季调养被拆解成了不同年份的六气调养，六十年不重样的调养方案，真正地把个性化的"未病先防、既病防变"化为了现实。现分享验案一则如下。

陈某，男，1939 年 12 月 26 日生。2020 年 11 月 9 日初诊。

主诉：皮肤瘙痒数年。

现病史：每年 10 月至次年 3 月出现大腿内侧、背部、上臂内侧皮肤瘙痒，下半夜明显，影响睡眠。后背部怕冷怕风。纳可，二便调。舌淡红苔白腻，脉左弦右滑。

既往史：慢性肾衰、慢性胃炎、Ⅰ度房室传导阻滞。

处方：庚子年运气方正阳汤七剂。

二诊（2020 年 11 月 17 日）：经服上药，患者瘙痒明显减轻，夜眠好转，每夜 1 点左右醒来，可复眠，后背部怕冷、怕风改善，大便每日 3～4 行，矢气较多。

处方：白天服正阳汤，睡前服乌梅丸。

三诊（2020 年 11 月 24 日）：经服上药，患者诸症好转。停药，改予六气针法调理，针少阴、阳明，每周 2 次，10 次为 1 个疗程。

疗程结束 1 个月后电话随访，患者反馈瘙痒消失，未复作，夜眠佳。告之根据中医学运气理论分析，2021 年 3 月 20 日至 5 月 21 日为辛丑年二之气之时，此时主气为少阴君火，客气亦为少阴君火，两火相遇，体内之火可能复燃而症状反复，需在此时再次巩固调养，患者接受。

四诊：2021 年 3 月 25 日，诸症平稳，瘙痒未复作，眠佳。予六气针法调理，针少阴、太阳。每周 1 次，8 次为 1 个疗程。

【按】司人：患者出生于己卯年终之气，少阴君火加临太阳寒水。岁运土不及，阳明燥金司天，少阴君火在泉。提示先天运气以燥火相兼为主。

司天：初诊时为庚子年终之气，阳明燥金加临太阳寒水，岁运金太过，少阴君火司天、阳明燥金在泉。

司病：瘙痒，后半夜加重，提示少阴、厥阴之象。

该病例为一老年皮肤瘙痒患者，曾为该病多方求医，西医中医诸法皆试，后因肾衰，排斥服药，经家人相劝，来到我科门诊，欲以中医之法调理体质改善诸症。

最初交流之时，患者仅想咨询，不愿意接受治疗，经与其沟通，充分解释了他的皮肤瘙痒与其先天体质有关，燥火相兼，如果不治疗今年会特别难受，患者也认可这种说法，自觉今年的瘙痒范围更大，起始时间更早。患者又询问，需要吃药多久？能保多久？我又通过当年运气燥火相扇、来年运气风湿偏胜来分析，告诉他目前的病证表现和天象有关，过了今年，如果注意保养，不要吃太多助热生火的食物，明年的症状即使反复也不会很重。患者认可，愿意一试。效佳。

邪阻腠理在汗证发病中的作用
（刘晓婷　潍坊市中医院）

人体津液外渗于肌肤称为汗，正常汗出有调节体温、滋润皮肤等作用。《黄帝内经》阐明汗来源于水谷精微及汗的生成，"阳加于阴谓之汗"，即人体内的水谷精微物质在阳气的气化作用下产生汗液，并在卫气疏泄的作用下经腠理汗孔排出体外。《灵枢·本脏》曰："卫气者，所以温分肉，充皮肤，肥腠理，司开阖者也。"卫气能够调控汗孔开阖、固摄肌腠、促使汗液有节制的排泄。正常汗出的条件有二：一是阴阳充盛，汗液化生之源充足；二是卫气运行有度，汗孔开阖正常，津液阴阳出入道路通畅。病理性汗出称为汗证，指由于阴阳失调，腠理不固，汗液外泄失常的病证。病因不外正虚与邪阻两端，其中邪阻是最常见的原因，主要责之于热盛。另外，在临床实践中笔者发现，邪阻腠理也是影响汗出的重要因素之一，现从一则病例入手，浅析之。

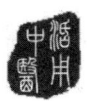

一、验案举隅

患者，女，72 岁，因"阵发性汗出、畏风 20 余年，加重 1 月"于 2019 年 9 月 10 日初诊。20 余年前无明显诱因出现阵发性汗出，后症状逐渐加重，汗出严重时全身湿透，畏风怕冷。1 个月前吹风后症状加重，汗出身冷，畏风怕冷，手麻胀感，皮肤发硬，舌胀满口，口干咽干，右下腹痛，汗出日间重，夜间眠差，入睡困难，烦躁不安，大便干。症见舌体胖大、舌质青紫，苔白，脉弦紧。中医诊断为自汗；属卫气不固、心神失养。处方以桂枝加附子汤合玉屏风散加减。熟附子 15g（先煎），桂枝 12g，白芍 12g，炙甘草 6g，肉桂 6g，黄芪 45g，防风 12g，当归 20g，川芎 15g，柏子仁 20g，酸枣仁 30g，自加生姜 5 片，大枣 4 枚，7 剂。二诊汗出略减，三诊汗出减少，咽干减轻，头面部汗出少，双前臂皮肤红斑、发硬，大便黏滞，每日 2 次。舌暗，苔黄中厚，脉左浮右弦。患者诉每次发病都会有皮肤硬肿的情况，双前臂皮肤红斑、发硬，自觉汗孔不能闭合。考虑为汗水成湿邪停滞于腠理肌表，阻碍汗孔闭合，处方改为防己黄芪汤、麻杏苡甘汤合桂枝加附子汤，黄芪 90g，苍术 15g，防己 15g，杏仁 12g，薏苡仁 24g，生麻黄 8g，熟附子 10g（先煎），桂枝 12g，炙甘草 6g，黄柏 12g，砂仁 12g，自加生姜 5 片，大枣 4 枚。7 剂后症大减，续服 10 剂，患者生活基本不受影响，停药。

二、汗证常见的病因病机

汗证的病因不外正虚与邪阻两端，主要与营卫功能失调有关。营卫是人体生命活动的物质基础，营卫气机畅达、气化正常，则人体的各种功能才能得以实现。正虚主要责之于卫气不足，不能固护肌腠，汗孔不密，津液外泄为汗。仲景认为自汗病机为"卫气不共营气谐和"，"卫气不和"，营气失卫气之固护而外泄。卫气属阳又称卫阳，如阳气虚衰，失于固摄，卫气失守，则津液不得固藏而成脱汗。邪阻主要责之于热盛。汗液为阳气蒸腾阴液而成，阳热为汗出的动力，凡阳热偏胜者，包括卫气内郁阳热内蒸、心肝热盛郁热内扰、痰湿瘀阻郁而化热、外邪入里化热等，均可迫津外泄为汗，是发生汗证的常见病机。

三、邪阻腠理在汗证发病中的作用

本案中患者诉每次发病都会有皮肤硬肿的情况，双前臂皮肤红斑、发硬，手麻胀感，舌胀满口，舌苔白厚，据此可判断为湿邪阻滞于肌表。但湿邪从何而来？因患者长期反复汗出，汗出后擦拭、更衣不及时，汗水停滞于肌表而成湿邪，湿邪阻于腠理，阻碍汗孔闭合，导致汗出不止。日久汗出不止，不只阴液丧失，阳气亦随之耗散，阳气虚损进一步加重卫气不足，腠理不固，汗孔开阖失司，津液外泄为汗。如此形成恶性循环，如不能及时祛除在表之湿邪，仅从益气固表、收敛止汗治疗，虽能收取一定的疗效，但病必不除。

桂枝汤治疗自汗之机理亦与邪阻肌腠有关。王好古在《汤液本草》解释道："用桂枝发其汗，为调其营气则卫气自和，风气无所容，遂自汗而解，非桂枝能开腠发汗也。汗多

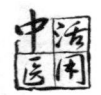
用桂枝者，以之调和营卫，则邪从汗出而汗止，非桂枝能闭汗孔也。"可见桂枝汤止汗之理并非"闭汗孔"，而在于调和营卫、解利肌腠，使在表之风邪得汗而解，邪散表和而汗出自止。《伤寒论》第54条指出，患者仅有定时发热汗出，排除其他疾病，推断病机为邪犯肌表、卫气不和，可在发热之前给予桂枝汤，发汗祛除在表之风邪，表邪随汗而解，则能营卫调和，汗出自止。如果汗出过多导致卫阳进一步损害，汗出不止，阴阳两伤之证，需在桂枝汤基础上加用附子，加强扶阳固表之力，使卫阳得复，汗孔开阖有所主，腠理固摄功能恢复正常。

腠理不固，津液外泄为汗，汗液浸湿肌表，日久不去而成湿邪。湿属阴邪，在表之湿邪未化热，当以阴湿论之；加之汗出腠理开泄，易受风邪侵袭，总属风湿之邪在表、卫阳不足之证。诚如《金匮要略·痉湿暍病脉证治》所言："此病伤于汗出当风，或久伤取冷所致也。"治疗大法为微汗法，"若治风湿者，发其汗，但微微似欲出汗者，风湿俱去也"，选用防己黄芪汤、麻杏苡甘汤或麻黄加术汤等，使在表之风湿随汗而解，同时合用桂枝加附子汤调和营卫、温阳固表，起到外散风湿之邪、内补阳气之虚、调和营卫之效，以此治疗可收全效。

四、结语

综上所述，中医治疗汗证的根本在于辨证论治，不能单纯"见汗止汗"，而是应该根据汗出特点不同，四诊合参，抓住病机关键。汗证总的病机为阴阳失和，营卫失调，但在众多导致发病的病理因素中，应当注意是否有邪阻腠理这一因素的存在。临证只有辨清病机的每一个环节，并给予恰当的治疗，才能做到丝丝入扣，药到病除。

耳穴电针结合针刺疗法治疗中风后抑郁症
（王非　武汉市中医医院）

随着对脑血管病可引发抑郁状态的不断深入认知，国外Robinson领导团队正式将中风后抑郁症命名为PSD，国内学者对本病的命名源于对PSD的不同译法，如"中风后抑郁症""脑卒中抑郁"及"卒中后抑郁状态"等。中风后抑郁症（Post stroke depression，PSD）是发生在中风后的一种包括多种精神症状和躯体症状的复杂的情感性精神障碍性疾病，是中风病重要的并发症之一。中风病是目前人类病死率最高的三大疾病之一，三分之二的中风患者在发病后两年内伴发抑郁症。其精神障碍表现在患者对任何事情都缺乏兴趣，以及空虚、厌烦、淡漠、厌世等。抑郁的出现，不仅影响患者的生存质量，也妨碍其神经功能障碍的恢复。中风后抑郁症所造成的危害是多方面的，国外的一项研究表明，出现抑郁的中风患者要比没有抑郁的中风患者病死率高3.4倍。因此，许多学者将其作为一个治疗学单位加以重视。

目前现代医学对中风后抑郁症的治疗以口服选择性 5- 羟色胺再摄取抑制剂（SSRIs）类药物为主，虽有一定的治疗作用，但仍然存在一些无法克服的不足，如起效延迟、不良反应多，以及对躯体症状和心理症状作用有限，并需要 3～6 周才能发挥疗效，有效率仅在 70% 左右等，部分患者单一用药尚不能完全控制抑郁症状的发作，需要联合用药，而联用药物增加了出现不良反应的概率。大部分患者还需要长期服药。因此，寻求非药物疗法治疗本病具有广泛的应用前景及社会意义。

笔者自 2008 年开始应用耳穴电针结合针刺疗法治疗中风后抑郁症，在几年的临床实践中观察发现此疗法疗效良好，患者接受度高，且无不良反应，显示出了明显的优势，现报道如下。

一、方法

在常规针刺治疗的基础上，给予针刺耳穴神门、脑干、心、肝、肾。消毒后以毫针刺入耳穴，得气后在神门、心两穴加用脉冲电流刺激，通电 30 分钟，左右耳隔日交替取穴。头体穴选取百会、神门、三阴交、太冲，得气后留针 30 分钟。每天同时行耳穴电针及头体针治疗 1 次，每周 5 次。

二、结论

在治疗 2 周，根据汉密顿抑郁量表（HAMD）减分率评定标准，耳穴电针结合针刺法有效率为 90.0%，4 周、8 周时与治疗前比较，HAMD 评分、SDS 评分、中医证候积分均明显下降，相对 SSRIs 类抗抑郁药的治疗，对改善症状起效更快，且远期疗效（8 周后）更佳。

三、讨论

中医学并没有与抑郁症完全相一致的病名，现在一般将其归属于"郁证"范畴，但"郁证"只是一种狭义的说法，据文献记载，"脏躁""百合病""梅核气"等都包含了抑郁症的多种临床表现。中医学认为中风后抑郁症是发生在中风后的一系列郁证的表现，与中医学的"中风"和"郁证"关联较大，对于其病因病机，各学者所持观点各异。

目前中医研究多认为本病病位在脑，涉及五脏，以心、肝、脾、肾为主，病初多为气滞，久而化火，血瘀、痰结、食滞，脏腑气血亏虚之证渐显，形成虚实夹杂。有学者认为，中风后抑郁症是中风后出现的继发性疾病，有其特有的病理生理基础。中风病是以脏腑功能失调、气血逆乱导致风火痰气瘀浊毒蒙蔽清窍、脑失濡养、神不导气为特点。中风恢复阶段以脏腑阴阳气血失和为根本病机，加之各种病理机制如痰瘀阻于经络，可影响上焦心肺宗气推动宣肃、中焦脾胃运化统摄、下焦肝肾温煦调达，从而导致气机运行不畅、郁滞。同时由于五脏藏五神，应五志，此时脏腑气血逆乱和气化异常对精神情志的影响便彰显出来，而发为本病。因此，可见中风后抑郁症的致病特点表现为病位多样，虚实兼见，病因复杂。

在十多年的临床实践中，笔者不断总结提高，遵循《类经》《黄帝内经》等著述，运

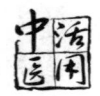

用阴阳平衡等理论，结合临床提出了许多独特的学术思想。人体分为脏腑、九窍、四肢、百骸等，每一个局部又是一个小整体，与脏腑、经络有密切的关系。耳穴是指分布在耳廓上的一些特定区域，与人体的头面、躯干和内脏相对应，五脏六腑、十二经脉均直接或间接与之相通。所以说耳不只是听觉器官，也可作为诊断和治疗疾病的依据。从历代文献中可以看到，耳与经脉有着密切的关系。早在马王堆帛书《阴阳十一脉灸经》中就提到了与上肢、眼、颊、咽喉相联系的"耳脉"。《灵枢·口问》曰："耳者，宗脉之所聚也。"《千金方》曰："心气通于舌，非窍也，其通于窍者，寄见于耳，荣华于耳。"可"视其外应，以知其内脏"。《医学入门》曰："一身之气贯于耳。"古人不仅将"耳脉"发展成了手少阳三焦经，而且对耳与经脉、经别、经筋的关系都做了比较详细的记载。由此，笔者提出了采用耳穴电针结合针刺治疗疾病的疗法。

中风后抑郁症是脑卒中常见的并发症之一，临床上除中风病固有的半身不遂、偏身麻木、口眼歪斜等躯体症状，患者还可出现情绪低落、兴趣减退、自卑自责、失眠、纳差等抑郁证候。《类经》曰："心为五脏六腑之大主，而总统魂魄，兼赅志意。"《素问·六节藏象论》曰："心者，生之本，神之变也。"万教授结合多年临床的经验提出选取耳穴神门、脑干、心、肝、肾等来治疗本病。神门穴属于手少阴心经，是心之原穴，既可养血，又可安神；脑干穴镇静息风、健脑提神；心穴强心安神，通调血脉；肝穴疏肝解郁、息风安神；肾穴养精益智，抑制肝火。气郁化火配肝，得以疏肝理气解郁；忧郁伤神配心，得以养心安神；心脾两虚配心、脾，得以健脾益气安神；阴虚火旺配心、肾，以滋阴清热安神。诸穴随症配伍应用，可起到调神理气、镇静安神的作用。通过电刺激耳穴可减弱或抑制原有的病理兴奋灶，从而平衡大脑皮质细胞的兴奋与抑制。

现代研究表明，耳廓有比较丰富的血管和淋巴等组织分布，有包括迷走神经在内的丰富神经网，当人体某一脏腑或组织器官有异常或病变时，可以通过经络和神经等反映到耳廓的相应穴位上，通过刺激该区域，进而调节内在对应脏腑，起到改善全身各神经系统及各脏腑的生理功能。

随着医学的不断发展，越来越多的医家认识到中风后抑郁症是疾病、心理、社会等多因素综合作用的结果，其治疗应从整体出发，使整体与局部相结合，将辨病、辨证、审因、诊治综合于一体，采取各种给药途径和治疗手段。目前在中医研究中仍存在疗效可信度低、样本量偏小等问题，难以与国际接轨，从而不利于进一步推广应用。中西医结合可以提高疗效，减轻不良反应，减少致残率，提高患者自理能力。但目前的中西医结合多限于简单的药物联合应用，尚未发挥其蕴藏的巨大优势，未能完全体现中西医结合的思想。我们应加强中西医结合，深入研究其机制，注意筛选特异性高、抗抑郁效果显著的药物、穴位，以进一步提高疗效，充分发挥现代医药与祖国传统医药结合的优势，开拓新的思路，研究出疗效肯定、不良反应少的药物或治疗方法，使患者得到快速良好的治疗效果。

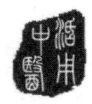

中老年 2 级高血压临床辨证施治探析

（徐建升　东营市东城医院）

一、中老年人高血压社会现状

中老年人高血压的患病率已经达到 60% 以上，最后大都相继出现脑血管、心脏和肾脏等多病共存的社会现象。增龄所导致脏腑功能的减弱，大部分患者都需要长期服用几种降压、降脂药来维持各种医学检查的数值正常，即使患者长期坚持了健康的生活方式，服用了三四种药物配合治疗，血压也经常因为天气、心情，特别是生活环境的变化而出现血压骤升并持续难降，冬季尤为明显。血压维持在 160/100mmHg（2 级高血压）甚至 180/120mmHg 以上波动，同时伴有各种靶器官损伤，是中老年人出现脑血管意外甚至死亡的主因。在改善人们的生活方式和膳食结构基础上，研究利用中医药对中老年高血压患者的调理，对控制和稳定血压，提高晚年生活质量有积极意义。

二、中西医结合治疗的优势

《灵枢·天年》曰："五十岁……九十岁，肾气焦，四脏经脉空虚；百岁，五脏皆虚，神气皆去，形骸独居而终矣。"中医学理论阐述高血压病是因患者素体先天不足，加之青壮年时因内伤、虚损，又或情志所伤、饮食失调等长期生活偏误所致身体阴阳消长失调，从而出现眩晕、头胀痛等血压升高症状，随着体质的转变从而出现化火、损阴、伤阳、生痰、瘀血等致病因素，进而导致各种靶器官的损伤。多年的高血压患者尤其是老年人，靶器官的损害及脏腑功能的减弱，其临床特征有典型的血压反复变化、骤高难降的特点，对老年人生命健康是很大的威胁。改善患者体质，增强脏腑机能，改善临床症状，减免血压骤然升高难降，减轻靶器官损害，尽量维护中老年人高血压患者的生活质量，是中西医结合、发挥中医药优势的方向。大量临床病例已经证实，利用中医整体观念、辨证论治的理论，根据患者体质、症状，及早地利用中医药参与对高血压患者的调理，对改善患者症状、维持血压稳定、提高患者脏腑机能有确切疗效，甚则能够减少患者对血压药的服用，预防和减轻高血压患者靶器官的损害，无论近期效果还是长期疗效均优于单独西医药治疗。

三、中医药辨证用药分析

现代医学理论指出，高血压病是以体循环动脉血压（收缩压和 / 或舒张压）升高为主要特征的心血管疾病。中老年高血压病则具有动脉血管粥样硬化、血管壁的弹性降低、脏腑器官功能严重衰减等指征，造成血压波动范围广、脉压差大、并发症多，具有心、脑、肾等靶器官损害严重等特点，发生 2 级高血压的机会显著增加。这严重威胁了中老年高血压患者的生命健康。从中医学分析中老年人高血压病，主要是因为老年体亏、脏腑功

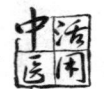

能严重不足、气血亏虚、肾精虚少；又或因为肝阳上亢，清阳不能上升以滋养头目；再次因为体质虚弱，不足以抵抗外邪（尤其北方寒邪）侵袭，阳气不足以推动血脉于血管内正常循行，也存在血瘀脉阻现象。中老年人大多存在正气不足、肝肾阴虚、脾肾阳虚等病理特点，肝阳上亢、瘀血阻脉、痰浊上扰又是最常见的致病因素。因此，治疗中老年人2级高血压基本治疗法则常以滋阴温阳、平肝化瘀、升清降浊为主。在治疗中老年高血压患者时，要正确处理扶正与祛邪之间的关系。提高正气、固护阳气，稳护正气与邪气平衡，保持血压基本稳定，是中西医结合治疗中老年人高血压的基本方法；中老年人正气不足，精血亏虚，脏腑功能减弱，邪气必从内生，发病也多成本虚标实之证。故在服用西药降压时，服用扶助正气兼祛除邪气的中草药，争取扶正而不敛邪，祛邪不伤正气，标本兼治，维护老年人身体安康。临床各医家治疗高血压病最常用的药物是罗布麻、钩藤、天麻、杜仲、丹参、枸杞、夏枯草、葛根、吴茱萸、石决明、石菖蒲、泽泻等养阴平肝、化痰祛瘀、健脾益气之品。治疗高血压发病时最常用方剂有天麻钩藤饮、镇肝熄风汤等，根据体质辨识，平时多搭配生脉散、酸枣仁汤、独活寄生汤、三仁汤、杞菊地黄丸、半夏白术天麻汤等补益祛邪之方灵活应用，既能降低血压，也能改善体质，减轻靶器官损伤。总结中医药调理中老年高血压病的用药有以下几点：平素以扶正固本为基础；平肝潜阳为君；稍加活血化瘀、滋阴清热、养心安神为臣；化湿和胃，开窍醒神为反佐；适时加引经使药。老年高血压患者发病有肝阳上亢、肝肾阴虚、脾肾阳虚、痰瘀内阻等主要证型，常有夹气滞、虚风上扰、心神不宁等兼证。用药物多有天麻、菊花、枸杞子、钩藤、丹参、甘草、茯神、葛根、麦冬、制首乌、生地黄、茯苓、石斛、牛膝、党参、白术、茯苓、黄芪、石菖蒲、半夏、猪苓、川芎、石决明、珍珠母、木香、苏梗、莱菔子、枳壳、厚朴、竹茹、石菖蒲、五味子、制远志、炒酸枣仁、生山楂、牛蒡子、地骨皮。伴有严重冠心病、慢性胃炎、咳喘、2型糖尿病的老年患者中西医结合标本兼治。

参考文献

[1] 刘诗，樊光辉 . 中西医结合治疗老年高血压的临床研究进展 [J]. 中西医结合心脑血管病杂志，2013，1（7）：861-862.

齐鲁时病流派援药理论在肿瘤治疗方面的应用

（慕岳峻　烟台市中医医院）

中医本于辨证，中药的应用必须以中医理论为指导。目前中药药理研究越来越多，如何与传统中医理论相结合以提高临床疗效？齐鲁内科时病流派创建人王新陆教授首创"援药理论"，提出"古药新理，活用援药"，在传统用药和现代中药药理理论指导

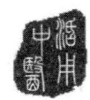

下，把具有明确药理作用的援药加入中药配伍处方中，以丰富中药组方，从而提高临床疗效。

关于援药的应用，《王新陆中医内科治疗经纬（汉英对照）》指出"援药不是在中医理论指导下使用的传统药物，故援药不能称为中药，而应称为'天然药物'"。援药理论可借鉴传统中药七情配伍方法，突出"药物七情"的现代药理、毒理作用的优势，在临床选择应用援药时，可以选择相须、相使的药物作为援药药对，并对中药的四气五味、药物剂量的精准把握具有指导意义。

援药理论拓展了中药治疗恶性肿瘤的选择范围，传统抗肿瘤的中药多为清热解毒、软坚散结之品，借助现代中药药理学研究，发现部分中药有抑制肿瘤细胞增殖、诱导细胞凋亡、抑制肿瘤血管生长及调节免疫等作用，很难直接用传统中医理论阐释其作用。因此在援药理论的指导下，抗肿瘤中药已不局限于传统理论的解毒散结中药，并且有更精准的作用靶点和通路，能够极大提高临床疗效。但肿瘤的中医治疗仍以辨证施治为核心，通过调整体内阴阳平衡，改变肿瘤赖以生存的内环境，在此基础上结合援药理论，通过君、臣、佐、使、援的组方配伍，做到精准治疗。援药理论主要从以下几个方面应用于肿瘤临床。

一是辨病选用援药。例如肺癌在辨证用药基础上，可选用浙贝母、白英作为援药。浙贝母具有化痰散结之功用，现代药理研究显示其活性成分贝母甲素具有逆转肿瘤细胞耐药的作用；《神农本草经》记载"白英性甘寒，主寒热，八疸，消渴，补中益气。久服轻身，延年。属于上品药物，可久用"，故化疗期间联用浙贝母、白英有协同增效作用。血管内皮生长因子（VEGF）是诱导和调节肿瘤血管形成的重要因子，白英总碱通过下调肿瘤细胞中 VEGF 的表达，抑制 VEGF 诱导的血管生成，从而促进肿瘤细胞的周期阻滞与凋亡。蜂房、重楼、石上柏、山慈菇等也可作为肺癌治疗的援药而应用。

对于胃癌的治疗，在辨证用药基础上，可选用藤梨根、红豆杉作为援药。红豆杉，也称紫杉，紫杉醇是其主要的抗肿瘤成分，通过抑制微管解聚而稳定微管，将细胞阻滞于分裂期，是临床应用最广泛的化疗药物之一。因红豆杉有毒，宜从小量开始，逐渐加量至 6～10g，特别适用于有术后复发转移高危因素或肿瘤负荷大的晚期胃癌患者。藤梨根为猕猴桃根，《全国中草药汇编》记载"藤梨根、根皮，苦、涩、寒。可清热解毒，活血消肿，祛风利湿，治疗……肿毒，癌症"。有关藤梨根的药理研究很多，运用网络病理学方法筛选出藤梨根治疗胃癌和胃癌前病变的活性成分有 6 种，潜在靶点有 218 个。另外，薏苡仁、蜈蚣是胃癌作为援药使用的高频药物。

乳腺癌的治疗需要考虑其为激素依赖性的恶性肿瘤，常需内分泌治疗，鹿角胶、淫羊藿因其有拮抗雌激素的作用，属于中医内分泌治疗药，可作为乳腺癌治疗的援药使用。其中鹿角胶能够明显降低血清中促卵泡激素、促黄体生成素及雌二醇的含量。而淫羊藿含有淫羊藿苷，淫羊藿素是淫羊藿苷的衍生物，有研究发现淫羊藿素通过和雌激素竞争性拮抗 ERα 而发挥抗雌激素作用。

二是对症选用援药。例如对于癌性疼痛的治疗，白芍的应用颇为广泛，现代药理研究表明其所含的芍药苷和芍药内酯苷有明显的镇痛解痉作用，白芍还可拮抗对西药镇痛药物的耐受，减少相关不良反应的发生。再如徐长卿，其有效成分是丹皮酚。丹皮酚有抗炎和

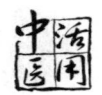 岐黄縱横輯錄

镇痛作用，同时又有抑制肿瘤增殖作用，尤其适用于胃癌疼痛。丹皮既含有芍药苷，又有丹皮酚，常联合芍药、徐长卿止痛。延胡索性辛温，可活血行气止痛，其所含的四氢帕马丁（延胡索乙素）为中枢多巴胺受体阻滞剂，能降低中枢痛阈，并有镇静和安定作用，主要用于慢性钝痛。在患者有疼痛症状时以上药物均可作为援药使用。

三是根据实验室的异常指标选用援药。肝功能异常可以用白芍、赤芍、女贞子、垂盆草等，其通过提高肝的抗氧化能力，抑制氧化应激引起的肝损伤，抑制炎性因子释放，及改善肝脏微循环等达到保肝作用。血脂高可用荷叶、虎杖、山楂、何首乌、决明子、泽泻等，中药通过干预脂类代谢过程而降低血脂。心律失常可用炙甘草、甘松、苦参、黄连、三七等，其通过调节钠离子通道、钙离子通道以及钾离子通道等多种离子通道的功能，有广泛的抗心律失常的作用。

目前，许多中药的现代药理作用仍不够确切，因此临证使用援药时，一定在辨证论治的基础上，合理选择2~3味有明确药理作用的药物，最好选择既有传统功效又经现代药理证实可抗癌的药物，切不可胡乱盲目堆砌。

参考文献

[1] 韩萍.王新陆教授援药理论探析 [J].中华中医药学刊，2010，28（4）：701-702.

[2] 李鑫，王栋先，刘伟，等."援药理论"现代中医临床应用思辨 [J].天津中医药，2020，37（12）：1327-1333.

[3] 唐晓勇，唐迎雪.浙贝母碱对肺癌 A549 /DDP 细胞多药耐药的逆转作用观察及机制探讨 [J].山东医药，2012，52（18）：4-6.

[4] 韩林，孙彩霞，王建农.白英总碱通过 VEGF 相关信号通路调控 A549 细胞的凋亡与周期 [J].中药新药与临床药理，2016，27（4）：509-513.

[5] 王楠楠，黄飞华.红豆杉有效成分及其药理作用研究进展 [J].浙江中医杂志，2018，53（8）：621-623.

[6] 陈翀，徐力.基于网络药理学的藤梨根治疗胃癌前病变机制探究 [J].世界中医药，2021，16（14）：2077-2081.

[7] 李民，王春艳，李士栋，等.鹿角胶的研究进展 [J].中国药物评价.2014，31（5）：310-312.

[8] 孙晓玲.淫羊藿素对雌激素依赖性乳腺癌细胞 MCF-7 细胞作用机制研究 [D].桂林：桂林医学院，2011.

[9] 吴丽，王丽丽，费文婷，等.芍药苷和芍药内酯苷对小鼠疼痛模型的镇痛作用及对 β-EP、PGE2 的影响 [J].中华中医药杂志，2018，33（3）：915-918.

[10] 徐婷，金昔陆，曹惠明.延胡索乙素药理作用的研究进展 [J].中国临床药学杂志，2001，10（1）：58-60.

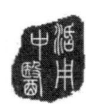

疑难性面神经炎治疗感悟

（王泽玲　昌吉回族自治州中医医院）

近年来，笔者在临床工作中接诊的面神经炎患者较往年有上升趋势，且病程多在 3 个月以上才来就诊。其中有一名患者是 2020 年在家隔离期间出现面瘫，当时只在自家小区内行针刺治疗，解封之后前往正规医院就诊，被告知已错过最佳治疗期，恢复概率很低。之后该患者前往内地多处求医无效，于今年三月底就诊于我科。笔者接诊后，告知患者普通针刺恐怕无任何效果，推荐穴位埋线治疗，患者采纳。经治疗 2 次后，患者于 6 月 1 日复诊时告知效果良好。另外 10 例患者病程大约 4 个月，经 2～5 埋线治疗之后，达到了临床治愈的标准。这些病例都是我在澄江针灸学派学习中医特色治疗方法归来后接诊的。通过实践摸索及体会，运用针灸、埋线等取得了一些临床疗效，故而开始探究疑难性面神经炎采用穴位埋线治疗的临床效果，写下来供同道们批评指正。

面神经炎是一种茎乳突孔内发生急性非特异性炎症，患者在临床中主要表现为面部神经功能异常，会出现闭目不良、口眼歪斜、额纹消失等。中医学认为，面神经炎的发病与人体络脉空虚、正气不足有较大的关系，风邪乘虚侵至头面部脉络，致使患者出现面部营卫不和，气血痹阻，经脉失养。西医学在临床中认为面神经炎的发病与病毒感染后神经水肿、微循环异常有较大的关系。在临床中，中医治疗可通过穴位刺激方式提升患者免疫力，使面神经的水肿和微循环得到改善，而且采用的穴位刺激方式较多，如普通针刺、穴位注射、割治等，其中穴位埋线治疗能够较长时间达到穴位刺激的效果。西医目前主要的治疗方式以药物为主，但中医在临床中除了良好地运用药物，更多的还是采用穴位刺激治疗。而用穴位埋线的方式就可起到长效刺激穴位的良好治疗效果。

对于观察组的患者继予以常规针刺治疗，具体为面颊穴位选择颊车、阳白、四白、地仓穴；颈项穴位选择翳风穴；手部穴位选择合谷穴。在穴位处进行针刺治疗，同时可依据患者病症的具体状况增加穴位，每日进行 1 次针刺治疗，每次治疗半小时，坚持治疗 1 个月后观察其临床治疗效果。

治疗组的患者直接予以穴位埋线治疗，具体穴位选择四白、阳白、地仓、颊车、下关、太阳、头维；具体操作方式为注线法，在埋线穴位进行局部消毒和麻醉，将 0 号线羊肠线穿入穿刺针中，具体穿入 1cm，将穿刺针刺入穴位内，在多个面部穴位进行治疗，注意具体采用平刺方式进行进针，14～20 天进行 1 次穴位埋线治疗，连续治疗 2～3 次为一个疗程，坚持治疗 1～2 个疗程后观察临床治疗效果。

在进行临床治疗的过程中注意观察患者的病情变化，依据患者的具体状况进行调节治疗方式，以良好治疗患者的病症为主要目的，在治疗中如出现状况不佳或者出现异常状况的患者则停止相关治疗。

通过对比患者的临床治疗效果之后发现，治疗组患者在经过 2～3 次埋线之后面部

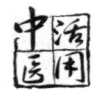

肌肉功能基本全部恢复，口眼歪斜症状基本消失或完全消失，双侧额纹及鼻唇沟完全对称。

通过观察，在疑难性面神经炎患者中采用穴位埋线方式治疗，能够明显提升临床治疗效果，临床治疗价值显著，原因为疑难性面神经炎对患者的面部神经功能损伤较大，临床中治疗难度大，常规的穴位针刺治疗不能有效达到穴位刺激治疗目的，穴位埋线方式采用羊肠线埋线方式，依据患者面神经损伤的具体状况进行相应的穴位埋线，此疗法可以线代针，起到针药双效的作用，穴位埋线是集多种方法（如针刺、埋针、穴位注射等），多种效应于一体的复合性治疗方法，其机理为多种刺激同时发挥作用。肠线作为一种异性蛋白埋入穴位后可提高机体营养代谢和应激、抗炎、抗过敏、抗病毒的能力，以达到治病的目的，本疗法刺激时间持久、疗效巩固。《灵枢·终始》曰："久病者，邪气深，刺此病者，深内而久留之。"肠线在组织中被分解吸收时，对穴位起到"长效针感"效应，延长了对经穴的有效刺激时间。对于神经系统、消化系统、呼吸系统等慢性、顽固性疾病疗效显著。总体来说，就诊次数少，埋线疗法一般 15～20 天治疗 1 次，对于慢性疾病，就诊次数减少可以大大提高患者的依从性。

因穴位埋线能够更长时间地进行穴位刺激，在疑难性面神经炎中有较好的治疗效果，我们在研习穴位埋线方式的同时，也接受临床中其他有效的治疗方式，适应临床发展需求，并形成良好的发展形式。

综上所述，穴位埋线方式治疗疑难性面神经炎，可以显著提升临床治疗的有效率，有较高的治疗运用价值，值得推广。

运用五运六气理论开阖枢六气针法治疗内科疑难杂症体会
（罗莎　南宁市中医医院）

笔者 2019 年参与全国中医临床特色技术传承骨干人才培训项目，加入龙砂医学流派拜入顾植山教授门下学习，对五运六气学理论有新的理解，将理论灵活运用于临床上。

一、五运六气理论的理解

1. 五运六气来源　五运六气是一个相对独立的学说，是《黄帝内经》理论的基础和渊源，应该比《黄帝内经》出现得更早。五运六气学说是运用阴阳五行、开阖枢理论，揭示自然与人体气化节律的科学，是研究天人关系高维度演变规律的科学，来源于古人周期性对自然现象的科学观察。

2. 理解太极图和阴阳五行的真正意义　理解五运六气的来源，必须从了解阴阳的来源开始。阴阳来源于太极图，太极图是古人由观察各种自然界的动态变化而自然形成的一个模式。顾植山教授根据《黄帝内经》中阴阳离合理论创造性地绘制了"顾氏三阴三阳太极

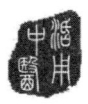

时相图"，太极生两仪，两仪即为阴阳，此图清晰地展现了人体三阴三阳六气盛衰的运行节律。

3. 理解洛书，三阴三阳的开、阖、枢，阴阳五行之道　顾植山教授在每次讲解太极图的时候，反复强调太极 – 河图洛书是阴阳五行的源头。从太极图中数字化表达，便诞生了河图、洛书。洛书的点数代表阴气的多少，用十以内的偶数代表，点数越少代表阴气越少，整个洛书的点都反映了动态的气化状态。三阴三阳的开、阖、枢是一个重要概念，三生万物中的"三"是指开、阖、枢的三种象态，是人体阴阳之气升降出入的主要依据。五运即五行，是互相更替的动态，能把握万物运动规律。六气的本义是三阴三阳，三阴三阳化生万物，万物不可胜数，以象统物，阴阳五行之道。

4. 对"六经欲解时"理解　张仲景的《伤寒论》提出了"六经欲解时"，顾植山教授对六经病"欲解时"的独到见解为"相关时"，是"六经"的时间点，确定好这个"开、阖、枢"时空定位，绑定证候的六经属性，再遣方用药，容易取得良效。

二、验案举隅

患者，男，44 岁，出生日期为 1974 年 5 月 24 日（甲寅），初诊时间为 2021 年 2 月 24 日（辛丑）。主诉反复左侧肢体麻木乏力 10 年余，加重 1 月。患者 10 年余间反复左侧肢体麻木乏力，以左上肢为主，左手抓握力欠佳，持物尚稳，左手指有活动不利，伴膝关节疼痛感，勉强可独立行走，纳寐可，大便稍干结，舌暗淡，苔薄白稍腻，脉弦涩。患者每隔几年就会频繁发病，每遇外感则发病，最近一次发病在 2021 年 1 月 3 日，病后 2021 年 1 月 4 日至 2 月 23 日在专家门诊给予拟大柴胡汤加减、小柴胡汤等治疗，患者服药后症状无明显改善，遂住院治疗。

诊断：枢神经脱髓鞘病（MOG 抗体相关性脑炎）。

处方：大补肾汤合理中汤加减。桂枝 10g，干姜 6g，五味子 6g，大枣 10g，生地黄 10g，甘草 6g，防风 10g，淡竹叶 10g，泽泻 6g，白术 10g，炙甘草 6g，人参 10g。

六气针法：双开、少阴、百会透少阴。

患者行针后左侧肢体麻木乏力缓解，左手抓握较有力。给予此治疗方案治疗 10 天。

【按】枢神经脱髓鞘病（MOG 抗体相关性脑炎）在临床上属于难治，治疗效果欠佳疾病；患者生于 1974 年 5 月 24 日，属于乙卯年，阳明司天，少阴在泉；于 2011 年 11 月第一次发病，阳明司天，少阴在泉；而最近一次发病是 2021 年 1 月 3 日，少阴司天，阳明在泉。考虑其每次发病均在受燥气、君火困扰，现在继续受庚子年燥气影响而发病，且病象有太阴至病象，故给予辛丑年之防治方大补肾汤合理中汤，开阖六气针法选双开、少阴、百会透少阴，治疗效果佳，多年来左侧麻木行走不利症状首次能缓解。

三、学习心得

在跟师顾植山老师之前，笔者虽然知道五运六气于中医非常重要，但自学数年，总是不得其门而入，无法应用于临床发挥作用，这是我多年来最大的心结。因为心结没有打开，自己虽已经有不小的名气，但面对一些疑难杂症和危急重症时，心中难免会"打鼓"。而只有对一切病证都无所畏惧，才算得上自信的中医。拜师以后的提升归结有三点。

1. 将"天人合一"观念内化于心，外化于行。五运六气学说司天、司人、司病证，就是在更高的层面理解疾病的发生规律。现在看每一位患者，都会首先在特定的时空区探求疾病的发生和对治，看得更清更准，可以执简驭繁，体会到"效如桴鼓"的惊奇。

2. 在运气理论指导下，对《伤寒论》经方的理解与应用更加准确，更得心应手。

3. "针药结合，辨经选穴"，可以使中医道路越走越宽。

基于中医整体观的邵氏无痛诊疗肘痹的临证思考

（经振兴　郑州市颈肩腰腿痛医院）

肘痹是以肘部疼痛、关节活动障碍为主症的一类病证，属中医学"伤筋""痹证"范畴，常见于肱骨外上髁炎、肱骨内上髁炎、尺骨鹰嘴滑囊炎、旋后肌综合征和肘关节骨化性肌炎等疾病。这对日常生活造成不便，严重者可造成肘部的关节畸形，肘关节功能活动障碍，对生活危害更大。

一、肘痹的中医治疗现状

中医治疗肘痹应用最广泛的方法是针刺、手法、方药。针刺包括毫针、火针、电针、平衡针、温针、浮针、针刀等，这些方法大多在局部选阿是穴及循经取穴予以刺激，达到行气活血，疏通经脉；通则不痛，疗效可，无不良反应，对于轻者大多效果非常好。中药煎服或中药外治，疗效相对较慢，很多患者不接受或不能坚持。因此探索一种疗效稳固并有效降低复发率的保守疗法具有较大的研究意义。

二、中医整体观邵氏无痛诊疗肘痹的内容

1. 病因病机角度　中医学认为，肘为诸筋之会，手三阳经和手三阴经均循行于此。肘痹的发生，主要是因为肘关节长期慢性劳损，导致局部气血瘀滞，脉络受阻，气血运行不畅；或素体虚弱，气血虚弱，肌肉、筋骨失于濡养，不能抵御外邪，稍遇风寒湿邪便积聚肘节；或因风寒湿邪侵袭肘部，致气血凝滞，筋脉失和，不通则痛。肘痹总属筋伤范畴。《灵枢·本脏》所言"经脉者，所以行气血而营阴阳，濡筋骨，利关节者也"，表明了经筋的主要功能是连接骨骼，以及进行各种活动等。总的来说就是，整块肌肉的作用点在肌腱末端上，在骨的附着处，是肌纤维束或肌腱的应力集中点，这个点经筋谓之"结""聚"，正是损害性活动的首先承受部位，也是经筋痹痛常见病损处。

2. 辨证角度　肘痹的辨证论治分为经络辨证和外感内伤辨证。肱骨外上髁痛，属手阳明经肘劳；肱骨内上髁痛，属手少阳经肘劳；肘后尺骨鹰嘴部痛，属手少阴经肘劳。外感

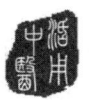

肘劳症见于肘部酸痛麻木，屈伸不利，遇寒加重，得温痛减，舌苔薄白或白滑，脉弦紧或浮紧属风寒阻络型；症见肘部疼痛，有热感，局部压痛明显，活动后疼痛减轻，伴口渴不欲饮，舌苔黄腻，脉濡数属湿热内蕴型。内伤肘劳为起病时间长，肘部酸痛反复发作，持物无力，喜按，兼少气懒言，面色苍白，舌淡苔白，脉沉细。

3. 邵氏无痛诊疗法对肘痹的认识　以经络现象为首要依据，从经络、经筋、经皮到西医解剖并结合生理、病理变化过程，将整个肘痹病程划分为伤、炎、痉、挛、变五个阶段。伤者有伤因，局部肿胀瘀血；炎者症见病变组织水肿，炎性细胞浸润，触之膨大质软，有温度，能感到外形异样；痉者病灶感明确，自觉痛剧，触之呈持续痉挛、跳动、肌束变粗发硬，常有强迫体位，解痉后又变得质软，常因体位变化受激惹重现痉挛；挛者即挛缩，肌组织异常僵硬变粗，触摸外形明显，表面光滑，与周围组织界限明显，压之酸痛；变者即挛缩变性，时间较久，病变组织与周围组织粘连，轻按不痛。

三、临证思考

邵氏无痛疗法是郑州市颈肩腰腿痛医院名誉院长、全国名老中医邵福元主任医师在长期临床经验总结的基础上，博采众家之长，并结合现代医学理论，所创立的中西医结合诊治颈肩腰腿痛病的"邵氏诊断法"和"邵氏无痛治疗法"。对于肘关节周围的疼痛，首先应用"邵氏诊断法"进行诊断。①痛区痛线诊断法：确定病变的归经。明代张三锡《经络考》言："脏腑阴阳，各有其经，四肢筋骨，各有其主，明其部而定经。"中医治疗原则也是"经脉所过主治所及"，比如肱骨外上髁痛，属手阳明经肘劳；肱骨内上髁痛，属手少阳经肘劳等。②功能症状诊断法：根据患者腕、肘、肩、颈部的功能活动受限情况，确定患者的具体病变软组织。该检查方法首先进行功能活动分级检测，明确有或无病，再确定疼痛及活动受限的级数和关系。③病灶诊断法是确定受累肌群是伤、炎、痉挛、变性的病理阶段。④包罗万象诊断法类似四诊之合参，"治病必求其本"，适用此法的前提是排除一切骨质病变或其他疾病，提倡系统回顾病史，充分使用传统望、闻、问、切四诊与触诊量诊及各项现代仪器检查手段，以减少误诊、漏诊等。确定病位、病灶性质，根据临床需要将这几种病灶具体划分为治疗点、喜治点、副治疗点、放射点、厌烦点、忌治点。先找治疗点，再找喜治点、副治疗点，避开厌烦点、忌治点。

"病为本，工为标"，所以重视医患合作，医患融洽亦常常是取效的一方面，尤其是在当今的这种医患大环境下。对"伤炎"期，一切治则围绕消除无菌性炎症为主旨，包括轻柔理筋等手法，同时借鉴西医消炎止痛类药物、脱水剂的应用，中医应用活血化瘀、攻逐水饮、缓急镇痛药；对"痉挛期"应用增力点压法，配合西药解除肌肉紧张等肌肉松弛剂的应用、中医缓急止痛祛风除湿益气养血药物的应用；对"挛变期"手法可相应采用大力度，配和应用补肝肾、壮筋骨、益气养血之剂。各期再辅以相应的声光电磁热药等理疗。形成一套"治病求本，医乃仁术"的"邵氏无痛疗法"。该疗法简便易行、疗效高、疗程短、费用低、无痛苦等显著优点。

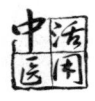

四、验案举隅

患者，男，35岁。诉拉网捕鱼工作多年，3月前右侧肘关节撞击船舷出现肘外侧肿痛，症状持续，给予局部针刺治疗、消肿止痛贴，口服活血化瘀药及抗炎镇痛药（具体不详），局部药物（具体不详）封闭两次，效果欠佳。经朋友介绍来诊，右肱骨外上髁明显压痛，密耳试验阳性。中医诊断为肘痹，气滞血瘀型。

初诊时在肱骨外上髁局部曲池、手三里、阿是穴等或附近压痛点给予邵氏增力点压法及拨离手法，以松筋通络，治疗后疼痛消失，维持约12小时，后疼痛如前。治疗3次后，即时效果可，长远效果欠佳。后经软组织压痛或筋结点上下切寻，发现患者颈部肌肉僵硬，颈椎4～7节旁及肩胛骨内上角有结节和压痛，右上肢远端的中渚、外关、手三里等穴位及穴位附近，存在筋结点、条索状病损点。根据患者软组织病性及手法治疗的反应，给予邵氏无痛增力点压法及拨离强刺激手法，治疗后，右肘部疼痛完全消失，肘关节活动正常，效果维持两天。守上治疗方法，隔2天治疗1次，共治疗3次，在治疗期间，嘱患者注意休息，避免颈、肩、肘、腕关节受累。2月后回访，患者日常生活及工作正常。

参考文献

[1] 曾保霞，任媛媛，康亚宁. 基于激痛点理论针刺治疗网球肘的临床研究 [J]. 湖北中医杂志，2020，42（5）：55–57.

[2] 石学敏，王拥军. 针灸推拿学高级教程 [M]. 北京：人民军医出版社，2018.

[3] 邵福元，邵华磊. 颈肩腰腿痛应用诊疗学 [M]. 郑州：河南科学技术出版社，2009.

扶阳学术思想临证感悟
（喻凤文　巴中市中医院）

笔者因参加中医流派传承学习，有幸接触扶阳学术思想，在云南省中医药学吴佩衡扶阳学术流派传承工作室跟师学习，对扶阳学术思想从接触、了解到深入研究，再到临床运用，对扶阳学术思想有所体会，今记录如下，以飨读者。

一、阳虚体质催生扶阳学术流派

顾名思义，扶阳学术流派高度重视阳气。阳气对于人体的重要性无须赘言。扶阳学术流派重视阳气，强调扶阳，临床擅用附子等温阳散寒之品，俗称"火神派"。特别是近年来，火神派影响日益深远，各地均涌现出很多临床医生因善用附子被尊为当地"×火神""×附子"等名。那么是什么造成火神派流行？笔者认为这与现代大众的体质有

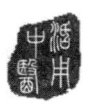

关系。现代人生活节奏快，常常晚睡早起，长期在空调房间工作，饮食不均，喜凉恶热，缺乏运动，造成人体阳气亏虚，普遍呈现阳虚寒凉体质。西学东渐，很多发热病不问缘由，均使用抗生素、激素，甚至很多中医亦喜用板蓝根、黄芩等清热药物治疗很多外感疾病，不问寒热虚实，造成用药偏颇，亦损伤阳气。故近年来火神派流行，皆是当今体质规律变化的反应。云南昆明四季如春，年度温差小，昼夜温差大，使阳气的生长化收藏凸显在一天，而非一年，阳气藏之不深，故居民多为阳虚体质，民间常用附子炖煮食物，故当地阳虚寒湿体质当可明鉴。那么到了异地用药是否有所差别呢？兹举例如下。

石某，女，48 岁，全身多关节疼痛、畸形反复 5 年，伴晨僵麻木，以双手掌指关节疼痛畸形明显。西医诊断为类风湿关节炎，长期口服消炎镇痛药物、激素等药物。刻诊见全身羸弱，气短乏力，声音低怯，伴畏寒恶风，腿膝冷痛，夜间双足心发热，纳差眠差，二便正常，舌质淡润，苔薄白，微腻，脉沉细，双侧尺脉无力。辨证为痹病（阳虚寒凝），选取当归四逆汤合潜阳封髓丹加减，以温经散寒潜阳封髓，具体用药为当归（酒制）20g，桂枝 15g，白芍 15g，大枣 10g，细辛 5g，炙甘草 10g，桑枝 10g，地龙 10g，姜黄 10g，威灵仙 10g，透骨草 10g，制附子（先煎）30g，肉桂 10g，黄柏（盐制）10g，砂仁 10g。3 剂，水煎服，每日 1 剂。复诊时诉疼痛减轻，恶寒明显，加附子至 60g，患者出现晕眩、头痛、口舌生疮等。将附子调整为 30g 后症状消失，续服数剂，诸症减轻。云南老师在治疗上述病证时，使用附子，常 60g 起步，多用 120g 甚至 180g 以上。患者无特殊不适。而笔者在临床运用中，多在 30g 左右，若将附子增加到 60g 以上，患者就会出现晕眩、头痛、口舌生疮等症状。故猜测与当地气候不同有关。笔者为四川人，四川盆地虽与云南相邻，但气候仍有区别。云南地处高原多寒，四川盆地气候多湿，故治疗上应有所区别。先贤云因地制宜，诚不欺我。

扶阳学术思想不只是善用附子，扶阳需固阳、密阳。黄元御认为，木、火、土、水四象以中土为中心，左升右降，合于一年春夏秋冬，而呈生长化收藏之五行变化，是为阴阳，强调中气变化也，也就是黄元御强调的中气为轴之圆运动。医家郑钦安，在其著作《郑钦安医学三书》中反复记载了心肾水火相交的重要性，重视坎离君相双火的升降运动。云南吴佩衡扶阳学术流派师法郑钦安，重视阳气先后天圆运动，强调扶阳亦要重视气机周流，强调阳化气阴成形，阳随阴藏、阴阳互根，注重"元阳"或"先天真阳"之密故，认为扶阳之要，在于阳气潜藏固密。郑钦安讲："乾坎化而为水，阴阳互根，强调水火相交，君火以明相火以位。"临床常出现一派火热假象，患者明明畏寒肢冷阳性寒凝之象，却诉口干，口舌生疮，潮热盗汗，五心烦热，失眠烦躁，正所谓"水寒不养龙，水浅不养龙"。故虚阳浮越之假象，亦为扶阳需注意之事，防止一味温阳驱寒，未注意潜阳固摄，使阳气虚浮于表，从而延误病情。

扶阳学术不仅重视扶阳，而且重视阳气的固密潜降，正所谓"阴平阳密，精神乃治"。阴平阳密不是讲阴阳平衡，而是认为阴阳本是一气，所谓负阴而抱阳，阳气在充分补足后应注意潜密，防止升发太过，以免升发伤风伤阴动血。只一味讲究扶阳助阳不是正道。扶阳需固阳、密阳，也就是说在注重阳气的同时，亦需注重阴液的消长。总之，阴平阳密是指扶阳抑阴要重视法度，不能矫枉过正，顾此失彼。临床上有所所谓"火神派"拥趸一味讲究大剂量附子、干姜，认为使用量越大越好，仿佛使用附子量越大医疗水平越高。此实为对扶阳学术的误读，殊不知扶阳学术亦要讲究阴阳均衡，圆法自然。阴阳本为一气，阳气不足，扶阳可温肾水而至左旋上升，带动阳气周流运动，则阴精转为阳气，此所谓阳化气也。然阳气右旋下降潜降，阳气潜在坎中，故谓阴成形也。郑钦安讲究覆土补火，引火归元，其创制的著名方剂潜阳丹、封髓丹，将其扶阳密阳思想完全贯彻。云南吴佩衡通过将两方合用，更是将上述思想贯彻始终。

二、扶阳亦需注意脏腑有别

临床上，患者常出现畏寒肢冷等一派阳虚共同症状，但有伴发咳嗽咯清痰，有伴发慢性腹泻便溏纳差腹胀，有伴发月经量少、颜面紫暗，有伴发胁痛、腰膝冷痛等症状。临床上运用扶阳治疗此类患者应有所区别，有小青龙汤、苓甘五味姜辛之变，有附子理中丸、补中益气汤之别，有温经汤、胶艾汤之异，有当归四逆汤、四逆汤、黄芪桂枝五物之别。根据脏腑之别，相应加减化裁，灵活机动，可取得宏效。

扶阳思想在骨关节病的应用

（叶承莉　重庆市中医骨科医院）

扶阳理论思想，肇始于《周易》《黄帝内经》。《周易》开篇即谓："天尊地卑，乾坤定矣。"《素问·生气通天论》云："阳气者，若天于日，失其所则折寿而不彰。""凡阴阳之要，阳密乃固。"以上论述奠定了扶阳理论的基础。及至仲景著作《伤寒杂病论》，扶阳思想得以充分体现，其创立四逆汤、理中丸等方剂，开温补之先河。后世光大于金、元、明、清之易水、温补诸家，如李东垣论"甘温除热"，张景岳据"阳不足便是寒"创右归丸。及至晚清，郑钦安集前人之大成而创立扶阳学派，以鲜明的扶阳风骨名于当世，其门徒甚众，如其徒吴佩衡尽得其传并有所发挥，当世扶阳流派代表吴荣祖先生悟道：天地以日运为中心，人生以阳气为核心，此天人合一之道，扶阳、护阳、秘阳乃生生之道，是生命科学的核心。

骨关节病是以反复疼痛为主的疾病，病位在结缔组织，为免疫系统疾病，病程长，反复发作，易导致残疾，难根治。中医学称为痹证，病机为阳气不足，精血亏虚，寒湿热瘀等滞结，属于虚实寒热错杂之证。扶阳理论运用于骨关节病诊治之中，能理清病因病机，也能建立理法方药，笔者诊治感悟如下。

一、扶阳

重用附子，其用为回阳救逆、补火助阳、散寒，主治亡阳、阳虚、寒邪入侵或寒从中

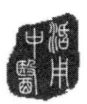

生的证候。附子对于阳虚邪滞的病证能起到标本兼治的效果。吴佩衡善用附子，佐助用之少则 10g，一般虚寒证 20～100g，急性阴阳格拒、阴盛阳虚危候则用 60～250g。凡见面色淡白无华（或兼夹青色），倦怠无神，少气懒言，力不从心，动则心慌气短，自汗食少，厌食酸冷，溺清便溏，诸寒引痛，易感风寒，甚或形寒怕冷，手足冰凉，喜暖向阳，多重衣被，口润不渴或渴喜热饮而不多，舌质淡（或兼夹青色），舌苔白滑或白腻，脉象多见沉、迟、细、弱、虚、紧等，均可使用。

二、填精

精血乃生命活动的基本物质，精为阴中之阳，血为阴中之阴。填精补血，与扶阳同为治疗骨关节病的重要内容。常用杜仲、狗脊、人参、肉苁蓉、蛤蚧、鳖甲、黄精、淫羊藿、牛膝、威灵仙、自然铜等。

三、宣痹

扶正后需要宣痹泄邪，虚实兼治乃骨关节病治疗大法。不通则痛，不荣则痛。宣痹有多种方法，如调和营卫、补血活血、行气祛瘀、开郁通滞、利湿通经、化痰通经、散结通络、散寒通经、泄热通经等，临床配伍如麻黄、桂枝、干姜、当归、桃仁、红花、全蝎、水蛭、莪术、夏枯草、半夏、葛根、石膏、知母、黄连、黄柏、黄芩、苍术、茯苓、大腹皮、枳实、薤白等。

四、调枢

1. 和肝胆　久病肝胆皆不利，或土弱木疲，或肝血内亏，或肝风虚妄，或肝郁失舒。调和肝胆方能畅通，三焦调达五脏。首选小柴胡汤，配伍可选吴茱萸、香附、佛手、川楝子、芍药、当归等。

2. 顾脾胃　骨关节疾病为正虚标实之证，病程缠绵、反复，妄用苦寒之品或长期使用峻猛燥烈之剂，必致脾胃所伤，里虚不能荣养于外，易感外邪引动内湿，更加导致正虚邪恋，经久不愈。患者诉关节疼痛之外常伴随脘腹胀痛、厌油腻生冷、大便稀溏等太阴阳虚寒湿内盛的证候，因此，要谨记顾护太阴脾胃，在处方中配伍健脾助运之品。同时，健运脾胃也是帮助药物吸收协助治疗的必然之道。临床多用参苓白术散健脾渗湿，藿香正气汤散寒化湿健脾兼解表，加味香砂六君汤健脾行气。单味配伍可选砂仁、豆蔻、山楂、麦芽、陈皮、生姜、焦三仙、鸡内金、莱菔子等。

3. 调升降　骨关节病反复发作，影响患者生活起居，令患者精神焦虑，阴阳失衡，升降出入紊乱，神不内守，此时宜用龙骨、牡蛎镇逆潜越，加炒白术、甘草补土伏火（火无土不潜藏），加紫石英，"安魂魄，镇下焦"，既有重镇性能又温暖肾脏。还有镇肝潜阳的磁石（去性取用），清利通窍的石菖蒲等。这些加减尽管不是最主要的，但吴荣祖老师的临床实践证明了它们收敛命门火、开窍安神的作用十分显著。

4. 潜虚越　骨关节疾病既有内虚外实，也有上实下虚，上热下寒。表现为虚火上冲致牙疼、咳嗽、喘促、面肿、喉痹、耳肿、目赤、鼻塞等；阳虚寒凝致遗尿、滑精、畏寒肢冷、腰膝无力。诸症宜降虚火、温肾阳，吴佩衡将"封髓丹""潜阳丹"合用，配以黄柏、砂仁、甘草、附子、龟甲。砂仁辛温，能宣中宫一切阴邪，又能纳气归肾。附子辛热，能补坎中真阳，真阳为君火之种，补真火即是壮君火也。龟甲得水之精气而生，有通阴助阳之力，佐以甘草补中，有伏火互根之妙。

五、引使

精准治疗也是中医的传统优势，加入引经药使疗效更显著。就脏腑而言，常用的有入心木香、朱砂；入肝柴胡、吴茱萸、青黛；入脾陈皮、山药、芡实；入肺麦冬、紫菀、乌梅；入肾螵蛸、龟甲、牡蛎；入胃苍白术、半夏、扁豆；入胆龙胆、木通、青皮；入大肠大黄、地榆、槐花根；入小肠石斛、茴香等。就部位而言，上头川芎，下膝牛膝，上肢羌活，下肢独活，入阴鳖甲，入阳桂枝，走表麻黄。

老年复杂性附睾淤积症辨治的思考
（徐信杰　山东第一医科大学第二附属医院）

附睾淤积症是男性输精管结扎术的并发症之一，发病率约 0.66%。其主要临床特征为附睾头体积扩大、增厚增粗、附睾肿胀疼痛等。病史超过 1 年，附睾坚韧或结节明显，综合治疗效果不佳且常复发。中医对迁延反复的附睾淤积症仍有治疗效果，可明显缓解症状，但对老年复杂性附睾淤积症仍需仔细辨证，方可收效。现将笔者诊治的一名老年复杂性附睾淤积症过程及个人思考分享如下。

一、病情介绍

游某，男，83 岁，2020 年 6 月 29 日初诊。患者 50 年前于当地卫生院行"男性输精管结扎术"后出现阴囊肿胀疼痛，行走受限，诊断为"附睾淤积症"，多年来患者多地求医均未得到有效治疗。现患者阴囊潮湿，阴部胀痛，牵扯至患侧腹股沟，入夜心烦，难以入睡，双耳胀痛，常耳鸣，视物不清，口干渴，双颌及颈部肿胀，触之硬，阴部胀痛，腹胀，双下肢微肿，大便每日 1 次，小便混浊不畅有热感，双下肢轻微凹陷性水肿，活动或劳动后加重，晨起减轻。舌红苔黄，脉弦滑。患者有慢性前列腺炎、冠心病、高血压、高脂血症等病史。

二、诊疗经过

首诊辨为下焦湿热证，予疏凿饮子加减治疗 3 个月，患者失眠、双耳胀痛、腹胀、下肢水肿等症状均明显减轻后停药。10 月 26 日再次就诊，诉停药后小便频数混浊及热感加重。诊见舌红苔黄，脉弦滑，辨为膀胱湿热证，予癃清饮加减治疗 2 个月，症状减轻后停药。

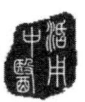

2021 年 1 月 4 日复诊，诉口苦咽干，头不清，胃中热，喜凉饮，心中烦，大便可，小便赤热痛。诊见舌红苔黄，脉弦，辨为肝胆火旺、中下焦湿热，予龙胆泻肝汤合柴胆牡蛎汤、栀子豉汤加减治疗 2 周。2021 年 1 月 18 日就诊，患者诉小便热痛，背脊间断发热，牙痛，舌干，下颌及颈部肿胀，头脑不清，双耳发胀减轻不明显。诊见舌红苔薄黄，脉弦，辨为阴虚火旺证，予引火汤合玉女煎、潜阳封髓丹加减，治疗 2 周后患者背脊间断发热消失，无牙痛，舌干改善，胃中热及小便热感减轻，下颌及颈部肿胀及双耳发胀明显减轻，舌红苔薄黄，脉弦缓。后经上方继续治疗月余，诸症悉平。

三、心得体会

中医学中没有"附睾淤积症"病名，根据其临床表现当属"子痛""肾子痛"范畴。中医学认为本病的基本病因是经脉阻滞，湿热、瘀血、败精阻滞外肾，滞留不散。治疗则根据肝郁、湿热、寒湿、瘀血及肝肾两虚等证型不同，分别侧重疏肝解郁、清热祛湿、活血化瘀、散寒除湿、滋养肝肾等。

本文患者罹患"附睾淤积症"50 余年，且伴有慢性前列腺炎、冠心病、高血压、高脂血症等疾病，加之年事已高，身体日衰，治疗颇为棘手。治疗初期，以治下焦湿热为主，采用疏凿饮子加减以除湿热，有效但未平妥。后因停药病情复发，以膀胱湿热为主，给予癃清饮加减以清利膀胱，患者加减用药月余，出现口苦咽干、头不清等表现，辨为肝胆火旺、中下焦湿热，给予龙胆泻肝汤合柴胆牡蛎汤、栀子豉汤加减治疗 2 周后病情缓解。但患者又出现背脊间断发热、牙痛、舌干等症，辨为阴虚火旺证，给予引火汤合玉女煎、潜阳封髓丹加减，治疗月余患者诸症悉平。此患者的整个治疗过程中，忽略了下颌及颈部肿胀、头脑不清、双耳发胀等重要表现，致使治疗走了弯路，患者的这些表现从诊治初期其实就是阴虚火旺之象，但笔者却专注于下焦湿热的治疗，随着清利湿热药物使用时间的延长，患者阴伤愈加明显，出现了脊间断发热、牙痛、舌干等症，阴虚火旺征象凸显，此时方给予患者滋阴泻火、引火归元，最终患者病情得以缓解。

本案中患者已至耄耋之年，其体质已在悄然发生变化，从临床表现看已是阴阳两虚，以阴虚为主，同时患者所患"附睾淤积症"缠绵难愈，肝郁化火、湿热充斥三焦，加之又有多种慢性病证，使本病呈现出错综复杂的特点，给辨证治疗造成一定影响。因此，笔者认为临床辨证一定要详询病史，从整体入手，结合患者体质特点，方可达到精准辨证，治疗才能应手而效。

参考文献

[1] 郭应禄，胡礼泉．男科学 [M]．北京：人民卫生出版社，2004：1155–1156.

[2] 洪国防．超声波治疗 18 例男性输精管结扎术后附睾淤积症疗效分析 [J]．广东微量元素科学，2015，22（8）：42–44.

[3] 吴顺才，祝汉廷．输精管结扎术后附睾淤积症 88 例临床分析及治疗体会 [J]．黔南民族医专学报，2013，26（3）：168–169.

[4] 戚广崇．实用中医男科学 [M]．上海科学技术出版社，2018：251–252.

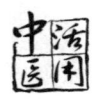

基于山西门氏"大病以胃"思想治疗慢性肾脏病的思考

（梁勇　绵阳市中医医院）

慢性肾脏病反复发作，临床迁延难愈，特别是进入终末期，常合并多系统损伤，治疗颇为棘手。"大病以胃"是山西门氏杂病流派主要学术传承人门九章教授所提出的重要思想。笔者有幸跟随门九章教授学习，现就门老师基于"大病以胃"思想临证特点做简要阐述，并结合本人临床实践中基于该思想治疗慢性肾脏病的思路做简要论述。

一、门九章教授基于"大病以胃"思想临证应用特点

"大病以胃"是山西门氏杂病流派主要的学术思想之一。门老师在临证时十分重视患者脾胃功能，重视患者整体功能状态，在治疗慢性病、疑难病及危重症时常常顾护患者胃气，通过扶助胃气，调整脾胃功能，使人体功能状态恢复正常，从而提出了"大病以胃"的思想，其临证有以下特点。

1. 首重患者饮食及生活宜忌，避免食伤胃气　门老师在临证时常强调患者要"学会吃饭"，并坚决摒弃将水果当饭的错误观念，不能让寒凉之物伤了人体生生不息的胃气，这种自西方传过来的饮食方式与传统中国人的饮食习惯截然不同，不可照搬。在整个诊治过程中，门老师不厌其烦地向患者讲解饮食生活的宜忌，要饮食生活有"节"，不仅要有节制，更要有"节律"，要养成有规律的饮食习惯。警醒患者改变饮食习惯和生活方式，勿伤脾胃，这是治病的第一步。

2. 临证用药轻灵，方精药简，避免药伤胃气　门老师临证时诊治的患者多为慢性病或重症患者，若方大药重，长期服药会败胃，导致胃气损伤，变生他疾。故门老师临证时处方精练，寥寥数味，并且药量很轻，方精药简。在服药方法上也很独特，常常两日1剂，每日服用1～2次，患者常常说服了药感觉很舒服、药很好喝，所以这也增强了患者的依从性，为取得良好的疗效打下了基础。

对于疑难重症患者，单一处方往往力有不逮，而使用几方加减化裁，又会造成面面俱到而无的放矢，难以取得预期疗效。处方常常应用联合方组，是门氏临证用方的又一特点。联合方组可以针对疾病的复杂病机，化繁为简，对证选方各个击破。门氏处方首重胃气，若患者脾胃功能不足，则联合方组中第一方通常为顾护胃气为主，只有胃气得健才能保证药物充分发挥作用。

3. 临证重视患者整体功能状态的把握　门老师临证时重视人体患病状态下的整体功能情况。对人体功能状态的判别和调整是中医师临床诊治的核心内容和关键步骤，中医诊治疾病的过程就是识别和调整患者功能状态的过程。门老师提出"功能不足态"贯穿了所有的疾病，采用健脾和胃顾护人体正气是其主要治疗原则。

门老师在临证时经常使用小儿异功散、理中汤等方调理患者脾胃功能。根据患者所表现出的功能状态，在临证时分阶段、分层次使用。临证时，门老师不会纠结于患者的各种

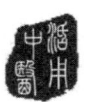

症状，更重视患者整体功能状态，常常通过顾护、扶助、借助胃气，调整自身功能，使人体营养系统、代谢系统、免疫系统恢复正常的生理功能状态，从而恢复健康。

二、"大病以胃"思想在慢性肾脏病中运用的思考

1.对慢性肾脏病的认识　慢性肾脏病临床多表现多样，病位多在脾肾，病性多为本虚标实。慢性肾脏病因为先天禀赋不足的较为少见，大多为后天脾胃功能失常，正如李东垣所说"内伤脾胃，百病由生"，即脾胃虚弱是疾病发生的关键因素。慢性肾脏病临床病情多反复，症状复杂难辨，病程较长而缠绵难愈，预后多不良，故属于"大病"范畴。基于大病以胃思想，脾胃功能关乎人体营养、代谢、免疫三大系统，脾胃功能损伤在慢性肾脏病发生、进展过程中发挥了重要作用。

2.加强慢性肾脏病患者的饮食宜忌健康教育　临床上我们要求慢性肾脏病患者以低盐、低脂、优质蛋白饮食为主，但未明确强调不能食用生冷水果等。百病皆由脾胃伤，就需要我们加强对患者饮食宜忌的健康教育，让患者"学会吃饭""饮食有节"，避免食用过多生冷食物及饮品，从而损伤胃阳。

3.慢性肾脏病无证可辨时宜调脾胃　在临床上，存在很多无症状性蛋白尿或无症状性血尿的患者，这类患者仅仅是检查指标异常，无任何不适，中医治疗存在无证可辨的情况。针对这类患者，中医如何治疗呢？基于"大病以胃"思想，脾胃功能损伤是慢性肾脏病的关键病机，脾失运化水谷精微，精微外泄而成蛋白尿，虽然患者无脾胃损伤的临床表现，我们仍可从调理脾胃入手，恢复人体正常脾胃功能，脾胃既健，元气充实，诸邪自除。

4.中晚期慢性肾脏病症状复杂可执简驭繁调脾胃　随着慢性肾脏病进展至中晚期，病情重，症状多而复杂，中医辨证往往会头绪繁多，虚实夹杂，抓不住关键主症，无从下手。而基于"大病以胃"思想，我们可关注患者整体功能状态。这类患者一般都会有功能不足态的表现，如乏力体倦、精神欠佳、畏寒畏风、饮食减退等症状，可选用小儿异功散、理中汤等治疗。

需要强调的是，"大病以胃"思想重视脾胃功能，但不会只治疗脾胃，若患者尺脉沉细，需加用肾气丸以补肾；若邪气较盛，则会在调理脾胃基础上以祛邪，加用燥湿化痰、疏肝利胆、温阳利水之方药。

参考文献：

[1] 门九章.《门氏中医临证实录》[M].北京：人民卫生出版社，2017：82-84.

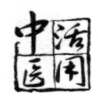

"忠州纯针刀"治疗冻结肩技术
（陈永亮　忠县中医医院）

一、概念

冻结肩是指各种原因导致中老年人罹患肩关节疼痛及被动运动功能受限的一种疾病。临床还需排除骨折、脱位、结核、肿瘤等肩关节疾病。

二、诊断标准

①年龄在 50 岁左右；②肩关节周围软组织广泛压痛，疼痛特点为日轻夜重，部分患者甚至夜间痛醒；③肩关节被动运动外展上举、内收内旋搭肩、后伸屈肘摸对侧肩胛骨三个动作功能受限；④部分患者后期可见废用性肌肉萎缩。

三、辨证选穴

1. 辨证分型　风寒侵袭型：肩关节游走冷痛，静卧痛不减，遇冷加重，肢体发凉，肩关节被动运动受限。舌淡苔白，脉浮紧。

气滞血瘀型：肩痛如刺，痛有定处，日轻夜重，肩关节被动运动受限，痛处拒按。舌质暗紫或有瘀斑，脉弦紧或涩。

痰浊痹阻型：肩关节散在疼痛，或沉重疼痛，疼痛部位不典型，可伴见不能明确描述的不适感。舌淡苔白或腻，可伴见齿痕，舌下脉络淡白，脉弦滑。

肝肾亏虚型：肩关节酸痛，神疲乏力，动则加剧，肩关节被动运动受限。舌淡苔白，脉沉弦。

2. 辨证选穴　主穴：云门、肩髃、肩髎、天髎、肩贞、肩前、阿是穴。

配穴：风寒侵袭型加合谷、风池；气滞血瘀型加内关、膈俞；痰浊痹阻型加丰隆、脾俞、三阴交；肝肾亏虚型加肾俞、命门。

四、针刀手术

1. 术前准备　完善生命体征、血常规、凝血功能、心电图、骨密度检测、肩关节 MRI 等术前检查；明确诊断。手术环境采用紫外线消毒，每日 2 次；术者及助手穿戴一次性无菌手术帽、一次性无菌口罩、一次性无菌手术衣、一次性无菌手套；铺设一次性无菌床单、一次性无菌孔巾。

2. 手术方法　根据不同患者的具体情况选取 3～5 个穴位进行针刀治疗；按针刀四步进针规程，严格无菌操作。运用针刀之"刀的特点"进行切割、剥离松解，以松为度；运用针刀之"针的特点"，遵循"春夏刺浅，秋冬刺深""迎而夺之，随而济之"之刺法，讲究"有见如入，有见如出"的候气技法。针刀手术时，针刀刀口线需与主要神经走行保持

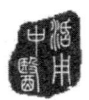

一致，其次与血管、肌肉肌腱的方向保持一致。

3. **手法治疗** 术毕配合必要的肩关节外展上举、内收内旋搭肩、后伸屈肘摸对侧肩胛骨三个动作功能位手法松动。

4. **忠州纯针刀治疗特色** 治疗全程不使用糖皮质激素等药物；不需要臂丛阻滞麻醉或静脉麻醉；对特别畏惧针刀治疗患者，可于局部进行少量麻醉，一般情况下，一次针刀手术治疗，仅需数分钟即可解除肩关节被动运动外展上举、内收内旋搭肩、后伸屈肘摸对侧肩胛骨三个动作的功能受限。

5. **术后康复** 术后坚持 2 周康复锻炼。

五、讨论

冻结肩属于肩关节周围炎（以下简称肩周炎）的范畴。肩周炎是一个宽泛的概念，是肩关节周围肌肉、肌腱、韧带、筋膜等软组织的损伤、炎症、粘连、水肿等原因所引起的，但具体的发病原因、准确的发病部位不太清楚，疗效也不太理想，甚至有相当一部分病例疗程长达数月。肩关节周围的 11 个滑囊、肩胛骨上附着的 16 块肌肉发生的相关疾病，都可以称为肩周炎，临床以疼痛、肿胀、主动或被动运动功能障碍为主。从发病原因来讲，除局部因素，颈椎病、外伤撞击等因素也可以引起肩周炎。

而冻结肩是指各种原因导致罹患肩关节被动运动外展上举、内收内旋搭肩、后伸屈肘摸对侧肩胛骨三个动作功能受限。其中，外展上举 150°～180°，后伸屈肘摸对侧肩胛骨两个功能，在非臂丛阻滞、静脉麻醉条件下，目前未见速愈疗法的报道。

笔者在《黄帝内经》和《黄帝八十一难经》等中医经典理论指导下，创新运用纯针刀治疗冻结肩技术，在非臂丛阻滞、静脉麻醉条件下，运用以上纯针刀技术治疗，加上巧妙的手法配合，可以在一次性解除罹患肩关节外展上举 150°～180°，后伸屈肘摸对侧肩胛骨两个方向的功能受限，变难治为速愈，取得了较满意的临床疗效。

从临床实践来看，经筋多运行于体表的筋肉，而冻结肩的病变部位也主要是在体表的筋肉，故笔者常以经脉结合经筋理论指导临床治疗。《灵枢·经筋》曰："手太阴之筋上臑内廉，入腋下，出缺盆，结肩前髃……其病当所过者支转筋。""手阳明之筋上臑，结于髃……绕肩胛……从肩髃上颈；……其病当所过者支痛及转筋，肩不举颈。""手少阳之筋上绕臑外廉，上肩走颈……其病当所过者支转筋。"根据经筋的循行分布规律，笔者选取以手太阴、手阳明、手少阳经筋所过的云门、肩髃、肩髎、天髎、肩贞等穴位为主，经外奇穴肩前穴以及阿是穴为常用之选；再根据辨证情况酌情加减选穴。此外，足太阳经筋从腋后外廉，结于肩髃；足少阳经筋上走腋前廉；手太阳之筋入结于腋下……后走腋后廉，上绕肩胛。手心主之筋上臂阴，结腋下；手少阴之筋上入腋。这六条经筋都循行过肩关节，临床也可随证选取相应经脉的腧穴。

《黄帝八十一难经》曰："望而知之谓之神，闻而知之谓之圣，问而知之谓之工，切而知之谓之巧。"笔者认为，医者持之以恒，广收博采，通过学经典、跟名师、勤临证，多体悟，力求见奇效，实为中医临证之蹊径。向经典要疗效，于平凡中求不凡，诚为医者之要也。又闻清代赵濂在《医门补要·自序》道:"医贵乎精,学贵乎博……治贵乎巧,效贵乎捷。"笔者深以为然!

穴位贴敷配合督脉铺灸治疗肺肾两虚型哮病

(马文明 芜湖市中医医院)

新安医学发源于新安江一带,其临床有"简、便、验、廉"的特点,结合新安医学流派辨病与辨证结合思想临床应用穴位贴敷配合督脉铺灸治疗肺肾两虚型哮病,取得了明显的效果。哮病,西医学称支气管哮喘,是一种发作性的痰鸣气喘疾病。哮喘发生与肺部的一种潜伏性痰有关,病因为外来病邪、食物不节、情感刺激、身体虚弱、疲劳等导致湿停痰生,痰液阻滞气道,使肺气宣降功能受损。最近这几年,其全球患病率呈逐年上升趋势。哮病是临床上一种较难治愈的发作性疾病,目前中医药在治疗哮病缓解期中的应用极为广泛,穴位贴敷疗法以其安全、便捷、疗效肯定、不良反应小等优势被越来越多的人认可。

哮病的病理基础是宿痰伏肺。《证治汇补·哮病》曰:"哮即痰喘之久而常发者,因内有壅塞之气,外有非时之感,膈有胶固之痰,三者相合,闭拒气道,搏击有声,发为哮病。"《诸病源候论》明确指出本病病因为"痰气相击,随嗽动息,呼呷有声",而痰饮的形成与肺、脾、肾三脏阳气不足密切相关。哮病缓解期,肾阳亏虚,开阖失常,水湿上泛,凝聚成痰,脾阳不足,运化无权,停于中膈,湿化为痰,肺气不足,治节无权,宣降失职,津液无法输布,凝聚成痰。因此,哮病缓解期病机为脾肾阳虚,肺气亏虚,痰壅气道,肺失宣降而致。

肺虚主气功能异常,即肺阳不足,肺内的津液没有肺阳的气化,积聚于肺部,致肺的宣发肃降功能受损,津液无法上下输布,日久炼液为痰,则痰浊内蕴于肺。肺主皮毛,卫外不固,更易受外邪的侵袭诱发。中医五行中肺为金,肾为水,金生水,金为水之母,母能令子虚,故肺虚可致肾虚,肾虚精气亏乏,摄纳失常,无法摄纳肺吸入之气而调节呼吸,致使肺吸入之气无法继续下沉,出现气短。肾阳虚,肾主水液功能失常,水液不能气化进入膀胱,排出体外,水湿上泛于肺,加重肺气之宣发肃降功能的失常,聚而成痰。由于两脏之间的母子关系,在水液输布和气的吸纳两方面互为影响,可致哮病,表现为肺肾两虚之象。

"病痰饮者,当以温药和之",故哮病缓解期肺肾两虚型应以温肾阳、调肺气治之。治疗中采用的穴位贴敷疗法以中医经络学说和辨证论治为理论依据,把选用的四种药物研成细末,用鲜榨的姜汁制成药丸,辨证选穴贴药。药物渗透入皮肤,通过穴位进入经络,沿经络循行直达脏腑,能起到刺激穴位和药物治疗的双重作用,贴敷的穴位为肺俞、脾俞、肾俞、大椎、天突。穴位贴敷所选众药味辛性温走窜,散寒祛痰饮,可刺激以上穴位,疏经通络,并激发脏腑经气,助药力通达肺肾两脏,补肺益肾,阴阳调和,共筑祛痰定喘

之效。督脉铺灸，选穴为督脉及双侧足太阳经背部侧。督脉总领全身阳经，称为"阳脉之海"，可统领所有阳经之脉气，气先动血方始行，故可以调气血促循环，维持体内的阴阳平衡。足太阳膀胱经为人体第一道防线，太阳经可以保护人的体表，风寒之邪就不能侵袭人体，脏腑才不会受邪；足太阳经中的脏腑背俞穴，可以调节脏腑功能，预防并治疗相应脏腑疾病。铺灸时所用的姜渣因生姜味甘性温，可入肺经，调肺气。艾灸凭借灸火的热度和艾叶的药性，可温通经脉，调理气血，扶正祛邪，通过督脉铺灸可扶肺、肾两脏之正气，祛体内蕴积之痰邪。穴位贴敷配合督脉铺灸组治疗肺肾两虚型哮喘，系先药敷再重灸，集合了经络、腧穴、艾灸、药物等多手段的综合治疗，从而达到温肾阳、调肺气之功效。

穴位贴敷时使用的药材为新鲜生姜榨汁，利用生姜有助阳的功效，刺激相应脏腑的腧穴，具有调节脏腑阴阳、通经络等作用，榨汁后留取的生姜渣没有浪费，作为督脉铺灸的主要材料，配合穴位贴敷疗法，不但节约了成本，而且可进一步增强疗效。本方案作为一种新的防治哮病的方法，其疗效佳、安全、无不良反应、方便、痛苦小、经济负担轻，减轻患者痛苦与经济负担，提高患者生活质量。

参考文献

[1] 周仲瑛. 中医内科学（第 2 版）[M]. 北京：中国中医药出版社，2012：79-81.

[2] 中华医学会呼吸病学分会哮喘学组，中华医学会全科医学分会. 中国支气管哮喘防治指南（基层版)[J]. 中国实用内科杂志，2013，33（8）：615-622.

[3] 焦玥，吴中朝，周文娜.《循证针灸临床实践指南：成人支气管哮喘》解读 [J]. 中国针灸，2016，36（5）：529-534.

[4] 郑继生. 哮喘临床缓解期的中医诊疗综述 [J]. 河南中医，2012，32（2）：255-258.

[5] 余荣祥，史锁芳. 穴位贴敷治疗支气管哮喘的研究进展 [J]. 中医药导报，2015，21（10）：99-101.

[6] 李姝云. 哮喘缓解期的中医研究进展 [J]. 医学综述，2008，14（13）：2047-2050.

[7] 梁亚光，李斌，谢俊刚，等. 穴位疗法治疗哮病的临床效果及机制 [J]. 世界中医药，2018，13（2）：445-448.

[8] 赵鼎，吕翠霞. 浅议"病痰饮者，当以温药和之" [J]. 中华中医药杂志，2017，32（5）：2229-2232.

[9] 秦小永，豁银成，郑伟莉，等. 通督温阳长蛇灸的临床应用 [J]. 中国民间疗法，2016，24（11）：22-23.

[10] 杜延军. 六经辨证论治肿瘤 [J]. 中医研究，2017，30（5）：6-9.

[11] 胡金凤. 东贵荣针刺安眠机理探微 [J]. 辽宁中医杂志，2010，37（5）：795-797.

[12] 道儒，朱立鸣. 经络学说在疾病发生及痊愈中的运用体会 [J]. 内蒙古中医药，2015，34（5）：63.

[13] 杨金生，范竹雯，魏素丽，等. 铺灸疗法的研究进展 [J]. 光明中医.2018，33（8）：1215-1218.

运用壮医针刺治疗失眠症体会

（游潞　百色市中医医院）

　　失眠是指以经常不能获得正常睡眠为特征的一种病证，会对患者的日常生活和工作造成严重影响，长期失眠还会引起躯体性疾病。现代医学主要采用镇静催眠类药物进行干预，此类药物主要通过对中枢神经系统产生抑制作用，起到促进睡眠的效果，但长期使用会出现药物依赖性和成瘾性。壮医针刺治疗失眠历史悠久，特色明显，疗效确切。笔者跟师广西黄氏壮医针灸流派的黄瑾明教授学习壮医针灸期间，每每看到长年失眠的患者在黄教授治疗后重获酣眠的喜悦，不禁感慨良多。在系统跟师学习后，笔者也开始运用壮医针刺治疗失眠症，收效良好。目前水平虽然较低，较之黄教授仍有很大差距，但在运用壮医针刺过程中也获得了一些体会，在此做个小结。

　　壮医针刺是在壮医理论和壮医临床思维方法的指导下，运用针具刺激人体体表一定的穴位或部位以防治疾病的一种治病方法。壮医针刺方法包括壮医刺血疗法、壮医普通针刺疗法、壮医火针疗法、壮医莲花针拔罐逐瘀疗法、壮医陶针疗法、壮医针挑疗法、壮医挑痧疗法等十数种。壮医针法所用的器具除我们现今常用的针刺器具，还包括一些特殊的针具，如微型刀针、陶瓷片等。壮医针刺方法种类繁多，临床应用较为广泛的有壮医普通针刺术和壮医莲花针拔罐逐瘀疗法两种。在治疗失眠症上一般用的是普通针刺，针具为毫针。

　　壮医针灸学的基础理论主要有阴阳理论、三气同步理论、道路理论、毒虚致病理论、气血均衡理论。笔者认为在运用壮医针刺治疗失眠症过程中主要的理论指导和临床思维应当是三气同步理论。

　　壮医认为失眠的病因很多，思虑劳倦伤及谷道，影响人气与大自然地气的化生，使气血化生之源不足，导致大脑（"巧坞"）失养；或禀赋不足，素体羸弱，三道两路（谷道、水道、气道，龙路、火路）功能不足，气血偏衰，使大脑失养；或因惊恐、心脏（"咪心头"）君火独炽、情志抑郁等，影响龙路气机及其调节枢纽脏腑的功能；或饮食不节，谷道阻滞不畅，影响龙路功能，使大脑失充或失调，气血失衡，天、地、人三气不能同步运行而发病。

　　黄瑾明教授治疗失眠每每效验，笔者通过观察，发现黄教授一般都会取主穴，有头部的安眠三穴，腹部的脐内环穴，下肢的复溜穴。然后根据病情差异随症加减，如气血虚弱者配下关元穴、足三里穴、三阴交穴，头晕胀痛者配眉心穴、发旋穴、风池穴，心烦易怒者配太冲穴、期门穴、内关穴，长期反复失眠者配涌泉穴等。再看这些主穴的分布。头部的安眠三穴为天部；腹部的脐内环穴为人部；下肢的复溜穴为地部。由此可见，黄瑾明教授调的就是天、地、人三部之气。笔者遵循上述规律取穴施针，往往亦能收到良好效果。现分享验案一则如下。

　　陆某，男，52岁，大学老师。

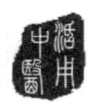

初诊（2020 年 8 月 21 日）：因"睡眠不好 9 个月"来诊。9 个月来由于工作压力大，且家庭关系不太和睦，情绪焦虑，心情压抑，所以睡眠不好。入睡困难，入睡后还很容易惊醒，有时彻夜不眠，次日精神萎靡。近 1 周来，每天睡眠均不足 1 小时。舌质淡，苔薄白，脉弱。穴位处方选安眠三穴、神门穴、复溜穴、脐内环穴（心、肾）、上脐行穴、下脐行穴。平补平泻，每周针 2 次。

二诊（2020 年 8 月 24 日）：睡眠较前好转，每晚能入睡 3～4 小时，易惊醒，疲劳感减轻，情绪压抑焦虑亦有改善。继续针刺，取穴及手法同上。

三诊（2020 年 8 月 28 日）：睡眠进一步改善，每晚能入睡约 6 小时，情绪压抑焦虑明显改善，精神爽朗。继续针刺，取穴及手法同上。

体会：三气同步理论是壮医基础理论的核心内容之一，主要用来解释人体的生理现象和壮医的病因病机。壮医把整个人体分为天、地、人三部（人体上部为天，下部为地，中部为人），认为在生理上人体内天、地、人三部之气之间同步运行，相互制约化生，生生不息。总的说来，天气主降，地气主升，人气主和，升降适宜，中和涵养，则三气同步。人体内三部之气（自然界的人气）又与自然界的天、地之气息息相通，同步运行，制约化生，气血均衡调和，阴阳平衡，故脏腑自安，并能适应大自然的变化，人体达到健康境界。在病理上，若天、地、人三气不能同步运行，则变生百病。上述病例中取穴安眠三穴通调大脑之气，脐内环穴交通调和心肾之气，复溜穴滋阴利水、通调三道两路，此三穴为调天、地、人三部之气主穴；神门穴调心脏之气以清心除烦，上脐行穴、下脐行穴通调上下以利三部之气调和。通过施针各部腧穴把不平衡、不协调的三部之气调整，使之同步、和谐，则可病去眠安，人体重获健康。

基于"阴阳本体结构"理论从潜阳法论治更年期综合征

（刘锐 广西中医药大学附属瑞康医院）

更年期综合征是女性绝经前后因性激素水平波动或减少所致的一系列症候群，然近年来呈现出发病年龄提早、发病率上升的趋势。激素替代疗法是目前现代医学治疗该病的主要手段，但疗效欠满意，对该病证，中医诊疗有独特优势，效验颇丰。扶阳学派创造性地将国学中体用学说引入中医学体系，形象地阐明人体"内阳外阴"的本体结构和阴阳二气交感离合的体用关系，重视人体阳气的生长收藏，擅用潜阳之法。笔者有幸师从扶阳门下，初窥人体阴阳本体结构理论，以潜阳法论治更年期综合征疗效显著，兹将临证经验介绍如下，以供临床学者探讨。

一、从阴阳本体结构"失位"认识更年期综合征

更年期综合征，亦称围绝经期综合征，指女性绝经前后由性激素水平波动或减少所

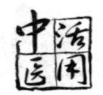

致以自主神经功能紊乱为主，伴神经心理症状的一组症候群，多见于45—55岁女性。患者临床多表现为月经紊乱或停闭、烘热汗出、烦躁易怒、心悸失眠、头晕健忘、腰膝酸软、浮肿便溏等症，其证候与中医学"郁证""天癸竭""百合病""脏躁""血崩"等病证相应，属于"经断前后诸证"范畴。中医学认为女子因体质、疾病、产育、劳逸、营养、精神等多方面的影响，导致脏腑阴阳失调、气血失和，引起更年期综合征。即女子七七天癸将竭，肾中精气逐渐衰弱，冲任二脉渐亏，精血不足，遂阴阳俱虚，不能濡养温煦各脏器，进而出现潮热、面红、汗出等上热之症，同时可伴下肢怕冷、腰膝酸软、神疲乏力等下寒之症，寒热错杂。历代名家多认为其病机以肾虚为本，并伴肝、心、脾、冲任之失调为主。扶阳学派秉持人体"内阳外阴"的本体结构，治病力求阴阳和则愈，认为更年期综合征病机趋势是肾气肾精不足，肾阳虚弱，水火失济，先后天均失常，导致"内阳外阴"的本体结构不同程度偏离本位而出现上热下寒、寒热错杂等症。阴阳离位，阳不入阴，夜间气降不及，阴阳失交则夜寐欠安；本位内里之阳空虚，浮在外上之阳潜藏不利，阴火上浮，而呈虚性亢奋状态，或怕热汗出而浮肿便溏，或面红而舌淡、脉沉、空虚无力。阳气从本位往上往外升发太过，或潜藏不利，火不归源，甚则阴盛格阳、阴阳离决，故其治则应为引火归源，使阳气正常收藏，气机升降有序，促使阴阳归于本位，以恢复"内阳外阴"的本体结构，达到"阴平阳秘""阴阳和"状态，则病乃愈。故临床中以潜阳为治法，选用潜阳丹、封髓丹论治更年期综合征多取效满意。

二、验案举隅

张某，女，50岁，因"寐差，心烦半年余"于2021年1月30日来诊。症见入睡困难，多梦，心烦，头晕，偶胸闷，时觉燥热，易汗，下肢怕冷，纳可，二便正常。舌红苔薄白，脉沉而细。既往梅尼埃病史，月经不规则，每2~3月1行。西医诊断为更年期综合征；中医诊断为绝经前后诸证，证属虚阳上亢、上热下寒。以温肾潜阳、引火归元为治法，拟潜阳丹、封髓丹合酸枣仁汤加减。方用附子10g、黄柏15g、龟甲10g、砂仁6g、肉桂3g、知母10g、川芎15g、山茱萸15g、茯神15g、酸枣仁15g、磁石15g、炙甘草6g。5剂，水煎服，每日1剂，分2次温服。患者服药后诸症减轻，后又守方再进5剂，已基本如常。

【按】本案为肾阳亏虚之虚阳上亢、上热下寒证。阴阳偏离本位，阳不入阴，夜间气降不及，阳不潜藏则夜寐不安；虚阳上越，清窍受扰则头晕；阴阳离位，中气转枢无常，则烦躁、胸闷；阳浮于外、迫津外泄，则燥热汗出；阳虚不温下焦，则下肢畏寒。故以附子补坎中真阳，君火乃明；肉桂引火复其位，相火乃行；黄柏坚肾清火；酸枣仁养血补肝，又合茯神宁心安神；磁石重镇潜阳，助阳归于本位，又兼镇心宁神；砂仁温健脾运而枢转中气，渡五脏六腑之精归于肾；龟甲得水之精气而通阴助阳；川芎气血同调、行气开郁；山茱萸补益肝肾，收敛固涩；知母苦寒质润，滋阴润燥，清热除烦，佐以甘草补中，有伏火互根之妙，并调和黄柏、砂仁之寒温，诸药合力共复内阳外阴本体结构，阴阳和，病自愈也。

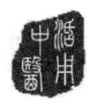

广西黄氏壮医针灸学术思想概述
（龙富立　广西中医药大学第一附属医院）

广西黄氏壮医针灸是以壮医学理论为指导，在继承和发扬古代壮医针灸学术思想和宝贵时间经验的基础上，运用壮医临床思维方法与现代技术手段来研究人体的道路（谷道、水道、气道简称三道，龙路、火路简称两路，合称"三道两路"）、腧穴，研究针灸的作用机制、操作及其防治疾病的一门学科。壮医针灸具有浓厚的民族特色和地方特色，而且历史悠久、种类繁多、理论朴素、疗效确切，是针灸流派的重要分支，是针灸与岭南医学相结合的产物，具有其独特的特点及优势。黄氏壮医针灸学术思想主要是黄瑾明教授（以下简称黄老）发掘整理壮医壮药，并通过临床验证壮族民间各种针灸技术，对确有疗效的治病疗法进行整理、总结及推广。它的学术思想特点及优势主要表现为以下方面：

一、主张天阴阳理论为总纲

天阴阳理论是在古壮医"公""母"分类认识基础上，吸取中医阴阳概念范式，对壮医独特的病因、病机认识和临床治疗特点进行理论升华而形成的独特壮医阴阳观。壮族民众深受中原汉族文化的影响，笃信阴阳，特别是在生产及生活中应用广泛；同样认为阴阳是对立统一的矛盾，可以揭示自然的各种变化，用阴阳对立、阴阳互根、阴阳消长、阴阳平衡、阴阳转化反映万物的内在联系。阴阳理论是壮医基础理论的核心内容，其将人体的组织结构分为相互对立的阴阳两方面，如体表为阳，体内为阴；气道、火路为阳，谷道、龙路为阴。此外，壮医应用阴阳理论将病证属性划分为阴证和阳证两大类，并用以指导疾病的防治。壮医亦认为保持阴阳平衡是人体保持健康状态的治疗关键。例如天阴阳疗法（脐环穴疗法），就是根据该理论所提出的新疗法。该疗法选择的脐环穴是壮医针灸学上的特定穴位群，围绕肚脐做两个环，在环线上取穴，是黄老壮医针灸流派天阴阳针法调节人体阴阳平衡的重要疗法。黄老认为脐环穴特定穴位与先天形神密切相关，具有调气机、调神的显著疗效，在沟通人体天地阴阳及调节天阴阳中有重要地位。

二、主张三气同步为运用

壮医"三气同步"理论来源于先民们对宇宙自然的敬畏，对天地的崇拜，它是研究自然界天、地、人三部之气的内涵、相互关系及其运动变化规律的理论，是壮医用以揭示人体生理病理现象的一种说理工具。三气，是指天气、地气、人气三种气及其运动变化。三气同步是指三气之间处于息息相通、同步运行、制约化生的状态。其含义有三：一为大自然的三气同步，二是人体内的三气同步，三是指人体之气与大自然天、地二气同步。三气同步理论认为天气主降，地气主升，人气主和，三气相通，三气相生，三气制约。该理论是壮医用以阐明人体的生理功能和病理变化及指导临床治疗的核心理论之一。三气同步由天阴阳气机主导,协调天阴阳气机是保持三气同步的重要手段。例如脐环穴疗法的应用,由于脐部是天、地、人三部连接的枢纽,是天之精气下降、地之津液上升、人之谷气流转的必由之路,故取穴以脐环穴组为主。又因其可通调一身气机,故可达到针刺调神、治病求本的目的。

三、主张三道两路为传导

道路理论是研究人体谷道、水道、气道、龙路、火路五条重要道路的内涵及其运动规律,而非以经络学说为理论基础。壮医认为三道两路中的三道是直接与大自然相同的通道,两路是两条内封闭通道。其中谷道是指五谷进入人体并得以消化吸收之通道;水道是指水液进出人体的通道;气道是指人体之气与大自然之气相互联系交换的场所和进出的通道;龙路是指人体内血液的通道;火路是人体内的传感通道。壮医认为道路主通,三道主化生气血,两路主运载气血,火路主传感信息,道路通应体表。三道两路理论是壮医用来说明人体疾病的病位、病因病机、生理功能、病理变化以及疾病诊断和治疗。气虚气郁、湿毒痰瘀、饮食积滞引起的道路阻塞皆能阻滞气机。例如,莲花针拔罐逐瘀疗法就是依据道路理论所创制的新疗法。该疗法是使用壮医莲花针在特定的道路体表网结(穴位)叩刺与拔罐相结合以排除局部瘀滞之气血的独特疗法;通过针具的穴位刺激排出瘀血和病血及局部负压充血,调整三道两路功能,使道路通畅、气血均衡,达到治疗目的。

四、主张壮医毒虚致病为表现

"毒虚致病"理论是研究"毒"和"虚"内涵、相互关系及其发病规律,用以阐释人体发病病因及指导疾病防治的理论。壮医毒虚致病理论认为毒和虚是导致疾病发生的两大因素,一切疾病皆由毒引起,毒为外因,虚是内因,两者相因为病。治病必求于本,针对毒虚致病,黄老认为根本的治疗法则在于调天阴阳平衡,恢复三道两路气机通畅,使清阳在天,浊音归地,人之天气下降通畅、下合水谷之气可充养五脏,使气血调和,正气得以充实,毒邪受到制约。例如运用莲花针拔罐逐瘀疗法同时配合天阴阳针法(脐环穴疗法)扶助正气,从而达到祛毒、扶正的目的。

五、主张壮医气血均衡为治则

气血均衡理论是研究人体气和血的内涵、关系及其运动变化规律,用以阐释人体的生理功能、病理变化以及病因、治则、治法及其临床应用的理论。气血均衡是壮医对人体生理状态的重要认识,气血失衡则是壮医重要的病机理论。例如,壮医药线点灸就是根据气血均衡理论总结出来的新疗法,是采用点燃药线后用圆珠状碳火星直接灼灸在人体体表一定穴体或部位的一种疗法;通过温热作用、药物作用、穴位刺激三方面,使得人体之气血恢复到均衡的状态,从而达到治疗疾病的目的,该操作方法简便医学。

总而言之,广西黄氏壮医针灸学术的主要思想有阴阳理论、三气同步理论、道路理

论、毒虚致病理论、气血均衡理论五大理论；以壮医普通针刺术、壮医莲花针拔罐逐瘀疗法和壮医药线点灸"三剑客"为其特色疗法；善用特定穴位，如天部穴位、人部穴位、地部穴位等；整体具有适用范围广、简便廉验捷、容易学习、便于推广等特点。

何氏妇科治疗输卵管炎性不孕症临证经验

（马娴　杭州市中医院）

不孕症目前已成为研究热点之一。其中输卵管因素占不孕症病因可高达 30%，约 1/2 病因为输卵管炎性改变，目前输卵管炎性不孕症发病率持续呈上升趋势。江南何氏妇科自何九香先生悬壶杭城而医名鹊起，迄今已嫡传四代，外姓传承五代，擅长治疗不孕症。历代传人在遵循祖训传承的同时，博采众长，将何氏妇科治疗不孕症的学术思想不断创新与完善，临床疗效显著。

本人为全国临床特色技术传承骨干项目成员，有幸在何氏妇科流派工作室跟师学习，受益匪浅，现将何氏妇科治疗输卵管炎性不孕症的临证经验总结如下。

一、何氏妇科对输卵管炎性不孕症的中医认识

中医学对于不孕的认识已有两千多年的历史。输卵管炎性不孕症的病名在古籍中未见记载，但《石室秘录》却有其相关病因的描述，即"任督之间，倘有疝瘕之症，则精不能施，因外有所障也"。此疝瘕即积聚癥瘕，阻碍脉络，使精不能施，而致不孕。

江南何氏妇科第三代传人、何氏女科集大成者何子淮先生认为不孕之因，出于多端，不出阴阳表里寒热虚实八纲之范畴，应重视此肾、脾、肝三脏。第三代传人何少山先生认为输卵管炎性不孕症症状较为复杂，"久病多瘀""久病多虚""久病入肾"，强调采用温通疏补治疗。第四代传人，第三、四、六批全国老中药专家学术经验继承工作指导老师何嘉琳主任强调，妇人以血为本，亦以血为用，情志怫郁，肝气郁滞，易致经络瘀滞，经产之际，将息失宜；或寒湿内侵，易致瘀血停留，胞络不通，因而不孕。何氏妇科外姓传人，第五批全国老中药专家学术经验继承工作指导老师傅萍主任认为肾虚为不孕症之根本病机，输卵管炎性不孕症以"肾虚"为本，"血瘀"为标，胞宫内脉络损伤，血行紊乱，瘀血内聚，胞宫留瘀，导致不孕。

综上，何氏妇科认为输卵管炎性不孕症病机主要在于"瘀、虚、湿、热、滞"者，以"虚"为本，"瘀"为标，虚实夹杂。瘀血阻滞，脉络不通，两精不能相搏，或受精卵移行于子宫途中受阻而难以成孕。临床以肾虚血瘀、湿热瘀阻、气滞血瘀最为常见。

二、何氏妇科对输卵管炎性不孕症的治疗特色

1.审析病机，分期施治　输卵管炎性不孕症临床上证候多样，病机错杂。何氏妇科认

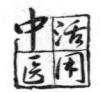

为临证时需在辨证分析的基础上进行分期论治。

(1) 审析病机，辨证论治。①肾虚血瘀者宜益肾活血、化瘀通络。方以何氏补肾调冲汤加减。②湿热瘀阻宜清热利湿、化瘀通络。方以何氏红藤汤加减。③气滞血瘀宜疏肝行气、化瘀通络。方以何氏解郁通络饮加减。

(2) 分期施治是指结合妇女月经周期的特点，采用经期、经后期、经间期、经前期疗法。①经期：顺应子宫藏泄规律，宜养血活血，化瘀生新，常用桃红四物汤合失笑散加减。②经后期：血去阴亏，宜补肾填精，养血通络，根据辨证论治酌加熟地黄、枸杞子、菟丝子、女贞子补肾养血填精，细辛、白芥子等温通经络。③经间期：正值氤氲之时，增加防风、荆芥、皂角刺等灵动通络之品，若久瘀宿疾，常入穿山甲、水蛭、蜈蚣等虫类药搜风通络。④经前期：由阴入阳，易兼气滞，故宜以温通疏利气机。根据月经周期变化遣方用药，使得冲任气血流畅，从而达到瘀阻清消，胞脉通畅，冲任调和，毓麟有望。

2. 求子要药，旨在通络　输卵管炎性不孕症以"瘀"为标，以"瘀"贯穿疾病的始终。治疗的重点在于"化瘀通络"，促其摄精成孕。何氏妇科在胞络"未病"之时，即化瘀生新，佐以补肾、利湿、行气，防瘀血停留，外邪内侵。于胞络已阻者，在辨证的基础上，常予皂角刺、路路通、王不留行、丝瓜络、石见穿等活血化瘀通络；久瘀宿疾，常入穿山甲、水蛭、地鳖虫、蜈蚣等虫类药搜风透关通络。

输卵管炎性不孕症属于少腹血瘀证，瘀血是中医学中诸多疾病的病因及病理产物，血瘀的盆腔环境影响输卵管的蠕动，不利于受精卵的着床。现代研究表明，化瘀通络法能够改善盆腔血液循环，促进增生病变的软化与吸收，改善输卵管腔的纤维化；还能通过降低毛细血管通透性，从而减轻局部循环障碍，能够修复受损组织。因此"化瘀通络"在治疗中发挥着重要的作用，可以改善输卵管的状态和功能，为受孕提供条件。

3. 内外兼治，三管齐下　何氏妇科认为对于输卵管炎性不孕症，在口服中药补肾调冲、化瘀通络的基础上，配合院内制剂妇外四号灌肠剂（红藤、败酱草、当归、赤芍、川楝子等）保留灌肠，可以加强活血祛瘀通络。中药通过肠黏膜、淋巴及静脉丛吸收，直接作用于盆腔，能促进盆腔内炎症吸收，解除盆腔粘连状况。灌肠剂既控制病灶，消除疼痛，又避免了药物口服的肝脏首过效应，大大提高药物的生物利用度。两者内外同治，可获良效。

三管通络疗法是何氏妇科宫腔镜治疗输卵管炎性不孕症及术后的中医药特色治疗，是采用中药口服、中药保留灌肠结合宫腔镜下插管通液术，以达到活血祛瘀、化瘀通络、清热解毒、行气消肿等作用，以促进宫腔镜下插管通液术后病灶渗出物的吸收，防止输卵管、盆腔粘连的治疗方法。

4. 能中不西，衷中参西　何氏妇科倡导能中不西，必要时衷中参西。对于输卵管完全阻塞，单纯药物不能治愈者，倡导在中药调治的基础上辅以现代医学的通液术，根据输卵管造影提示的输卵管阻塞位置的不同，选择采用宫腔镜或者腹腔镜下输卵管疏通术。对于输卵管双侧切除无法拾卵的继发不孕患者，建议体外－胚胎移植技术助孕，同时配合特色中药"三步"疗法，分孕前（移植前）、试孕月（移植后）、孕后三步治疗，强调孕前预培

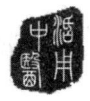

其损，移植月调理助孕，孕后益肾安胎，中西医治疗取长补短。

5. 求子之道，调神同治　何氏妇科治疗输卵管炎性不孕症，亦非常重视精神因素。多数输卵管炎性不孕症患者受社会、家庭压力的影响，多见精神紧张、焦虑或情绪低落。在临证过程中多加语言安慰及精神支持，建议规律作息，放松身心，劳逸适度。在用药中适当加一些疏肝理气、养心安神之品比如郁金、柴胡、百合、绿梅花、玫瑰花、合欢花等，患者情志欢畅，冲任调和，则毓麟有望。

参考文献

[1] Briceag I，Costache A，Purcarea VL，et al. Fallopian tubes--literature review of anatomy and etiology in female infertility[J]. J Med Life，2015，8（2）：129-131.

中医外治技术在肛肠科微创方面应用与体会
（孔祥运　平顶山市中医院）

我跟师于上海顾氏外科陆金根老师，深刻体会到中医外治技术在肛肠科微创方面的优势，现汇报如下。

肛肠病的治疗方法分为内治和外治两种。外治之法，乃或手术治疗或以药物外用。在临床诊疗短程中，陆老认为，有些疾病以内治为主，有些疾病以外治为主，何时用刀，何时用药，应当根据不同病种、不同病阶段，并结合个体因素及局部整体辨证相结合综合考虑。肛肠病常以外治为主结合内治，并行或靠行视机而定。外治之术重局部辨证，灵活施治"刀、药"。《理瀹骈文》曰："外治之理即内治之理；外治之药，亦即内治之药；所异者，法耳。"外治之法有药性持久、比较安全、能使药力直达病所等优势，为内治法所不及。外治亦需注重强调局部辨证论治，外治之药与内治之药不尽相同，如丹药等提脓祛腐之剂，为外治常用药，而内治因其含有大毒则很少使用。至于外用药物，种类繁多，有膏药、油膏、箍围药、掺药、草药等，临证施用当以局部色形、肿痛、脓、痒等，辨其阴阳虚实，灵活应用。如阳证肿疡，可用金黄膏掺芒硝外敷箍毒消肿，溃后可用八二丹药线引流，脓腐尽以生肌散掺在创面上，外贴白玉膏抑或红油膏。总之，治疗要点在于"谨守病机，各司其属"。

1. 复杂性肛瘘治疗方面　肛瘘手术，肛外括约肌的完整性、内括约肌反射的完整性、肛门局部上皮电生理感觉，以及瘢痕组织引起的肛管缺损，是影响肛门节制功能的主要因素。因此，选择肛瘘手术的方式时，最大限度保护肛门内外括约肌、减少肛管缺损成为治疗中至为关键的一步。采用"隧道式拖线法""主管拖线术"等系列拖线手术方式，是一种独具中医特色的肛瘘保留括约肌手术方式。

2. 肛周会阴部坏死性筋膜炎方面　肛周会阴部坏死性筋膜炎以皮肤和浅筋膜组织迅

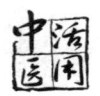

速广泛坏死而不侵犯肌肉组织为主要病理特点，常合并中毒性休克综合征。此病具有发病急、进展快、创面大、预后差的特点。在手术配合药物治疗基础上，采用多个切口，对口引流，必要时配合拖线疗法，肛周两侧脓腔较深应放置胶管引流冲洗，通常在尽量保留皮肤的前提下，确保所有坏死部位得到彻底切开。在治疗疾病时保证做到最大程度的微创。

3. 肛裂手术治疗方面　肛裂是肛肠科临床常见疾病，表现为肛管皮肤全层裂开形成的慢性梭形溃疡，以周期性疼痛、出血、便秘为主要症状，肛裂手术的方式是切开 Y 形松解术。这样皮肤切口不会太大，放射状切口在近肛缘侧，距离肛缘 1~2cm。断离的内括约肌可以用血管钳从切口内正确寻找到、挑出、暴露，可避免直肠黏膜损伤。

4. 混合痔治疗方面　混合痔是肛肠科最常见的疾病，痔采用外剥内扎手术，避开传统手术的外切内扎。"切"的手术简单，然手术创面大肛周皮肤缺损多；"剥"是将外痔病灶的静脉团（丛）剥离，其术后创面相对小，肛周皮肤缺损少，为缝合创面保留所必需有的皮瓣提供了条件。采用小切口，潜行剥离的方法，尽可能地减少组织损伤。

5. 炎症性肠病治疗方面　炎症性肠病是一组特发性、慢性、炎症性肠道疾病状态。中医学称为腹痛、泄泻、积聚、便血、休息痢、久痢、肠澼等。目前尚未查到具体病因，也无统一的规范标准。西医治疗方法单一，效果不理想，在中医辨证的基础上采用中药直肠滴入，效果明显提高。中药直肠滴入在安全方面也值得推广。

通过跟师学习，将药线疗法、挂线疗法、拖线疗法、置管疗法、中药直肠滴入疗法、垫棉疗法、结扎疗法、熏洗疗法应用于肛肠病术中及术后，做到了微创治疗肛肠病，提高了临床疗效。

特色中医技术提高肉芽肿性乳腺炎保全率
（李静蔚　山东中医药大学附属医院）

肉芽肿性乳腺炎（granulomatous lobular mastitis，GLM）又称特发性肉芽肿性乳腺炎，是一种以乳腺小叶肉芽肿性改变、干酪样坏死为主要病变的良性乳房损害性疾病，临床表现为乳房疼痛和肿块，脓肿破溃后，形成瘘管和窦道，具有反复发作、迁延不愈等特点。1972 年 Kessler E 首次提出 GLM，国内马国华于 1986 年首先报道。GLM 通常发生在生育期女性，尤其是妊娠后 5 年内。其发病机制不明，与自身免疫相关，泌乳、感染、创伤、激素水平紊乱以及长期口服避孕药等可诱发其发病。

目前，对 GLM 的治疗，西医主要是以类固醇激素保守治疗以及手术切除为治疗方案。但激素治疗有诸多不良反应，如柯兴氏综合征（向心性肥胖、皮纹、骨质疏松等）、闭经、多毛、痤疮等；手术治疗亦存在一定的缺点，例如美容效果差，不能改善全身免疫失衡状态导致复发率高，反复手术不仅影响乳腺美观，且增加患者痛苦。除此之外，临

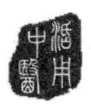

床上还有应用免疫抑制剂、抗结核等多种治疗方法，但对本病尚未形成系统规范的治疗标准。

随着女性生活压力的增大，社会环境变化等各种外在因素的影响，该病发病率呈上升趋势，且难治性 GLM 在发患者群中逐渐增多，表现为多发乳腺脓肿，形成窦道及瘘管，迁延不愈形成皮肤巨大溃疡，严重损毁乳房外观，给患者带来巨大的生理及心理压力。

中医学对本病未有文献记载，根据其临床表现及体征，可归属"乳痈""乳漏""乳瘘"范畴。《外科真诠》曰："乳房烂孔，时流清水，久而不愈，甚则乳汁从孔流出，因先患乳痈，耽误失治所致，亦有乳痈脓未透时，医者针伤囊膈所致者。"

在临床接诊大量患者过程中，根据本病在发病初期具有肿块局限或漫肿、质地不坚、边界不清、皮色不变、疼痛不甚的特点，认为辨证当属阴证疮疡；后随病机转变，肿块迅速增大，疼痛明显，皮色鲜红，中软成脓，甚则潮热或壮热等，实属阳证疮疡。本病复杂之处在于，病机转化过程中，常肿块、脓肿、窦道多种形态共存，从而出现阴证转阳、阳证转阴、阴中有阳、阳中有阴的复杂病证，故临床诊治首重阴阳辨证。《疡医大全·论阴阳法》曰："凡诊视痈疽，施治必须先审阴阳，乃为医道之纲领，阴阳无谬，治焉有差。医道虽繁，而可以一言蔽之者，曰阴阳而已。"其次辨气血虚实，若素体虚弱，当脏腑功能失司、经络气血运行失常时，常会有痰饮、瘀血等病理产物形成。而痰饮、瘀血反过来又可以作为致病因素导致本病的发生，故脏腑不和、正气亏虚为发病之本；气虚血行不畅、气血失和为发病之标。因此，笔者认为 GLM 致病总属"脏腑不和，正气亏虚、气血失和"病机范畴。治疗本病过程中，笔者有以下几点体会。

1. 内治以衡为本，外治以通为用　根据发病机制及特点，确立扶正祛邪、化痰活血治法，且以补益调和气血贯穿疾病始终，同时根据疾病发展规律分期论治，重视内治与外治相结合。

2. 初期痰瘀结聚，以消为贵，外治宜箍围消散　虽然本病脓液的细菌培养阳性率较低，抗生素对本病没有确切效果，但应用糖皮质激素时需配合使用抗生素，尤其是并发感染及脓肿形成的病灶，可避免加重感染及预防新感染的形成。中药佐以疏肝清热、化痰活血、消肿散结之方药，如柴胡、金银花、连翘、天花粉、桔梗、枳壳、虎杖、当归、川芎、赤白芍等，以箍围消肿消散。在应用中药内治的同时，偏于阳证者，可局部应用大青膏贴敷治疗；偏于阴证者，则可行红外线理疗，促进肿块消散。

3. 中期热盛成脓，以托里透脓、提脓祛腐为要　通过补益和透托的药物，扶助正气，托毒外出或使病灶趋于局限，以免毒邪内陷或旁窜深溃；外治宜提脓祛腐，当脓肿局限时联合精准微创清创，进行最小损伤、最大可能地清除病灶，往往能缩短病程，减轻痛苦，保持乳房外形，获得明显疗效。当患处脓液较少时，可于彩超引导下以 20ml 空针穿刺抽吸脓液后局部加压包扎，脓液量稍多或局部溃破时，可行小创口或于溃破处刮匙锐性搜刮，再以大黄油纱填塞创口，促进创口愈合；当患处有大量脓液形成时，需选择脓肿波动最明显处做小切口，将输血器剪侧孔置入脓腔，外接 60ml 空针，低负压引流，待引流液少于 5 ml 时拔除引流管，封闭创口，若仍有少量脓液残留，可继续与大黄油纱填塞加压包扎，直至创口愈合。

4. 后期久溃不敛，补益气血，助养新生　后期乳房脓肿溃破，可形成窦道或瘘管。这时可以加用人参、黄芪、党参等益气扶正的药物，以提高机体免疫力，补益气血，去腐生肌。肿块破溃的患者开放换药，以生理盐水、复方黄柏液冲洗脓腔，以庆大霉素纱布或大黄油纱填塞创口，待创口缩小后于创口及窦道涂抹创伤膏。

"内治以衡为本，外治以通为用"特色治法，以"提脓祛腐"为核心，郁者散之，脓者抽之，腐者除之，将内治与外治相结合。中药可箍围束毒，消散炎症，又可使脓腐不化、肿势散漫不拘者促进托毒透脓外出，使得脓毒排泄，引流通畅，邪有去处，肿痛消减。内治与外治相结合，整体与局部相结合，不仅降低了治疗该病的手术率，还缩短了病程，减轻了患者痛苦，同时保证了患者对乳房外观的满意程度。

肝硬化腹水治疗之思考
（张引强　中国中医科学院西苑医院）

肝硬化腹水是肝硬化最常见并发症，属于肝病科常见病，代偿期肝硬化有50%的患者10年内会发生腹水。肝硬化腹水属中医学"鼓胀"的范畴，表现为腹部膨隆胀满、绷紧发亮、状如蛙腹、皮色苍黄、青筋暴露、赤丝血缕等，其一直被认为是中医内科"风、痨、臌、膈"四大难病之一。

一、从病因病机认识谈治则

鼓胀一病由来已久，《灵枢·水胀》首先记载其证候表现为腹胀、身皆大、色苍黄、腹筋起。隋代巢元方的《诸病源候论》将其总结为感受"水毒"之邪，内伤肝脾，致使经络痞涩，水气停聚，结于腹内。至金元时期，朱丹溪认为本病的病因病机为七情内伤、六淫外侵、饮食不节、房劳过度，致清浊相混，隧道壅塞，郁而为热，热留为湿，湿热相生，遂成鼓胀。清代喻嘉言倡导阴气致病，久则阴损及阳，终致水裹、气结、血瘀。近代中医研究，提出鼓胀不外气滞、血瘀、水湿三者相互胶结，肝、脾、肾三脏失司，病理产物淤积腹内，形成以本虚标实为特征的疾病。所谓本虚，是肝、脾、肾三脏功能衰减，气血阴阳亏虚；所谓标实，即为本虚不运，日久结实而成的致病因素（如瘀血、水饮等）。

气、血、水三种因素之中，个人认为水为标，水是肉眼可见的征兆，而气与血是重要的推动因素，气化可以推动水液运行，而肝主疏泄气机。对于血与水的关系，一方面瘀血导致经络不畅，气滞湿阻；另一方面，《金匮要略》明言"血不利则为水"，要注重血水互化，所以治疗腹水切不可忽视活血化瘀的治则。此外，要注重阳气的推动功能，《黄帝内经》指出"阳化气"，阳气的蒸腾气化作用不可忽视。临床虽然大多数腹水患者具

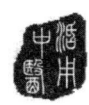

有湿热蕴结的表现，清热利湿消肿为正治，但一定要结合温阳药的使用，如在大队苦寒药物中佐以仙茅、淫羊藿、巴戟天等，往往起到"画龙点睛"的作用，可大大提高临床疗效。

二、关于治标与治本

中医学强调"标"与"本"，倡导治病求本。腹水治疗中，水为标；气滞、血瘀、水停为实证，为病之标，治标可以攻邪为法，或疏肝理气，或活血化瘀，或攻逐利湿，而行气应贯穿始终。腹水多发生于肝病终末期，正气亏虚，尤其常见脾肾阳虚之证，阳损及阴可致阴虚水停，或阴虚火旺灼伤血络出现血证（呕血或黑便），故健脾利湿、温补脾肾、滋补肝肾均为治本之法。临床上，腹水初起为实，治标可也，可酌情峻下利水；中期则标本同治，不宜峻下；后期则治本为主，兼以行气活血利水。治疗应该分层次，切忌一味猛攻，戕伐正气。

三、关于虫类药的使用

相比草木矿石类药物，虫类药乃血肉之品、有情之物，性喜攻逐走窜，通经达络，搜剔疏利，无处不至；又和人类体质比较接近，容易吸收和利用，故其效用比较佳良而可靠，有挽澜之功，这是草木、矿石之类所不能比拟，用之常得心应手。

虫类药具有攻坚破积，或软坚散结作用，与它们咸软、辛散、以毒攻毒的药性特点有关，可用于治疗痰核、瘰疬、癥瘕积聚等症。机体的脏器发生病理变化，形成坚痞肿块，如内脏肿瘤、肝脾肿大等，也宜用此法治疗。诸如牡蛎、海蛤壳、海浮石、鳖甲等，为肝硬化常用药物。

腹水治疗方面，个人体会蝼蛄和地龙有较好的疗效。二药具有利水通淋作用，用于水肿、小溲不利、石淋等症，两者并用，其效益宏。《本草纲目》云蝼蛄"利大小便，通石淋，治瘰疬骨鲠"。必须注意的是，在使用虫类药时，要辨证明确，选药精当，并注意配伍、剂量、疗程，中病即止非常重要。

四、关于组方

《素问·至真要大论》曰："君一臣二，制之小也；君一臣三佐五，制之中也；君一臣三佐九，制之大也。"临床治疗疾病过程中，经方往往较为精练，《伤寒论》药方最多十三味药，目前临床上时方则用药较多。在肝硬化腹水治疗方面，常规药方按照君、臣、佐、使的原则组方，能治疗主证和有限兼证，一般能治疗主要病证 3～4 个。对于错综复杂的，如有 3 或 4 个以上的病证，常规方药往往难以胜任，即便是辨证无误，勉强用之，其药效也相对缓慢。这时就需要使用"大方"来治疗多种主要病证相兼的复杂病情。清代医家王孟英曾言："急病重症非大剂无以拯其危。"腹水患者往往除了腹胀、下肢水肿、尿少外，兼有牙龈出血、纳差、胁痛、消瘦、倦怠无力等不适症状，辨证往往很少单纯病机者，常虚实夹杂，气血水病机同现，阴阳虚共存，单一治则不能胜任。对于腹水"大方"的组方，个人认为，应该以病机为主线，各自为阵（臣药类），然后要突出主要病机（君药类），同时应结合治本之法或反佐（佐使类），应注重用药之灵动，不宜寒凉或过补而致壅滞，亦不可过气攻邪而伤正。

白油膏联合黄马酊治疗下肢静脉性溃疡的临床应用
（周小莉　重庆市中医院）

下肢静脉性溃疡（VLU）是临床上常见的下肢慢性难愈合性溃疡，是慢性创面修复领域中的一大难题。中医历代医家，在下肢静脉性溃疡诊治方面，积累了丰富的经验，特别是中医外治法具有"简、便、廉、效"的优势。白油膏联合黄马酊外治疗法用于下肢静脉性溃疡，具有提脓祛腐、生肌敛皮的功效，辨证使用，可达到"腐祛肌生，肌平皮长"的效果。

一、下肢静脉性溃疡的流行病学现状

下肢静脉性溃疡是由于下肢慢性静脉功能不全引起静脉压持续性升高，继而出现的难治性溃疡，是下肢静脉逆流性及回流障碍性疾病最严重的并发症之一。因创面常年滋水淋漓、疼痛剧烈，甚至需要截肢治疗，该病成为严重威胁到人类身心健康的慢性疾病之一。

据文献报道，下肢静脉性溃疡占所有下肢慢性溃疡的80%以上，常常迁延不愈。而且愈后也极易复发，愈后10年复发率达48.9%～94.3%。美英等国家每年约2%的国家医疗预算（约10亿美元）被用于下肢溃疡的治疗。随着我国人口的老龄化、饮食结构的不合理、不良生活方式等诸多因素的影响，下肢静脉性溃疡的发病率也逐年增多，给患者家庭及社会造成沉重的经济负担。本病是我国在临床创面修复领域中的一大难题，是中西医外科常年关注的焦点。

二、中医学对下肢静脉性溃疡的认识

下肢静脉性溃疡属于中医学"臁疮""湿疮"等范畴。中医历代医家经过几千年的临证实践和传承创新，在下肢静脉性溃疡诊治方面积累了丰富的经验。历代医家认为本病多由湿热蕴结、脾虚湿胜、气虚血瘀所致，病机为因虚感邪（风、湿、热、毒），邪气致瘀，瘀阻伤正，化腐致损，形成了虚、邪、瘀、腐相互作用、互为因果的变化。其中虚、瘀为下肢静脉性溃疡难以愈合的关键，为本；邪、腐是创面难以愈合的重要因素，为标。

中医药治疗下肢静脉性溃疡历史悠久，特别是中医外治法，具有简、便、廉、效的优势。因"外科之法，最重外治"，下肢静脉性溃疡的病变部位在体表，所以将药物应用于局部，使药力直达病灶，常能取得内治法无法达到的效果。研究表明，通过对局部创面的辨证，合理使用祛腐生肌药能起到内病外治的独特疗效，为创面愈合提供足够

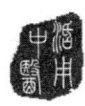

的气血津液，促进溃疡的快速愈合。目前，以祛腐生肌法为主的中医外治疗法是下肢静脉性溃疡的主要治疗手段。中华中医药学会外科分会在《下肢慢性溃疡中医循证临床实践指南》中指出，祛腐生肌法治疗下肢慢性溃疡是中医药外治法的一大特色，推荐级别为 A 级。

三、黄马酊联合白油膏外治法的来源及作用

重庆市中医院周围血管科创始人彭厚荣主任中医师在长期的临床实践中，以祛腐生肌法为治则，研发了白油膏、红油膏、黄马酊等一系列外用中药制剂，长期用于治疗慢性难愈合创面，临床效果显著。笔者在长期临床实践中，传承彭厚荣主任医师外治法思想，并针对下肢静脉性溃疡的发病机制，将白油膏联合黄马酊外治疗法用于下肢静脉性溃疡，取得满意的疗效。

白油膏由生猪油、炉甘石、冰片等组成，在治疗慢性溃疡时，具有提脓祛腐、生肌敛皮的功效，加速了慢性创面的愈合。黄马酊由黄连、马钱子等药物组成，具有开通经络、消炎镇痛、解毒消肿、消瘀散结、透达关节之功效。黄马酊本身具有良好的透皮作用，在发挥自身疗效的同时还可以增强白油膏的疗效。研究表明，二者联用治疗下肢静脉性溃疡有明显的协同增效作用，它们相辅相成，具有改善下肢静脉回流，杀灭溃疡面的各种微生物感染，改善溃疡面及伤周皮肤组织的微循环，促进肉芽及上皮组织生长的良好功效，从而达到"腐祛肌生，肌平皮长"。

四、黄马酊联合白油膏治疗下肢静脉性溃疡的具体应用

1. 下肢静脉性溃疡的辨证分型　《理瀹骈文》指出："外治之理，即内治之理，外治之法，即内治之法，所异者法耳，医理药性无二。"外治法亦需辨证分型论治。

(1) 湿热下注：创面色暗，或上附脓苔，脓水浸淫，秽臭难闻，四周满肿灼热。伴有湿疹，痛痒时作，甚有恶寒发热。舌苔黄腻，脉滑数。

(2) 脾虚湿盛：病程日久，创面色暗，黄水浸淫，患肢浮肿，纳食腹胀，便溏，面色萎黄。舌淡胖，边有齿痕，苔白腻，脉沉濡无力。

(3) 气虚血瘀：溃烂经年，腐肉已脱，起白色厚边，创面肉色苍白，四周肤色暗黑，板滞木硬。舌质淡紫，苔白，脉细涩。

2. 具体应用方案　根据患者证型，选用不同比例搭配的白油膏联合黄马酊治疗溃疡创面。

(1) 湿热下注：用无菌剪刀剪取溃疡面积大小的凡士林油纱，用压舌板将白油膏均匀地涂抹于凡士林油纱上，形成均匀的膏剂薄层（厚度约 1mm），外敷溃疡面，再予黄马酊浸湿无菌纱布 4 层外敷，外敷超过创面及创面周围病变皮肤 5cm 后包扎，每日外换药 1 次。

(2) 脾虚湿盛：用无菌剪刀剪取溃疡面积大小的凡士林油纱，用压舌板将白油膏均匀地涂抹于凡士林油纱上，形成均匀的膏剂薄层（厚度约 2mm），外敷溃疡面，再予黄马酊浸湿无菌纱布 3 层外敷，外敷超过创面及创面周围病变皮肤 5cm 后包扎，每日外换药 1 次。

（3）气虚血瘀：用无菌剪刀剪取溃疡面积大小的凡士林油纱，用压舌板将白油膏均匀地涂抹于凡士林油纱上，形成均匀的膏剂薄层（厚度约3mm），外敷溃疡面，再予黄马酊浸湿无菌纱布2层外敷，外敷超过创面及创面周围病变皮肤5cm后包扎，每日外换药1次。

参考文献

[1] Probst S，Weller C D，Bobbink P，et al.Prevalence and incidence of venous leg ulcers-a protocol for a systematic review[J]. Syst Rev，2021，10（1）：148–152.

[2] Rice J B，Desai U，Cummings A K G，et al. Burden of venous leg ulcers in the United States[J]. Journal of medical economics，2014，17（5）：347–356.

[3] Gloviezki P，Comemta A J，Dalsing M C，et al.The care of patients with varicose veins and associated chronic venous diseases：clinical practice guidelines of the Society for Vascular Surgery and the American Venous Forum [J]. J Vasc Surg，2011，53（5）：2–48.

[4] 崔慧敏，阙华发. 下肢静脉性溃疡中医外治法的研究进展 [J]. 中医学，2018，7（2），152–157.

[5] 李琰，李斌，黄纲，等. 长皮膏治疗下肢静脉性溃疡的临床疗效评价 [J]. 组织工程与重建外科，2020，16（2）：141–145.

[6] 邵大畏，姚昶. 生肌玉红膏外用治疗下肢慢性溃疡 127 例临床观察 [J]. 中医杂志，2013，54（20）：1762–1764.

[7] 应语，姚昶，卞卫和，等. 生肌玉红膏干预下肢慢性溃疡创面炎症反应的临床研究 [J]. 西部中医药，2013，26（2）：7–11.

[8] 中华中医药学会外科分会. 下肢慢性溃疡中医循证临床实践指南 [J]. 中国中西医结合外科杂志，2015，21（5）：543–545.

[9] 左茹，曹雪滨，张文生. 黄连素药理作用研究进展 [J]. 环球中医药，2014，7（7）：568–572.

[10] 杨庆珍，郑司浩，黄林芳. 小檗碱提取方法和药理活性研究进展 [J]. 中国新药杂志，2015，24（5）：519–525，532.

[11] 解宝仙，唐文照，王利红，等. 马钱子化学成分研究 [J]. 中药材，2016，39（1）：86–89.

[12] 彭玮，苟春雁，邹瑜，等. 中医外治疗法治疗动脉硬化性闭塞症坏死期临床观察 [J]. 中国中医急症，2016，25（8）：1596–1598.

[13] 彭玮，张洪雷. 蓝红光联合中医外治法治疗臁疮的临床观察 [J]. 中国药房，2015，26（20）：2804–2806.

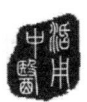

龙砂开阖六气针法与三因司天方合用探赜

（任蒙强　北京市第一中西医结合医院）

龙砂开阖六气针法是由陕西省宝鸡市中医院王凯军将五运六气开阖枢理论运用于针灸临床中所创立的，其理论依据主要是建立在顾植山教授所创立描绘的顾氏三阴三阳开阖枢图（图 2-1）和顾氏三阴三阳太极时相图（图 2-2）。在临床实操中以人体任意一点为中心，做一个开阖枢太极图，依据三阴三阳病机选择相应部位进行针刺，可取得较好疗效。《三因司天方》是宋代陈无择依据《黄帝内经》五运六气理论而编著的临床专著，录方 16 首，其中"五运时气民病证治"篇制天干方 10 首，"六气时行民病证治"篇制地支方 6 首，按照每年运气变化的不同加减变换。笔者师承名医顾植山教授，有幸多次跟师临证，获益匪浅，将龙砂开阖六气针法与三因司天方结合应用于临床，常常效如桴鼓，且疗效稳定持久，现分享一验案，以求管中窥豹。

李某平，女，46 岁，2020 年 11 月 26 日初诊。

主诉：全身关节疼痛 3 月余，遇寒加重。

病史：全身关节疼痛，反复发作，以肩背部及两侧腰胁部怕凉疼痛及僵硬尤为明显，尤其怕冷，只要遇寒必发病，自行捶打、拔罐、艾灸治疗后可缓解须臾，但迅即复作，近来时有咳嗽，口干，纳可，夜寐尚可，小便黄，大便干。舌尖红，苔薄黄，脉弦数。

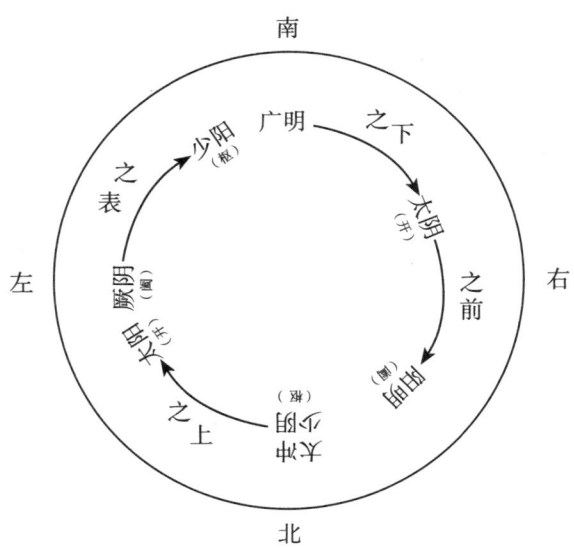

图 2-1　顾氏三阴三阳开阖枢

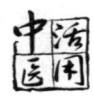
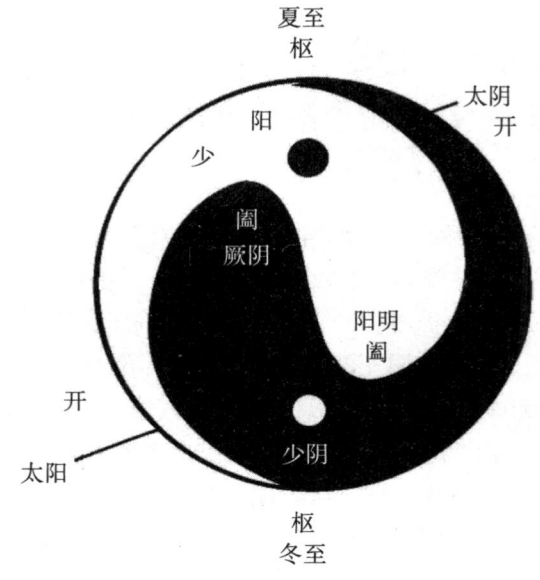

图 2-2 顾氏三阴三阳太极时相

处方：正阳汤加减。白薇 15g，玄参 15g，川芎 15g，桑白皮 15g，当归 15g，白芍 15g，旋覆花 15g（包），炙甘草 15g，生姜 6g，苏子 15g。7 剂，每日 1 剂，水煎取汁 300ml，分早晚 2 次温服。

行开阖六气针法：取头部，局部消毒，以百会穴为中心，用 0.3mm×30mm 皮内针平刺阳明、少阴、少阳、厥阴各一针，从百会引针阳明一针，埋针留置 24 小时，隔日 1 次，共 3 次。

第二日前来取针，诉上述诸症大减，几无疼痛，自我感觉有些不怕冷了，嘱其按时服药，定期治疗。最终患者反馈，针药结合治疗 1 次大效，本疗程结束后，诸症痊愈。

【按】患者发病于庚子年终之气，阳明燥金加临太阳寒水，岁运阳明太过，肝木受邪，所以出现全身关节疼痛，以肩背部及两侧腰胁部怕凉疼痛及僵硬尤为明显。咳嗽、口干、小便黄、大便干均为阳明燥金太过不降之象，故着重取降阳明，并由百会引针指向阳明；肝木受邪之征，取厥阴；全身关节疼痛，为枢机不利，取双枢之少阳、少阴。《素问·离合真邪论》有"静以久留"的记载，改用皮内针埋针久留针 24 小时，就是通过在局部长时间的刺激来调和气血，从而进一步调节身体的整体功能。

结合患者发病时间为庚子年下半年，选用"正阳汤"主之，考正阳汤原文"治子午之岁，少阴司天，阳明在泉，气化运行先天。民病关节禁固，腰痛，气郁而热，小便淋，目赤心痛，寒热更作。咳嗽，衄蛆，嗌干，饮发，黄疸，喘甚，下连小腹，而作寒中，宜正阳汤"。彼来就诊时正逢终之气，加苏子以下气。本病案为关节痹证，主兼证见热燥之象，用正阳汤合之正宜。

《素问·玄机原病式》云："识病之法，以其病气归于五运六气之化，明可见矣"，从运气的角度强调了对疾病病机、预防、治疗的指导意义。顾植山教授指出，要从气象、物

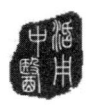

象、脉象、证候等诸多方面综合动态的把握运气病机,用中医治病的思路应当脱离疾病的本身,通过司天、司人、司病证,同时综合考虑天、地、人、病之间的关系,最终达到天人动态平衡的状态。开阖六气针法和三因司天方的结合应用充分立足于五运六气学说理论,内外兼治,整体调节人体气血阴阳的升降出入,以求达到天人相应的平衡状态,故收效显著且快速。

因疫情防控,跟师时间尚短,只得顾师之真谛一二,临床上仍有待进一步跟师学习及临床实践。

参考文献

[1] 顾植山,陶国水,陆曙,等.龙砂医学流派概要 [J].江苏中医药,2016,48(10):68-71.

[2] 邹勇,周勇.三因司天方探源 [J].山东中医药大学学报,2017,41(5):422-424.

中医火针疗法在皮肤科的应用和思考

(李亮 伊犁哈萨克自治州中医院)

火针疗法治疗皮肤病,具有激发人体阳气、温阳散寒、活血化瘀、开门驱邪、引热外出、消肿散结、祛痛止痒的局部作用,可用于治疗痤疮、白癜风、湿疹、神经性皮炎、带状疱疹、银屑病、斑秃等皮肤科常见病。

火针疗法在我国有悠久的历史,随着历史医家的临床应用与研究,火针疗法得到了不断完善和发展。

火针是一种传统的中药外用治疗方法,具体操作方法是用火烧红的针迅速刺入病变部位或皮肤穴位内,速刺疾出,达到治疗疾病目的。这种治疗方法主要依靠温热刺激以及进针一瞬间的刺激发挥治疗作用,对于风、寒、湿、热、痛等具有独到的治疗作用。临床上可用于治疗多种皮肤病,例如痤疮、扁平疣、白癜风、慢性湿疹、神经性皮炎、结节性痒疹、带状疱疹等。火针在操作过程中,患者可以感觉到疼痛,但是这种疼痛是大部分患者可以耐受的,甚至有些瘙痒剧烈的患者自觉火针带来的疼痛能够"中和"剧烈的瘙痒感。

一、火针疗法在皮肤科临床应用

中医治疗皮肤病有很大的优势,而火针作为中医学的重要组成部分,具有疗程短、疗效好、操作简单、不良反应小的特点。

火针治疗痤疮,具有开门驱邪外出,疏调浅表经络之气血,软坚散结的作用,同时直接作用于局部,使皮脂炎性物质排出,促进炎症消退。火针治疗皮脂腺囊肿,特别

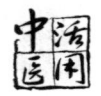

是囊肿型痤疮，开口小，损伤组织少，不易留疤痕，患者易接受。操作方法为将毫针烧红，扎入丘疹、脓疱、囊肿的顶端，稍加压挤出脓液或内容物；质硬的结节需烧针穿透结节中心，令其缓慢消散。我科治疗痤疮患者65例，有效的患者60例，有效率为92.31%。

火针治疗带状疱疹，方法为将毫针烧红后，浅刺带状疱疹急性期水疱，及时清除析出疱液。我科治疗32例急性带状疱疹患者，即刻止痛有27例，有效率84.38%。

火针治疗疣，直接破坏疣体基底部的血管，使疣体萎缩脱落，且能刺激机体产生免疫反应，扶助正气，疗效显著，可控制性强，成本低，损伤小，修复快。可以用独立包装的注射器，选取合适粗细大小的针头，烧红扎入疣体中心。由于疼痛明显，故治疗前需做好沟通。我科治疗10例寻常疣，消退的有6例，有效率60%。

火针治疗湿疹，能温通气血，运化水湿，以热引热，使湿热之邪外出。《医宗金鉴》曰："火针者，即古之燔针也。凡周身淫邪，或风或水，溢于机体，留而不能过关节，壅滞为病者，以此刺之。"操作方法为将毫针烧红，浅刺湿疹局部皮损，不可密集进针，常有透明液体流出。针后瘙痒明显减轻。我科治疗58例湿疹患者，有效53例，有效率91.38%。

火针治疗神经性皮炎，以火针的热力，使血得温则行，血行风自灭，痒自止。操作方法为选择合适大小注射器针头烧红后，散刺局部皮损，依皮损厚度选择进针深度。我科治疗43例神经性皮炎患者，40例患者自觉瘙痒明显减轻，皮疹明显变薄，有效率达93%。

火针局部治疗银屑病，能以热引热，清热散火解毒，祛风止痒。操作方法为选择静止期银屑病患者的难治性斑块。

火针治疗斑秃，斑秃病机关键是"风邪在于头，有偏虚处"，火针能大开其门，使风邪从此而出。且能温通局部，作用于肝俞、肾俞，补益肝肾。操作方法为将毫针烧红，浅刺斑秃局部脱发区，散在刺入。我科治疗斑秃患者33例，30例患者毛发都有恢复生长，有效率90.91%。

火针治疗白癜风，白癜风是一种局限性色素脱失性疾病，利用火针的热力，能调节皮肤神经。操作方法为将毫针烧红后，浅刺散刺白斑皮肤，每1～2周1次。我科治疗白癜风患者36例，白斑复色的患者有22例，有效率61.11%。

综上所述，火针治疗皮炎、湿疹、病毒性皮肤病、物理性皮肤病、红斑鳞屑性皮肤病、皮肤附属器疾病、色素性皮肤病等方面具有简、验、便、廉的优势和良效。

二、火针疗法治疗皮肤病的思考

火针疗法，古称"焠刺""烧针"等，在我国有数千年的历史了，是我国传统医学宝库中一种古老的针刺治疗方法，目前见最早记载的典籍为《黄帝内经》。《灵枢·官针》曰："焠刺者，刺燔针则取痹也。"《伤寒论》中也论述了火针的适应证和不宜用火针医治的证候。《千金翼方》曰："处疔痛疽，针惟令极热。"《针灸大成》中总结了明以前用火针治疗的经验。随着历代医家的临床应用与研究，火针疗法得到了不断发展与完善，火针得以继

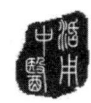

承和创新，临床应用范围不断扩大。

火针疗法既有开门驱邪、引热外出、消肿散结、祛痛止痒的局部作用，又有祛风除湿、温阳补虚、活血化瘀等诸多功效。目前已广泛应用于各个临床科室。尤其是在治疗皮肤病方面，能取得立竿见影的疗效。皮肤病多中气血失和、邪毒侵袭造成，一般与风、湿、虚、瘀、热有很密切的关系。火针疗法针对瘙痒性、增生性皮肤病尤为适宜，如痒疹、湿疹、神经性皮炎、白癜风、银屑病、带状疱疹、瘙痒症等。火针疗法的基础研究也证实火针具有抗炎、免疫调节、神经保护及修复、促进血管再生及血液循环等多种作用，为火针的临床精准应用提供了有力的科学依据。临床实践也已证实，火针疗法疗效确切，操作简单，安全可行，易为患者所接受，越来越受到人们的重视，更适合现代人的快节奏生活。

参考文献

[1] 刘红霞，李斌 . 火针疗法治疗皮肤病之探源 [J]. 皮肤科学通报，2019，36（2）：207-211.

[2] 胡俊霞，张婧，薛立文 . 火针治疗皮肤病的临床研究进展 [J]. 中医中药研究，继续医学教育，2017，31（3）：159-161.

[3] 蓝海冰，王乐，徐跃容，等 . 火针治疗皮肤病验案 [J]. 世界中医药，2016，11（10）：2080-2082.

[4] 王正婷，杨焕，魏春琳，等 . 火针在皮肤病中的应用研究进展 [J]. 中医临床研究，2020，12（12）：105-107.

[5] 李斌，于燕乔，刘青云 . 火针结合艾灸治疗稳定期局限性白癜风临床分析 [J]. 四川中医，2018，36（4）：182-184.

[6] 王文莉，胡素叶，李领娥 . 火针治疗皮肤病的研究进展 [J]. 中医外治杂志，2018，27（3）：54-57.

[7] 王荣 . 火针疗法治疗鸡眼 30 例 [J]. 中医外治杂志，2015，24（2）：64.

何氏妇科理论结合针灸治疗痛经临证心得

（郑肖　台州市中医院）

痛经是指妇女在经期或行经前后出现周期性的小腹疼痛，或痛引腰骶，甚至剧痛昏厥，影响正常工作及生活的疾病，是女性育龄期的常见疾病，发生率约为 36.06%。痛经是临床常见病，也称为"经行腹痛"。该病临床表现除疼痛外，部分患者还会表现出面色苍白、口唇指甲苍白、恶心呕吐，严重时导致休克等症状，一般始于初潮或其后 1～2 年。其发作大多开始于月经来潮或月经来前数小时，常为绞痛，呈痉挛性，持续 0.5～2 小时，也有的持续 12～24 小时。

临床上，西医一般使用非甾体镇痛药，以缓解疼痛为主要原则，但伴随一定不良反应，患者接受度也不高。中医对痛经的认识和治疗有着悠久的历史。医圣仲景在《金匮要略·妇人杂病脉证并治》有云："带下，经水不利，少腹满痛，经一月再见。"后历代医家对此类病的治疗也有不同见解。痛经病因很多，何老比较推崇《景岳全书》所云"经行腹痛，证有虚实。实者，或因寒滞，或因血滞……虚者，有血虚，有气虚"，认为临床上最多见的为寒凝血瘀型痛经。其辨证要点为"寒""瘀""痛"。

治疗上，何老承何氏家传经验，注重温散疏通、理气活血、调经止痛。提倡"三步"，即经前防、经期治、经后固。经前防，即月经前一周使用中药治疗。这期间，以温理气血，鼓舞畅行的药物为主，如当归、炒白芍、桂枝、艾叶、枳壳等。经期治，即在行经过程中治疗。这个时期，患者临床比较重，比较急，所以治本的同时，辅以止痛，多采用温经散寒暖宫止痛。需在第一阶段的基础上，加重温经散寒的力度，选用干姜、附子、肉桂、延胡索、乳香等。经后固，即行经后的巩固治疗。月经后小腹空虚，伴有神疲，此时选用养血温胞、调和营血的药物。当归、川芎、艾叶、熟地炭、陈皮等。

临床治疗中，我们遵循何老的理论，也制订了分期针灸治疗方案。经前期取气海、关元、阳陵泉、太冲，并于关元穴予以温针。经期取十七椎、命门、气海、关元，若此时疼痛仍存，气海、关元可予以温针。经后期取三阴交、太溪、血海、关元、子宫、足三里、复溜，平补平泻法，留针 30 分钟。操作方法为，患者取仰卧位，酒精棉签消毒后选用 0.25mm×40mm 一次性无菌针灸针，根据穴位不同，直刺 15～30mm，提插捻转得气后留针 30 分钟。每周治疗 2 次，每个月经周期为 1 个疗程，共 3 个疗程。

经前期阳长阴消，中药治疗上，维持阳长十分重要。因此针灸过程中，我们亦遵循这一规则，取穴治疗上予以温补肾阳。如气海、关元，并予以温针。行经前，患者疼痛不适，予以温经活血止痛。因此，取痛经经验穴，十七椎、命门。何老认为，痛经主要为"寒"，因此在这过程中，我们仍予以关元、气海温针。经后期血海空虚，阴长阳消，阴长尤为重要，是滋阴的重要时机。因此针灸取穴上，予以三阴交、太溪、血海、复溜等，滋阴补肾。同时加以足三里，补益气血。现代研究表明，温针可通过调节炎症因子、血流动力、子宫微循环等多方面机制来治疗痛经。关元穴有补肾培元、温补下焦之功，是强壮穴，凡元气亏损均可使用。因此在痛经治疗中，关元穴贯彻整个过程。

在整个痛经的治疗过程中，遵循何老妇科理论，并予以针灸分期治疗，在痛经治疗上有明显的优势。一方面针药结合，提高了疗效。此外，针药过程中，根据患者体内气血变化，分期选择不同的治疗方案，可显著地减轻患者疼痛，临床疗效比未分期针灸治疗疗效好。

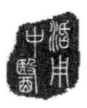

中医腹诊对昏迷患者留置胃管的诊治临床研究

（武士勇 宿迁市中西医结合医院）

黄煌教授是江苏省名中医，国家中医传承流派龙砂学派代表传承人。因全国中医临床特色技术传承骨干人才培训项目，有幸跟随黄老师学习，在临证中黄煌老师重视运用腹诊，通过腹诊客观地反映脏腑经络、气血津液等方面变化，从而判断病邪之部位、性质，正气之虚实及强弱之体质，方证对应，指导临床经方的应用。

通过临证跟师受益匪浅，学以致用。笔者从事中医康复，临床常见长期保留胃管的中风昏迷患者。这些患者无主诉，不知疾病所苦，临床辨证很有难度。通过中医腹诊的学习及临床应用，发现腹诊对这些患者的辨证论治很有意义，能客观把握患者的病情，从而指导临床遣方用药。现总结如下。

一、中医腹诊的渊源

腹诊是医者运用望、闻、问、切等方法诊察患者胸腹部的胀、痛、满、悸、痞、硬、急、结等病变征象，以判断内在脏腑、经脉、气血津液等方面的病理变化，从而指导临床治疗的一种诊断方法。中医腹诊的相关记载最早见于《黄帝内经》所云"诸腹胀大，皆属于热"，《难经》在其基础上进行传承和发展。汉代张仲景所撰《伤寒杂病论》将腹诊广泛应用于疾病诊治。《伤寒论》原文中涉及腹诊的条文有114条，记载了胸胁苦满、心下痞、少腹硬满、少腹急结等诸多经典腹症，影响后世医家，开创中医腹诊的先河。

二、中风昏迷患者留置胃管现状

中风昏迷是中脏腑中最严重的一类患者，前期住院于重症监护室（ICU），后生命指征平稳转至康复科。一般伴有留置胃管，气管切开，保留导尿管。目前现状显示，护士鼻饲专科知识不足，鼻饲相关护理存在不规范现象，且鼻饲并发症发生率较高，如反流、误吸、肺部感染、腹泻、胃潴留等，严重影响患者的疾病转归和预后，增加患者经济负担。气管切开会导致多重耐药菌感染，保留导尿管导致泌尿系统感染。所以诸多原因造成此类患者病情复杂，严重影响病情康复。

三、中医腹诊对昏迷患者的意义

昏迷留置胃管的患者没有主诉，只能通过望、闻、切诊来辨证论治。临床发现，昏迷留置胃管的患者会出现各种典型的中医腹诊证型。针对腹部不同的区域的腹诊结果，方证对应，结合其他四诊合参，临床遣方用药更加直观。

《重订通俗伤寒论·按胸腹》依据心下疼痛，硬痛拒按，按之痛剧判断病机为食积，依据脐旁小腹疼痛，可触及包块判断病机为血瘀，依据腹痛向两胁放射、腹软、吐水痛减判断病机为水气等。可见，腹诊可以用于辨别燥屎、水饮、瘀血、肾虚、食积等病因病机，而这些患者因长期卧床会造成燥屎内结、瘀血内阻、肾虚气虚，喂养不当会水饮内停、食积，所以腹诊对辨证有重要的指导意义。

四、临床常见方证类型

黄煌老师临证以经方为本，明辨方证药证，强调体质辨证。根据方证相应，有是证用是方，对于昏迷留置胃管患者，临床常见方证介绍如下。

1. 心下支饮（胃内振水音）　心下支饮发生于心下及中脘部，可以听到"咕咕"的液体振荡的声音。《金匮要略》云："心下有支饮，其人苦冒眩，泽泻汤主之。"黄老师一般多用外台茯苓饮来治疗胃内振水音。这个比较常见，对于留置胃管患者，胃内振水音一般由于胃部轻瘫加上喂水不当造成。会造成反流误吸，引起吸入性肺炎，所以要及时处理。

2. 心下硬　这是指心下部位肌肉紧张而僵硬（不柔软），平如木板，同时腹力不强，可伴或不伴压痛。心下硬是长期的消化系统机能不足的表现（脾胃气虚、阳虚）。甘草泻心汤条下："此胃中虚，客气上逆，故使硬也。""但满而不痛者，此为痞，柴胡不中与之，宜半夏泻心汤。"这个症状也比较常见，长期的胃管刺激胃部不适，伴反酸或胃内容物。误吸容易阻塞气道，危及生命。

3. 心下石硬　心下抵抗力强（上腹部抵抗），按之充实而硬满（腹力增强），是大小陷胸汤及其类方的使用指征。伤寒六七日，结胸热实，脉沉而紧，心下痛，按之石硬者，大陷胸汤主之。这个比较少见，时伴胸腹部热，需要通腹，常和大柴胡汤合用。

4. 心下濡　按心下部濡软无力，腹皮松弛无底力。"虚劳里急，诸不足，黄芪建中汤主之。"黄老师强调腹部松软是黄芪体质的表现。

5. 腹部积气　腹部积气又叫作腹部气声、腹部叩击鼓音，是腹部（主要是消化管内）气体郁积，能通过叩诊发现明显鼓音的一种腹诊要素。临床治疗常用半夏厚朴汤、半夏生姜厚朴甘草人参汤。如果伴有大便秘结合用大承气汤。

6. 少腹急结　由脐区左（右）向髂前上棘方向轻压，可触及左（右）少腹腹直肌紧张，脐左（右）下腹部有抵抗感，甚如触及条索。少腹急结是严重瘀血的腹证表现，多在桃核承气汤、抵挡汤等方的方证中出现。

7. 全腹胀　全腹满隆起，按之抵抗感，伴大便秘结，是大柴胡汤的主症。"按之心下满痛者，此为实也，宜大柴胡汤。"很多脑卒中是"三高"引起的，患者肥胖，腹部隆起，此为大柴胡汤体质。临床应用较多，如果合有下肢静脉血栓可以合用桂枝茯苓丸。

8. 正中芯　正中芯是在腹壁前正中线上可以触及如铅笔芯样的条索状物。脐上正中芯说明脾胃虚损，用小建中汤等方。脐下正中芯的出现意味着下焦虚损（肾虚），可选择肾气丸、真武汤等方。

9. 状腹　仰卧时前腹壁水平明显低下，严重时前腹壁凹陷几乎贴近脊柱，肋弓、髂嵴和耻骨联合显露，腹外形如舟状。"虚劳诸不足，风气百疾，薯蓣丸主之。"黄老师一般将薯蓣丸应用于癌症患者。对于昏迷患者，因长期卧床消瘦，临床上应用其可以增加体重，减少感冒等。

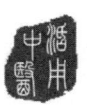

腹诊同舌诊、脉诊一样对临床有重要意义。通过腹诊得出的客观表现，对昏迷留置胃管患者的诊断、辨证、治疗具有指导意义。腹诊应用于昏迷留置胃管患者，丰富了中医诊断方法，进一步根据疾病特点启发诊疗思路。相信随着腹诊的临床研究的深入，腹诊对昏迷留置胃管患者诊疗的帮助会越来越大，腹诊的理论意义将愈发丰富。当然，临床治疗还是要四诊合参，才能辨证准确，从而指导和服务于临床。

参考文献

[1] 王琦 . 中国腹诊 [M]. 北京：学苑出版社，1994：87-99.

[2] 马翻过，方文岩 .《伤寒论》腹诊及其应用 [J]. 江苏中医药，2019，51（9）：76-78.

[3] 曹建芬，胡波 . 老年脑梗死吞咽障碍患者鼻饲饮食并发症的预防及护理 [J]. 护理学杂志，2009，24（5）：44-45.

[4] 温兴韬，杨大华 . 黄煌教授临证思维特点探析 [J]. 南京中医药大学学报（自然科学版），2000（4）：242-243.

"重灸温通法"特色技术的临床实践与思考

（黄姿琴　上海市浦东新区中医医院）

一、特色技术渊源

"陆氏针灸"是我国现代针灸学术界的一大流派，陆氏针灸疗法是入选国家级和上海市非物质文化遗产名录的流派。我科承袭陆氏针灸疗法二十余年，于 2012 年成为海派中医陆氏针灸流派传承研究基地分中心，2018 年 9 月成立海派中医陆氏针灸浦东工作室。陆氏针灸重视灸法，尤其提倡温针，陆氏针灸创始人陆瘦燕先生认为，温针不但能够温补经脉阳气，还有加强手法的作用，所以无论补法和泻法皆可应用；温针适用于阴寒之邪侵袭而致的疾病，特别对慢性疾病之属阴寒者，更为相宜。我科承袭陆氏针灸疗法，将温针灸疗法广泛应用于临床治疗中，并不断总结经验，钻研创新，积极发展本科室特色诊疗技术。

多年临床实践中，我科发现临床常见病如腰椎间盘突出症、颈椎病等传统针灸治疗手法单一，尤其是对于反复发作的慢性筋骨病患者，临床疗效受限，故提倡同时选择多样化的治疗技术、手段和方法，发挥中医综合治疗的优势。在承袭陆氏针灸温针基础上，我科深入研究传统（金）银质针具的特性长处，将其应用于腰椎间盘突出症、颈椎病、面瘫、关节炎等病种。经大量临床实践和研究证实，其疗效优于不锈钢质针具，而且，银质针导热性能优于其他材质针具，所以，利用银质针温针灸更能发挥温针灸功效。但银质针材质较软，利用传统艾绒、艾条温针灸时操作不便，烫伤风险高，且艾烟浓度到达一定程度对环境有影响。为解决这些弊端，我科积极运用现代诊疗设备，探索现代艾灸疗法的应用，用多功能艾灸仪代替传统艾绒/条灸，实现无烟、温度可控、时间可控，同时操作方便，安全卫生，可有效避免烫伤等医疗事故的发生，患者接受度高，临床操作性强。结合电针疗法具有调节肌肉神经兴奋性、改善微循环等作用优势，笔者总结出银质针温针灸加电针治疗腰椎间盘突出症特色诊疗技术，并经大量临床实践证实，该疗法操作简便，疗效优于单一疗法。

二、银质针温针灸特色技术治疗腰椎间盘突出症的操作方法

1. 取穴　取第 15～18 椎患侧华佗夹脊穴（相当于 L_3～S_1）、肾俞（双侧）、大肠俞（双侧）、秩边（患侧）。

2. 循经配穴　足太阳经取承扶（患侧）、委中（患侧）、承山（患侧）；足少阳经取环跳（患侧）、风市（患侧）、阳陵泉（患侧）。

3. 辨证配穴　气滞血瘀证加血海（双侧）；寒湿痹阻证加阴陵泉（双侧）；肝肾亏虚证，阳虚加昆仑（双侧）、足三里（双侧）；阴虚加三阴交（双侧）、太溪（双侧）。

4. 操作方法　根据患者病情和上述取穴配穴方法制订穴位处方，用 75% 酒精棉球对穴位皮肤常规消毒，采用银质针（直径 0.4mm、长 50mm、75mm，苏州医疗用品有限公司）针刺各穴位，其中秩边、环跳、承扶等穴，进针后稍作捻转，配以轻提插，以患者有酸胀感得气为度。选择肾俞（双侧）、大肠俞（双侧）、秩边（双侧）、夹脊穴（患侧）等 6 个穴位隔垫垫片；再将多功能艾灸仪艾灸头置于垫片上施灸，艾灸仪温度设置为 50℃。选择两组穴位如肾俞、大肠俞、环跳、承山等穴接电针，予连续波，频率 2Hz，强度以患者无不适为度。

5. 治疗频次　每次 30 分钟，每周治疗 3 次，2 周为 1 个疗程，共治疗 2 个疗程。

三、讨论和思考

腰椎间盘突出症是临床常见病和多发病，临床多表现为腰痛、下肢痛、马尾神经症状等。现代医学认为其发病与退行性改变、损伤、腰骶先天异常、遗传因素、肥胖、妊娠等因素有关，发病机制多为机械应力损伤、椎间盘退变、免疫炎症、细胞外基质代谢失衡等因素单一或同时出现。常用治疗方法有保守治疗、微创和手术治疗，由于当下脊柱手术的过度使用已经引起广泛担忧，探索出一种中长期疗效稳固并有效降低复发率的保守疗法具有较大的研究意义。

本病属中医学"腰痛病"范畴，是指因外感、内伤或挫闪导致腰部气血运行不畅，脉络失于濡养引起以腰部一侧或两侧或正中发生疼痛为主要症状的一种病证，疼痛亦可见于臀部、下肢等部位。本病最早见于《黄帝内经》,《素问·刺腰痛》论述了足六经及奇经八脉病变所发生腰痛的诸多症状，载"衡络之脉令人腰痛，不可以俯仰，仰则恐仆，得之举重伤腰。肉里之脉令人腰痛，不可以咳，咳则筋缩急"。其病因病机历代医家皆有论述，多认为本病以肾虚为本，复外感邪气或跌扑损伤、劳欲过度等所致。《证治准绳》云腰痛"有风、有湿、有寒、有热、有挫闪、有瘀血、有滞气、有痰积，皆标也。肾虚，其本也"。

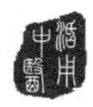

中医学对本病的治疗主要包括针灸、推拿、中药等，而针灸疗法，作为腰痛病的优势治疗方法，在临床中常作为本病的首选治疗方法。银质针温针灸加电针特色技术，结合了传统医学中的针刺、艾灸、银质针以及现代医学产生的多功能艾灸仪、电针多种治疗方法，不仅可去除寒、湿、瘀血、滞气等腰痛之标，又可通过艾灸缓解肾虚之本，有效治疗疾病，体现了中医综合治疗的优势。《灵枢·本脏》曰："经脉者，所以行血气而营阴阳，濡筋骨，利关节者也"。故本技术选取第 13～18 椎华佗夹脊穴为主穴，改善腰背部经络的气血运行，达到祛邪止痛的作用；"腰为肾之府"，肾虚为腰痛之本。《素问·刺腰痛》曰："足太阳脉令人腰痛，引项脊尻背如重状。"以肾俞、秩边为治疗主穴，可益肾壮腰，疏通经脉、络脉、经筋之气血；配以循经取穴及辨证取穴，同时体现"腧穴所在，主治所在"、"经脉所过，主治所及"及"中医治疗以辨证为要"的治疗原则。温针灸以温通经脉、活血散瘀的功效见长，艾灸极易激发灸性感传，乃至气至病所，从而大幅度提高临床疗效。临床机理研究发现，温针灸能更好地促进腰痛局部血液循环，消除或改善无菌性炎症病变，并且调节神经功能使内稳态平衡，具有较好的镇痛作用。同时，相比临床常用的不锈钢质针，银质针具有更好的导热性。多项研究发现银质针温针灸时，体外的银质针针柄温度大于 100℃，皮肤内针身为 55℃，针尖为 40℃，热能传导深入到痛点并扩散到周围疼痛病变部位，可以改善局部微循环，促进代谢产物排出，消除无菌性炎症病变，松解粘连，放松痉挛的肌肉，起到"去痛致松、以松治痛"的作用。

腰椎间盘突出症发病率高，且逐年呈上升趋势。随着现代人生活节奏的加快及生活习惯的改变，临床患者常出现多节段、多病机同时发病，故传统的单一治疗手段已不能满足患者短时间、高效率缓解疼痛的需求。本技术综合多种治疗手段，针对不同证型、不同疾病程度患者均可起效，有效改善症状，防止疾病复发。

中药熏蒸联合玻璃酸钠关节腔注射治疗髋关节骨性关节炎 45 例临床观察

（罗丹　郑州中医骨伤病医院）

目的：观察中药熏蒸联合玻璃酸钠关节腔注射治疗髋关节骨性关节炎的疗效。方法：选取本院骨科收治的髋关节骨性关节炎病患 90 例作为研究对象，随机分为观察组与对照组，每组 45 例。对照组行关节腔玻璃酸钠注射；观察组在此基础上配合使用中药熏蒸治疗，两组患者均治疗 4 周，治疗后比较分析两组患者临床疗效、治疗前后西安大略和麦马斯特大学骨关节指数可视化量表（WOMAC 评分量表）、髋关节 Harris 评分、疼痛视觉模拟评分量表（VAS）评分以及髋关节活动度变化情况。结果：①治疗后观察组患者的临床总有效率为 90.00%，显著高于对照组的 74.00%（$P < 0.05$）；②与同组治疗前比较，两组

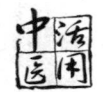

患者 WOMAC 骨性关节炎指数均显著降低（$P < 0.05$），治疗后观察组患者 WOMAC 骨性关节炎指数各阶段均显著低于对照组（$P < 0.05$）；③与同组治疗前比较，两组患者 Harris 评分显著升高，VAS 评分显著降低（$P < 0.05$）；治疗后观察组患者 Harris 评分显著高于对照组，VAS 评分显著低于对照组（$P < 0.05$）；④与同组治疗前比较，两组患者髋关节屈伸外展活动度均显著改善（$P < 0.05$）；治疗后观察组患者髋关节屈伸外展活动度均显著高于对照组（$P < 0.05$）。结论：中药熏蒸用于治疗髋关节骨性关节能够有效改善患者髋关节功能，减轻疼痛，增加髋关节的活动度，值得进行临床推广。

髋关节骨性关节炎是一种慢性关节疾病，临床以关节软骨变性、破坏及骨质增生为主要特征。本病患者临床多表现为髋部疼痛僵硬、功能障碍活动受限。近年来我国髋关节骨性关节炎患者逐年增多，本病后期出现的关节畸形以及明显压痛，严重影响患者生活质量。本病治疗的目的在于减少关节负重，延缓病情进展。中医药对于髋关节骨性关节炎的疗效确切，中药熏蒸作为一种外治法能够有效改善患者局部血液循环，促进瘀滞的血脉畅通，本研究通过观察中药熏蒸配合玻璃酸钠注射对髋关节骨性关节炎的疗效，能够为中药熏蒸的临床使用提供一定的研究基础，现将结果报道如下。

一、资料与方法

1. 一般资料　选取 2018 年 10 月至 2020 年 9 月本院骨科门诊收治的髋关节骨性关节炎病患 90 例作为研究对象，随机分为观察组与对照组，每组 45 例。

2. 诊断标准

(1) 西医诊断标准：参照《实用骨科学》中有关于髋关节骨性关节炎的诊断标准。①疼痛。早期疼痛不严重，活动时加重，休息后好转，受到潮湿、寒冷可能会加重，疼痛常伴有跛行；疼痛部位为髋关节的前面或侧方或大腿内侧，疼痛可放射到肢体其他部位。②僵硬。晨起或在白天一段时间关节不活动之后僵硬，活动后疼痛减轻、活动度增加，关节僵硬时间较短，一般不超过 15 分钟。③功能障碍。常有行走、上楼梯、由座位站起等困难。④体征。早期可无体征，严重者出现屈曲、外旋、和内收畸形，髋关节前方及内收肌出可有压疼，髋关节内旋角度越大则疼痛越重，髋关节畸形较重时 Thomas 征阳性。⑤ X 线检查。髋关节骨性关节炎常表现为关节间隙变窄。关节面不规则、不光滑，并有断裂现象。股骨头变扁，股骨颈变粗、变短。股骨头颈交界处常见有骨赘形成，而使股骨头呈蕈状。髋臼顶部可见骨质密度增高，其外上缘有骨赘形成。髋臼相对变深。髋臼顶部和股骨头可出现单个或多个大小不等的囊性改变，囊性变周边有骨质硬化现象。严重者股骨头可向外上方脱位。有时可发现关节内游离体。

(2) 中医诊断标准：参照《中药新药临床研究指导原则（试行）》中相关诊断标准，本病属于中医学"痹证"范畴。

3. 纳入标准与排除标准

(1) 纳入标准：① 符合上述中西医诊断标准的患者；②因为患者大多年龄都在 45 周岁以上，所以选择年龄 ≥ 45 周岁，男女不限；③患者依从性较好能够积极配合治疗；④知晓研究内容，自愿参与研究并签署知情同意书。

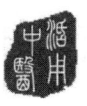

(2) 排除标准：①存在严重关节畸形以及关节腔内有大量关节积液的患者；②患有原发或继发疾病影响关节功能的患者；③肝肾功能严重异常的患者；④精神异常患者；⑤不能配合检查治疗的患者。

4. 治疗方式　对照组行关节腔玻璃酸钠注射；观察组患者在此基础上配合使用中药熏蒸法进行治疗。所有患者在治疗期间配合康复训练，具体操作方式为，患者站立尽可能地外展双下肢，超过肩关节为宜，嘱咐患者双手叉腰，进行前进后退的行走训练，每天锻炼3 次，每次 20 分钟。两组患者均治疗 4 周。

(1) 对照组：对照组患者进行关节腔玻璃酸钠注射 20mg/ 次，每周 1 次。玻璃酸钠注射液（2ml：20mg，上海昊海生物科技有限公司，国药准字号：H20051837）。玻璃酸钠注射液治疗 1 个疗程，共 4 周。在治疗前后分别观察对照组的临床疗效、Harris 评分、VAS 评分，并观察对照组的治疗前、治疗第 1 周、治疗第 2 周、治疗第 3 周、治疗第 4 周的 WOMAC评分。

(2) 观察组：观察组患者在对照组治疗基础上配合中药熏蒸法进行治疗。

中药熏蒸所使用的药物是我院院内协定方，具体的药物组成为马钱子 2g，三七 15g，血竭 5g，当归 20g，川乌 6g，草乌 6g，细辛 6g，伸筋草 15g，白花蛇舌草 15g，威灵仙15g，白芥子 10g。将所有药物按照一定剂量制作成浓煎剂，置于中药熏蒸机中对患者患病的髋关节进行熏蒸，每日 1 次，每次 30 分钟，每周治疗 5 次。中药熏蒸过程由专人负责，并实时观察患者的情况。所有药剂由我院中药房提供。中药熏蒸治疗 1 个疗程，共 4 周。在治疗前后分别观察观察组的临床疗效、Harris 评分、VAS 评分，并观察该组治疗前、治疗第 1 周、治疗第 2 周、治疗第 3 周、治疗第 4 周的 WOMAC 评分。

5. 观察指标　比较两组患者治疗后临床疗效，治疗前后 WOMAC 骨性关节炎指数评分、髋关节 Harris 评分、疼痛视觉模拟评分量表（VAS）评分以及髋关节活动度变化情况。

(1) WOMAC 评分：该指标是国际公认的骨性关节炎指数，每周评价 1 次，连续评价4 周。该指数包括三大方面：疼痛、僵硬、进行日常活动的难度，以此来评价膝关节的结构和功能，共有 24 个项目，包含骨关节的基本症状和体征。对每个项目进行打分，没有困难记 0 分，轻微记 1 分，中等记 2 分，非常记 3 分，极端记 4 分，评分越高越严重。

(2) Harris 评分：Harris 评分是国际上通用的股骨头坏死的观察指标，能够对患者治疗前后髋关节的功能进行评价。该评分主要分为疼痛（44 分）、功能性活动（47 分）、关节活动度（5 分）以及畸形（4 分）四个维度，从这四个维度进行临床检查评分来评估髋关节临床效果，评分越高表示髋关节功能越好。满分 100 分，90 分以上为优良，80～89 分为较好，70～79 分为尚可，小于 70 分为差。

(3) VAS 评分：采用疼痛视觉模拟评分量表（VAS 评分）对患者疼痛进行评价，其评分标准为 0 分无痛，1～2 分偶有轻微痛，3～4 分常有轻微痛，5～9 分有明显疼痛，10 分无法忍受的疼痛。

(4) 髋关节活动度变化：在治疗前和治疗后对分别对治疗组和观察组使用方盘量角器测

量术髋的屈伸和外展角度。

6.疗效判定标准 参照《中医病证诊断疗效标准》中有关疗效判定标准,分为临床控制、显效、有效、无效四个等级,具体标准如下。临床控制:疼痛症状消失,关节正常活动;显效:疼痛症状基本消失,关节活动基本正常,能够正常工作活动;有效:疼痛症状基本消失,髋关节活动轻度受限,工作生活能力有所改善;无效:治疗的结果未达到以上标准,与治疗前比较无变化。临床总有效率=(临床控制+显效+有效)例数/总例数×100%。

7.统计学方法 本次实验选用SPSS20.0统计软件进行数据的分析,各组数据的计量结果采用均数±标准差($\bar{x} \pm s$)表示,计量资料之间的组间比较选用独立样本的t检验,计数资料之间的组间比较选用卡方检验。以$P < 0.05$表示比较后的差异显著,具有统计学意义,$P < 0.01$表示比较后的差异极显著,具有显著统计学意义。

二、结果

1.两组患者一般资料比较 两组患者一般资料进行比较无显著性差异($P > 0.05$),说明两组患者具有一定的可比性,见表2-5。

表2-5 两组患者一般资料比较($\bar{x} \pm s$)

组别	例数(男/女)	平均年龄(岁)	平均病程(年)	平均体重(kg)
观察组	50(24/26)	58.61 ± 15.43	4.17 ± 1.27	62.19 ± 21.38
对照组	50(22/28)	59.02 ± 13.25	4.43 ± 2.36	63.25 ± 19.88

2.两组临床疗效比较 治疗后观察组患者的临床总有效率为90.00%,显著高于对照组的74.00%,具有统计学差异($P < 0.05$),见表2-6。

表2-6 两组临床疗效比较[例数(%)]

组别	例数	临床控制	显效	有效	无效	总有效率
观察组	50	17(34.00)	19(38.00)	9(18.00)	5(10.00)	45(90.00)
对照组	50	10(20.00)	14(28.00)	13(26.00)	13(26.00)	37(74.00)

注:与对照组比较$P < 0.05$。

3.两组治疗前后WOMAC评分比较 与同组治疗前比较,两组治疗后(第1、2、3、4周)WOMAC评分均显著降低,差异具有统计学意义($P < 0.05$);治疗后观察组各阶段WOMAC评分均显著低于对照组,差异具有统计学意义($P < 0.05$),见表2-7。

表2-7 两组治疗前后 WOMAC 骨性关节炎指数评分比较（$\bar{x}\pm s$，分）

组别	例数	治疗前	第1周	第2周	第3周	第4周
观察组	50	55.65 ± 20.01	44.73 ± 9.24	36.68 ± 19.32	28.71 ± 10.29	23.23 ± 9.66
对照组	50	53.99 ± 19.87	49.50 ± 10.62	44.24 ± 11.78	39.89 ± 9.33	34.94 ± 7.65

注：与同组治疗前比较 $P < 0.05$；与对照组比较 $P < 0.05$。

4. 两组治疗前后 Harris 评分、VAS 评分比较 与同组治疗前比较，治疗后两组患者 Harris 评分显著升高，VAS 评分显著降低，差异具有统计学意义（$P < 0.05$）；治疗后观察组患者 Harris 评分显著高于对照组，VAS 评分显著低于对照组，差异具有统计学意义（$P < 0.05$），见表2-8。

表2-8 两组治疗前后 Harris 评分、VAS 评分比较（$\bar{x}\pm s$，分）

组别	例数	时间	Harris 评分	VAS 评分
观察组	50	治疗前	62.91 ± 10.42	6.95 ± 1.03
		治疗后	85.03 ± 12.61	1.95 ± 0.77
对照组	50	治疗前	62.87 ± 18.33	7.04 ± 1.25
		治疗后	73.99 ± 13.87	3.16 ± 1.78

注：与同组治疗前比较 $P < 0.05$；与对照组治疗后比较 $P < 0.05$。

5. 两组治疗前后髋关节关节活动度比较 与同组治疗前比较，两组患者髋关节屈伸及外展活动度均显著改善，差异具有统计学意义（$P < 0.05$）；治疗后观察组患者髋关节屈伸及外展活动度均显著高于对照组，差异具有统计学意义（$P < 0.05$），见表2-9。

表2-9 两组治疗前后髋关节关节活动度比较（$\bar{x}\pm s$，度）

组别	例数	时间	屈伸	外展
观察组	50	治疗前	92.91 ± 13.44	31.03 ± 1.03
		治疗后	115.03 ± 15.61	36.95 ± 7.77
对照组	50	治疗前	92.87 ± 10.36	31.15 ± 6.23
		治疗后	103.99 ± 9.87	33.88 ± 4.79

注：与同组治疗前比较 $P < 0.05$；与对照组进行比较 $P < 0.05$。

三、讨论

髋关节骨性关节炎临床病理特征以髋关节软骨原发或继发性改变造成关节软骨退

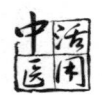

变，骨板层的骨质硬化，软骨下骨质改变，软骨下及边缘骨赘形成，导致关节囊挛缩、关节滑膜炎性改变，造成这一结果可由髋部骨折、髋关节脱位、股骨头缺血性坏死等因素引起。玻璃酸钠又称为透明质酸钠，由滑膜B细胞分泌，是关节滑液中的主要成分，在关节腔内起润滑的作用，能够有效保护关节软骨，维持关节功能。在关节腔内补充一定的玻璃酸钠能够提高滑膜中玻璃酸钠含量，重新形成自然屏障，避免软骨基质进一步破坏，同时能够在一定程度上减少关节滑液的分泌，有效改善炎症反应，进而减轻患者关节疼痛。

该病在中医属于"骨痹""痛痹"范畴，痹者，闭也，气血不通，《素问·痹论》曰："风寒湿三气杂至，合而为痹也……痹在骨则重，在于脉血凝而不流；在于筋则屈不伸……"本病的病机在于气血闭阻不通，筋骨失濡导致筋脉阻滞，不通则痛。

中药熏蒸是通过药物煮沸后所产生的蒸汽熏蒸皮肤来达到治病目的。熏蒸所产生的蒸汽能够使皮肤毛细血管扩张，促进血液循环，有效改善滑膜血运，进而消除滑膜炎症及瘀血肿胀，减缓骨关节炎的病变过程。本研究中药熏蒸所使用组方中马钱子具有消肿毒、凉血的功效，三七散瘀止血、消肿定痛，血竭具有活血定痛、化瘀止血、敛疮生肌功效，当归既能补血又能活血；威灵仙具有祛风湿、通经止痛的作用；川芎活血行气、祛风止痛；川乌、草乌祛湿温经止痛，伸筋草祛风除湿、散寒通痹，白芥子能够散结通络止痛。全方共奏活络舒经、消肿定痛的功效。以上药物通过熏蒸所产生的渗透效应作用于患部起到疏通经络的功效，从而缓解疼痛。现代药理学研究显示，细辛具有抗炎镇痛作用，威灵仙具有抑制血小板的聚集、镇痛镇静的作用。

本研究结果表明，观察组患者临床治疗的总有效率为90.00%，显著高于对照组的74.00%，提示与单纯注射玻璃酸钠治疗比较配合使用中药熏蒸能够提高疗效；观察组治疗后WOMAC评分低于对照组，Harris评分高于对照组（$P < 0.05$），提示中药熏蒸能够改善患者髋关节功能，减轻疼痛；观察组治疗后VAS评分低于对照组（$P < 0.05$），提示中药熏蒸能够有效减轻患者疼痛；观察组治疗后髋关节屈伸和外展活动度高于对照组（$P < 0.05$），表明中药熏蒸提高了患者髋关节活动度。

综上所述，中药熏蒸法用于治疗髋关节骨性关节炎疗效显著，能够有效地改善患者髋关节功能，减轻疼痛，提高髋关节活动度。

参考文献

[1] 牛学刚，徐黎明，李春先，等.活血祛湿方对髋关节骨性关节炎Harris评分、VAS评分和髋关节活动度的影响 [J].云南中医学院学报，2018，41（2）：61-63.

[2] Miura N, Tagomoi K, Ikutomo H, et al. Leg loading during quiet standing and sit-to-stand movement for one year after total hip arthroplasty [J]. Physiother Theory Pract，2018，34（7）：529-533.

[3] 李然，张煜新，冯锁民.太极拳结合肌力组合训练对髋关节骨性关节炎患者康复效果影响的研究 [J].临床和实验医学杂志，2016，15（11）：1047-1051.

[4] 胥少汀，葛宝丰，徐印坎.实用骨科学 [M].4版.北京：人民军医出版社，2012，

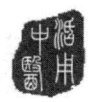

1668–1670.

[5] 郑筱萸.中药新药临床研究指导原则（试行）[S].北京：中国医药科技出版社，2022：349–351.

[6] Bellamy N.Pain assessment in osteoarthritis：Experience with the WOMAC osteoarthritis Index[J]. Semin Arthritis Rheumatism，1989，18（4）：14–17.

[7] 王争荣，魏翀，刘利军.两种髋关节置换术对股骨头坏死患者髋关节 Harris 评分及运动功能影响的比较 [J].贵州医药，2019，43（4）：598–600.

[8] Devesa J M，Vicente R，Abraira V. Visual analogue scales for grading faecal incontinence and quality of life：their relationship with the Jorge-Wexner score and Rockwood scale [J]. Tech Coloproctol，2013，17（1）：67–71.

[9] 国家中医药管理局.中医病证诊断疗效标准 [S].南京：南京大学出版社，1994：30–31.

[10] Hussain S M，Cicuttini F M，Alyousef B，et al.Female hormonal factors and osteoarthritis of the knee,hip and hand：a narrative review [J]. Climacteric，2018，21（2）：132–139.

[11] 苏士雨，张茉，范世革，等.玻璃酸钠关节腔内注射联合物理因子治疗踝关节创伤性关节炎的作用 [J].中国实用医药，2020，15（2）：140–142.

[12] 唐松华.玻璃酸钠联合臭氧治疗髋关节骨性关节炎疗效观察 [J].浙江临床医学，2016，18（9）：1680–1681.

[13] 李成香，罗琳雪，唐毓金，等.玻璃酸钠配合下肢功能锻炼器锻炼对髋关节骨性关节炎功能康复的影响 [J].护理实践与研究，2016，13（17）：154–156.

[14] 田好超，张宏军，李哲.髋骨关节炎的中医外治法研究现状 [J].风湿病与关节炎，2019，8（4）：77–80.

[15] 唐霞珠，杜晓梅，沈录峰，等.中药包热敷配合针灸治疗膝关节骨性关节炎的临床研究 [J].江西中医药，2020，51（5）：55–56，80.

[16] 林志宏，许巩固.中药熏蒸治疗膝关节骨性关节炎疗效观察 [J].亚太传统医药，2020，16（2）：120–122.

[17] 全华山，谭方，曹建斌.益肾通痹汤结合局部透药疗法治疗髋关节骨性关节炎的临床研究 [J].中医药导报，2018，24（7）：73–75.

庚子年以六气针法厥阴为主治疗眼痛的思考

（王素利 三亚市中医院）

笔者 2019 年拜入国家中医药管理局龙砂医学流派代表性传承人顾植山教授门下，初步学习了五运六气理论及开阖六气针法。临床有时用此针法治疗头痛、腹痛、关节痛、耳鸣、口腔溃疡等病，均取得立竿见影的疗效，尤其在同一天予厥阴一针先后治疗三例眼痛患者皆获良效，印象颇深，分享如下。

患者为本院针灸科同事，曾见我为一名经普通针刺治疗十多天效果不佳的耳鸣患者行六气针法，针刺两针后当时耳鸣减轻大半，次日痊愈未再反复，故此次因患眼痛来找我。简要病史如下。

樊某，女，1988 年出生，就诊时间 2020 年 5 月 15 日，主诉眼睛干涩疼痛 2 天。现病史：前晚久看手机后出现左眼干涩疼痛，有异物感，闭眼费力，昨天到眼科诊断为左眼角膜溃疡，予滴眼液等几种药物治疗 1 天后无减轻，仍觉左眼干涩疼痛，异物感，畏光流泪，闭眼费力，右眼稍干涩不痛，纳可，便秘，舌淡红苔白稍干，脉稍弦。患者诉 2 年前曾有右眼干涩疼痛，到两家医院眼科诊断为右眼角膜溃疡，医生告知严重时可影响视力，予抗菌、抗病毒、缓解眼疲劳、激素等内外治药物共 7 种治疗 3 天后好转。平时偶有轻度眼睛干涩。治疗以六气针法予头部厥阴 1 针。进针时针下紧滞，进针处触及一米粒大包块，患者觉局部紧胀，不敢抬眉，耐受后继续进针，约 3 分钟左眼干涩疼痛消失，诉局部有热感，很舒服。留针 20 分钟后左眼稍有异物感，无其他不适。次日晨痊愈，追踪数日未反复。因效果良好，其科室两位同事当天也来找笔者。一男同事眼睛干涩 1 年多，久看电脑后明显，左眼较右眼重，予厥阴 1 针，进针有涩滞感，局部也有米粒大包块，其自觉局部紧胀发麻，耐受后继续进针，仍感紧涩，左眼干涩很快消失，右眼稍感干涩，留针半小时后无反复。另一女同事眼睛干涩约 2 年，左眼为主，不严重，予厥阴 1 针，进针顺利，局部发胀，少顷觉左眼干涩减轻，留针半小时，起针后稍反复，整体减轻五成。

笔者为内科医师，很少治疗眼科病，而能同日予厥阴一针治疗三例眼痛患者获效，可见并非偶然，应是六气针法有不同凡响之处。闲暇静思，开阖六气针法为何有此良效？

先从开阖枢说起。中医学"开阖枢"理论源于《素问·阴阳离合论》"是故三阳之离合也，太阳为开，阳明为阖，少阳为枢……是故三阴之离合也，太阴为开，厥阴为阖，少阴为枢"。明清时期盛行，如张志聪、柯琴、陈修远等都倡导。顾植山教授从阴阳节律的动态变化来阐释，认为古人把自然气息的周期盛衰变化描述成阴阳"离合"运动，"离合"运动产生开阖枢三种状态，动态开阖枢产生三阴三阳，宇宙万物都在三阴三阳开、阖、枢周而复始的气化运动中产生发展。《素问·阴阳离合论》云："圣人南面而立，前曰广明，后曰太冲，太冲之地，名曰少阴，少阴之上，名曰太阳……广明之下，名曰太阴，太阴之前，名曰阳明……厥阴之表，名曰少阳。"这段原文描述了三阴三阳方位，顾教授据此绘出了"顾氏三阴三阳太极时相图（图 2-3）"和"顾氏三阴三阳开阖枢图（图 2-4）"，来展示三阴三阳六气盛衰的运行规律。六气针法正是顾教授弟子王凯军深度解读开阖枢理论后研创，在人体任意一点为中心都存在一个太极图，根据三阴三阳开阖枢分六经，再根据所取得的病象，在相应六经针刺以治疗疾病。临床可选项部、腰腹部等，最常选以百会为中心的头部。

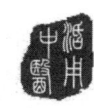

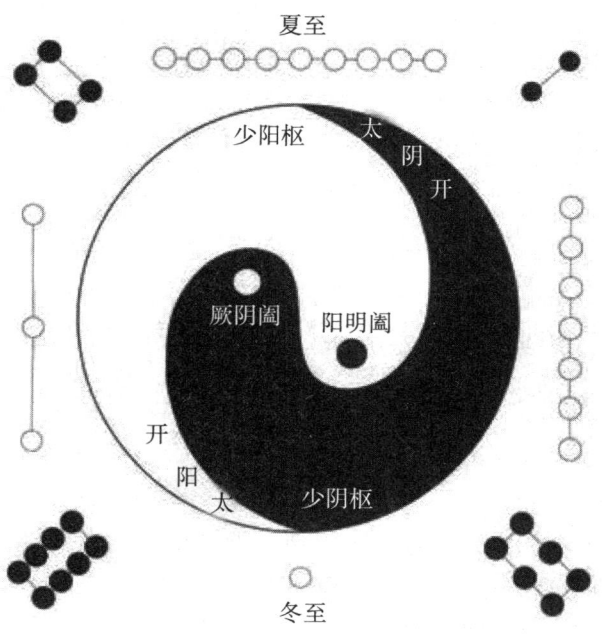

图 2-3 顾氏三阴三阳太极时相

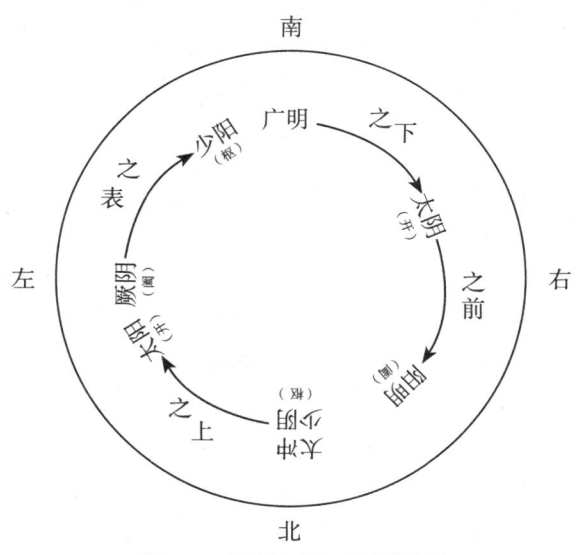

图 2-4 顾氏三阴三阳开阖枢

　　上三名患者皆患眼痛,《灵枢·经脉》云:"肝足厥阴之脉……挟胃属肝络胆……连目系……"中医学认为肝开窍于目,病位分析考虑厥阴。《素问·气交变大论》云:"岁金太过,燥气流行,肝木受邪。民病两胁下少腹痛,目赤痛眦疡……"从运气分析,2020 年为庚子年,可见庚年因金燥克木,易患目赤痛眦疡,发病受三之气客气厥阴风木叠加影响,故辨病、辨天后独取厥阴而获效。另外发现,针刺时针感强烈、进针滞涩或局部有包块等阳性反应的一般疗效较好,正所谓有诸内必形诸外,也说明取穴准确。

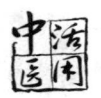

龙砂开阖六气针法执简驭繁，易学易用，使用范围广，疗效好，可重复验证，称得上简、便、廉、验。此针法体现了五运六气理论天人相应的思想，临床通过辨致病邪气、辨人之禀赋体质、辨天之时气，给予司天、司人、司病证的治则，尤其注重"司天"为龙砂医学的鲜明特色，值得临床进一步研究。

中医骨折脱位复位手法感悟随笔

（程志刚　贵阳中医药大学第二附属医院）

当今社会，凡提及中医特色，"中医骨伤"必为其珠光璀璨者，凡说起中医骨伤，骨折脱位"正骨"技术必为中医骨伤皇冠上的明珠。然民间整骨复位"秘法"，不轻易传于外人者也。笔者从事中医骨伤临床、教学、科研十余年，多有心得，虽不能画龙点睛，但喜为骨折脱位手法复位教学工作锦上添花。

对于骨折脱位复位手法，《医宗金鉴》概括较为全面，包括"摸、接、端、提、推、拿、按、摩"等；当前主流《中医骨伤科学》教材中亦分为"拔伸牵引、屈伸收展、端挤提按、摇摆触碰"等八法，在此不再详细赘述。现将自己心得体会详述如下。骨折脱位复位必须掌握"以子求母"，母为基为本，近端为基为母，以远端对近端的进行复位；医患之间，医者为本，患者的体位一定要有利于医者的操作。例如教材中关于颞颌关节脱位复位技术，患者坐位，术者站于患者面前，将双手拇指用无菌纱布包缠后，伸入患者口腔内，双手拇指尽量压在最后的磨牙上，余指置于两侧下颌骨下缘；拇指将患者白齿向下按压，待下颌骨移动时再向后推，余指将下颌骨向上端送。按上述方法，部分患者复位较为困难，经过临床长期实践及思考得出的一些体会，关键有①患者坐矮板凳，术者骑马式站于患者对侧，下巴高度最好在医生髋部水平，双手辅助头部缓缓后仰约45°，这样就很省力，是为医者为母，患者为子；②患者头部靠墙固定，是为近端为母，远端为子。如此操作，必要时加上局部麻醉，几乎未见到不能复位者。

传统骨折脱位复位技术与现代医学技术结合，既可以发展传统复位技术，也可以更好地为患者复位。在解剖学知识的基础上发展了"软组织铰链"理念，依据关节囊、韧带等软组织的分布，可以帮助年轻骨伤科医生及初学者判断骨折是否可以很好复位，有助于确定保守治疗及手术治疗的选择，简化了手法复位程序。例如对于四肢最常见的克雷氏骨折，教科书记载也比较烦琐，笔者采用顺势牵引5～10分钟，迅速掌屈尺偏，几乎所有的患者都能完美复位。传统的骨折脱位复位往往不需要麻醉，在"以患者为中心"及"无痛"理念的指导下，对于有心血管等疾患的患者，可以应用局部血肿内麻醉及神经阻滞麻醉辅助镇痛，缓解肌肉痉挛，减少骨折及心脏病等意外发生。

传统医学的前途是创新，中医学不是封闭医学，现代中医医生及学者应该把传统医学与现代医疗技术结合起来，"取其精华去其糟粕"，对于中医骨伤亦是如此，因此传统骨折

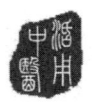

脱位复位技术获得了新生，取得了超越传统方法的治疗效果。X 线透视下辅助复位，有利于总结复位经验，复位后固定即刻影像学检查有利于减少医疗事故。更关键的是对于不稳定的骨折可以立即进行经皮的克氏针或螺钉固定。四肢骨折治疗的理念由"AO"到"BO"，"微创"理念在创伤骨科已经发展到中国的"CO"，更加符合"微创"理念。小的切口与传统骨折复位结合，骨折断端复位更好，骨折断端及周围软组织损伤少，保护了骨折断端血供，减少手术创伤，有利于患者的康复，更好促进骨折的愈合。

火针在皮肤科疾病中应用的思考

（王丽娜　北京市怀柔区中医医院）

火针疗法是一种将特殊材质的针，是将针在火上烧红迅速刺入人体穴位或部位的治疗方法。火针疗法发展至今，已有数千年历史，经过历代医家不断临床实践，逐步改进、发展和完善，已成为当今针灸疗法中一个独特的治疗体系。笔者有幸跟随程海英教授学习火针疗法。程教授指出针灸的优势病种并不局限在脑血管病，皮肤科许多疾病，如带状疱疹、神经性皮炎、湿疹等均为针灸优势病种，尤其采用火针进行治疗效果很好。下面将学习收获及临床应用中的体会，与同道分享。

一、火郁发之——火针治疗热性皮肤病

火针本属于温通之法，一般认为只适用于寒证，不可用于热证。如《灵枢·官针》云："热则筋纵不收，无用燔针。"但临床实践证明，正确运用火针疗法可以治疗很多热证。

1. 带状疱疹　本病以成簇水疱沿身体一侧呈带状分布，且疼痛剧烈为特征。主要病机为脏腑功能失调，肝经郁热、脾虚湿蕴致使皮肤局部火热湿毒壅滞、气滞血瘀。在跟随程教授临床实践中，很多案例证明发病早期采用火针疗法点刺疱疹局部，可促进水疱的吸收，缓解局部疼痛，大大缩短病程。同时火针也可明显缓解带状疱疹后遗神经痛。考虑本病为火热郁闭而产生热病的病机，且实火为病，耗伤气血，使正气怫郁，往往正邪互郁，或郁在表，或郁在里，若仅苦寒清泄，很难使疾病痊愈，故采用火针治疗引热解毒、消肿止痛。程教授指出，这就是《黄帝内经》"火郁发之"的机理所在。

2. 复发性口腔溃疡　本病为最常见的口腔黏膜病，局部明显灼热疼痛。目前临床以局部治疗为主，受唾液影响，药物局部作用时间短，有效药物浓度低，效果欠佳。采用火针局部外治法，应用火针迅速点刺溃疡面 3～5 针。治疗后患者局部疼痛可即刻减轻，轻者治疗 1 次溃疡面即可愈合，重者隔日再行治疗亦获效。火针功善温通，通而去壅，生肌敛疮祛腐，可使溃疡局部瘀积的气血运行，加速疮口愈合。临床思考根据"火郁发之"理论，由热毒内蕴而发口腔溃疡者，寒凉药多伤脾胃。运用火针治疗可使火热毒邪外散，可起到清热解毒而顾护脾胃之功。

岐黄縱横辑録

二、温通止痒——火针治疗瘙痒性皮肤病

神经性皮炎是一种以阵发性剧痒和皮肤苔藓样变为特征的慢性炎症性皮肤病。本病病程长，易反复发作。长期反复应用激素、抗组胺药等，可造成药物不良反应。临床采用火针沿经络循行线快速点刺病变局部，可减轻患者痒感，促进局部皮损修复，减少患者抓挠，疗效确切、无成瘾性、无不良反应，可以大大改善患者生活质量。此外其他瘙痒性皮肤病如湿疹、结节性痒疹、女阴瘙痒等，笔者目前也采用火针进行治疗，均收到良好效果。考虑其主要是由于火针是通过火热直接作用于病变部位或穴位，能起到激发经气、鼓动气血、助阳通络、祛风止痒作用。

程老师指出火针具有针和灸的双重作用，既有针的刺激又具温热刺激。所以对于多种疾病均可达到一定的治疗效果。在治疗皮肤病方面，目前也有研究表明，其具有抗炎、改善局部循环、抗过敏、促进皮肤修复、调节免疫等作用。总之，随着对火针及皮肤科疾病的学习的深入，笔者在临床中应用火针治疗疾病逐渐增多，对于火针治疗皮肤病有了更深的体会。火针疗法经历数千年发展与积淀，具有鲜明特色与确切疗效，形成了比较系统的理论体系。作为中医临床特色技术传承人，我们应努力使这一古老独特的针灸疗法得以继承与发展。

运用顾氏外科拖线法治疗马蹄型肛周脓肿
（张丹凤　上海市金山区中西医结合医院）

马蹄型肛周脓肿属于肛肠科的疑难病证，运用顾氏外科拖线法治疗，能够促进创面愈合，减少组织损伤，降低复发率。

肛周脓肿形成的机制是肛腺阻塞感染，以男性发病率为多，发病最多的年龄段为20—40岁。若感染经肛管前后间隙或直肠前后间隙，扩散到双侧坐骨直肠窝或骨盆直肠间隙而形成环行或半环行脓肿，称为马蹄型肛周脓肿。因其脓肿范围大，涉及肛门括约肌多，故大大增加了手术难度，而且术后复杂性肛瘘的发生率亦高于其他类型肛周脓肿，因此该病属于肛肠科的疑难病证。我们在临床上运用顾氏外科拖线法治疗马蹄型肛周脓肿取得了良好疗效，现将临床病例分享如下。

余某，男，52岁，因"肛门部疼痛10天"入院，未见明显"包块"肿起，局部发热、疼痛，起病后曾自服消炎药、通便药且外用痔疮膏、开塞露等，症状仍逐渐加重，端坐不能，行走欠利，体温37.3℃。肛门检查示肛缘无明显红肿包块，肤温正常，肛缘左右侧、后侧均明显压痛，尤以左后侧明显，肛内截石位5点位可触及一包块，有明显波动感，按压疼痛剧烈，直肠壁广泛水肿，左后侧饱满，指套为血染。术前血常规检查为 WBC 14.98×10^9/L，NEUT 4.3×10^9/L，MON 1.0×10^9/L，NEU% 87.0%，LYM% 58%。肛

188

周 MRI 示直肠、肛门周围可见囊状长 T_1、长 T_2 信号影，形态不规则，边缘光滑，可见气液平，以左侧明显，余未见明显异常。

择期在骶管阻滞麻醉下手术，用电刀在截石位 5 点位距肛门口约 2cm 处切开，见有浓稠脓液流出，量约 120ml，恶臭；然后用探针探查脓腔，在肛内 6 点位齿状线附近凹陷处探出，沿探针切开皮肤及皮下组织，切除内口感染、坏死组织，妥善处理内口。术中探查到脓腔左右两侧向前延伸，范围大，呈马蹄形；直肠后间隙形成空大空腔（脓腔），深约 10cm。在肛旁 1、5、7、11 点位各作一放射状切口，保持引流通畅，在 1—5、5—7、7—11 点位切口间分别用 7 号丝线 10 股拖线引流，切口与切口之间的丝线两端打结，所呈现的环状大小以能够顺利拖动为度，给予彻底搜刮脓腔，清除坏死组织和纤维化组织。检查手术创面无活动性出血点，脓腔搔刮彻底，无残留分隔脓腔，在直肠后间隙留置引流管引流，边上缝 1 针以固定引流管，手术结束之后用藻酸钙银离子敷料填塞创面，中间放置 1 根排气管，再用棉块和纱布加强压迫创面以止血，最后用自黏性外科敷料固定。

术后给予常规的抗炎、止血治疗。术后第 1 天起换药，先做局部清洁，用痔疾洗液温水局部熏洗坐浴 10～20 分钟，然后将具有清热解毒、祛腐生肌、消肿止痛、活血化瘀的院内自制外用制剂敛痔散黏附在拖线上，将黏附有敛痔散的拖线部分转到脓腔内，可以使药物在脓腔内均匀黏附，从而促进组织修复。术后 7～10 天脓液已经排尽，但有少量性状质稠色泽清澈的分泌物，创面肉芽组织新鲜后拆除拖线和拔管，在术后 10～14 天可以进行垫棉压迫，使脓腔内两侧创面黏合，通常此治疗维持 1 周左右以加快创面愈合。

术后定期门诊随访，复查核磁及肛门直肠压力测定，目前患者愈合良好，肛门功能正常，疤痕小。

顾氏外科作为海派中医的主要流派之一，在肛肠疾病的治疗方面有独特的见解和成效。"拖线疗法"是顾氏外科第四代继承人陆金根教授于 20 世纪 70 年代末根据中医外科"药线引流""腐脱新生"理论，吸收现代外科"微创"理念，"以线代刀"的基础上首先提出的，因为损伤小，所以能够将括约肌尽可能保留下来，最大限度地避免肛门周围组织损伤，愈合后肛门形态好，瘢痕小，后遗症少，治愈率高等优点，颇具中医特色，通过每天来回拖拉丝线摩擦管腔，一方面可以全方位刺激病灶处，另一方面可使经络通畅、活血、排脓祛毒。还可以将提脓祛腐或生肌收口的中药经过拖线的转动带入脓腔，丝线的异物刺激也能加速腔内组织粘连固定，从而促进愈合。

已经有与拖线疗法相关的动物实验和临床病例对照研究文献，证实了其有效性和安全性。如王琛等建立皮下瘘感染大鼠模型，运用中医拖线疗法进行治疗，在分子水平阐释了拖线疗法通过调控内源性碱性成纤维细胞生长因子水平，增加 Ⅰ 型、Ⅲ 型胶原含量和比值，诱导血管新生而促进窦瘘创面修复的作用机制。孙健等运用括约肌间入路加隧道式拖线引流术治疗马蹄型肛周脓肿，得出复发率、成瘘率、复杂性肛瘘占比低，创面渗液少，疼痛及发热程度低的结论。尹可建运用隧道式拖线对口引流术联合中药治疗马蹄型肛周脓肿，结果表明能缩短住院时间，降低医疗成本，减轻术后疼痛，保护了肛门的形态和功能。

中医学术流派不仅具有系统的、独特的学术理论或学术主张，而且有清晰的学术传承脉络和一定的历史影响、公认度，是在中医学发展历史长河中逐渐形成的学术派别。中医文化的传承模式主要为继承、积累与传递。顾氏外科在一代代传承过程中进行创新，发挥出更大的作用，有力地推动了中医外科学的发展与进步，提高临床疗效，减轻患者痛苦，值得临床推广。

参考文献

[1] 中国医师协会肛肠医师分会指南工作委员会.肛周脓肿临床诊治中国专家共识 [J]. 中华胃肠外科杂志，2018，21（4）：456-457.

[2] 孙健，林晖，张宸，等.括约肌间入路加隧道式拖线引流术治疗马蹄型肛周脓肿的临床研究 [J]. 上海中医药杂志.2020，54（2）：74-77.

[3] 彭军良，姚向阳，杨君君，等.内托生肌散口服结合敛痔散外敷治疗低位肛痈术后的疗效观察 [J]. 中医药导报，2019，25（8）：89-93.

[4] 王琛，陆金根.垫棉压迫法在肛肠疾病的应用 [J]. 世界中西医结合杂志，2013，8（1）：79-81.

[5] 黄仁燕，梁宏涛，王琛，等.顾氏外科学术思想源流刍议 [J]. 河北中医，2017，39（9）：1409-1412.

[6] 林晖，孙健，虞洁薇，等.对口切旷隧道式拖线治疗高位后马蹄型肛周脓肿 25 例 [J]. 中国中西医结合外科杂志，2012，18（4）：410-411.

[7] 李锋，周细秋，王琛，等."泛发性肛周脓肿"的概念诠释及相关影响因素分析 [J]. 上海中医药杂志，2017，51（12）：11-14.

[8] 王琛，陆金根，银皓强，等.中医拖线疗法治疗大鼠皮下瘘感染模型 [J]. 中西医结合学报，2011，9（5）：565-569.

[9] 尹可建.隧道式拖线对口引流术联合中药治疗马蹄形肛周脓肿疗效观察 [J]. 中国肛肠病杂志，2020，40（6）：80.

[10] 中医学术流派研究课题组.争鸣与创新：中医学术流派研究 [M]. 北京：华夏出版社，2011：4.

[11] 严世芸.中医流派学术经验传承工作的思路、途径和思考 [J]. 中医文献杂志，2017，35（3）：33-36.

[12] 刘桂荣，李成文，戴铭.中医学术流派概说 [J]. 中医药学报，2013，41（6）：1-4.

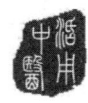

小儿膏方拟方体会

（贺辉 信阳市中医院）

庚子年立冬时节，笔者拜师于龙砂医学流派代表性传承人顾植山教授。顾老师临床擅长运用膏滋方冬令调补"治未病"。顾老师认为龙砂膏滋不同于一般剂型概念的膏方，既有江浙一带"冬令进补"膏滋的民俗文化内涵，也有其独特的理论基础和组方、配伍思路及独到的制作工艺。笔者在儿科临证中针对体质虚弱，长期反复生病的小儿运用顾老师的膏滋治病思想，把"天人合一""五运六气""命门学说"等学说与小儿的生理、病理特点相结合，在辨体组方基础上结合出生年份，给予纠偏平衡阴阳，顾护脾肾促生长发育，在治疗儿童慢性病及疑难杂症上颇有疗效，现将笔者在儿科运用膏滋方拟方的心得体会阐述如下。

一、体质辨识是拟方的前提

体质是一个中医概念，指人生命过程中，在先天禀赋和后天获得的基础上所形成的形态结构、生理功能和心理状态方面综合的、相对稳定的固有特质。体质一般由先天遗传和后天养护所决定，通过对国医大师王琦的九种体质辨识的学习，结合儿童的生理特点，及儿科的临证思考，个人认为应注意以下两点。

1. 儿童更要注重先天体质　人的先天体质与父精母血息息相关，亦受出生的时间及空间环境的影响，即出生时的"五运六气"影响致人体禀赋不同。在不同的年份因相生相克也会出现不同的疾病谱。首先根据出生年月，可考虑选用天干方或地支方加入膏方，亦可以其作为膏方的开路方，其次再依据其症状与所在年份的年运、主气的影响特点选择合适的治疗方。儿童受情志、环境等影响偏少，根据先天体质配方可收桴鼓之效。

2. 儿童体质辨识不同于成人　儿童为纯阳之体，处于快速生长期，又是"稚阴稚阳"，有"三不足，四有余"，身体常处于阳偏亢状态，健康的孩子应该是生长旺盛质，少有平和质。根据顾植山教授绘制的"三阴三阳太极时相图"，儿童如旭日之初升，草木之方萌，位于东北方，应于初春"太阳为开"之处，天气左升右降，阳气渐旺；在冬至到立春是小儿生长发育的关键期，顺应"冬至一阳生"的气化规律。龙砂膏滋的冬膏重视"藏精化气"，常酌加温阳之品，促进精化气。桂枝汤、建中汤可助阳气出少阴入太阳，助力"冬至一阳生"，加强气化升发作用。这时期小儿出疹性疾病增多，为顺应天时，可稍加一些"透"或"外托"的药物，如黄芪、升麻、葛根等。

二、醒脾助运，增强抵抗力

小儿以顾护脾胃为要，因小儿脾常不足，生长发育又需要大量营养，常会出现食积、郁热、伏痰、抵抗力低下等，伏痰可给予半夏、陈皮运脾化痰，郁热可用玄参、僵蚕清热解郁，食积可给予健脾胃助运化的药方如保和丸、参苓白术散等醒脾助运，提高免疫力。同时膏方常滋腻，常加理气药如砂仁、苍术、佛手等。顾脾胃，以后天培补先天，贯穿于儿童的整个治疗过程中。

三、补中寓治祛疾患

秦伯未《膏方大全》指出："膏方非单纯补剂，乃包含救偏却病之义。"对小儿慢性病，尤其反复呼吸道感染、哮喘、过敏性疾病、厌食、遗尿、自汗盗汗、生长发育迟缓，或需要纠正体质之偏性（治未病）的儿童，长期服药困难，难以坚持，膏滋剂服用方便，口感好，易于贮存，可满足儿科的需求。拟膏方时在辨体质基础上针对病情选药组方，补中寓治，治中寓补。比如对生长发育迟缓的儿童，常给予补骨脂、益智仁、山药等，对反复呼吸道感染的儿童在补气健脾的同时，也要加清热活血药物如赤芍、牡丹皮等。

四、注重肾命促生长

儿科的膏方应用已不局限于龙砂膏滋方的"冬令膏方"，在辨体质基础上有"春季助长膏""冬病夏治膏""健脾开胃膏"等；主要健脾补肾养血脉，补脑髓促生长。《灵枢·五癃津液别》曰："五谷之津液，和合而为膏者，内渗入于骨空，补益脑髓。"儿童处于快速生长期，注重肾命的思想对生长发育迟缓、脑瘫、长期药物治疗脾肾损伤、先天不足、体质虚弱等患儿是非常必要的。小儿使用温肾阳药、滋肾阴药要注意配伍，宜平补慎用温补，尽可能达到补肾而无性早熟之弊。常用益智仁、菟丝子、补骨脂、肉苁蓉等，温补肾阳而不燥；常与生地黄、熟地黄、黄精、桑椹子等合用，平补阴阳，无偏胜之虑。

膏方所用药味多，需主次分明，配伍得当，组方严谨，补养为主，兼顾祛邪却病。小儿膏方的细料、调味等有不同于成人的要求。小儿膏方药味要少，一般在20～30味。每味药的剂量是平时处方量的10～20倍，小儿疾病体征变化快，一料不要配制太多。成人膏方常含有胶类，小儿常用清膏，以饴糖、冰糖收膏，也可以用枣泥、桑椹泥等收膏。小儿膏方常用的细料药不多，细料一般另炖或另煎后兑入，或打粉后收膏时直接加入。小儿膏方也常选用药食两用果品，如红枣、莲子、龙眼肉、芝麻、核桃仁、桑椹等，一般用2～4味，保证口感，便于小儿长期服用。服用膏方时注意忌口，对膏方里的药物的特殊禁忌要明确告知。现分享验案一则如下。

陈某，女，2015年7月出生。2021年2月3日就诊。近2年来，患儿反复出现受凉后咳嗽，喘息。多次住院治疗。刻诊见患儿精神一般面色黄，形体消瘦、口唇红、咽喉稍红肿，舌尖边红有草莓点，舌体胖舌中后部苔白腻，咽喉稍红肿。颈部可触及数个肿大淋巴结，活动度可，心肺听诊无明显异常，腹稍胀，叩诊呈鼓音，平时大便偏干，小便正常，寐初出汗，纳食可，喜食肉。脉数无力。

处方：木瓜60g，茯苓100g，怀牛膝30g，炮附子30g，熟地黄20g，生地黄40g，覆盆子50g，生姜30g，炙甘草30g，紫菀100g，白芍100g，太子参100g，黄芪100g，杏仁50g，地骨皮60g，桑白皮60g，山药60g，苍术100g，淡竹叶30g，陈皮60g，赤芍60g，当归50g，核桃肉60g，桑椹60g。

水煎浓缩。加枣泥 100g，冰糖 300g，收膏。服后患儿面色转有光泽，未感冒，未出现鼻炎、喘息症状。

分析：病属哮喘缓解期，为肺气虚，脾虚肾亏，湿中有郁火上炎。患儿出生于 2015 年（乙未年），就诊于 2021 年（辛丑年），丑年、未年都为太阴湿土司天，太阳寒水在泉之年，寒水之气肃杀萧条，湿土之气黏滞迟缓，全年气候以寒湿为主，故易感受寒湿之邪而发病。清代缪问曰："丑未之岁，阴专其令，阳气退避，民病腹胀胕肿，痞逆拘急，其为寒湿合邪可知。"湿邪伤脾，阳气不温。方以备化汤。患儿肺气虚，内有郁火，符合先天体质六乙年紫汤所主。故先天体质结合当年气候特点及患儿体征，以备化汤合紫菀汤，加陈皮理气防膏方滋腻、赤芍、当归活血养血，苍术、淡竹叶一运脾一利水，山药、核桃肉、桑椹平补肺、脾、肾。对免疫力低下患儿而言，膏方口感好，便于久服，可增强体质，避免反复生病。这充分彰显了中医"治未病"的思想，故笔者认为膏方在儿科有大力推广的必要。

量化挂线疗法在高位复杂性肛瘘中的实践心得
（李峨 中国中医科学院广安门医院）

高位复杂性肛瘘是肛肠科的疑难疾病，由于病变位置高，管道弯曲复杂，常有支管及深部死腔存在，在治疗上难度较大。若手术方法选择不当，术中切断肛尾韧带、肛管直肠环，可出现肛门前移、肛门失禁和肛门直肠畸形等问题；若不切断肛尾韧带和肛管直肠环而采用桥式或管道搔刮术，则常因引流不畅或病灶清除不彻底而复发，甚至会造成肛瘘久治不愈之痛苦。

诸多手术和非手术疗法均有或多或少的缺点，如一次性切开肛直环适应证单一；瘘管完整切除对于高位肛瘘操作困难；内口封闭法感染失败率较高；中药药捻脱管，常残留管壁，不能彻底治愈；纤维蛋白胶封闭及生物补片技术虽然简单但成功率公认较低等。比较而言，传统中医低位切除高位挂线术仍是主流的治疗方式，该术式具有引流通畅、较好地保护了肛管直肠环等优点。

挂线法首见于明《古今医统大全》引《永类钤方》挂线术，"予患此疾十七年，遍览群书，悉遵古治，治疗无功，几中砒毒，寝食忧惧。后遇江右李春山，只用芫根煮线，挂破大肠，七十余日，方获全功。病间熟思，天启斯理，后用治数人，不拘数疮，上用草探一孔，引线系肠外，坠铅锤悬，取速效，药线日下，肠肌随长，僻处既补，水逐线流，未穿痔孔，鹅管内消……不出二旬，线既过肛，如锤脱落，以药生肌，百治百中"。

我科老主任胡伯虎就中医挂线术在 20 世纪 80 年代初进行了动物实验，结果显示一次性切开犬肛门括约肌，随括约肌回缩可造成大的创面，且括约肌端大距离缺口愈合后形成大面积瘢痕，使肛门管内压大幅度下降，排便功能受到严重障碍，通过橡皮筋将括约肌缓慢勒割则造成创面和括约肌断端距离小，愈合后形成小面积瘢痕，只有肛管内压轻度下降。胡主任提出了四点挂线作用机制：慢性切割作用、异物刺激作用、引流作用、标志作用。这四点一直都是肛肠科的共识并被广为引用。

挂线操作过程中，我们需要找到合适的切割速度（效果），使其与生长速度相适应，以求边切割边愈合。挂线原则与紧线时间不易掌握。挂线太紧，则脱落快，达不到慢性切割作用，不利于创面愈合，且易产生肛门失禁或肛门移位；挂线太松，则切割作用弱，影响疗效，组织老化或上皮组织爬入切割创面，影响愈合，甚至再次形成肛瘘。

因为切割组织多少的不同，其切割效果（速度）不易掌握和控制，而我们设计使用了特制的橡皮筋，合理地解决了这个问题，从而较客观地可以进行挂线参数的摸索研究。特制的橡皮筋周长 20cm，刻度等间距，间距 1cm，硅胶圈截面为圆形，直径 4mm，刻度标志与硅胶圈主体为一体，为突出于硅胶圈表面的纵向圆环，弹性系数为（300±50）N/m。

2008—2011 年，本课题组开展并完成了国家中医药管理局科技专项研究"中医挂线疗法治疗高位肛瘘技术参数的规范化研究"，特制的挂线用弹力皮筋获得国家级专利一项。该皮筋设有刻度，有利于挂线过程的量化，经过规范化的研究，目的是将挂线疗法以可量化的形式推广，减少由治疗不当及挂线操作不当导致的高位肛瘘术后肛门失禁。该项目初步确立了一套较完整的中医挂线治疗高位肛瘘技术操作规范，形成手术治疗高位肛瘘疗效的临床评价体系。研究案例如下。将 60 例高位肛瘘患者随机分成 3 组，观察肛门功能改变情况。压力下降以静息压为著，1/4 组（以挂线勒割肌束收紧周长的 1/4）下降为 15.09±2.91%，1/3 组（以挂线勒割肌束收紧周长的 1/3）下降为 24.77±1.15%，1/2 组（以挂线勒割肌束收紧周长的 1/2）下降为 33.32±1.91%，三组压力下降比较，有统计学差异；Wexner 评分，3 组中最高分为 1 分，为偶尔气体不能控制或偶尔需要衬垫这两种情况。3 组均未出现完全性肛门失禁，出现偶尔气体控制不佳或肛门渗液的患者约为 14%。

经过从动物实验到临床研究，我科前后 40 年将高位肛瘘作为我科重点学科重点专科的重点研究方向。我们在前期研究基础上进一步就中医挂线做深入的理论研究，寻找挂线促进局部肌肉组织再生的依据，我们设计改良我们前期取得专利的橡皮筋，中空充药，微孔缓释，在原有量化的挂线基础上加入药物对切割面的作用，以期把肛门功能的完整保留作为努力的目标，临床观察正在进行中。

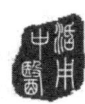

郑氏"过眼热"针法应用于面瘫急性期的临床应用体会

（王丽娜　宝鸡市中医医院）

一、郑氏"过眼热"针法的理论渊源

郑魁山教授在《黄帝内经》相关理论基础上，结合多年的临床经验，从疾病的病因病机入手，创立了温通针法，并将其运用于临床治疗疑难杂症，取得显著的临床疗效。郑魁山教授认为疑难病根本原因是痰、瘀、虚等导致经络不通，以虚实夹杂为多见，温通针法能够使体内寒痰得以温化，瘀血得以消散，能够行经气、补精血，故疾病可除。温通针法是简化的"烧山火"手法，在相同的针刺效应的基础上，温通针法更易于操作，用于治疗各种难治性疾病。郑氏传统针法的特色就是以"温"的手段达到"通"的目的。

郑氏"过眼热"针法是郑氏温通针法的一种，其理论基础早在《黄帝内经》中就有相关条文记载，如《灵枢·天年》记载"数中风寒、血气衰，脉不通，真邪相攻"，认为疾病的发生主要是脉络不通所致。《素问·调经论》曰："血气者，喜温而畏寒，寒则涩不能流，温则消而去之。"气血喜温而恶寒，得温则行，遇寒则滞，寒凝致气血瘀滞，当以温通经脉为主。《灵枢·脉度》曰："阳脉不和则气留之，气留之则阳气盛，阴脉不利则血留之，血留之则阴气盛。"气血的瘀滞与经脉的疏通密切相关，故治疗当以疏通经脉为要。

"过眼热"针法以在风池穴上行"温通针法"，使针感传到眼周出现热感而得名，主要用于治疗各种眼部疾病。风池穴最早见于《灵枢·热病》，属足少阳胆经，有祛风解表、清头明目、活血化瘀、健脑安神之功。在风池穴运用热补法可通阳解表、驱散风邪，适用于治疗面瘫病急性期，其辨证属于风寒袭络证。

二、"过眼热"针法的操作方法

患者取坐位，医者左手拇指或示指切按风池穴，75% 酒精棉球常规消毒后，右手持 0.30mm×40mm 毫针，针尖朝向对侧目内眦方向，沿押手指上缘缓慢进针 20mm 左右，当术者感到针下冲动，应询问患者是否有酸胀感，并在患者针感强烈之时施行"温通针法"。这时押手加重压力，刺手拇指用力向前捻按 9 次，使针下沉紧，针尖拉着有感应的部位连续行小幅度重插轻提 9 次，拇指再向前连续捻按 9 次，针尖部位顶着针下得气处施行推努守气，使针下沉紧感保持，接着押手施以"关闭法"，即将押手放在针穴的下方，加重压力并向上连续不断地用力，促使针感传至眼周，并产生热感，守气 1～3 分钟；留针后，缓慢出针，按压针孔。

三、临床应用体会

1.过眼热针法不宜留针　面瘫急性期多因脉络空虚，风寒侵袭，以致经气阻滞，肌肉纵缓不收。针刺取穴以风池、合谷等为主。发病前 3 天，针刺双侧风池，押手拇指按压于风池下方，向前持续用力推按，刺手持针向鼻尖方向进针，得气后刺手顶着针尖有感应的部位同时向上推，使针感传至眼睛，行"过眼热"手法，使患者汗出，不留针。

2. 守神与候气　每个患者因体质的不同和感邪深浅的不同，在针刺风池穴时出现针感的时间不尽相同，是否达到理想的针感是制约疗效的关键因素，当遇到不易出现针感传到之人，需守神、候气，往往每穴操作时间大于 1 分钟，针下空虚感则可逐渐消失，施术部位出现沉紧感。

3. 结合缪刺法　缪刺法即针刺健侧，风池穴外其余穴位均针刺健侧；急性期针刺手法宜轻浅，留针 15～20 分钟。进入恢复期后，取患侧穴位，以深刺、透刺为主，也可配合电针疏密波，留针 20～30 分钟。

邵氏五针法临床应用

（华金双　河南中医药大学第三附属医院）

河南邵氏针灸流派创始人邵经明先生（1911—2012），字心朗，号常乐老人，是我国著名针灸学家。他精于针灸，擅用汤药，博古采今，研创的"邵氏五针法"治疗哮喘、过敏性鼻炎、慢性鼻炎等疾病至今已有 80 余年，疗效卓著。

一、邵氏五针法的组成

主穴：肺俞（双侧）、大椎、风门（双侧）。

配穴：外感配合谷；咳甚配尺泽、太渊；痰多配足三里、中脘；痰壅气逆配天突、膻中；虚喘配肾俞、关元；心悸配心俞、内关；口干咽燥配鱼际；体虚易感冒配足三里。

操作：体位采取端坐位或侧卧位。针刺前先用碘伏消毒针刺部位，选择 1～1.5 寸毫针进行操作。大椎、尺泽、关元用 1.5 寸毫针，直刺 25～30mm；肺俞、风门、心俞、中脘、肾俞用 1 寸毫针，均直刺 15～20mm；足三里用 2 寸毫针，直刺 30～40mm；合谷、鱼际、内关用 1 寸毫针，直刺 15～20mm。天突选用 1.5 寸毫针，先直刺 5mm，然后将针尖转向下方，紧靠胸骨柄后缘刺入 25～30mm，用小幅度的提插捻转手法行针，得气后立刻出针。膻中采用沿皮透刺法，向下刺入 25～30mm。以上诸穴除太渊以捻转手法为主、提插为辅，其余均采用提插捻转相结合的手法。每次留针 30 分钟，每隔 10 分钟行针 1 次。起针后于大椎、肺俞（双侧）处各拔一火罐，留罐 10～15 分钟。每日 1 次，10 次为 1 个疗程。

二、禁忌证

穴位局部有感染、溃疡、瘢痕、肿瘤者，或合并有严重肺心病、肺癌、心脑血管疾病、肝、肾、造血系统等严重危及生命的原发病者，以及精神病患者禁用。

三、临床应用

1. 用于治疗哮喘　哮喘是一种发作性的疾患，发作时喉中有哮鸣音，呼吸困难，严重者喘息不能平卧。西医治疗分为控制类药物和缓解类药物两种，但长期服用容易产生药物依赖或戒断反应等不良现象。临床研究发现邵氏五针法对哮喘发作期和缓解期均有良好的止哮平喘作用，且无不良反应，值得临床推广应用。用邵氏五针法联合吸氧、布地奈德雾化液、泼尼松口服治疗急性发作期哮病患者，可明显控制哮喘患者喘息、咳嗽、咯痰、胸闷、哮鸣音、气短等症状，改善肺功能（FEV1、PEFR），效果优于茶碱缓释片。有临床数据显示，应用本法治疗哮喘临床痊愈 69 例，显效 20 例，有效 7 例，无效 0 例。这显示了针灸疗法的优越性。使用本法治疗哮喘尚需注意疗效的持久性，为增强远期疗效，尤其需要重视缓解期的治疗，最好于每年 5～9 月继续针灸治疗或在三伏天给予穴位贴敷，连续治疗 3 年，以扶正固本，增强体质，才能获得远期疗效。

2. 用于治疗过敏性鼻炎、慢性鼻炎　过敏性鼻炎属于中医学"鼻鼽"范畴。《素问·阴阳应象大论》云："肺主鼻，在窍为鼻。"根据"肺鼻同治"理论，用邵氏五针法配合印堂、上迎香（双侧）、合谷（双侧）治疗过敏性鼻炎，疗效显著，且远期疗效肯定。本法能减轻炎症反应，改善鼻部毛细血管通透性，从而改善过敏性鼻炎患者的临床症状。慢性鼻炎属中医学"鼻窒"范畴，病位在鼻，与肺关系密切，主要由肺功能失常引起。治疗慢性鼻炎时可用邵氏五针法配合攒竹、鼻通、迎香穴以疏导鼻部阻滞之经气，既可以调理肺气，增强肺功能，又能通利鼻窍，调整阳明经气，益肺通窍，标本兼治。

3. 用于其他疾病　以邵氏五针法为主配合其他穴位还可以治疗肠道疾病，如慢性结肠炎，可以从肺论治，肠病治肺，肺肠同治，疗效显著。常取肺俞、大椎、风门为主穴，伴有乏力、肛门下坠明显的患者可以配伍脾俞、百会、长强；伴腰膝酸软者可以配肾俞、大肠俞、太溪。针刺结束后还可在大椎、肺俞、肾俞、大肠俞穴上各拔一个火罐，留罐 10 分钟。脑卒中是临床常见病，卒中后患者由于内脏自主神经功能失调，引发肺水肿、瘀血，使肺、气管内淤积了大量分泌物，导致卒中相关性肺炎的发生。用邵氏五针法加减配合西医常规治疗能有效地改善卒中相关性肺炎患者的临床症状，降低血清中白细胞、C- 反应蛋白、中性粒细胞的百分比，提高患者生活质量，疗效优于单纯西医常规治疗。

顾氏外科拖线疗法临床实践
（舒涛　锦州医科大学附属第三医院）

拖线疗法是"以线代刀"，治疗复杂性瘘管的一种方法。具有祛瘀通经、活血通络、调整局部气血运行的作用，能使毒随脓泄，邪去而正复，从而加速组织缺损的修复。笔者在顾氏外科流派跟师学习期间，有幸学习到拖线疗法，并结合工作实践，将该法应用于复

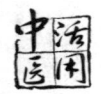

杂性低位瘘合并环状炎性外痔的患者，临床观察，可减轻术后水肿、减轻术后疼痛，缩短术后恢复进程。

　　复杂性低位瘘合并环状炎性外痔，多因长期慢性肛窦感染，瘘管形成，瘘管瘢痕挛缩，使肛门引流不畅，加重肛窦感染，进而外痔呈环状肿胀。肛窦感染、瘘管形成、炎性痔三者之间相互影响，恶性循环，终致低位肛瘘复杂化、炎性外痔呈环状、多处肛窦持续性感染，总体病情复杂化。既往手术采用外痔切除加辅助切口缝合，肛瘘切除，术后往往造成肛缘水肿，切口疼痛，严重可致肛门狭窄或肛门暂时性失禁，给患者带来痛苦。笔者在临床中，引入顾氏外科拖线疗法，进行复杂性肛瘘及炎性外痔多个切口分段进行切口间拖线，极大地保留了皮桥和黏膜桥，减少了并发症的发生，患者术后恢复良好。

　　具体手术操作为将纱条一端纳入肛内，亚甲蓝与生理盐水混合液从外口注入，观察纱布染色情况，判断内口确切位置，将球头探针从外口探入，食指入肛内引导，如果探针一端从内口无阻力穿出，则沿探针将肛瘘内口及主瘘管完全切开，继续逐一探查支瘘管及潜在瘘管。以球头探针探查至各瘘管、腔隙最末端，做放射状切口后进行分段拖线，将多股3-0慕丝线引入分段管道内，丝线两端合并后，距两切口中点2.5cm打结，使丝线保持松弛状态。由于低位肛瘘，瘘管位置相对表浅，管腔直径小于0.5cm，一般予3～5股拖线，术后3天内拆除。管腔直径在0.5～1cm，则根据直径大小增加相应股数拖线一般予5～10股拖线。管腔直径大于1cm，进行挂橡皮筋。检查手术区域无搏动性出血点后，进行常规包扎固定。从术后第一天开始，每天换药1次。换药时用碘伏、盐水及过氧化氢（双氧水）交替冲洗瘘管，剔除创面及瘘管内腐肉。对于5股及以下拖线，术后3天内一次性拆线；对5股以上拖线，术后三天内拆除5根，术后5～7天内根据瘘管组织生长情况拆除余下丝线。撤除丝线后进行局部垫棉加压5～7天。现分享验案一则如下。

　　患者，男，56岁，以"肛旁肿痛反复发生2年，加重3天"入院。两年前曾肛门肿痛，自行破溃流脓后肿痛缓解，自行使用痔疮膏、栓纳肛，症状缓解，未就医。后每因食辛辣肥甘或腹泻后症状加重，时有排便不尽感、肛门坠胀不适，肛门潮湿，三天前因急性胃肠炎，肛门再次出现肿痛，呈持续性加重，自觉有分泌物流出，遂来就诊。就诊时症见肛旁流脓水，无发热，二便调。专科检查取膀胱截石位，肛缘后正中距肛门2cm见外口，挤压有脓液流出。肛缘皮赘连成环状，肿胀。指检肛门括约肌功能正常，后正中齿线处肛窦凹陷，压痛阳性，3、9、11点位肛窦处凹陷，压痛阳性。入院后完善各项检查，于硬膜外麻醉下行手术。术中将纱条一端纳入肛内，亚甲蓝与生理盐水混合液从外口注入，观察可见6点位对应纱布位置染色，判断内口在后正中齿线处，将球头探针从6点位外口探入，食指行肛内引导，探针从内口无阻力畅通穿出，沿探针将6点位肛瘘内口及主瘘管完全切开，继续逐一探查。可经瘘管从后正经3点位向1点位炎性外痔下通畅延伸，经后正中经9点位向11点位通畅延伸，予3、9、11点做V形切口，切开皮肤及皮下组织，行外痔切除术，剥离邻近组织皮下静脉团，以球头探针探查至各瘘管、腔隙最末端，做放射状切口后进行切口间分段拖线。将3股3-0慕丝线引入分段管道内，丝线两端合并后，距两切口中点2.5cm打结，使丝线保持松弛状态。检查手术区域无搏动性出血点后，纱布塔形包扎，加压固定。术后第3天一次性拆线，撤除丝线后进行局部垫棉加压5天。术后创

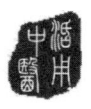

缘无红肿，术后 3 天内最大 VAS 评分在 3～5（轻微疼痛），术后第 19 天，切口完全愈合，排便正常。

【按】顾氏外科的拖线疗法是在继承顾伯华先生的临床经验基础上，与"微创"理念相结合，创立的一种中医外科手术方法。临床上慢性反复发作的复杂性肛瘘与肛窦感染、既存痔疮在病理上相互影响，使病情愈加复杂化。用橡皮筋挂线或手术将多处病灶挂开或切开，对组织破坏较大，为保留皮桥，往往造成术后肛缘水肿，疼痛加重，暂时性控便能力减弱，运用拖线疗法减少了对组织的副损伤，避免了术后肛缘水肿的发生，尽可能保留正常的皮桥和黏膜桥，减轻术后痛苦，加速切口的恢复，适合临床推广和应用。

远道刺治疗疼痛性疾病临证心得
（杨瑜 绍兴市中医院）

远道刺是运用中医经络理论，在距离病痛较远的部位选穴针刺。临床运用时，对于某些急性疼痛，有时针入痛止。然对于远期疗效，则需进一步观察研究。不揣浅陋，结合临床实案，分享临证心得。

一、远道刺治疗牙痛

临床因牙痛首诊针灸科的较少，某男性患者，拔左下智齿后三天，拔牙处疼痛剧烈，波及左侧颜面，颞部牵涉痛，局部肿胀。口腔科建议服用抗生素消炎治疗，患者拒绝。穴取右侧合谷、曲池、绝骨穴，针尖均朝颜面部方向，得气后行捻转泻法，每 5 分钟行针一次，留针 30 分钟后出针，颜面、颞部即刻疼痛消除，牙龈处疼痛缓解。《灵枢·经脉》中"大肠手阳明之脉，起于大指次指之端……其支者，从缺盆上颈贯颊，入下齿中……"，下牙位于手阳明大肠经的循行路线上，又"是动则病，齿痛，颈肿"。大肠经异常就会出现牙齿疼痛、面颊部肿胀的疾病。合谷为手阳明大肠经原穴，《四总穴歌》"面口合谷收"。曲池为大肠经合穴，合谷与曲池两穴合用，治疗大肠经的热证。绝骨，又名悬钟，为八会穴里的髓会，主骨所生病。《难经·四十五难》所载"热病在内者，取其会之气穴也"，八会穴在某些热病治疗中也可配合运用。"齿为骨之余"，拔牙后出现肿痛，结合运用绝骨穴治疗，疗效显著。

二、远道刺治疗痛经

中医学认为"不通则痛，不荣则痛"，痛经系各种原因导致经期前后胞宫气血运行不畅或失于濡养所致。"急则治标，缓则治本"亦为治疗疼痛性疾病的总纲。痛经急性发作时，可采用远端取穴。《针灸甲乙经》云："溏瘕，腹中痛，脏痹，地机主之。"地机穴为足太阴脾经的郄穴。所谓郄穴，是经脉气血曲折深聚之处，常用于治疗相应脏腑的急性病证，其中阴经郄穴又常用来治疗血证。在地机穴上行重刺激泻法，针向病所，使针感向大腿根部传导，对一般的痛经发作，往往止痛于顷刻。结合运用针刺四关穴、三阴交穴等，调畅全身气机。

三、远道刺治疗急性踝关节扭伤

"不通则痛，通则不痛"。有患者运动时不慎扭伤右踝，经骨科 X 线检查骨质未见明显异常。右踝肿胀疼痛，外侧尤甚，丘墟、申脉穴周围压痛明显，考虑足少阳、足太阳经筋病变。根据"同气相求"理论，穴取同名经手少阳、手太阳对侧经穴，养老透阳池穴，疏调气血的同时活动受伤的右踝，即感疼痛缓解。"治针之要，在于调神"，针刺同时活动患处，可使患者意念集中，气至病所。

四、小结

《灵枢·终始》中"病在上者下取之，病在下者高取之，病在头者取之足，病在腰者取之腘"是远道针刺较早的记载。

"经脉所过，主治所及"，远道针刺取穴灵活。郄穴及五输穴里的输穴临床都比较常用。《难经·六十八难》云："井主心下满……输主体重节痛……"《灵枢·顺气一日分为四时》云："病时间时甚者，取之输。"对于各种身体困重，关节疼痛，特别是对于发有定时的疼痛，可选之。笔者曾碰到一例顽固性的带疱后遗神经痛，每至下午 7—8 点（戌时）疼痛剧烈，常规治疗上穴取手厥阴心包经大陵穴增效。

《素问·缪刺论》云："夫邪客大络者，左注右，右注左，上下左右与经相干，而布于四末，其气无常处，不入于经俞。命曰缪刺"。在《黄帝内针：和平的使者》一书中提到，根据"同气相求"理论，灵活选用手足同名经穴治疗疾病，也是缪刺的一种体现，疼痛性疾病中也可适用。

明代李梴《医学入门》云："医者不明经络，犹人夜行无烛。"清代喻嘉言《医学法律》说："医者不明脏腑经络，开口动手便错。"这都是说，正确辨经选穴在疼痛性疾病的治疗中尤为重要。有时痛点比较固定，涉及某一条经脉；有时疼痛范围较广，累及多条经脉。医者均需细细体查，不可孟浪。

从宣蛰人软组织松解术到针刀镜的临床应用
（程少丹　上海市光华中西医结合医院）

手术疗法是治疗软组织疼痛性疾病的重要方法，主要应用于顽固性疼痛和非手术治疗无效的软组织疼痛。手术疗法以宣蛰人（1923—2008）软组织松解术为代表和基础。由于其切口大，推广起来有困难。而闭合性松解手术针刀疗法的出现，规避了宣蛰人软组织松

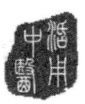

解手术的不足，迅速发展成为针刀医学。但由于针刀是盲视操作，对于解剖知识不足的操作者来说，容易出现并发症，这受到了宣蛰人的批判。针刀镜的出现，将腔镜与针刀操作完美结合，实现了小针刀操作的"直视化"和"精准化"，最终使宣蛰人软组织松解手术进入微创化的境地，在临床得到了广泛的应用。

一、宣蛰人软组织松解术的发展

1962 年 12 月宣蛰人第一次为一位严重的腰腿痛患者在局部麻醉下行"左大腿根部软组织松解术"。此后又逐步形成了 L_1~L_3 深层肌横断术、耻骨联合上缘软组织松解术、髌下脂肪垫松解术、踝关节周围软组织松解术、背伸肌群横断术、肩胛骨后方软组织松解术、颈椎棘突旁软组织松解术、锁骨上窝软组织松解术、定型的颈背肩部结合锁骨上窝软组织松解术、肱骨内外上髁软组织松解术以及桡骨茎突腱鞘切开术等系列软组织松解术。在 26 年间，该疗法共治疗 6000 余例严重患者，远期优良率达 95% 以上。但由于损伤大，该手术疗法受到骨科专家叶衍庆的批判与反对。于是宣蛰人以病变软组织的压痛点分布规律为依据，运用密集型压痛点银质针疗法，在 1974—1999 年，医治 6000 余例软组织疼痛患者，取得了与早期手术基本相同的 90% 以上的近远期治愈显效率，实现了从大切口到微创。最后再到压痛点强刺激推拿疗法，实现了从复杂到简单、从开放到无创的转化，构建了完整的软组织外科治痛手段。

二、宣蛰人的理论，朱汉章的刀

1. 针刀疗法的发展　1976 年朱汉章发明了小针刀，1984 年针刀疗法正式诞生。1992 年《小针刀疗法》出版。2002 年《针刀医学原理》出版。2003 年"针刀疗法"正式被命名为"针刀医学"。宣蛰人在《宣蛰人软组织外科学》中用 3 万字批判了 15 万字的《小针刀疗法》，称小针刀为"盲刀""伪科学"。针刀受到宣蛰人排斥之外，也受到其他学科，尤其是骨科的排斥。"盲视"操作确实为其短处，解剖基础不扎实者，容易出现并发症。

2. 道和术

(1) 道无术难立：宣蛰人的理论是道，最主要的理论即无菌性炎症致痛学说。在该学说指导下，创立了软组织外科的三种治痛技术：压痛点强刺激推拿、密集型压痛点银质针疗法以及软组织松解手术。因此，软组织外科学成了一个完整的体系，确立了其在软组织疼痛治疗中的指导地位。

(2) 术离道不远：朱汉章的刀是术。小针刀能迅速发展成为针刀医学，其基础在于有以下几个针刀医学原理。闭合性手术理论（源自宣蛰人的开放性手术理论）、慢性软组织损伤的生物力学理论（宣蛰人"以痉致痛"理论）、骨质增生的理论（宣蛰人"补偿代偿机制"）、阿是穴理论（宣蛰人的"压痛点"）。

3. 宣蛰人理论指导下的针刀医学发展　对于针刀操作的"盲视"的实际情况，近年来，腔镜、X 线、CT、MRI、超声等被用于针刀操作中。X 线、CT 是在射线下的间接成像，医患存在吃射线的问题。MRI 是磁场下的间接成像，对针刀的材质有要求。超声是较为经济绿色的操作，但要求较高，学习曲线较长，也是间接成像。而针刀镜是直接成像，图像容易辨认。但需要一定的外科操作基础及条件。

4.道与术的完美结合——针刀镜 在不到4mm的切口下，将腔镜与小针刀的完美结合，实现了小针刀的"直视化""精准化"，宣蛰人软组织松解手术与小针刀闭合性松解术的完美结合，实现了软组织松解手术的微创化，即实现关节内、肌肉间以及皮下的松解。再配合冲洗，在微创、可视条件下完成灌洗、松解，清除滑液内炎性因子及免疫复合物沉积，改变关节内环境，纠正关节局部免疫紊乱，遏阻病程进展，解除关节外的"横络"，疏通淋巴前通路和组织通道，从而达到直视下进行松解的目的。因而，针刀镜是最新可视化微创软组织松解术，在膝骨关节炎、肩周炎、股骨头坏死、类风湿性关节炎以及痛风等各种软组织疼痛性疾病的治疗中，得到了广泛的应用。

参考文献

[1] 程少丹.宣蛰人软组织外科学及其治疗方法 [J].实用疼痛学杂志，2012，8（4）：291-294.

[2] 叶衍庆.腰背肌肉剥离后脊柱的病理生理改变——呼吁如何解决术后潜在并发症的治疗问题 [J].中华骨科杂志，1982，2（3）：170-176.

[3] 程少丹.银质针疗法及其操作技术 [J].实用疼痛学杂志，2012，8（5）.374-377.

[4] 程少丹.中西医结合软组织疼痛外科学——从宣蛰人软组织外科学治痛手段的发展历程谈其学科属性 [J].实用疼痛学杂志，2012，8（3）：216-219.

基于卫气理论的针灸治痛路径

（高华伟 山东中医药高等专科学校）

基于卫气理论的"一脉、二穴、三针灸"的针灸治痛路径是，先据寸口脉的异常情况粗定病位并判定虚实寒热，然后在寸口脉象锁定的大致范围内，以"阿是之法"寻找准确的经、筋、穴的异常反应点，最后根据脉象、经、筋、穴处的虚实寒热，选择适合的针灸方法。

一、理论、技术流派来源

该针灸疗法的理论来源于以下几点：齐鲁伤寒流派代表性传人丁元庆教授的营卫学说；齐鲁内科时病流派代表性传人王中琳教授的脉诊技术；山东中医药大学附属医院齐向华教授的系统辨证脉诊技术；全国首批名医带徒导师曲衍海教授的"经腧一体论"。

二、理论基础

卫气与寸口脉象、脏腑、肢体、经络、腧穴间的关系密切。卫气来源于中焦的水谷

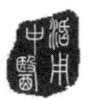

精微，有气、液、固三种形态，气态的卫气发挥着包含"温分肉""司开阖"在内的温煦、推动、激发、守护的作用，液态的卫气则起着包含"肥腠理"在内的濡润滋养的作用，卫气的固态为能量储存态，除了用以"充皮肤"，还可以根据机体生命活动的需要向液态、气态转化。卫气不同形态间的敷布、转化及运行维持着包含信息传达、血液循环、水液代谢、体温调节等在内的五脏六腑、四肢百骸的功能。卫气的功能与寸口脉象、经络、腧穴的功能密切相关，同时在疼痛形成的关键因素"不通"与"不荣"中扮演了重要角色。其三种形态间的转化障碍表现为，若卫气为寒所郁，必兼虚，其寸口脉多沉细紧，经、筋、穴处按之疼痛甚剧；若生成乏源，或由固态向其他形态转化消耗太过，亦会导致寸口相应部位陷下或芤象，同时伴有特定腧穴的陷下，此时穴处按之疼痛不甚；卫气在脉中运行受阻会直接反映在寸口脉的特定部分出现郁动包囊感，包括经、筋、穴在内的特定部位也会出现明显的压痛反应，久之，压痛处会出现增生、结节、条索。

三、寸口脉诊法要领

寸口与脏腑、肢体、经络、经筋、腧穴同气相求，其信息沟通的基础是卫气。卫气循行于脉内、脉外，大体以经脉为纪，一日夜五十而复大会于寸口。全身通过卫气反映于寸口的全息分布规律分为"内脏"和"肢体经络"两个层面。"脏腑"层面为左侧寸脉候心与小肠，关脉候肝与胆，尺脉候肾（阴）、膀胱，右侧寸脉候肺与大肠，关脉候脾与胃，尺脉候肾（阳）与膀胱；"肢体经络"层面为寸、关、尺三部脉所候恰是"人体直立举手掌背相对"姿势下部位三焦的正镜像，即"左以候左，右以候右""上以候上，中以候中，下以候下"，将寸、关、尺三部再进一步各均分出天、人、地三层，则寸口自上而下可分九层；寸口脉内、侧、外三面则分别候人体的前（任脉、阳明、太阴）、侧（少阳、厥阴）、后（督脉、太阳、少阴）。需要说明的是，取仰掌位，寸口脉分尺、桡、上、下四个面，其中的尺、上、桡三面分别对应上所言之内、侧、外三面。若左右寸关尺处六脉和匀，此系阴阳平衡，无病，或虽病，必自愈；若六脉不匀，有异常之脉象，此属病处，即《素问·三部九候论》之"独小、大、疾、迟、热、寒、陷下者病"。

四、经、筋、穴诊法要领

寸口脉诊法获取"独处"信息之后，需结合脏腑、肢体经络及腧穴阿是反应进行具体定位。内脏痛，多见俞、募、原、络、五输（经、合）穴阿是反应；肢体经络病则需在寸口脉提示区域内揣按寻找阿是反应点。"阿是"内涵有三：①按之最疼痛处；②按之陷下空软、患者感觉最舒适处；③按之而引起深部的疼痛减轻最明显处。

五、针灸要领

穴位选取阿是反应处；针刺浅深，随病所宜，得气为度；脉盛穴痛，为热为郁，则泻之，以放血为主；脉紧穴痛，则刺加灸，留针宜久；脉沉穴陷，则灸之，壮数宜多；虚实兼夹，则先泻后补。

六、预后

以六脉和匀为度，需左右对比，若六脉已平，即使痛仍在，也须停止治疗，痛必衰去；若痛已去，而病脉仍在，则需继续治疗，以巩固疗效。

鼻内针刺治疗鼻鼽的临证思考

（李岩　黑龙江中医药大学附属第一医院）

鼻鼽，中医学认为是一种以突然发生和反复发作为特征表现的疾病，西医学又称为变应性鼻炎（Allergic rhinitis，AR），是指多种免疫因子共同参与的一种上呼吸道疾病，由IgE抗体介导发生。临床以喷嚏时作、鼻塞、鼻有蚁行感、流清晰水样涕为主要表现，轻者可伴随眼部痒、迎风流泪等症，严重者还可伴发哮喘、失嗅、鼻窦炎等症，其在全球常年或季节性发病率高达 10%～25%，已成为现如今急需解决的问题。目前西医暂无有效治疗 AR 的药物及疗法，并且存在较大不良反应。中医可运用传统针刺疗法治疗此病，效果较为显著，且具有安全，低成本，不良反应小等优势。迎香穴与内迎香穴自古以来为耳鼻喉科医生治疗此病的重要腧穴，临床使用频率高，疗效显著，实用价值高。

一、鼻鼽的中医病因病机

中医学认为，脏腑虚损及气机运行失调为鼻鼽致病的主要机理，虚损脏腑主要为肺、脾、肾三脏，脏腑运行失调主要以肺、脾、肾三脏为主，具体表现如下。

1. 肺气虚寒　人体肺脏气机耗损，卫表腠理失于固摄，则人体肺气宣肃失常，风寒邪气外袭入里，聚于脏腑（内合于肺），邪正相交，肺脏气机升降出入运动失常，水失输布，则喷嚏时作，清涕时流。

2. 脾气虚弱　由于素体脾脏气机虚弱，脾脏运化失司，清气不能上布，鼻窍失养致外来邪气侵袭，进而发展成为鼻鼽。

3. 肾阳虚衰　肾脏阳气不足，气化无权，温煦失职，腠理失密，易受邪气侵犯而发展为鼻鼽。

4. 肺经伏热　肺经平素蕴热，致宣降失衡，伏邪侵犯鼻窍而发展为鼻鼽。

二、鼻鼽的西医病因病机

1. 吸入性变应原　例如水、尘螨、动物的毛发等，都能引起过敏性鼻炎症状的加重，而且多数呈反复发作性。

2. 食物性变应原　如鸡蛋、牛奶、小麦、海鲜等，以及某些如磺胺类、抗生素类等药品均可致病。

3. 接触物 如化妆品、汽油、油漆、酒精等。

三、鼻内针刺临床研究

笔者取自 2017 年 3 月至 2018 年 5 月于黑龙江中医药大学附属第一医院确诊的 AR 患者共 114 例，年龄在 18—65 岁，性别不限。本试验按随机数表方法将入组人员分为 A 组（鼻腔内穴位针刺组）38 例，B 组（氯雷他定组）38 例，C 组（鼻腔内穴位针刺与氯雷他定联合组）38 例。A 组：选取直径 0.35mm、长 40mm 华佗牌毫针针刺双侧内迎香穴。令患者正坐，常规消毒针刺穴位后，在额镜反光照明下，将毫针以 30 度角分别斜刺入双侧内迎香穴，得气后留毫针 15 分钟，每日 1 次，每次 20 分钟，共针刺 14 日。B 组：口服氯雷他定片治疗［商品名：开瑞坦，拜耳生物医药（中国上海）股份有限公司，10mg×6 片 / 盒］，每日 1 次，每次一片，共服用 14 日。C 组：采用鼻腔内穴位针刺与氯雷他定结合治疗，疗程 14 日。试验前后记录 TNSS、TNNSS、RQLQ 量表评分，TNSS 主要记录 AR 患者目前主要临床症状表现，TNNSS 记录患者目前过敏伴随症状，RQLQ 记录患者过去 1 周内受过敏症状影响的生活质量状态，运用 SPSS21.0 分析试验前后所记录的数据，可得出 A 组疗效优于 B 组，两种方法联合使用临床疗效更显著，对于 AR 患者，鼻内针刺疗效优于氯雷他定口服治疗。

四、穴位依据

在西医解剖学中，内迎香穴在下鼻甲下端与鼻翼黏膜交接处，与鼻唇沟相近，与多组鼻内神经、血管相接。鼻丘位于鼻腔内中鼻甲前端偏于外上方处，为一局限性丘状隆起，多数鼻丘内包含 1～4 个空腔窦房，其内有相邻的骨化气囊，与泪囊相接，经鼻内窥镜下可清晰见到此隆起。因鼻丘与较多神经节分支及血管相连，经外界刺激后会出现如喷嚏、流泪等较明显生理反射。内迎香穴和鼻丘均与面部的皮部阳明经络循行穴位相对，且阳明经气血充盛，其在功能方面是气血较旺的经络，可补气血之不足。而且，AR 的病因多为气血不充且相关脏腑功能虚损，易受风寒和外来邪气侵犯，针刺内迎香穴和鼻丘，可调节经气运行，补益肺气，气血双补，祛邪外出，从而实现肺部气机平和鼻窍通利，临床诸症得愈。

五、结语

鼻内针刺为近年来治疗鼻鼽的新方法，与传统药物疗法不同，其通过直接作用于鼻腔内特定穴位进而达到快速治疗 AR 的目的。综上所述，通过鼻内针刺方法治疗鼻鼽可获得较高临床治疗效果，也可与氯雷他定联合应用，这对 AR 患者临床表现症状的减轻及日常生活品质的提高有较重要的意义。

参考文献

[1] LI C L, LIN H C, LIN C Y, et al.Effectiveness of hypertonic saline nasal irrigation for alleviating allergic rhinitis in children：a systematic review and meta-analysis[J].Journal of

clinical medicine，2019，8（1）：64.

[2] 冀雨芳，武杰，赵明，等.火针疗法配合穴位埋线治疗过敏性鼻炎疗效观察 [J].中华针灸电子杂志，2017，6（1）：3-6.

[3] 李红玉，宣丽华，姜硕.穴位贴敷治疗过敏性鼻炎的研究进展 [J].中国中医基础医学杂志，2016，22（2）：231-233.

[4] 方震，施曼华.鼻三针为主治疗过敏性鼻炎疗效观察 [J].上海针灸杂志，2015，34（2）：125-127.

[5] 朱现民，聂瑞芳，丁润泽.针灸歌赋中迎香与内迎香穴古论新用 [J].中国针灸，2014，34（10）：984-986.

[6] 李岩，王殿一，韩凯丞，等.鼻内针刺治疗变应性鼻炎临床研究 [J].针灸临床杂志，2019，35（5）：25-29.

[7] 闫占峰，矫璐璐，巩政，等.鼻内针刺联合益气解敏汤治疗中重度变应性鼻炎肺脾气虚型 60 例临床观察 [J].中医杂志，2018，59（12）：1035-1038.

彝族文化对楚雄彝医药的影响

（严成龙 楚雄州中医医院）

彝族是中华民族大家庭中的一员，和世界上其他历史悠久的民族一样，有着丰富的文化底蕴。楚雄地区的彝族先民世代繁衍生息在云贵高原西南边陲的深山老林，他们用勤劳智慧的双手，创造了古老的语言文字、悠远的史诗传说、智慧的天文历法、独特的毕摩文化、多彩的饮食文化和神奇的彝医药等，充分彰显出彝族文化的原生态、多样性及其独特魅力。楚雄彝医药是在彝族地区形成、传承发展起来的，深受彝族文化的影响，现列举如下。

一、彝医用药治病受彝人居住区域影响

楚雄彝族先民世居滇中腹地，长期食用植物的花果种子及草根树皮，与植物长期接触，不仅积累了保护身体健康的经验，同时也获得药理知识，逐渐形成了现在随处可见的彝药。又因世居山林，经常受到动物伤害，彝族人民在与动物长期斗争过程中，逐渐了解动物并进行驯养，在食用过程中逐渐发现了动物的躯体或某些器官，具有预防、治疗疾病的作用，形成丰富的动物药资源。

楚雄彝族人民的歌舞和无时不在的酒文化，是其他民族无法比拟的，在造世史诗《查姆》和《梅格》中就有关于喝酒的句子，见证了彝族人民喜酒、好酒、爱酒的历史和程度。在漫长的繁衍生息过程中，彝人世居山林，寒湿较重，酒能驱除寒邪、活血通络、补养人体，已成为彝人生活中不可缺少的饮品，从而形成了独特厚重的酒文化，促进了彝人用酒

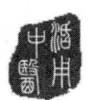

治病的独特方法。因此，彝医药的根在民间，用药主要以动植物药为主，矿物药较少，喜用鲜品，擅用单味，时有复方；治疗以经验为主，多与火、酒有关，擅于外治，兼有内治，方法多样。

二、彝医招魂术是彝族毕摩文化的缩影

大部分彝医主张人生病要积极寻医、寻药治疗，而不能信奉鬼神，但是楚雄地区的彝医药深受彝族毕摩文化影响，充满了传奇色彩，而毕摩在为民众"除祸消灾""祛病纳福"的神职行事中，也常使用一些彝族医药理论知识和独特的医疗技术。

毕摩被称作"祭司""巫师"，既是彝族的知识分子、经史学者，兼通医术，又是彝族文化的传承和传播者，具有很高的威望和影响力。在巫术盛行时期，虽然毕摩文化可能阻碍和破坏了彝族医药的正常发展，但是在彝族文化的发展史上有着不可磨灭的功绩，也使部分有用的巫术及医药知识得以运用和保留至今。毕摩文化对疾病与健康有着独特的解释，能使心情恐慌和焦虑的患者产生一种安全和受保护的意识，提高患者的依从性和心里安慰，从而帮助患者回归正常生活。彝医治病融入毕摩文化，经过漫长的创新发展形成彝医招魂术，招魂治疗属于现代医学心理治疗范畴，对一些精神类疾病和心理障碍性疾病效果较好，有药物不能取代的治疗作用。

三、彝医医算传承了天文历法文化精华

天文历法是彝族文化的核心，楚雄地区的彝医药是在当地彝族文化背景下孕育和成长起来的。经过数千年发展，积累了丰富的临床经验，构造了独特的理论体系，同时也汲取了彝族天文历法文化、传统中医的优秀因子，形成了彝医药自己的医疗体系，其中彝医医算术就是众多方法之一。

彝医医算是生命运动与天体运动的结合，是古人将天文历法知识运用于人生老病死的一种方法。《那史·彝文古籍插图》中描述人体出现反常现象时，用九宫、八角、五行、天干、二十八星宿等推算病证及预测气候、阴晴等自然界现象，推算人生等。医疗主要用于患者的年龄、禁日、衰年推算，以表达生命运动的规律，解决寿命的测算、疾病的预防与治疗等，要求医者"上知天文、中知人事、下知地理，见微知著，穷其规律，计算准确"。

因此，楚雄彝医药源远流长，能在数千年的发展演变过程中经久不衰，在现代科学及西方医学的冲击下，仍然保持着旺盛的生命力，并且越来越完整、丰富，受到世人的瞩目，完全是因为有彝族文化支撑，在整个发展过程中起着决定性的作用，它维护着彝医药的传承，推动了彝医药的发展与创新。反之，彝医药又融入彝族文化之中，丰富了彝族文化的内涵，加速了彝族文化的发展，融进了彝族地区人民群众的生活之中，促进了人民健康。

从心论治过敏性皮肤病及重镇安神药作用机制浅析

（张杰　湖南中医药大学第一附属医院）

　　过敏性皮肤病以风团、斑疹、皮肤瘙痒为主要症状，常见的有荨麻疹、湿疹、药疹、接触性皮炎等。中医认为皮肤疾病多为机体脏腑功能紊乱、营卫失调的外在表现。《黄帝内经》有"诸痛疮痒，皆属于心""心部于表"的记载，说明心与皮肤病有密切联系。笔者在临床中也深刻体会到，重镇安神类中药治疗过敏性皮肤病颇有疗效。本文拟从心与过敏性皮肤病关系及重镇安神药作用机制进行探讨。

一、心与过敏性皮肤疾病的关系

　　1. 心主神志对过敏性皮肤病发作的影响　现代社会工作、学习压力日益增大，心理因素导致的过敏性皮肤病逐渐凸显。调查显示，约80%过敏性皮肤病患者在发病或复发加重之前均有不良情绪刺激。中医学认为，心具有主宰精神意识思维活动的功能。张景岳《类经·疾病类·情志九气》曰："心为五脏六腑之大主，而总统魂魄……五志惟心所使也……是情志之伤，虽五脏各有所属，然求其所由，则无不从心而发。"心神统摄五脏、影响五志，心神安宁则无不良情绪刺激。

　　另外，过敏性皮肤病伴见的瘙痒或疼痛症状属主观感受，易受心理因素影响。其症状发生与否和严重程度受心神的影响，心神异常时人体对瘙痒、疼痛的敏感度和耐受度都会出现变化。如王冰《重广补注黄帝内经素问》曰："心寂则痛微，心躁则痛甚，百端之起，皆自心生"。

　　2. 心主血脉的濡养作用对过敏性皮肤病的影响　西医学认为，皮肤过敏与角质层薄弱、锁水功能受损，具有防御作用的颗粒层细胞活性降低，皮肤屏障结构受损密切相关。《难经·二十二难》曰："血主濡之。"血液具有营养和滋润全身作用。心主血脉功能正常，肌肤才能得以濡润，否则易出现肌肤干燥、皮肤屏障受损。又由于"脉舍神"，心主血脉的功能异常，亦会影响心神。沈金鳌《杂病源流犀烛》曰："血盛则神明湛一，血衰则神气昏蒙。"故心血充盈，是心神正常的保障。

　　另外，瘙痒症状与心主血功能相关。《诸病源候论·风瘙痒候》曰："凡瘙痒者，是体虚受风，风入于腠理，与气血相搏，而俱往来在于皮肤之间。"这说明痒虽病因多端，病机复杂，但终归因于邪犯肌表，邪与气血相搏结所致。

　　3. 心火对过敏性皮肤病瘙痒症状的影响　心火性炎、散，气机趋于外，而布达于表。心火内炽，郁热外达于表，肌表络脉气血瘀滞，则见肌肤疼痛、灼热、瘙痒，甚者形成疮疡等。张介宾《类经·疾病类》注曰："热甚则疮疼，热微则疮痒。"心火炽盛，热入血分，一则血中有热，热盛则风动则痒；二则血热煎灼，津液暗耗，血燥生风致痒；三则血热煎灼易致血瘀，瘀则气机不畅，气机逆乱亦生风成痒。

二、重镇安神中药治疗过敏性疾病作用机制

1. 重镇安神法治疗过敏性皮肤病的病理机制　瘙痒、焦虑抑郁、失眠是过敏性皮肤病常见症状，三者常相互影响。焦虑烦躁、失眠可激活下丘脑 - 垂体 - 肾上腺轴，释放促肾上腺皮质激素释放激素（CRH），CRH 可促进组胺等致痒介质释放，瘙痒症状又会诱发、加重焦虑、失眠。因此，治疗时应兼顾止痒和安神。如常用的抗组胺药物不但止痒，还具有镇静作用。但长期大量应用会出现嗜睡症状，影响白天工作效率，这也是西药治疗的困扰，而重镇安神类中药可以很好地弥补这一不足。重镇安神类中药能够改善睡眠，缓解焦虑情绪，减轻瘙痒症状，但不会导致嗜睡。

2. 重镇安神中药抗过敏药理作用　重镇安神类中药常用的有龙骨、牡蛎、珍珠母、磁石、龙齿、朱砂、琥珀等，均为矿石类药物，含有丰富的碳酸钙和微量元素。钙剂具有减轻炎症水肿，降低毛细血管通透性，阻断肥大细胞及嗜碱性粒细胞释放组胺等抗过敏作用，能显著改善皮肤斑块、风团及瘙痒等症状。

参考文献

[1] 赖蓉，梁丹，尹洁，等. 过敏性疾病患者心理状态分析与结构性心理干预 [J]. 四川医学，2010，31（9）：1288-1289.

[2] 王瑶池，辛聪，柳梦婷，等. 皮肤屏障修复剂对敏感性皮肤的临床疗效研究 [J]. 安徽医科大学学报，2020，55（8）：1250-1255.

[3] 王晓东，梁晨，吴振宇，等. 慢性痒与抑郁交互恶化的机制 [J]. 神经解剖学杂志，2017，2（33）：137-142.

[4] 司玮，阿如娜，李尚蓉，等. 7 种海洋矿物药的比较分析研究 [J]. 中国中药杂志，2014，39（17）：3321-3325.

[5] 许文，陆金春. 钙剂在皮肤病治疗中的应用 [J]. 临床皮肤科杂志，2015，44（8）：525-527.

[6] 黎民. 中药治疗慢性荨麻疹疗效观察 [J]. 皮肤病与性病，2018，40（5）：685-686.

慢性阻塞性肺疾病中医治疗体会

（杨春艳　昆明市中医医院）

慢性阻塞性肺疾病（简称慢阻肺）严重危害了人体的健康，中医药对慢阻肺稳定期治疗具有独特的优势。该文从中医治疗慢阻肺的一些体会进行论述，旨在为慢阻肺中医防治提供更多方法和选择。

慢阻肺是由有害的微小颗粒损伤气道后引起的、可以预防和治疗的一种疾病，以持续

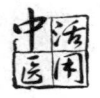

性呼吸道症状和气流受限为特点。慢阻肺多属于中医学的"喘证""肺胀"等范畴。本病病机总属于本虚标实，本虚责之气、血、阴、阳；标实责之痰（寒痰、痰浊、痰热）、瘀、水饮互结，而气虚、痰瘀、血瘀则贯穿疾病始终。

慢阻肺发病率和病死率较高，目前，现代医学仍无法遏制其反复发作，渐进加重的病势，特别是对该病的稳定期乏有良策。因此，迫切需要发挥中医在慢阻肺缓解期中治疗优势，笔者就在慢阻肺治疗中的一些体会总结如下。

一、重视过渡期及缓解期的干预

在临床治疗中把肺胀分为急性加重期、过渡期、缓解期三期。急性加重期时患者起病急，属于正虚邪盛，以邪实为主，治疗以祛邪为主，辅以扶正。过渡期为住院期间病势趋缓及部分刚出院的患者，此时属于邪气渐去而正气已伤，即正气不足而余邪未净的状态，易于出现"死灰复燃"，治疗当扶正祛邪。缓解期为出院后门诊随诊的患者，处于正气不足易于感邪的状态，治疗当扶正为法。

二、对正气的匡扶与呵护贯穿始终

肺胀核心病机为正气亏虚、痰瘀痹阻。"正气不足"是肺胀之常态，治疗中应对正气的匡扶与呵护应贯穿始终。因而临床根据肺、脾、肾三脏之盛衰及发病情况，并区别肺、脾、肾三脏之疾病主次，以及人体的气血阴阳不足进行调补。

三、以"七龙天"组方应用为主

我科在长期临证中，凝练出具有云药特色的复方"七龙天"（文山三七、香格里拉高山红景天等）。三七为君，化瘀通络，补虚强壮；地龙活血通络、化瘀利水；红景天益气通脉。全方益气通络，化瘀消痰，能改善慢阻肺患者中医证候积分、CAT评分，减轻临床症状、减少急性加重次数及住院次数。

四、中药干预的用药特色

1.治疗中肺胀出现痰饮水湿壅盛的处理　分清病情虚实缓急，急则先治其痰，以化痰、祛痰为主；缓则求其本，治在肺、脾、肾。治疗痰饮时常加以温化寒饮、理气、活血化瘀之品等。

2.采用肺肠并治的方法　肺与大肠在生理、病理方面密切相关，肺病日久可以影响大肠的功能出现便秘、腹泻，大肠病变可累及肺，出现咳嗽气喘的症状。临床上选用宣降肺气、通里攻下、补气、滋阴、温阳等通便法等。

3.虫类药运用　目前治疗肺胀常用的虫类药有蛤蚧、地龙、僵蚕、全蝎、蝉蜕，具有解痉平喘、祛痰活血、固本培元等功效。

4.膏方运用　膏方将治病与防病相结合，既可驱邪，又能兼以扶正固本，尤其适合慢阻肺的调治。

五、应用中医特色疗法

慢阻肺治疗时常配合一些中医外治法，如穴位贴敷、拔罐疗法、中药离子导入法、督灸疗法、耳穴压豆疗法、穴位注射、穴位埋线疗法、针灸等。这些外治法对于慢阻肺患者均有较好的临床效果。

六、中医肺康复干预

中医肺康复包括呼吸、运动、饮食、情志等康复，如六字诀、八段锦、气功等，可以通过调气、调神、调形，从而改善呼吸肌力、活动耐力及患者的情绪。饮食调摄可采用四时养生法等。

总之，中医药治疗优势主要在于辨证论治、标本兼顾，治疗方法灵活多样，有个体化特点，在慢阻肺稳定期采用中医药干预，可以增强患者抵抗力，减少发作次数，提高生活质量。

参考文献

[1] 陈亚红 .2019 年 GOLD 慢性阻塞性肺疾病诊断、治疗及预防全球策略解读 [J]. 中国医学前沿杂志（电子版），2019，11（1）：1–15.

[2] 陈亚红 .2020 年 GOLD 慢性阻塞性肺疾病诊断、治疗及预防全球策略解读 [J]. 中国医学前沿杂志（电子版），2019，11（12）：32–50.

[3] 李建生，李素云，余学庆 . 慢性阻塞性肺疾病中医诊疗指南（2011 版）[J]. 中医杂志，2012，53（1）：80–84.

[4] 夏逸飞，孙子凯 . 固肾补脾膏联合舒利迭治疗中老年慢性阻塞性肺疾病稳定期疗效观察 [J]. 辽宁中医药大学学报，2019，21（6）：158–160.

针法与手法互鉴初探

（袁盈　中国中医科学院望京医院）

笔者近两年跟师于周德安老（下称周老）感悟针法，又侍诊孙树椿老（下称孙老）初探清宫正骨手法。针刺与手法看似相去甚远，在我的临床实践中却每每成为中医非药物疗法的两大法宝。二者临床互鉴，源于二老对中医治法理念的一致性，更归因于两种技法的相融与互补性。现就自己的临床感悟试做阐释。

一、周老针刺与孙老手法治疗理念

1. 轻巧柔和以调神　周老治病，调"神"为先，保"神"为要，心神不安则百病生，故调"神"是调病的关键，因此周老针灸六治首先治"神"。"凡刺之法，必先本于神"，周

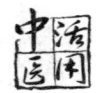

老治"神"除了在穴位上采用"四神方",在手法上也是有讲究的。周老头部及四肢末端取穴大都应用 1 寸毫针,进针强调"柔和舒适",与患者交流谈笑中毫针已刺入到位,因此很多脑瘫、癫痫等重病的幼童亦能开心接受治疗。从医患交流、针刺取穴和进针手法上,无不体现"安神、宁神"这一要诀,更使心理疗法在无形中得以良好施展。

步入孙老的门诊同样会让患者感到放松,同时又信心百倍。孙老乐观的性格配合"轻巧柔和"的孙氏手法,让大多数患者首次治疗就取得显著疗效。尤其是对于筋结、痛点的处理,需要讲究手法技巧、功力并重,手摸心会后需用力均匀、轻柔有节奏,力量持续稳步增加,逐渐透至深层。孙老疗效恰在于其"心明手巧""善用夫手法",且"法之所施,使患者不知其苦"。

感悟和秉承二老手法背后的施治理念,笔者在门诊给患者治疗时,有些患者惧怕针刺,看到针具就已颤抖不已,这时,我会先根据疾病,应用手法放松一下头部或肢体肌肉,使其可以放松和我交谈时再轻快地刺入毫针,患者随后感到并无想象中的痛苦,对针刺的恐惧感也就消失,便于进一步施治。手法的介入可以帮助医者更好、更静心地去施展针法,有利于达到期待的疗效。

2. 和气血,重元气　周老较为推崇王清任的"气虚血瘀理论",同时很重视李东垣《脾胃论》补中益气法。王清任认为"治病之要诀,在明白气血,无论外感内伤,要知初病伤人何物,不能伤脏腑,不能伤筋骨,不能伤皮肉,所伤者无非气血"。李东垣则提出"内伤脾胃,百病由生"。根据二者观点,周老在金针王乐亭"治其本,以胃为先"的学术观点基础上,不仅扩展了"老十针"的应用范围,还以"健脾调中、理气活血"为要,创立了针灸"补中益气方"。

而"补气调血"也恰恰是孙氏手法的要领,孙老临床谨遵《正骨心法要旨》所言"诚以手本血肉之体,其宛转运用之妙,可以一己之卷舒,高下疾徐,轻重开合,能达病者之血气凝滞,皮肉肿痛,筋骨挛折,与情志之苦欲也"。

相较气血二者,元气地位又更卓著。正如王清任言:"人行坐动转,全仗元气,若元气足则有力,元气衰则无力,元气绝则死矣。"在临床中,对于气血的调和、脾胃元气顾护也十分重视,尤其是疾病日久者,无论施针还是手法,都要注意调气活血、益气和营。谨记《正骨心法要旨》所言:"若元气素弱,一旦被伤,势已难支,设手法再误,则万难挽回矣。此所以尤当审慎者也"。

二、针刺与手法互补的优势

毫针抵达病所更为容易,而手法的定位更准确;针刺可以达到较广泛的刺激范围,而手法可以更细致地顾及病所的点、线、面。二者互鉴互补优势明显。

1. 手法使施针有的放矢　对于筋伤、痹证的患者,首先用手法去"手摸心会",找到准确的病变部位,或为筋结,或为痛点,通过"摸法"触诊,确定其具体位置、形状特点等,即所谓"知其体相,识其部位",心中有数后,就可以施针了。近取施针时,或平刺,或透刺,或恢刺,或围刺,让针感或循经走窜,或由表及里,或萦绕局部,操作更有针对性。

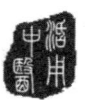

2. 手法有助于针后放松且延续针感　起针后我常喜欢应用手法帮助患者理筋、放松。针后的手法操作，一则再次触诊推揉病变部位，对治疗效果做到心中有数；二则通过手法的渗透力量，强化针感；三则让患者局部、全身都得到放松，治疗后的舒适感大大提升。

3. 针刺帮助手法更快达到目的　对于很多疾病，手法松解需要的时间、次数较多，尤其是对于肌张力较高的很多疾病，针刺，尤其是透刺，降低肌张力优势明显。如天窗穴对上肢张力的减低、三间穴对手部张力的降低，都可以让手法治疗事半功倍。

作为针灸科大夫，秉承周、孙二老"调神"和"补气调血"的治疗理念，我在临床中时常将手法的优势糅合到针刺治疗中，二者有机结合，互鉴互促，达到了较好的治疗效果。

<h1 style="text-align:center">浅议临证状态</h1>
（叶咏菊　丽水市中医院）

中医临证是以患者的证候特征为诊断核心，通过望、闻、问、切四诊，辨识患者的寒热、虚实、阴阳、表里等八纲属性，整体分析患者的虚实状态，予以药物、导引、针灸、膳食等干预措施，进行状态调整，达到机体功能平衡的目的。《素问·五运行大论》云："形精之动，犹根本之与枝叶也，仰观其象，虽远可知也。"《灵枢·本脏》强调"视其外应，以知其内藏，则知所病矣"，认为通过人体外在的状态表现可推测机体内在的生理病理特征，而达到"审证求因"的目的。随着现代医学诊疗技术的发展，在临床实践中，我们往往会更多地关注患者的实验室检验结果，而忽视患者所表现出来的生理病理状态，导致我们的诊断存在偏差，从而影响临床疗效。

一、临证状态

在具体临床实践中，患者的主诉、舌苔、脉象等证候，体征是人体特定阶段的机体生理功能和病理变化的外在中医状态。中医状态是对机体特定阶段生理功能和病理变化系统的描述，涵盖了体质、生理特点、病理特点、病、证等概念。中医状态包括未病、欲病态、已病状态，是一个整体、动态变化的过程。当机体受到外界及体内环境的刺激时，机体会进行自我功能调整，若人体脏腑、经络、气血等功能保持正常，处于"阴平阳秘"的状态，即为未病状态；当机体脏腑、经络、气血等功能接近阴阳平衡，为欲病状态，是介于未病与已病之间的状态；当人体脏腑、经络、气血的功能出现了偏颇，机体处于"阴阳失衡"状态，为已病状态。根据阴阳虚实偏颇程度分为虚证和实证，分别为虚证的气虚、血虚、阴虚、阳虚及实证的气滞、血瘀、痰阻、热积等八大中医状态。

二、中医核心思维是状态辨证的关键

在现代医学高度发达的背景下，我们临床中医师对自身的中医基础诊疗技术重视度日益下降，存在只看化验单不搭脉不看舌苔不问诊，直接开具中医药处方的现象，在没有中医核心诊疗模式指导下开具的药方，临床疗效可想而知。中医的核心思维为整体观念和辨证论治，整体观念以"人体自身""人与自然""人与社会"的相统一，认为"人"是一个有机整体，可通过人体气血阴阳脏腑之间的相互协调功能状态判断机体的生理病理状况，而不是局限治疗某一病象明显的脏腑而类同于西医的"对症治疗"。辨证论治是中医诊疗思维的另一大优势，其在于通过临证过程，观察收集患者外在疾病的征象，分析其内在病因、病机、病位、发展趋势，以总结出疾病某阶段的一般规律和本质，做出相应的诊断并随证变化而治之。只有对个体的外在状态进行总结归纳，才能达到治病求本的目的。

三、精准辨识临证状态

1. 建立临证状态辨识体系　基于中医基础理论、医学统计学等相关理论，对机体特定阶段的机体生理功能和病理变化状态要素，设置一定参数指标来进行定量描述，如日常的体质参数、心理参数和理化体检参数一样，对临证状态设置状态定量表，通过评分的高低判断功能状态偏离正常幅度的大小，预测状态的进展、预后和转归，建立精准客观动态的状态辨识体系。

2. 提升临证状态辨识能力　对临床中医师开展中医基础理论教育与培训，重视临证状态辨识能力的提升，提高中医师的中医临证素养。通过开展相关中医诊疗技术培训班或继教班，以中医四诊、八纲、脏腑、阴阳等基础理论为核心，注重患者临证状态的动态变化，及时归纳总结提取临证状态信息，对状态进行辨识，动态调整临床干预措施，及时调整诊疗措施，提高临床疗效，促进中医师对状态辨识的关注度。

综上所述，临证状态是人体功能发生生理病理变化时所表现出的外在证候特征，是中医临床关注的重点。精准辨识临证状态是临床评估疾病发生发展预后的关键，有待我们进行深入研究，建立科学完善的中医状态诊疗模式。

参考文献

[1] 李灿东. 中医状态学 [M]. 北京：中国中医药出版社，2016：7-68.

[2] 李灿东，杨雪梅，纪立金，等. 健康状态表征参数体系的建立与集合分析 [J]. 中华中医药杂志，2011，26（3）：525-528.

[3] 李明珠，詹杰，李思汉，等. 从"气""象""器"论中医状态 [J]. 中医杂志，2021，62（2）：179-181.

[4] 吴长汶，唐娜娜，杨小婷，等. 对状态的准确辨析是把握健康的关键 [J]. 中华中医药杂志，2017，32（9）：4005-4007.

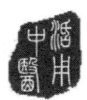

宣氏儿科从食积治疗儿科疾病的体会

（梁志忠　厦门市中医院）

食积是指食滞不消，日久成积。小儿"脾常不足"，而运化功能尚未健旺，又因生长发育迅速而对营养物质的需求比成人多，因此易为饮食所伤，导致食积。李东垣《脾胃论》所云"内伤脾胃，百病由生"，指出了脾胃为后天之本，脾胃损伤可以导致许多疾病的产生。宣氏儿科通过多年实践提出，对食积的重视可以提高临床疗效，总结出"消中焦湿热食滞""疏散上焦郁火""重视食积治疗抽动障碍"等治法，本人临床运用，受益良多。

一、消中焦湿热食滞

宣氏儿科认为，中焦湿热的产生主要来源于小儿食积。有湿热食积者，疾病易反复发作；无湿热食积者，发病易清易治。主要原因在于无形之热如未挟有形之积，则宜清，宜治；若无形之热挟有形之积，二者胶着，则热不宜清，邪不宜散，一旦感邪就发病。

病例一

患儿，女，7 岁 6 个月，2021 年 4 月 20 日初诊。反复腹痛 1 月余，脐周痛为主，发作无规律，每次持续约数分钟自行缓解，食欲一般，夜间磨牙，大小便正常，舌红、苔薄白腻，脉弦。治拟辛开苦降、消食和中化湿。方以平胃散加减。炒枳壳 6g，陈皮 3g，厚朴 6g，黄芩 3g，蒲公英 12g，延胡索 6g，茯苓 10g，焦神曲 6g，香附 5g，佛手 6g，鸡内金 6g，石斛 6g，瓜蒌 6g，槟榔 3g。5 剂，每日 1 剂，分 2 次开水冲服（处方为颗粒剂）。二诊，患儿腹痛未作，夜间磨牙消失，食欲好转。

【按】本例患儿为湿热食滞之胃脘痛，平时喜食生冷甜腻之品，易使脾胃运化失司，生热助湿，湿热互结致胃络闭塞不通，以胃脘疼痛，夜寐不安、磨牙等，故治疗以清热化湿、消积和中为主。方中黄芩、蒲公英、半夏清热化湿、降逆和中，炒枳壳、厚朴、陈皮、茯苓运脾化湿，延胡索、制附子理气和中，焦神曲、鸡内金、槟榔等理气消食化滞使食积得消，气机复畅，使脾胃运化得健，胃脘疼痛得缓。

二、疏散上焦郁火

宣氏儿科认为，外感疾病的"郁火"为无形之火，若无食则易清易散；若与食积相合则两相胶固，郁热上冲，易腐溃化脓，发为口腔溃疡等。故清热泻火力有不及，须在清泻伏火的同时选用轻灵之药加以疏散。如藿香醒脾助运以化食积，合薄荷能迅速扒开火，以助其余寒凉之，药到而病除。

三、重视食积治疗抽动障碍

宣氏儿科认为，食积、痰滞、血瘀不仅是本病的发病原因，更是影响疾病发展和预后的重要因素。因为一方面食积日久伤脾，脾虚失运，痰浊内生，痰阻清窍，脉络瘀滞，或为土虚木乘，肝木亢盛，引动内风可导致抽动发生；另一方面食积于内，有形之积可致气行不畅，气机失利，而使邪去难尽，以致抽动难愈，症状此起彼伏，影响预后。如以单纯消食很难获效，必以消食导滞理气消瘀，加以节食，加用四逆散、生山楂、郁金、石菖蒲渐可改观。部分多食肥胖的难治性抽动症患儿，更应从食积论治，因多食肥胖易使食积化湿、化痰，痰湿内阻日久可致气滞血瘀，只有饮食清淡，在治疗上加用二陈汤、山楂、茵陈等以消食化痰、理气消瘀，才能取得疗效。

病例二

患儿，女，9 岁 8 个月，2021 年 4 月 1 日初诊。反复眨眼、扭脖子、清嗓子 2 年，目前主要症状为扭腰、扭脖子、眨眼、清嗓子。睡眠不安，脾气急，大便干，舌红、苔薄白腻，脉弦。治拟养阴平肝，息风安神兼以消食。方以三甲复脉汤加减。炙龟甲 5g，鳖甲 10g，生龙齿 10g，生牡蛎 15g，白芍 15g，桂枝 6g，生地黄 15g，茯苓 15g，生甘草 5g，郁金 10g，石菖蒲 6g，蜈蚣 1g，胆南星 5g，枳壳 6g，柴胡 6g，山楂 10g，槟榔 6g，木瓜 15g，伸筋草 15g。7 剂，每日 1 剂，水煎服，分 2 次服用。二诊，患儿症状明显减轻，脾气改善，大便正常。

【按】本例患儿多发性抽动症史 2 年余，患儿睡眠不安、脾气急、大便干提示有食积、痰滞，本次以养阴平肝、消食理气为法，加用柴胡、枳壳调气、山楂、槟榔消食。服药 7 天后，诸症好转。原方继续调理。

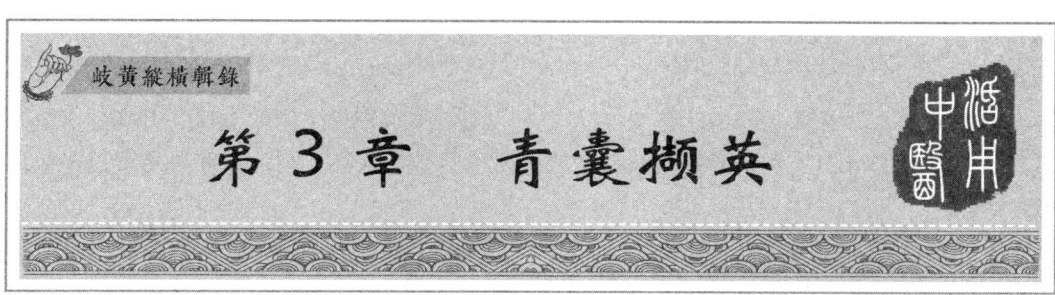

第3章　青囊撷英

宏观与微观、客观与主观——浅谈中医精准辨治

（肖春海　江西省樟树市中医医院）

中医是门自然科学，始终遵从自然规律。当前，中医面临两个问题：一是注重宏观，微观研究不足；二是主观有余，四诊客观不足。掌握和处理好中医宏观与微观、客观与主观的关系，是中医精准辨证论治的关键所在。

一、宏观与微观要有机融合

传统辨证属于宏观辨证，其过程大致可概括为在中医理论指导下，通过对望、闻、问、切所收集的临床信息进行分析、综合，即四诊合参，从而得出诊断性的结论。但随着研究的逐步深入与中医"证"的内涵不断完善，传统的宏观辨证在临床应用中的不足之处也日益凸显。因此，我们需要借助现代科技、现代检测设备，不断延伸中医微观辨证的触角，积极主动采纳微观藏象，并逐步与宏观藏象慢慢对接，把宏观辨证与微观辨证有机融合，再运用于临床，才能更有利于中医的精准辨治。例如青蒿素对我们的启发，就是宏观与微观的有效结合。一病一方，自古有之。"单方一味，气死名医"。张镜人等通过借助胃镜等一些微观检测手段，来研究中药治疗幽门螺杆菌，中药对胃动力、胃黏膜血流影响，及微量元素与萎缩性胃炎关系，结果发现中药可以改善胃黏膜血流，修复胃黏膜损害，纠正低硒低铁状态，否定了"胃黏膜腺体萎缩不可逆转"的理论观点，截断了肠腺化生和不典型增生癌前期病变的发展，为防治胃癌提供了新思路。在其辨证及疗效评价过程中借助许多微观学检测手段，张老可谓是把宏观辨证与微观辨证有机结合起来的典范。

但有一种微观我们不能忽视，回顾现代医学史，我们的视线只注重于人体的基因、细胞、组织、器官，以及各个系统等的研究，却忽视了人体内的真正的"主人"——微生物，我们一向认为人体内的微生物与人体只有"寄生"关系，却不知我们人体被微生物"控制"着。我们的消化腺就被微生物"控制"着，没有微生物，首先干枯的是消化腺。若证实了

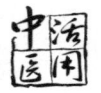

微生物对人体的"控制"作用，中医药的发展可能将开辟新的天地，也许会发现"世外桃源"。

从宏观再看，人体水的占比在 70% 左右，人具有水的特性，寒热温凉、升降浮沉既是药性，其实也是水具有的特性，治病时要考虑水的特性，取类比象，临床可不可以说治病如治水呢？

二、抓住客观证据，减少主观臆断

中医诊病是通过望、闻、问、切所收集的临床信息并对其进行分析，四诊合参，辨证论治。然望、闻、问、切的主观成分太多，没有客观标准，不同的中医收集同一位患者的信息会有偏差，特别是脉象，不像西医检查指标那么直观，所以中医怎样"阅读"患者非常关键。这要求中医师要有一双"鹰眼"，诊病如破案，证据要确凿。有经验的老中医用精简的四诊一诊便知，没经验的中医则面对一大堆复杂的四诊资料不知从何而辨。学生时代，老师给我们讲了一个故事，说 20 世纪 80 年代中期，江西省一家医院请十位老中医给同一患者会诊，结果十位老中医开出了九个方子。也许这十个方中有几个方子有用，也许都有用，我们老师就简单用了一句"条条道路通罗马"来解释，这种主观思维常常令初学者迷惑不解。中医需要中医文化的濡养，但不是把中医变成文学，文学不能凌驾于中医之上。中医辨证论治需要的是客观的、实实在在的证据，必须过滤掉主观的东西。"成也医儒，败也医儒"，说的就是中医的主观记载与客观混杂在一起，严重影响了中医的发展。中医临床要抓住客观证据，减少主观臆断，才能保证中医辨治更精准。

中医要达到精准辨治还要借助整合医学。整合医学代表了未来医学发展的趋势和方向。中医学中的整体观、辨证论治与整合医学的核心要素基本一致，中医人应该敞开胸怀，主动积极地拥抱整合医学，借鉴整合医学思维模式，积极汲取西医学、循证医学、转化医学、精准医学的精华，借助整合医学发展之春风，切实纠正中医微观研究不足和主观有余四诊客观不足的缺点，达到中医宏观与微观有机融合、提炼客观的东西，剔除主观的成分，助推中医学快速、健康发展。

参考文献

[1] 张镜人. 张镜人谈胃肠病 [M]. 上海科技教育出版社，2005：142–143.

基于云南吴佩衡扶阳学术流派的传承探讨滇南医学的发展
（周树成　云南省玉溪市中医医院）

云南吴佩衡扶阳学术流派在省内乃至国内传承与发展都是典范，其成功的原因可以归纳为以下几点。一是理论的传承与创新，传承、发扬了郑钦安学说之精华。其学术思想深

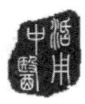

受海内外学者推崇，广泛用于临床内外妇儿科常见病及疑难危重病的诊治，疗效、特色优势明显，历经几代传承，形成了独特的扶阳学术流派理论。二是流派代表性传承人建立了扶阳学术流派的运行体制，其办公室设在云南省中医医院风湿科，负责人是彭江云教授，在她的主导下，在云南省各地州市设立流派工作室，指导各个地方扶阳学术流派的发展，影响力不断扩大，甚至影响到周边省市。三是产学研结合，构建科技协创新平台，完善科研奖励机制，深入发掘学术流派宝库中的精华，建立以省级中医药科研机构为核心，以高等院校、医疗机构和企业为主体，多部门共同参与的产学研科技协同创新平台，发挥优势专长，推广一批特色诊疗技术和诊治的优势病种。

云南地处祖国西南，属多民族聚居区，与东南亚接壤，文化相互交融发展，形成独特的医学文化，诞生了与中原医学流派一脉相承的，具有民族医学特点的独特医学。从明清至今，名医辈出，百家争鸣，形成具有云南特点的"滇南医学"。

云南的中医人，特别是对云南中医发展非常关切的有识之士，提出有针对性的发展策略。2014 年 4 月，郑进教授在首届兰茂中医药学术发展论坛上，提出了"兰茂医学"学术品牌，也是第一次在云南中医药发展史上确定了地方品牌。由于发现以"兰茂医学"作为云南医学发展的品牌具有局限性，结合目前国内中医药发展形势，云南本土医学将本省中医药源流及特色高度概括，正式将其赋名为"滇南医学"。如何在遵循中医流派发展规律的前提下克服当前的困难，推动滇南医学流派发展走向繁荣，是一个亟待解决的问题。

结合目前云南中医发展的现状，个人有几点建议：①整合目前云南境内的民族医学，突出特点，发挥地方医药的特色。抢救挖掘民族民间医药的特色诊疗，形成体系，比如彝医药体系、傣医药体系、哈尼医药体系，形成云南特点的民族医药体系。②遴选省级学科带头人。在全省范围内，选拔具有发展趋势较好、具有代表性的学科带头人，经过 3～5 年的发展，再次遴选 1～5 名学科领军人物，带领"滇南医学"走向全国。③挖掘民族医药的价值。云南的医学发展离不开民族医药，民族医药的价值主要体现在医学、经济和文化三个方面。首先是医学价值。民族医药是历史上特殊人群在特殊环境和特殊条件下创造的医学知识或医学知识体系。时至今日，民族医药有些精华还被保留，有些知识还被继承利用，给后人提供了直接、间接的启示。其次是经济价值。民族民间药材品种多、储量大，在全国约 12000 种药材资源中，民族药占 75% 左右。发展民族民间医药有助于合理、有序地开发民族地区丰富的动植物资源，同时通过兴办正规化的民族民间医药诊疗、科研机构，推动民族民间医药与现代医学的有机结合。还有其文化价值。从某种意义上说，发展民族民间医药也是对民族民间文化进行保护和传承。

滇南医学即中医药与民族医药的协同发展，我们把云南吴佩衡扶阳学术流派的发展模式借鉴到滇南医学发展上，建立自己的理论体系，积极开展科研创新，完善人才培养制度，相信滇南医学定会可以传承百年，影响深远。

参考文献

[1] 程军平，欧阳八四，申俊龙，等 . 地域性中医学术流派简析 [J]. 中华中医药杂志，

2017，32（2）：449-451.

[2] 郑进，罗艳秋，熊金富. 兰茂医学与云南中医学 [C]// 云南省中医药学会. 首届兰茂中医药发展学术论坛论文汇编. 昆明：2014：11-14.

[3] 郑进. 试论云南中医药与民族医药之关系 [J]. 云南中医学院学报，2007，30（5）：1-4.

[4] 郑进，张玲，李兆福，等. 滇南医学源流与命名探析 [J]. 云南中医中药杂志，2019.
40（5）：1-5.

针法鸣世——郑氏传统针法阐微

（范娥　甘肃中医药大学附属医院）

"郑氏传统针法"是郑氏传统针法流派传承人郑魁山教授在继承其父郑毓琳先生的学术思想和特色针法的基础上，不断深入研究，反复临床验证，历经五世传承而形成的独特针灸的诊疗体系。中国工程院院士、中国中医研究院程莘农教授于 1996 年 8 月 18 日在兰州召开的"国际郑氏传统针法学术研讨会暨郑毓琳先生诞辰 100 周年纪念会"题词"针法鸣世"，这是对郑氏传统针法的最高评价，也是对传统手法重视的体现。

郑氏传统针法具有 3 个特点。第一，首次将"八法"应用在针灸临床中。第二，重视手法。郑魁山教授认为没有精炼手法不能做到针到病除，还提到明于书未必明于心，明于心未必明于手，认为针灸医生必须要掌握"理、法、方、穴、术"，而术就是手法，看得出他对针刺手法的重视程度。第三，擅用左手。用左手以揣摸穴位处肌肉厚薄、空隙大小确定进针方向和深浅，分拨妨碍进针的肌腱、血管等，配合右手进针时还需要压按协调的持久力量，并创造了旋转、滚摇、压按、升降等法。第四，郑氏传统针法有着自己的家传针法，是古代烦琐复杂的针刺手法经过长期临床实践，简化而来的。第五，强调针灸医师必须坚持练功，认为"扎针不练功，到头一场空"。

在郑氏传统针法中最具有代表性的是温通针法，该手法补泻兼施，能激发经气并通过推弩守气，推动气血运行，使气至病所。其操作是由"烧山火"手法简化而来的，具体的区别有 3 点：第一，温通针法操作前用左手拇指或食指切按穴位，右手进针后要候至气至；第二，简化了从天部、人部、地部的九进三退手法；第三，做手法时左手要加重压力，同时施以关闭法，以促使针感传至病所产生热感，可留针或不留针。临床中选用温通手法最常用的穴位是风池穴，医者可以根据针尖的方向、押手的方向以及针感传导方向的不同来治疗各种疑难杂症。

温通针法治疗疑难杂症时取穴及针刺手法均有所不同。以风池穴为主治疗不同疾病的不同手法有以下几种。①眼部疾病：针尖朝向对侧目内眦，押手在风池穴下方，使热感传导到眼区，促使瘀血消散、吸收，称为"过眼热"针法。②眼睑下垂：施以温通针法，右手持针，斜向同侧眼球方向进针，左手关闭，使针感向前额方向传导。③药毒性耳聋：针

尖朝向对侧眼球方向，使热感传至耳中。④内耳眩晕症：针尖朝向鼻根方向，使热感传到耳中或头顶部。⑤顽固性面瘫：针尖朝向鼻尖方向，行温通针法使针感到达前额部，同时取健侧合谷行温通针法，使患侧面部产生热感或走窜感。⑥慢性鼻炎及嗅觉障碍：针尖朝向鼻尖，针刺得气后押手将针下气至感觉推向鼻部。⑦偏头痛：针尖朝向患侧，右手进针，左手关闭，促使针感至前额。⑧血管性痴呆：常规进针后，利用左手关闭配合刺手推弩守气，使热感传到头顶。

温通针法也可使用其他穴位治疗疾病，如对于上肢的麻木、中风后肢体偏瘫、痿软可选取"通经接气法"，即在上肢或下肢的穴位由上往下依次针刺，使热感传导至肢体远端，以活血通络，恢复肢体运动功能。治疗冠心病时可选取内关穴，常规进针后使针感传向心胸部，可促进机体血液循环，调节心脏功能。风寒痹证选用"穿胛热针法"，取天宗穴行温通针法，使热感传至肩部，达到散寒止痛的作用。

郑氏传统针法不仅在临床上取得了较好的疗效，在机制探讨研究方面也取得了很大成绩。20世纪80年代，在郑魁山教授的主持及带领下，开始并完成了传统针刺手法的机理研究。郑氏传统针法一直秉承"守正创新"的理念，在家传传统手法之上进行简化改良，不断在临床与科研方面取得重大成绩，并逐渐使传统针法走向国际化。作为首批全国64家学术流派传承工作室之一，我们一定要保护好我们的国粹，让中医针灸之路走得更远、更宽。

基于肝脾理论配合揿针探讨小儿多发性抽动症之施治

（杨志华　甘肃省中医院）

小儿抽动症属于神经精神障碍性疾病。中医学常认为其病机多责之于"肝""脾"，且与"风""痰"密切相关。因此，病病程长、病情复杂、易反复发作，属于中医学"怪病"范畴。在治疗中分阶段辨证论治，并在此基础上联合运用"揿针"，针药结合治疗，体现出中医综合治疗的独特优势，且效果显著。

小儿抽动症，又被称作抽动秽语综合征，是一种以快速、突发、不自主、重复、单一或（和）多部位肌肉抽动和发声抽动为特点的复杂性慢性神经障碍。

患儿智力正常，可表现为间断性皱眉、眨眼、耸肩、扭颈、喉中不自主发声以及四肢抽搐，部分伴有多动、自闭或焦虑等。症状可随感染、心情郁结等加重，常有起伏波动，呈间歇性发作，可归类于中医古籍中"慢惊风""抽搐""瘛疭"。

其发病多与神经递质失衡、情绪激动、心理障碍等诸多因素有关。笔者仅从中医基础相关理论结合小儿生理、病理特点，配合揿针中医特色治疗，探索肝脾理论在本病发生中的相关性。

一、风动痰扰、风痰胶着是小儿抽动症的病机所在

《素问·至真要大论》里指出"诸风掉眩，皆属于肝"，即一切与风有关的疾病，都可以从肝论治。肝气不舒，郁久化风，风为阳邪，善行而数变，又因小儿"肺常不足"，外邪容易侵犯，外风引动内风，流窜经络，因而引起全身各部位的抽搐。小儿在生理上为稚阴稚阳之体，形气未充，脏腑未臻成熟，外感六淫极易从阳化火。火热炼津成痰，风痰结合，上蒙清窍，则眨眼、皱眉等头面部抽搐；攻于气道，则喉部不舒，内扰心神，则心烦失眠、多梦易惊、秽语不止；且痰邪胶着，故本病病势缠绵，时轻时重，久治难愈。

张士卿教授认为此病与多脏腑有关，但其根本病机在于脾虚肝旺，多伴有风痰阻络之症，故总结为"脾虚肝旺为本，风痰阻络为标"；在治疗上调理肝脾与息风化痰并重，且对小儿用药，注重以中正平和为宜，不可攻乏太过，损伤自身精气。宣桂琪教授认为该病的发生发展主要与"风"密切相关，脏腑功能失调是其发病主要基础，同时要注意因其病程较长，久病入络及外伤等因素，因瘀而抽搐。王素梅教授从小儿病理生理出发，结合多年临床经验，认为肝、脾、心、肾皆与此病相关，脾虚生痰，肝亢生风，日久可致心火亢盛，肾气虚衰，且风痰是贯穿抽动症整个病程的重要病理因素。综合上述各医家观点，因地制宜，从肝脾论治更加适合西北地区儿童辨证治疗。

二、揿针疗法

揿针又称"皮内针"，是一种现代针灸治疗工具，揿针疗法是将特定小型针具固定于黏性敷料上，从而较长时间留针在体表腧穴的一种手法，符合《素问》中"静宜久留"的描述。其原理是通过刺激末梢神经和特定腧穴位来起到激发卫气、疏通经络、调节脏腑功能的作用，对治疗慢性疾病有持久而显著的效果。五脏阴阳不相顺接是抽动的根本原因，而背俞穴是五脏精气输注于背腰部的腧穴，故用此调平阴阳。头面部症状可以配伍合谷穴，此为大肠经原穴，总治头、面各症，是治疗齿、眼、喉咙（咽喉）等症之特效穴。抽动症患儿往往面部症状明显且最易被发现，研究表明针刺合谷穴在此治疗中有显著效果。

在临床中运用特定穴在抽动症治疗中效果显著，不同部位配穴如下。眨眼、翻眼用承泣、阳白、攒竹，有疏风清热，清头明目的作用，主治头面及眼睑疾患。皱鼻选四白、迎香、肺俞；迎香为手阳明经穴，善治鼻病，可疏散风热之邪，通鼻窍。咧嘴、吐舌刺承浆、地仓；承浆位于面部，是任脉与足阳明胃经的交会穴，可通经活络，疏风止痉，对治疗面部口唇疾患有近治作用，与地仓相配治疗面部抽动、口角歪斜等疾患。扭颈、甩头用颈夹脊、肩中、大椎；大椎属督脉，为阳经之会，是手足三阳与督脉的交会穴，有统领一身阳气及气血作用，针刺按摩可清热解毒、疏通阳气，保卫机体正气。亢亢有声、秽语刺咽四、天突、照海等穴位。

三、验案举隅

刘某，男，5岁7个月。初诊日期为2010年2月1日。主诉频繁眨眼伴清嗓6月余，肢体及嘴角抽动1个月。自诉曾予妥布霉素滴眼液及息风胶囊，间断性治疗3月余，效

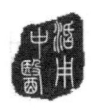

不佳。中医诊断为慢惊风，属脾虚肝旺型；西医诊断为小儿多发性抽动障碍。处方：钩藤 12g，石菖蒲 10g，盐益智仁 10g，红花 5g，石决明 9g，桑枝 6g，木蝴蝶 10g，生龙牡各 12g，白芍 12g，射干 10g，玄参 10g，伸筋草 10g，木瓜 10g，全蝎 3g。12 剂，每日 1 剂，分次服用，配合揿针针刺阳白、咽四。2020 年 2 月 16 日二诊，诸症状皆有好转，但患儿不慎外感，引起咽部不适，清嗓明显，在上方基础上去浮小麦、生牡蛎、大枣，加桔梗 5g，金果榄 9g，玄参 10g，揿针刺入咽四、天突、太溪。2021 年 2 月 28 日三诊，症状缓解明显，加焦山楂 10g，炒鸡内金 10g，枳实 10g 以健运脾胃，巩固疗效，揿针针刺穴位同前。三次治疗后，患儿情况明显好转，1 个月后随访，未再复发。

四、结语

现代研究显示中医肝脏与"神经 – 内分泌 – 免疫网络"存在一定的联系，为调节人体心理应激反应的核心。研究表明，脾虚肝旺型多发性抽动症患儿具有病程较长，病情易反复、症状多合并出现，且免疫力低下等特点。

从古至今，医家们在临床治疗中都强调针药结合。孙思邈《备急千金要方》中指出"针灸不药，药而不针，非良医也，知针知药，固是良医"。因此，遵从古训，针药并施，尤其是对于反复发作的难治性抽动症，将传统肝脾相关理论以抑肝扶脾，结合揿针激发正气、调和阴阳，较单用复方制剂控制其发作效果佳，值得临床推广应用。

参考文献

[1] 江载芳，申昆玲，沈颖 . 诸福棠实用儿科学 [M]. 8 版 . 北京：人民卫生出版社，2015：2089–2092.

[2] 李花 . 中医肝脾相关的理论和应用研究 [D]. 湖南：湖南中医药大学中医内科学，2010.

[3] 万业雄，张士卿 . 张士卿教授治疗小儿多发性抽动症的经验 [J]. 中医儿科杂志，2007，3（6）：3–5.

[4] 王学梅 . 王素梅教授治疗儿童多发性抽动症经验 [J]. 环球中医药，2018，11（9）：1386–1389.

[5] 张小鹏，范职玲，霍桃桃 . 揿针配合穴位贴敷预防急性颅脑损伤所致便秘的临床研究 [J]. 上海针灸杂志，2018，37（3），266–268.

[6] 谈慧 . 揿针配合埋线治疗缺血性脑卒中后手功能障碍的效果 [J]. 中国医药导报，2018，15，（5）：76–79，88.

[7] 陈丁丁，朱霞，任时茜 . 从脾论治小儿难治性抽搐障碍体会 [J]. 中医儿科杂志，2021，17（1）：57–59.

[8] 齐金娜，刘虹 . 陈宝义教授从肝脾论治小儿抽动障碍经验 [J]. 长春中医药大学学报，2012，28（1）：60–61.

天池伤科国医大师刘柏龄教授学术思想及临床经验感悟

（李海　长春中医药大学附属第三临床医院）

天池伤科为东北地区骨伤学派的代表流派，始于清代刘德玉老先生。长白山天池是东北地区的代表名胜，故流派被命名为"天池伤科"。现国医大师刘柏龄教授是天池伤科的主要代表性人物，崇尚"肾主骨"理论，确立了"治肾亦即治骨"的学术思想。笔者有幸跟随刘老学习，颇有收获，现将刘老学术思想及学习过程中的临床经验感悟分享与大家，以飨同道。

一、治肾亦即治骨

肾主骨理论源于《黄帝内经》。《素问·上古天真论》说明了肾对骨的作用，"女子七岁，肾气盛，齿更发长……三七肾气平均，故真牙生而长极；四七，筋骨坚，发长极，身体盛壮……丈夫八岁，肾气实，发长齿更……三八，肾气平均，筋骨劲强，故真牙生而长极；四八，筋骨隆盛，肌肉满壮……七八，肝气衰，筋不能动；八八，天癸竭，精少，肾脏衰，形体皆极，则齿发去"。《素问·痿论》亦云"肾主身之骨髓"，指出骨与肾的关系非常密切。肾精充足，骨髓化生充足，骨骼得养，则骨骼坚实、强壮有力，肢体活动灵活，作用强力。

在肾主骨理论的基础下，刘老在临床辨证治疗中，分别确立了调先天之精以健骨、补肾益精、补肾养肝、补肾续骨之法。刘老认为肾藏先天之精，禀赋自父母，受助于后天之水谷，肾精充足则身强体壮；年长因肾精不足、肝肾亏虚引起的诸病，常伴有腰膝酸软、不能健步等，除调理脾胃，扶助正气，且还应予以补肾益精、养肝等。

二、用药特点

在应用中，刘老虽重补肾，但反对按图索骥，主张详查病情，随证为治以求效。根据证之阴阳、寒热、虚实、瘀湿之不同，随证加减，灵活变通，效应更佳。如以肝肾亏虚为主的加炙龟甲、黄精，或可减少鹿角片、淫羊藿药量；以脾肾阳虚为主的加巴戟天等；以外伤血瘀为主的加炙乳香、炙没药、延胡索；发于颈椎者加葛根；发于腰椎者加杜仲、狗脊；发于髋、膝、踝加牛膝、木瓜；发于肩、肘、腕加桑枝、姜黄、桂枝；局部有热加黄柏、虎杖；血虚加当归、阿胶；肢体重着，夹湿或瘀肿加薏苡仁、炮山甲、防己；气虚加黄芪、党参等。

三、刘氏骨伤科手法特点

刘老临证强调整体与局部并重，内外兼顾，尤其注重手法的应用与研。刘老荟萃隋、唐以来骨伤手法精华，整理研究，自成体系，将手法归纳为治骨和治筋两大类。正骨手法可归纳为拔伸、屈转、端挤、提按、分顶、牵抖、拿捏、按摩八法。在理筋手法治疗中，

刘老强调经络辨证，治疗中因人施术，自创了"二步十法"治疗腰椎间盘突出症，"理筋八法"治疗腰肌劳损，同时强调手法与针刺配合应用，创立了"一针一牵三扳法"治疗腰椎小关节紊乱症，针刺人中穴、点刺暴伤点治疗急性腰扭伤，疗效显著。

四、验案举隅

李某，男，40 岁，1960 年 3 月 27 日出生。2000 年 5 月 12 日。初诊。

主诉：颈部疼痛，活动受限 1 小时。

现病史：今晨起后，觉颈部酸痛，活动时加重，自行按摩颈部亦不能缓解。

体格检查：头部偏向健侧，颈椎活动受限，颈部肌肉痉挛压痛，触之如条状或块状。斜方肌、大小菱形肌等处亦有压痛。舌淡，苔薄白，脉浮紧。

辨证：本病系风寒外袭，留于经络，筋脉拘急发为本病。

中医诊断：落枕（风寒痹阻）。

治法：祛风散寒，通经活络。

处方：葛根 20g，桂枝 10g，白芍 20g，羌活 10g，防风 10g，黄芪 15g，桃仁 10g，红花 10g，炙甘草 6g。5 剂，水煎，每日 1 剂，分 2 次口服。

二诊：2000 年 5 月 15 日患者自述颈部不适症状消失，颈部活动恢复正常。舌淡苔薄，脉缓。辨证知风寒已散，筋脉通利。症状消失而愈，颈部活动自如。

【按】落枕主要是由于颈部肌肉的扭伤、劳损，同时受风寒侵袭致使某些肌肉痉挛及相应神经受牵累所产生的。中医学称为"颈项伤筋""项筋急"，又称失枕。平时缺乏筋肉锻炼，身体衰弱，气血不足，循行不畅，舒缩活动失调，复受风寒侵袭，致经络不舒，肌肉气血凝滞而痹阻不通，僵凝疼痛而发病。本案例处方以葛根、桂枝、白芍、羌活、防风、桃仁、红花祛风散寒，通经活络，辅以黄芪、炙甘草补气活血。

云南吴氏扶阳派潜阳封髓丹的临床运用
（陈松怡 福建中医药大学附属人民医院）

临床上常遇到口疮、口糜者，服用潜阳封髓丹后治愈，故对潜阳封髓丹颇感兴趣，潜阳封髓丹适合用于何证，因《方剂学》上并未对其进行深入分析探讨，而使该方的临床运用并未被周知。笔者有幸成为全国中医临床特色技术传承骨干人才培养对象，前往云南吴佩衡扶阳学术流派跟师学习，重新认识了潜阳封髓丹这一方。现笔者就潜阳封髓丹的组成、适应证型、临床运用做一阐述。

一、吴氏潜阳封髓丹组成

潜阳封髓丹源于潜阳丹、封髓丹，两者合二为一。观其药物组成，以补坎中真阳的附

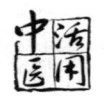

子辛温壮君火；得水之精气而生的龟甲通阴助阳；以纳五脏之气归于肾的砂仁宣中宫之一切阴邪；秉天冬寒水之气入肾的黄柏，独此一味，具三才之义。甘缓炙甘草伏火补中。而云南吴氏扶阳学术流派第二代传人吴荣祖教授在原方基础上进行了扩充完善，加入肉桂"引火归元"，细辛"纳阳归肾"，骨碎补"温阳下元，能引升浮之热……是以治上热下冷"，龙骨、牡蛎有"龙禀阳之灵，牡禀阴之灵……取阴阳互根之意"。全方以温阳纳气治其本，二则收敛虚火治其标。

二、潜阳封髓丹的适应证

《易经》云："大哉乾元，万物资始，乃统天。"乾元，纯阳也，自然界生物生命的原动力。郑钦安等医家受其启发影响，认为人在自然界生存，感受于天地间，人的真阳根源于天，受天之中正之气而生，乾卦是世界万物阳气之源。《素问·生气通天论》记载了古人对阳气的认识，"阳气者，若天与日，失其所则折寿而不彰……是故阳因而上，卫外者也"。说明阳气如同太阳，无处不在，是人生命中的动力与根本，还强调了阳气的主导作用，以及阳气在人体中发挥至关重要的作用。又云："凡阴阳之要，阳密乃固。"此条文指出了人体之所以能阴阳协调，关键在于"阳密乃固"。阳气主动，以秘为本，须潜藏于肾水之中，方能达到水火既济之态。若阳虚不能潜藏，虚阳浮越于外，则发生虚阳外越、上浮之阴火证。

"阴火"一词，见于李东垣的《脾胃论》，其描述"心火者，阴火也。起于下焦，其系于心，心不主令，相火代之"。心君火位于上焦，肾中相火位居下焦。郑钦安认为君火是"一点真阴藏于二阳之中"，相火是"一点真阳藏于二阴之中"，只有阴阳交济才能使君火、相火不离位。一旦相火离位，肾中相火妄动，而"发而为病……一名孤阳上浮，一名虚火上冲"，则形成了"阴火证"。

可见阴火证的治法在于潜阳秘阳，纳气归肾，引火归元。潜阳封髓丹的作用正是将上浮、外越之虚阳潜藏，纳气归于肾水之中，以达阴阳相济，便适用于阴火证的治疗。

三、潜阳封髓丹的临床运用

以"潜阳封髓丹"为关键词检索"维普""万方""中国知网"数据库，文献期刊不下百篇，提示该方可广泛运用于皮肤科疾病、口腔科疾病、免疫系统疾病以及内科系统疾病等。如刘亚峰等用潜阳封髓丹合桂枝茯苓丸加味治疗顽固性痤疮疗效佳。赵常国等对放化疗后口腔溃疡患者进行临床疗效观察，发现运用加味潜阳封髓丹治疗组的临床疗效优于对照组（口腔溃疡膜外服组）。薛一涛用潜阳封髓丹治疗虚阳上越型心系疾病，亦取得良效。

笔者认为在中医辨证层面上，符合"阴火"证表现的疾病，大部分可以运用潜阳封髓丹治疗。有是证，用是方。阴火证的患者常表现为上热下寒，有目赤耳鸣、头痛、失眠、口舌生疮、咽干口燥等虚火上炎的表现，又有腰膝酸软、四肢厥逆、脘腹冷痛、关节酸楚、痛经、便溏等阳虚阴盛的表现。而区别真假寒热的关键在于舌、脉的把握。对于阳气不密的阴火之证的舌脉特点为舌质嫩、淡，舌体胖大，或齿印多津，舌苔薄白或滑，脉为尺脉不足，寸脉有余。

参考文献

[1] 吴生元.扶阳理论与临床实践 [M].北京：人民卫生出版社，2016.

[2] 商竞宇，姜莉云.吴荣祖"温水燥土，引火归元"法辨治阴火证经验探析 [J].中华中医药杂志，2020，35（11）：5576-5578.

[3] 郑寿全.医理真传 [M].北京：中国中医药出版社，2008：10-15，40.

[4] 李娇，彭玲，陈荣.潜阳封髓丹临床应用概况 [J].实用中医药杂志，2021，37（1）：150-153.

[5] 刘亚峰，李晓良，陈超武，等.潜阳封髓丹合桂枝茯苓丸加味治疗顽固性痤疮 36 例 [J].广西中医药，2019，42（4）：79-80.

[6] 赵常固，陈艳林，吴生元，等.吴生元经验方加味潜阳封髓丹治疗放化疗后口腔溃疡的临床疗效观察 [J].四川中医，2017，35（5）：180-182.

[7] 张冰睿，薛一涛.薛一涛运用温水潜阳法治疗心系疾病经验 [J].湖北中医杂志，2017，39（5）：20-21.

羲黄古易思想下的非物质文化遗产四川李氏杵针

（谢方方　安徽省宿州市中医医院）

杵针疗法在中国医经中未曾记述，在《道藏》中亦无可寻迹，其思想源于羲黄古易，以《周易》《轩辕黄帝阴符经》《黄帝内经》《难经》等古籍中的理、气、象、数理论交相呼应，逐渐孕育而成。杵针疗法始于李氏入川第一代始祖李尔绯，老太祖公少年时拜武当山道士为师，后经过长期大量诊治患者并总结摸索，逐渐将儒、道、佛等文化精髓融会贯通，形成了四川李氏杵针疗法独特的理论体系和治疗方法。

一、杵针治疗工具

杵针源于古针九针之一"鍉针"。《灵枢·九针论》有云："鍉针，取法于黍粟之锐，长三寸半，主按脉取气，令邪出。"杵针又因源于指针，是医家指力不能透达脏腑的一种替代治疗方式，故经李仲愚老先生经多年实践，并结合家族口传心授的资料，确定了以铜为主的四件杵针工具：七曜混元杵、五星三台杵、金刚杵、奎星笔。

二、杵针与传统针灸不同点

杵针有以下特点：①可灵活配伍药物治疗；②在临床操作中，通过一定的工具和手法，刺激人体表面河车、八阵、八廓等腧穴，以达到调畅气血、经络之功；③因不刺入肌肤，无感染之忧；④取穴特殊、操作简单。

三、杵针独特的学术思想

羲黄古易思想下孕育了很多中华民族特有的文化瑰宝，杵针诊治疾病的学术理论思想，如立法、辨证、布阵、取穴等方面与中原传统针灸方法亦有不同，其中独特穴位的选取极有特色。

《庄子·天下》曾指出"易以道阴阳"，李老太祖公在治疗疾病中特别强调调和阴阳，尤其重视任督二脉。《素问·阴阳应象大论》言"阴阳者，天地之道也，万物之纲纪"，将天地阴阳之道引申为中医之道，太极衍生八卦，乾坤六子则演化为三阴三阳。《灵枢·阴阳系日月》将十二经络归为手足三阴三阳经，《素问·生气通天论》还提到"阳气者，若天与日，失其所，则折寿而不彰"，"阳者，卫外而为固"。人体阳气主要有三大作用：一是人体靠阳气生化气、血、精、津液；二是卫外，即抵御疾病；三是宣化精微要靠阳气输布。中医学认为，背部为阳，督脉主干行于背部正中，为全身阳气汇集之处，且联系着手三阳经和足三阳经，总督一身阳经的脉气，对人体气血具有温煦、固摄、推动、防御的作用。足太阳膀胱经循于督脉两侧，督脉阳气借助足太阳膀胱经散发全身，帮助人体气血输送，维持脏腑功能。任脉行于腹面中线，其脉与阴维脉、足三阴经及手三阴经交会，总任一身之阴经。督脉分支与肾相连，肾为先天之本，又为命门之所在，内藏元阳，元阳亦需要借助于任、督二脉通行而布达全身。故杵针极具特色的特殊穴位均遵循李老太祖公调和阴阳之思想，取穴多集中分布在任脉、督脉及膀胱经循行区域；又结合"盛者泻之，虚者补之""经脉所过，主治所及"原则，通过激发人体阳气，扶正祛邪，疏理气机，行气活血，调任、督二脉，以达到"阴平阳秘"之功效。《轩辕黄帝阴符经》云："观天之道，执天之行，尽矣。天有五贼，见之者昌。五贼在心，施行于天。宇宙在乎手，万化生乎身。天性人也，人心机也。立天之道，以定人也。"李氏杵针疗法学术思想的关窍在于调和阴阳，应机协助患者生命品质的提升，襄助患者生命景观的拓展。杵针疗法特殊穴位共分为三类，分别是沿督脉分布的八阵穴、循五官周围的八廓穴以及沿任督二脉分布的河车路。我们以杵针特殊穴位"八阵穴"为例，所谓八阵穴即是指八阵上的穴位，包括百会八阵、风府八阵、大椎八阵、身柱八阵、神道八阵、至阳八阵、筋缩八阵、中枢八阵、命门八阵、腰阳关八阵、腰俞八阵等，临床上将其分为内、中、外三部，操作上以一个腧穴为中宫，中宫向外画一个圆，以天、地、风、云、龙、虎、鸟、蛇把这个圆分八个等份，形成八个穴位，又称为外八阵。此穴位与八卦乾、坤、坎、离、震、艮、巽、兑相对应，以此把中宫到外八阵的距离分为三等分，即为中八阵和内八阵（图3-1）。经特制的杵针工具，通过点叩、升降、开阖、运转、分理等手法以实现以"调和阴阳、以通为用"之功效。对于肩颈腰背等相关疾病引起疼痛、失眠、心慌、胸闷、便秘、焦虑等疾病的治疗，疗效显著。

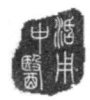

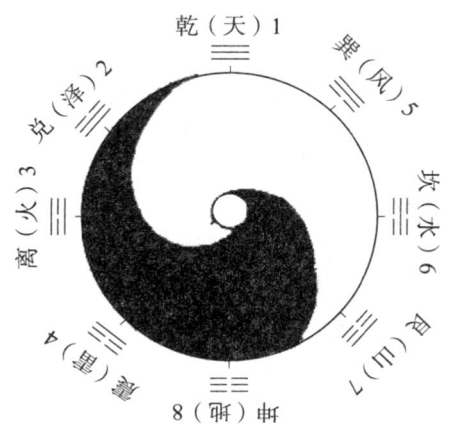

伏羲先天八卦方位

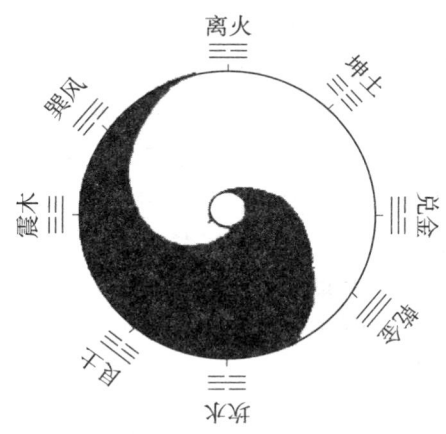

周文王后天八卦方位

图 3-1　先天八卦和后天八卦方位

四、展望未来

杵针在诊治疾病过程中集针砭、按摩之长，承导引之术，融九宫河洛之法，以调和阴阳为本，钻研羲黄古易，将敬畏、摄护、修养、觉悟等融会贯通，结合临证实践，传承创新，通过扶正祛邪，疏通经络以达到治病强身、康复保健之功效。目前李氏杵针不仅在中医学领域独树一帜，也积极向海外大力推广和宣传，希望在不久的将来，四川李氏杵针能在更广阔的舞台上发挥重要作用。

中医文化在中医流派传承中的思考

（李莉　昆明市中医医院）

在中华民族几千年的中医药发展历史过程中，形成了众多独具特色的中医学术流派。中医学术流派是独特的中医文化现象，流派的形成与发展，以及流派间的相互争鸣，不仅促进了中医理论的不断完善和临床疗效的提高，也推动了中医学术的传承发展。国医大师裘沛然认为："中医学术流派是医学理论产生的土壤和发展的动力，也是医学理论传播及人才培养的摇篮。"然而，目前由于各种因素的影响，中医师承方式被忽视，特别是在日趋严重的中医"西化"冲击下，中医学术特色趋于淡化，许多有影响、有特色的中医流派濒临失传或断代，故当代中医学术流派的整体传承与发展日渐式微，处于萎缩状态。而且，相似的理论认识、相近的技术水平，也显示了特色的淡化与缺少。因此，当代中医学术流派的文化传承发展情况不甚理想。

中华民族的文化可谓博大精深、源远流长。而作为传统文化的重要组成部分，中医药文化，深植于中国传统文化的丰富土壤之中，蕴含着优秀传统文化的精神内核，是中华民族的文化符号。中医文化是中华民族优秀传统文化中体现中医本质与特色的精神文明和物质文明的总和。中医学是中国的原创科学知识体系，以阴阳、五行为代表的哲学思想，以道家、易学、儒家以及各种传统学术相互融汇而构成的其他理论为文化背景和知识基础，加以临床医学个体或群体的经验而形成了独特的中医学基础理论。中医学根植于中国传统文化的土壤，因袭了"天人合一""和为贵""和而不同"的中国优秀传统文化基因，体现了中华民族的认知方式、价值取向和审美情趣。中医文化，从本质上讲，是构成中医药学的母体，是中华民族灿烂文化的有机组成部分；从功能上讲，是传承中医药学的载体，承载了中医药学数千年的文明史。

一、中医文化的传承现状及问题

1. 中医文化的根源和发展　当今"文化"概指人类社会历史发展过程中所创造的全部精神财富和物质财富，也特指社会意识形态。中国文化可以上溯至炎帝、黄帝的时代，中医文化从有文字记载至今，已有数千年历史，可谓源远流长。中医是以中国古代哲学为基础理论的传统医学，是构建人与自然相和谐的医学，是治未病的医学。中国的传统文化是中医的源头，中医的发展如果缺少了文化源头就会成为无本之木、无源之水。张仲景等各医家均以《黄帝内经》的治疗思想和时间养生为基础，将中医文化充分融入临床，使中医药的治疗效果极大地提高了。饮食文化、养生文化和医药文化，都是中医传统文化的继承和发展，至今还指导着中医临床。

2. 中医文化的研究方向　中国传统文化是传统中医生存的土壤和思想方法的源泉，割裂中国传统文化，中医学将不复存在。真正具有丰富临床经验的临床工作者就中医文化的深入研究并不多见，造成了研究内容和临床实践相脱节，无法使这些基础研究真正的推动和指导临床的发展。脱离中医临床谈中医文化，脱离现代文化发展谈中医文化，脱离时代发展、人类健康事业谈中医文化，都难免导致理论和实践的分离，影响中医文化的系统化研究价值。

3. 中医文化现代传承的几个问题

(1) 传承重点不明确：近20年的中医临床及科学研究，使得中医学被分解为中医、中药、针灸、养生保健等各自传习运行的"体系"，在中医、中药领域又细分为各个临床亚专业如中医妇科、中医外科等。大部分临床中医师注重的是各自专业的学习和研究，争取实现专业上的突破，对于专业以外的知识涉及极少。整体观念是中医临床的思维基础，而中医文化的分解直接造成了这个基础的丢失，使得现代中医学的研究方向和方法更偏向于西方医学。

(2) 传承模式变化：目前的教育模式体现了大众对于中医文化教育的重要性普遍认识不足。从课程数量上看，临床类课程比例大大超出中医经典教学；从课程安排上看，与中医文化学习相关的古文基础、医史、医理等课程实质上已处于可有可无状态；从教学方式上看，大班、大课的教学使中医经典的学习只停留在表面教学，无法深入体悟。相比传统的师带徒模式，这些现代教学模式使从未接触过中医的青年学生根本无法深入了解中医文

化，将中医文化融入自己的思维模式更无从谈起。

(3) 西方医学模式的影响：在中医文化普遍不被重视的过程中，西方医学模式在国内发展迅猛。在西方文化对国人的冲击下，西医思维方法对中医院校学生的影响巨大。在中、西医知识同时学习的过程中，由于现代教育模型的转化，很多青年中医其临床思维其实是西方医学而非传统中医，再谈中医文化传承也很难引起共鸣，故文化对临床的推动也失去了实质意义。

二、新形势下如何传承中医文化

1. 树立中医人的责任意识　当代中医人应以传承中医文化为己任，把中医事业传承下去，尤其是 2003 年"非典"之后，民众再一次将目光投向中医药。虽历经沉浮，传统中医的功绩也是无法磨灭的。目前，中医药向前发展的脚步仍将继续，但如何走、走得快与慢，都取决于当代中医人的努力。

2. 中、西医学并重　中、西医学从理论、思想、检查、治疗、用药等方面都存在巨大的不同，而文化起源的差异是两者差异根源。因此，既不能用狭隘的民族主义去排斥西医，也不能用民族虚无主义去否定中医，而要客观、全面、准确地从文化源头上认识两种医学的起源和发展，要实现两种医学的优势互补和沟通结合。前提是要对传统文化和西方文化进行研究，找出两种医学的根本不同点。

3. 发掘中医特色提升服务能力　中医是具有完整理论体系和临床体系的一门医学科学，是完全独立于西方医学的。中医的发展应基于自身的优势，摒弃不足与短处，充分发挥在诊治慢性病、疑难杂病等方面的优势。中医的保健养生、针灸康复、骨伤科、儿科、妇科诊疗都具有一定特色。只有从特色入手，从小处做大，才能使中医的整体服务能力进一步提高。

4. 营造中医流派传承与发展的社会氛围　中医文化传承的重要任务就是大力宣传普及中医药知识和文化，宣传中医药的学术特色和诊疗优势，扩大中医药影响，树立中医药形象，加强人民群众对中医药的理解和认同，维护人民群众对中医药的知情权和选择权，不断满足广大人民群众日益增长的中医药知识和科普文化需求，为中医流派的发展创造良好的社会舆论环境。

5. 固化中医流派的中医学特色　当前中医流派传承与发展面临的最大危机是中医西医化，而思维方式、价值取向的西医化是最根本性的危机。中医文化在其孕育发展过程中不断吸取中国哲学、人文、社会科学等学科领域的精华，集中凝结了中华民族独特的认知方式、价值取向和审美情趣。中医文化传承与发展有利于培植中医存在和发展的优良土壤，提供中医发展所应需要的营养成分，从而重新找回中医自己表达的"语言"、自己的思维方式、自己的价值观念、自己的实践方法论，固化中医学的特色，促进中医按自身的规律发展，培养原汁原味的中医，为中医流派的传承与发展提供根本的前提保障。

中医药的文化传承与传播不仅是中医药事业发展的先决条件，同时也是中医学术流派发展的重要机遇。中医药文化蕴含着丰富的哲学思想和人文精神，是中医的内在精神和思想基础，是中医药学的灵魂和根基，是中医生命力的源泉。同时，中医药文化也是医者的思想基础、精神支柱和心灵归宿，是他们的精神家园。中医文化传承与发展对于传承中医学术流派具有重要意义。

旴江医家陈建章教授治疗脾胃病学术思想撷菁

（窦志强　定西市人民医院）

陈建章是第六批全国老中医药专家学术经验继承工作指导老师，国家中医药管理局旴江医学流派传承工作室指导老师，二级教授，主任中医师，江西省名中医，享受国务院特殊津贴，从事中医内科临床和教研工作三十八载，形成了鲜明的脾胃病诊疗思路和学术思想。陈建章认为，脾胃病的基础病机是脾胃虚弱；诊疗时重视望、闻、问、切、查；治疗常以"衡法"为治疗大法，同时注重治湿不远寒，温热与寒凉药同用；擅用小方组合轻剂用药；治胃强调勿忘调心疏肝，既用药治亦重心疗。笔者有幸跟师学习，获益匪浅，现将陈建章教授治疗脾胃病学术思想阐述如下。

一、脾胃病的基础病机是脾胃虚弱

陈师认为，脾胃病辨证中脾胃虚弱是基础病机。脾胃虚弱常以气虚为主，气虚不愈，可致阴虚，或由气虚导致阳虚，阳虚及阴，而成阴虚。若出现脾阴虚衰证，一般兼有脾气虚证。以虚为本，脾气虚为本；以实为标，气滞为标。病程日久可并见气、血、寒、热、湿、瘀、虚、实等夹杂，以虚实夹杂者多见，虚中夹实。陈师治疗脾胃病，以健脾益气为主贯穿始终，常选香砂六君子汤加减化裁。方中人参多改太子参，云其性平味甘，补气不滞气，并有健脾养胃之功，老人、小儿尤为适宜。

二、推崇衡法治疗脾胃病

吴鞠通在《温病条辨·治病法论》中云"治中焦如衡，非平不安"，陈师在临床上善用以"衡"为主治疗脾胃病，其最喜用且最具代表性的经典方剂是半夏泻心汤。全方组方严谨巧妙、寒热并治、辛开苦降、补泻兼施，即三法同施以和阴阳，调升降，理虚实，以达寒散热解、逆降痞消、胃和脾安之功。临床凡邪乘中焦或内伤脾胃，症见寒热错杂、升降失调、清浊混淆，属脾胃失司、肠胃不和的病证，如反流性食管炎、功能性消化不良、慢性胃炎、消化性溃疡等，均选此方加减。

三、治湿宜温亦不远寒

脾虚不运，易生内湿，复因旴江流域气候湿暖，外湿侵袭，以致脾虚湿壅，陈师既用温热药治疗，同时又主张治湿不远寒，即在温热药中酌加少量寒凉药物。一方面可防大量温热药物温散太过，另一方面又可达到温凉并用、防治湿邪兼热致病的目的。苦寒药对胃

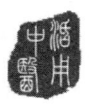

肠有刺激作用，使用剂量往往偏小，如黄连、大黄量小健胃。但若患者湿热证重，黄连、黄芩等苦寒药剂量则适当加大。患者幽门螺杆菌（Hp）感染，易犯中焦脾胃，临床若见舌苔黄腻，中医辨证为湿热，陈师常用苦寒之黄芩、黄连、蒲公英、白花蛇舌草等以抑杀Hp，这亦是治湿不远寒的灵活运用。

四、重视望、闻、问、切、查

陈师临床中重视望闻问切查，重视中医独特的望闻问切诊断技术与现代医学"查"相结合，常谓之"五诊"合参。对部分患者体征不明、表现轻微，甚至无任何异常临床表现，即所谓"无证可辨"时，特别重视借助现代医学的腔镜技术、影像、生物化学、病理诊断等多种检查手段，为脾胃病明确诊断、判断疗效及预后提供帮助。如治疗慢性萎缩性胃炎，常常结合胃镜检查、病理学检查及Hp呼气试验等检查方法，以帮助诊治。

五、擅用小方组合轻剂用药

鉴于求诊患者病已既久，常见寒热虚实兼夹之证，用药须寒热并用、虚实兼顾、气血同调，陈师形成了小方组合轻剂用药治疗脾胃病的思路，擅于将枳术丸、四君子汤、左金丸、四逆散、金铃子散、连朴饮、香苏散、丹参饮、百合汤、失笑散、良附丸、痛泻要方、香砂六君子汤、半夏泻心汤等方剂组合运用，如"半四左方"，即半夏泻心汤合四逆散（脾虚较显合四君子汤）、左金丸；枳术丸与左金丸合香砂六君子汤等，以12～14味药居多，将小方共熔一炉，常取佳效。

六、治胃勿忘疏肝调心

陈师在治疗消化心身疾病时，主张运用胃、心、神同调的思维方法，调心安神法与疏肝理气法同施，以和其胃。临床常选用经方柴胡桂枝龙骨牡蛎汤加夜交藤、合欢皮、酸枣仁等治疗。患者由于长期疾病久治不愈，易产生担忧、焦虑、紧张、失眠、烦躁等心理负担，所以，还必须积极和患者交流沟通，以减轻患者心理压力和不良情绪。和胃疏肝调心，药物治疗与情志疗法结合，方可相得益彰。

中医是个筐，任你往里装
（钟巍 北京市朝阳区中医医院）

中医文化绵延至今已有5000余年，在历史的长河中，中医保护着我们的民族，也和我们的民族一同成长。渐渐地，中医文化成了中国文化的一部分，成了中国哲学的一部分，成了中国人生活的一部分。中医文化已经融入了中华民族的血液，所关联的东西很多，被赋予的东西也很多，就好像中医文化是一个超级大的筐，各种东西，尽可往里装。

下面，简单举例。

中医与治国。《素问·四气调神大论》曰："圣人不治已病治未病，不治已乱治未乱，此之谓也。夫病已成而后药之，乱已成而后治之，譬犹渴而穿井，斗而铸锥，不亦晚乎！"《灵枢·外揣》曰："岐伯曰：明乎哉问也。非独针道焉，夫治国亦然。黄帝曰：余愿闻针道，非国事也。岐伯曰：夫治国者，夫惟道焉，非道，何可小大深浅，杂合而为一乎？"这些是中医中的治国之道。

中医与思想政治工作。《黄帝内经》所言"上医医国，中医医人，下医医病"，这里的"医"有"管理""治理"的意思。根据五情的表现及其发生、发展和五情迭胜的理论，进行心理治疗，开展思想政治工作，以防微杜渐。

中医有文化交流的神圣使命。从古至今，中医药一直都是古丝绸之路与沿线国家合作的重要枢纽。在国家"一带一路"发展战略的大背景下，中医药发展更趋向国际化和多样化。中医药是当前在"一带一路"建设过程中讲好中国故事，传播好中国声音，推动中国文化走出去的最好载体。要讲好中医故事，则应该以互文性理论为视角，结合 van Dijk 的"社会－认知"方法，缩小与目标国受众的认知差，有效地实现中医药身份的话语建构。《黄帝内经》身体审美与舒斯特曼的"身体美学"构想有众多会通之处。

中医里的宗教。著名药书《海药本草》就是穆斯林文化与中国传统文化相互碰撞、激荡的结晶。它促进了芳香药物使用，丰富了中医急救方术。佛教对于天人合一，"地、水、火、风"四大病，疾病病因病机，未病先防的认识都是和中医基础理论有联系的，甚至是影响着中医理论的。据相关的统计，在 8000 多部中医药文献中，有 588 种书名与佛学有关，历代的僧医著作共 79 部。道教是中国的本土宗教，葛洪、陶弘景、孙思邈等医家都是道士。

中医和印度也有联系。通过比较中医与阿育吠陀对宇宙和人类生命的认知，可以在生命存在观、生命特质观、生命价值观、生命超越观层面形成互鉴和类比。中医食疗理论与印度咖喱也有共性，中医食疗理论可为咖喱的配方提供理论基础。

新理论、新技术、新材料与中医。具有恒动观特点气一元论，对中医学整体观念的形成和发展产生了深刻、持久之影响。对《黄帝内经》中所蕴含的宇宙生成模型进行研究与探讨，为系统生成论提供了一种独特的宇宙生成衍化的理论模型。人体内部具备量子纠缠态的量子间建立的关系，正是经络藏象关系的本质联系。左旋超微粒子具有最高生命能级，它是吸纳了包括太阳光在内的宇宙射线的高能粒子，和中医有着紧密的联系。21 世纪科学发现了 DNA 里的"X"秘密与中医有着千丝万缕的联系，认为它们是一个密不可分的整体。"纳米中医学"实现了微观中医理论与实践的有机融合。

最后，笔者无意间看到一篇挂在筐边上的文章《望、闻、问、切与汽车电器修理》，这个比方打得有点儿意思。

中医学应用甚广，篇幅所限不能尽述。中医被推而广之并非坏事，这正是中医包容性的体现，触类旁通，取类比象，是我们文化的优势，是我们进步的捷径。中医文化不仅是中医人的，更是中国人的，中医文化是民族的，更是世界的，或者说中医文化是宇宙文明的一部分。但是，作为一名普通的中医师，其核心还是"医"，中医应该最终回归到治病救人的本源上来。至于中医在其他方面的应用或表述，可以以一种开放的心态来看待，用来开阔思路，增长见识，从不同的角度来认识中医、理解中医。

参考文献

[1] 向定全 . 它山之石 可以攻玉——从中医理论中借鉴思想政治工作方法的探讨 [J]. 中国公共卫生管理杂志，1991（S1）：300–301.

[2] 朱文俊，梁欣儿，冯铭敏，等 . 探讨基于一带一路背景下中医药发展的有效途径 [J]. 中国中医药现代远程教育，2021，19（1）：198–201.

[3] 金恒宇 . 中医药文化对"一带一路"沿线国家传播策略研究 [J]. 福建医科大学学报（社会科学版），2021，22（1）：10–13，91.

[4] 郭旭 . 中医药跨文化传播的互文性与身份建构研究 [J]. 天津外国语大学学报，2021，28（1）：105–119，160–161.

[5] 陈敏 .《黄帝内经》的身体审美思想研究 [D]. 武汉：中南民族大学，2019.

[6] 张丽 . 李珣《海药本草》与伊斯兰文化对中医药学影响 [J]. 实用中医内科杂志，2013，27（14）：5–6.

[7] 范敬 . 佛教文化对中医基础理论的影响 [J]. 河南中医学院学报，2005（4）：13–14.

[8] 李良松 . 中医与佛教医药互为影响和包容 [N]. 中国中医药报，2013–09–18 [2022–06–29].

[9] 李希颖，秦霞 . 中医与阿育吠陀的"生命观"互鉴研究 [J]. 亚太传统医药，2019，15（9）：1–4.

[10] 李哲豪 . 中医食疗与印度咖喱的理论研究 [D]. 城都：成都中医药大学，2020.

[11] 齐元玲，张庆祥 . 恒动观下气一元论对中医整体观念的解读 [J]. 北京中医药大学学报，2019，42（5）：357–361.

[12] 叶亮，张静远 .《黄帝内经》运气理论所蕴含的宇宙生成模式探讨 [J]. 系统科学学报，2020，28（2）：117–122.

[13] 刘焕金，周贵国 . 人体经络藏象关系的量子学认识 [J]. 临床医药文献电子杂志，2017，4（26）：5137–5138.

[14] 付旭彦，刘永洪，高歌 . 左旋量子医学与中医药融合的理论创新研究 [J]. 中医临床研究，2019，11（36）：10–12，18.

[15] 吴思远，王馨尉，吴林泽 . 论中医理论与 DNA "X" 内在联系 [J]. 医学争鸣，2019，10（5）：8–12，17.

[16] 甘浩 . 纳米技术在针灸推拿中应用的研究 [J]. 科技资讯，2018，16（32）：160，162.

[17] 黄作斌 . 望、闻、问、切与汽车电器修理 [J]. 汽车电器，1993（5）：29–30.

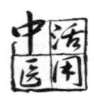

灸与针同行，不可偏废

（邓聪　佛山市中医院）

在针灸医学发展的历史长河中，针法和灸法虽有各自的发展轨迹，也确实出现过重针轻灸或重灸轻针的历史阶段，但针法与灸法从来就是天然组合，二者理应相互融合、并重而行，才不失为新世纪中医药发展尤其是针灸医学负重前行之要务。诚然，目前的针灸临床的确存在林林总总的重针轻灸现象，甚至不少医生只针不灸、记针忘灸，这不但影响了实际的临床疗效，于针灸的整体的学术及技术发展亦毫无益处。从多年的临床观察看来，以针法为主流的思想尤其根深蒂固，贯穿在针灸学的各个教育阶段。中医医院对针灸科室的设置和临床导向等，均存在不同程度的重针轻灸现象。其次，灸法操作相对费工，而灸法所需之物料又相对讲究，且极易会产生艾烟、艾雾，临床医师往往望而却步。再者，各地对于传统灸法技术及经验的收集不甚重视，直接导致一些当地效果很好的灸治技术日渐流失。

已有的针灸机理研究表明，"神经－内分泌－免疫网络"是针灸疗效发挥的重要途径。穴位是针刺信息响应的始动环节，从针灸的基本理论上看，穴位局部皮肤属于"皮部"系统，是机体卫外的屏障，现代生命科学研究表明，皮肤也是一种免疫系统。研究显示，在穴位的皮肤表面进行艾绒燃烧时产生的辐射能谱处于 $0.8\sim5.6\mu m$，表明艾绒燃烧时的辐射能谱不仅具有远红外光辐射，而且具有近红外光辐射；而近红外光辐射穿透能力强，适合机体吸收，但其光谱分布相对离散，且出现多个波峰，决定了灸法作用机制的多样性和复杂性。近年来的研究显示，人体穴位红外辐射不仅含有人体热信息，还与人体内能量代谢等因素有关，穴位点的 ATP 能量代谢比穴位周围要高。灸法还具有调节神经营养因子、神经递质和受体，从而起到调控中枢神经功能的功效。而且，在分子水平上，灸法通过调控体内多种蛋白和基因的表达，能起到防止基因突变、延缓细胞凋亡和促进机体正常生理功能恢复的作用。临床上，灸法对各种疼痛的缓解、癌症、糖尿病、骨关节炎、药物或酒精依赖、妇科疾病等都有一定的疗效，而这些疾病的产生也常常是多因素共同作用的结果。灸法对于这些疾病的治疗，可能与其同时作用于多个系统和水平，引发人体内神经、内分泌、免疫、基因等协同对疾病或外界刺激产生积极反应有关，这与传统中医的整体观极为相似。

作为针灸的后辈，我们在日常的临证中，也发现了临床部分亚健康及心脑血管疾病的基本病机多为阳气虚衰，机体脏腑功能相对低下，且体质偏弱、不耐猛补急攻，而传统灸法独具温阳益气、温经通络、散寒止痛、行气通郁之功，是针石、药物所难以比拟的。由此，我们非常重视灸法研究，尤其运用传统灸法，或单独应用，或综合运用，取得了满意的临床疗效。而有别于针法，灸法的内源性调节作用更为突出，我们在《中国针灸》《针灸临床杂志》《上海针灸杂志》等针灸专业期刊多次发表论文，强调灸法有直接热疗作用，可使局部组织血管扩张，血流加速，同时能激发神经的体液调节，从而调整心脑血管的血

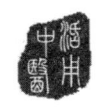

液流速和血容量。这说明了灸法，特别是温针灸法，对非急性期冠心病患者的血脂、血液流变学作用明显，可干预动脉粥样硬化斑块的形成与进展，是预防和治疗心脑血管疾病的有效方法。

传承数千年的传统灸法应该与时俱进，更应该在新的世纪绽放出全新的生命力和创造力，为人类健康贡献更多。

故灸与针同行，不可偏废。

三草降压汤治疗高血压的中西医机制探讨
（崔友祥 河北省沧州市中西医结合医院）

原发性高血压，近些年发病率逐渐升高，呈现年轻化趋势，其引起的心脑血管疾病等并发症严重危害人类生命健康。我随燕京刘氏伤寒学术流派掌门王庆国教授出诊，王师常用三草降压汤治疗高血压，尤治青年高血压（肝阳上亢证）效佳。本文从中西医角度浅探其降压机理，体现对该方的理解，有助于临床应用。

一、中医方面

现代青年人多有睡眠不足、嗜酒、饮食不节、精神紧张、情志不调等，以上皆可导致肝阳上亢，出现头痛头晕、焦虑易怒、高血压等症状。武颖等对衷敬柏教授诊疗青年高血压的经验进行整理研究，结果显示这些患者病位多在肝经，肝阳上亢占超过半数。《素问》曰："大怒则形气绝，血菀于上，使人薄厥。""诸风掉眩，皆属于肝。"故恼怒思郁，则肝郁气结，化为阳气，阳气妄动，肝阳上亢，发为眩晕。

但王庆国教授认为，高血压的病机十分复杂，涉及脏腑气血、阴阳、虚实变化。脉为气血走行之道路，循行于周身，因此各脏腑功能的失调皆可通过对气血的影响而波及脉，脉输送气血功能失调也可影响脏腑之功能。因此，可以说高血压的病机关键在于气血失调，病位在脉。当我们进行高血压的治疗时，应据证候表现，从调理气血入手，改善脉的功能状态，达到降压的目的。从这一角度看三草降压汤的组方特点，会发现该方治疗高血压的机理体现了改善气、血、脉相关病机的要求。

三草降压汤由益母草、夏枯草、龙胆草、白芍、甘草组成，以夏枯草、龙胆草清肝火以降逆气，以夏枯草开郁散结以畅气机，以芍药、甘草酸甘化阴以制亢阳共奏理气之功；以益母草补血活血，芍药养血敛阴，甘草健脾以滋化源，均具理血之效。诸药合用使滞气得疏，逆气得降，亢阳得制，阴血得养，瘀滞得消，血行得畅，气血调和，脉道通利，血压得降，诸脏腑肢体皆得濡养。

二、西医方面

1. 对血管内皮功能的影响 一氧化氮是血管内皮分泌的一种活性物质，具有较强的舒张血管作用，若内皮细胞分泌功能失调，则导致一氧化氮分泌过少，这是血压升高的机制。曲荣波观察表明，自发性高血压大鼠应用三草降压汤可调节血管内皮功能，增高一氧化氮含量，提示三草降压汤可能是通过促进一氧化氮的释放，从而达到降低血压。王雪茜等的实验也提示该作用机制的存在。

2. 对 RAAS 的影响 肾素 – 血管紧张素 – 醛固酮系统是高血压的重要发病途径，肾素经水解后产生血管紧张素 I，并转换为血管紧张素 II，引起血管收缩，醛固酮分泌增多导致钠水潴留，引起血压升高。李宇航等观察结果推测三草降压汤可能通过作用于 RAAS（肾素 – 血管紧张素 – 醛固醇系统）发挥降压作用。曲荣波研究显示，自发性高血压大鼠较正常大鼠血管紧张素 II 含量显著升高，应用三草降压汤能显著降低血管紧张素 II 含量，抑制其升高血压。

3. 对 ANP 的影响 ANP（心钠素）具有利尿、利钠、扩血管作用，具有舒张血管功能。有研究表明，原发性高血压模型大鼠的血浆心钠素含量显著降低，应用三草降压汤可显著提高原发性高血压模型大鼠的血浆心钠素含量，同时可升高一氧化氮含量，共同促进血管舒张，达到降压目的。

三、结论

三草降压汤由燕京刘氏伤寒创始人刘渡舟老先生创立，虽然药味不多，但配伍精妙，临床疗效明显，主要从气、血、脉论治，可疏滞气，降逆气，制阳亢，养阴血，消瘀滞，血行畅，气血调和，脉道通利，血压得降。

西医方面主要考虑有对血管内皮细胞、RAAS、心钠素等作用的机制，鉴于目前现有的基础研究，我们需要高质量的随机对照试验来研究三草降压汤的效果及作用机制。

参考文献

[1] 武颖，衷敬柏 .105 例青年原发性高血压临床特点与疗效分析 [J]. 北京中医药，2017，36（3）：213–216.

[2] 栗君，刘状元 . 动脉粥样硬化后血管舒缩功能的改变 [J]. 心血管康复医学杂志，2009，18（5）：501–504.

[3] 曲荣波 . 高血压病病机探讨及三草降压汤的降压作用与机理研究 [D]. 北京：北京中医药大学，2007.

[4] 王雪茜，王冬，赵伟鹏，等 . 三草降压汤有效组分对自发性高血压大鼠血管活性舒缩因子的影响 [J]. 中华中医药杂志，2014，29（8）：2454–2457.

[5] 符春晖，严华，陆永光，等 . 肾素 – 血管紧张素 – 醛固酮系统与原发性高血压病的关系 [J]. 现代生物医学进展，2012，12（5）：948–950，957.

[6] 李宇航，牛欣，李云谷，等 . 三草降压汤的降血压作用探讨 [J]. 北京中医药大学学报，

1996，19（1）：45-46.

[7] 唐艳芳，匡希斌.心钠素、脑钠素与原发性高血压 [J]. 中华高血压杂志，2007，15（3）：186-188.

四川何氏骨科"治骨先治肉"理论在肩关节脱位治疗中的应用
（程煜　米易县中医医院）

一、对"治骨先治肉"理论的认识

四川何氏骨科学术流派是全国著名的中医骨科流派之一，在其不断传承与发展中，逐渐将蒙、满、汉、回等民族的传统骨伤科及其武学融为一体，形成了自成体系、独具特色的骨科流派，"治骨先治肉"便是该流派一特色学术思想。

中医历代医家在治疗伤科的过程中，逐渐认识到筋的重要性，并提出了"筋骨并重"的理论，四川何氏骨科在长期不断的临床实践中，逐渐认识到软组织在骨伤科疾患的作用及重要性，故而在 1988 年首次总结提出"治骨先治肉"这一独特的治疗大法，丰富了中医伤科的理论，并提出在治疗骨伤科疾患，特别是处理脱位、骨折的整复、固定、骨关节的功能活动时，不能见"骨"治"骨"，还要考虑到"骨"周围的肌肉、筋、经脉、气血等问题。

何氏认为，"骨"包括骨骼、骨空及骨解；"肉"包括肌肉、筋、经脉、络脉、经别及气、血，"骨"与"肉"在生理结构上紧密联系，在功能上相互影响、相互为用、相互协调。《素问·痿论》曰："宗筋主束骨而利机关也。"《灵枢·经脉》曰："筋为刚，肉为墙。"两句经文均阐明筋的功能主要是连属关节，络缀形体及司骨关节活动，筋的功能坚劲刚强，能约束骨骼。关节的稳定和平衡主要依靠骨骼、韧带及肌肉维持，骨骼和韧带维持静力平衡，肌肉维持动力平衡，当外力超过维持关节稳定因素的生理保护限度，构成关节的骨端即可突破结构的薄弱点而导致脱位。当暴力损伤作用于机体时，往往表现为由外及内、由"肉"及"骨"的过程，即"肉"先于"骨"伤，且在相同载荷的作用下，"肉"所遭到的损害程度和破坏大大高于"骨"，因此在早期治疗时，"肉"的损伤必须给予重视，治"骨"确实当先治"肉"。

二、以"治骨先治肉"理论为指导的肩关节前脱位治疗方法

术前常规准备及心理辅导，减轻患者恐惧感，按摩肩部肌肉或点按肩井穴放松肩部肌肉，患者取低坐位，术者立于患者伤侧木凳上（高度以满足牵引患肢为度），一手握住患肩，另一手握住患者的前臂近端部，使用轻柔的力量慢慢将患肢牵引经外展外旋前屈位至上举外旋位，同时屈曲患肘，施术的同时与患者沟通是否耐受疼痛或放松肩周肌肉，然

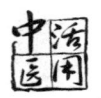

后，术者肘窝对患者肘窝向上持续牵引并加大牵引力，多数患者在此步骤即有入臼感，部分患者需在缓慢而持续有力地牵引1～2分钟，逐渐将患肢上举外展至约150°，稍旋转上肢，术者用一拇指确认肱骨头的位置并在肱骨头前侧向外后方轻轻推顶，同时轻轻地将上臂缓慢平稳内旋内收，使整个上臂紧贴胸壁，有入臼感或活动受限解除，方肩畸形消失，搭肩试验阴性，复查摄片证实，患肩外敷自拟中药散剂消肿止痛，肩肘带固定患肢于屈肘90°贴胸位2～3周，分期辨证使用外敷、内服中药，隔日换药一次，固定初期即行手指及腕部练功活动。

三、讨论与思考

肩关节脱位是骨伤科最常见的一种大关节脱位，以前脱位多见，复位治疗手法也较多。有分析认为，部分复位失败病例，有可能是移位的大结节骨块阻挡或关节囊、肩袖、肱二头肌腱嵌入阻碍复位。也可能在复位时，肱二头肌被过度牵拉，肱二头肌长头和短头易嵌在关节盂和肱骨之间，而牵引力越大，肌腱越紧张，致使肱骨头无法绕过肌腱和喙突而复位。也有因过度牵引上肢，反使肩关节囊紧张，关节囊破损处闭锁，肱二头肌短头和喙肱肌更为紧张，闭锁了脱位的通道而不利于复位。此外，受力较大，患者痛苦加大，紧张度增加，用力不当，而导致肩周软组织和臂丛神经损伤，患者难以配合，也导致复位成功率相对较低。

无论是哪种复位方式，在肩关节复位过程中都应该尽量减轻患者疼痛和不适，避免骨折及神经、肌肉损伤，同时增加复位成功率。因此在复位前，首先要考虑手法的安全性，找准施力的作用点和方向，强调使用巧劲，不可施蛮力，粗暴复位，尽可能借患者自身之力完成复位。正如《伤科汇纂》所言"上髎不与接骨同，全凭手法及身功，宜轻宜重为高手，兼吓兼骗是上工，法使骤然人不觉，患如之也骨已拢"，当然，复位成功与否，患者配合度也很关键。

"治骨先治肉"是"筋骨并重"理论的延伸和拓展，其更重视筋肉对于伤科疾患发生和发展的影响，强调筋肉功能和质量的恢复是伤科病防治中的重要环节，在上述方法进行肩关节复位治疗，该理论始终贯穿于治疗的每一个阶段。复位前通过心理辅导、减轻患者恐惧感、按摩肩部肌肉或点按肩井穴放松肩部肌肉等，以及复位过程中不断沟通疏导、轻柔的手法，解决了影响关节脱位复位的肌肉拮抗力等干扰因素，以达"用筋、顺筋、柔筋"之要；足够时间的有效适度固定以完全恢复"筋束骨、利关节"等功能，以达"理筋"之用；尽早进行适度规范的功能锻炼，以达"舒筋"之能，能增强关节周围"肉"的肌力，加强周围组织的稳定性，还能预防动静脉血栓，可以通过带动关节周围的软组织活动，避免韧带肌腱粘连挛缩；能通过肌肉收缩形成的生物电能刺激钙离子沉积骨骼，减少制动所导致的骨质丢失，防止骨萎缩；三期辨证使用外用、内服药物治疗时重"养筋"，外用药是先让药物作用于"肉"，再通过"肉"作用于"骨"，即外用药的经皮给药途径，就必然会让药物通过"肉"作用于"骨"，按照西医学的观点，治疗骨伤科疾患，就是要通过各种治疗手段改善患部的微循环状况，进而恢复机体正常的生理功能，其微循环是属于中医"肉"的范畴，所以治疗上也得把"肉"放在重要的位置上。

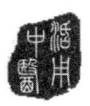

笔者通过跟师学习及临床实践，以"治骨先治肉"理论为指导，自拟上述复位操作法等治疗肩关节前脱位，治疗效果满意，有一定的临床应用价值。

何氏骨科学术流派历史源远流长，理论颇丰且需深研，笔者跟师学习时间短，临床实践经验欠丰富，以上例阐述该理论的应用思路和体会，仅为骨伤科疾病的中医临床思辨及运用提供临床参考，有不当之处敬请指正。

参考文献

[1] 何天佐. 何氏骨科学 [M]. 北京：人民卫生出版社，2009：22-29.

[2] 潘中恒. 对骨科"治骨先治肉"的认识 [J]. 中医杂志，1992（12）：54.

[3] 王亦璁. 骨与关节损伤 [M]. 北京：人民卫生出版社，2007：785-798.

[4] 魏玉荣. 肩关节脱位复位后致臂丛神经损伤二例 [J]. 骨与关节损伤杂志，1999（1）：20.

[5] Gottlieb M. Current approach to the diagnosis and management of shoulder dislocation in children[J]. Pediatr emerg care，2018，34（5）：357-362.

[6] 杨海梁，方淼云，龙金权，等. 过顶牵引法整复肩关节脱位临床研究 [J]. 中国医药科学，2020，10（9）：206-208.

[7] 彭中财，成明华，肖勋刚. 功能康复训练在尺骨鹰嘴骨折术后肘关节功能康复中的意义 [J]. 中国伤残医学，2013，21（8）：38-40.

[8] 马云，王勇. 何天佐医论医案集 [M]. 北京：中国中医药出版社，2016：35.

郑卢医学学术思想之窥探

（王甜　成都市新津区中医医院）

提到"扶阳"，可能很多人都会想到李可和吴佩衡两位老先生的扶阳理论，但是提到"郑卢医学"，我相信很多人还很陌生。"郑卢医学"指的是郑钦安、卢铸之扶阳学派，是一门推崇生命在于以火立极，治病立法在于以火消阴的一门科学，讲求病在阳处，扶阳抑阴，病在阴处，用阳化阴，目的是让生命达到金木交并、坎离既济，让生命回到自然状态。

郑钦安学医于刘止唐，卢铸之师从于郑钦安和颜龙臣，传承关系为刘止唐→郑钦安和颜龙臣→卢铸之→卢永定→卢崇汉和彭崇善。

郑钦安所著《医理真传》《医法圆通》《伤寒恒论》被誉为"钦安三书"，以擅长运用姜、桂、附等辛温之品而著名，被后世称为"火神派"鼻祖。要学习这门医学，首先要能明辨阴阳。《医理真传》序中指出："医学一途，不难于用药，而难于识症；亦不难于识症，而难于识阴阳。阴阳化生五行，其中（阴阳）消长盈虚，发为疾病，万变万化，岂易窥测？"

这强调了明辨阴阳的重要性，如若阴阳辨察不明，出方用药容易误人、害人。然辨阴阳也不难，而难于明理得法也。郑钦安在刘止唐指导下学习《黄帝内经》《周易》《伤寒》，潜心钻研二十余年后，方悟出人身阴阳合一之道与仲景立法垂法之美。

郑卢医学另一个重要学术思想就是提出"万病一气说"。郑钦安在《医法圆通》里明确提出，无论六经还是一经、三焦还是一焦、六气还是一气，都可将之归纳为"万病一气说"；仲景分配六经，亦不过是人体在生命后疾病在身体的表现部位不同而已。这里的一气，指的是浑然不可分解的先天之气（正气或者元气），这一学说的根源起源于《易经》里太极，也是受到了刘止唐先生的学术思想的影响。《周易·系辞传》指出："易有太极，是生两仪，两仪生四象，四象生八卦。"万事万物最后都归集到太极阴阳之理。大道至简，就是将复杂的事物都用太极阴阳来认识，说是简易，其实蕴涵着深厚的文化与道理，是生生不息之理。

郑卢医学的目的在于治病、益寿、延年，在乎济世救人，强壮民族。强调的是防治重在维护正气，也就是护卫生命之阳气，如在判定正气亏损的情况下，反对用一些损伤正气的克伐药或寒凉药，而是善用维护正气的温性药物，只要正气旺盛了，相应的病证就会得到纠正；而在真热、真温病、真阴虚的时候，就绝不能用姜、桂、附。这门医学还创造性地提出了诊断、立法、出方、遣药都必须讲求次第，这也是郑卢医学明显区别于其他医学流派的一个特点，用姜、桂、附的同时，首先要能见病知源，立法出方，才能做到截断病源！就是要考虑有没有新受的风寒外邪或者陈寒痼疾，如果有新的外感，需要用桂枝法先把外感驱除，才能用附子法，这样就可以避免将体表的寒邪引入深处。桂枝法的基本法有两个：一是桂枝、生白术、生山楂、炙甘草、淫羊藿、生姜；二是桂枝、苍术、生山楂、生陈皮、炙甘草、生姜。用一句话概括就是，太阳证，伤寒无汗用苍术，伤风有汗用白术。此法源于伤寒论中桂枝汤演变而来，但又在桂枝汤的基础上不断总结、升华、提炼，扩展而代代相传形成的桂枝法。其他医学流派或者其他扶阳派就没有这样的法和次第，也没有这种理念，一般直接用附子。桂枝法也不是一个死法，有很多个变法，是一个开放性的系列，概括起来就是，法有法则，法无定法，法可变法，法中有法。这是学习这门医学的一个重要指导思想。桂枝法过后，就是附子法系列，包括四逆法类型、附子桂枝法类型、附子法类型。附子法的精髓就是附子基本法：附子、术、草、姜、淫羊藿。附子是一切护正扶阳的根本，是使人健康长寿的重要法则。在桂枝法过后，运用附子法的同时，还讲求用药的次第，简单就是祛肺寒、疏肝、建中，最后纳下填精，各脏都要兼顾，让身体各部位都达到最佳状态。

中华民族的强大需要中医药事业的支撑，中医药事业的发展需要中医人的不懈努力，中医人一定能将老祖宗流传下来的瑰宝传承发扬下去。

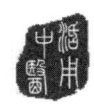

翁维良教授治疗冠状动脉支架术后再狭窄经验
（李岩　中国中医科学院西苑医院）

　　冠状动脉粥样硬化性心脏病（CHD）严重威胁着人类的生命健康及安全。抗血小板聚集、抗凝治疗及调脂稳定斑块等治疗为基础治疗方法，对于药物控制不良的不稳定型心绞痛和心肌梗死患者需要选择介入治疗；经皮冠状动脉介入治疗（PCI）技术迅速发展，已经成为冠心病血管重建治疗的重要手段。研究表明，5%～30% 的 CHD 患者在支架植入术后会出现冠状动脉支架内再狭窄（ISR），且可能造成晚期支架内血栓形成等后果，严重影响了患者的疗效及预后。翁维良教授是首都国医名师，博士生导师，第二批、第四批、第六批全国名老中医药专家学术经验继承工作指导老师，享受国务院政府特殊津贴。翁维良教授长期从事心血管疾病的研究，对冠心病支架术后再狭窄的治疗积累了丰富经验，在辨证论治的基础上，灵活运用活血化瘀方法，形成了独特的治疗方法和用药特点，取得了良好的疗效，现将翁老的学术观点及临床经验介绍如下。

一、谨守病机，治病求本——活血化瘀为基本治法

　　冠状动脉支架术后再狭窄属中医"胸痹心痛"范畴。翁老认为本病为"胸痹心痛"之重症，根本病机在于心脉痹阻，瘀滞不通。可因虚致瘀，也可因实致瘀。虚即为"不荣则痛"，可因心之气血阴阳亏虚，心失所养，血于脉中运行不畅，瘀血内阻，心失所养。实即为"不通则痛"，寒凝、血瘀、气滞、痰浊等有形实邪，痹阻心脉，阻滞血液运行，瘀血内阻。因此治疗时以活血化瘀通脉为基本治疗大法。翁老临床常以冠脉 3 号方（丹参、赤芍、川芎、郁金、红花）为基础加减变化治疗。通过辨证论治，三因制宜，多种活血化瘀药物联合应用，以达到活血而不留瘀，祛邪而不伤正的目的。如丹参、当归、鸡血藤、三七粉等补血活血；川芎、郁金、延胡索、香附理气活血；赤芍、郁金、玄参、丹皮清热凉血活血；三棱、莪术、红花软坚破血活血；桂枝、高良姜、荜茇温阳活血等。

二、扶正祛邪，气血同调

　　1. 益气活血为主要法则　本病患者病程时间长，病情反复，严重者可反复发生 3～4 次支架内或其他部位血管再狭窄，久病耗伤气血，存在气血亏虚情况，故多有气短乏力，活动后胸闷胸痛发作症状。气是生命的动力，具有防御、温煦、推动、气化等作用，血液在经脉中运行于周身，其动力来源于气。"气为血之帅，气行则血行，气凝则血凝，气滞则血瘀。"因此，益气扶正可以通过气之推动及温煦的作用而增强活血化瘀的力量。

　　翁教授临证时最常用的药物为黄芪、太子参、党参、刺五加等，根据辨证论治及因人因时制宜的原则也会使用红参、生晒参或西洋参等。生晒参及红参均大补元气，温心阳，生晒参与红参相比药性较温和。党参补肺脾而益气，补气力量不如生晒参，太子参补气同时能滋阴而不助热。黄芪为补气扶阳的药物。临证时常常多种参类同时配伍黄芪使用，共

同发挥补气扶正的作用，药效更加全面，并且可以使药物的温热寒凉互补、制约，使药性更加平和。

2. 养阴扶正以助益气活血 津血同源，阴阳互根互用。阳化气，阴成形，阴与阳相互依赖，气、血、津液三者，一源而三歧，是脏腑功能活动的物质基础。因此翁老在临证时，使用益气药物的同时，辅以滋阴之品，以阴中求阳，增强益气之力量。常常使用北沙参、黄精、玉竹、麦冬、五味子等。

3. 祛邪化瘀，以通为补 冠心病是公认的心身疾病，冠状动脉支架术后再狭窄患者由于反复发生狭窄，所以情绪上出现焦虑抑郁，以致肝郁气滞，心神不宁，气机逆乱，加重心脉瘀阻。故翁老主张理气宁心，双心同治，心肝同调。常用药对为银柴胡、青蒿、贯叶金丝桃疏肝理气，解郁活血；柏子仁、合欢皮、酸枣仁养心安神。

《金匮要略》记载胸痹之病机为"阳微阴弦"。阳微即阳气不足，心阳不振，不能鼓动气血运行，心失所养；阴弦即阴寒内盛，寒气入经则血行迟缓，气机不畅，气滞、血瘀、痰浊内生，痹阻胸阳，寒凝而血瘀。因此治疗时需温阳通络。临证常选用药物有高良姜、干姜、姜黄、桂枝、荜茇等温通心阳，芳香温通。

很多患者嗜食肥甘厚味，或平素嗜烟酒，素体痰湿壅盛，阻滞血液运行，瘀血内阻，痹阻心脉。痰湿也是一种重要的病理产物，处方时需加鸡内金、炒神曲、焦三仙等健脾化湿、消积和胃之品，以及陈皮燥湿化痰，金荞麦清热化痰之品。

邪实不除，血瘀难消，正气难复；通过祛邪，血瘀得减，正气得复，此即翁老之"以通为补"的理论。

三、因时制宜，四季用药

因时制宜是指根据时令气候节律特点，来制订适宜的治疗原则。翁老主张的四季用药亦有侧重。夏季雨水较多，湿气盛，常常加用藿香、佩兰、荷叶等清暑化湿之品；秋季雨水较少，燥气盛等，常常加用麦冬、百合等滋阴润肺之品，冬季气候寒冷，寒邪易伤阳气，常常加用高良姜、桂枝、荜茇等温中通络之品；春季阳气升发，为防止升发太过，常常加用桑叶、菊花、白芍平肝疏泄清热之品。

参考文献

[1] 高润霖.中国心脏介入治疗的现状和展望 [J].医学研究杂志，2007，36（3）：1.

[2] 卢晓操，王晓琳.影响冠状动脉粥样硬化性心脏病支架植入术后冠脉支架再狭窄相关因素的 Logistic 回归分析 [J].河北医学，2020，26（2）：205-210.

[3] 李圣耀，徐浩，史大卓.刍议冠心病的气血津液辨治 [J].中医杂志，2017，58（4）：300-302.

[4] 赵迎盼，翁维良，李秋艳，等.论"以通为补"学术思想及其临床应用 [J].世界中西医结合杂志，2014，9（10）：1116-1118.

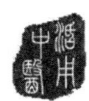

慢性腹泻辨治琐谈

（万圆圆 东台市中医院）

腹泻有急性腹泻和慢性腹泻之分，属于中医学"泄泻"范畴。慢性腹泻，通常每日排便超过3次，粪质稀薄或水样便，多伴有排便急迫感或失禁、腹部不适等症状，病程常超过4周，或表现为间歇期在2～4周内的复发性腹泻。

经云："湿胜则濡泄"，"诸湿肿满，皆属于脾"。由此可见，湿邪是导致"泄泻"的重要因素，而"湿邪"的产生与脾功能密切相关。感受湿邪，若脾气旺盛，足够将水湿及时代谢出体外，仅仅会出现短暂腹泻或不出现腹泻。而慢性腹泻多因湿邪缠绵，困阻脾胃，或脾气素虚，内生湿邪，水液运化失常，小肠不能分清泌浊，水走肠间，从而出现久泻不愈的症状。

慢性腹泻是临床常见的内科疾病，常为非感染性因素引起，困扰着许多患者，严重者乃至失禁，痛苦不堪，患者往往辗转多家医院，做过诸多检查，使用多种药物仍未效。该病单一证型很少，复合为多，常需要复方治疗。笔者总结出"升清降浊、补消并用、寒热并用、通涩兼施"的治疗原则，临床取得了较好的疗效，兹述如下。

一、清阳不升、浊阴不降——升清降浊

脾胃居于中焦，是人体气机升降的枢纽。经云"脾胃者，仓廪之官，五味出焉"，将脾胃合论，说明二者在功能上是相辅相成、不可分割的。然而二者的生理特性又截然不同，脾宜升，胃宜降，二者之间的升降关系存在协同性，不升则不降，不降则不升。经云："清气在下，则生飧泄；浊气在上，则生膹胀。"清阳不升则出现腹泻，浊阴不降，窃居阳位则出现痞胀，维持中焦升降的平衡是治疗慢性腹泻的重要手段，因此在治疗上升清与降浊两法并行不悖。

"升清降浊法"的使用以"腹泻""痞胀"两组症状为主要切入点，"腹泻"以大便次数增多、形状改变为主要表现，此乃"清气在下"；"痞胀"可见胃脘部或脐周的胀满、嗳气等症状，此乃"浊气在上"。多用升阳益胃汤、补中益气汤、平胃二陈汤、枳术丸等。方中"升清"多用葛根、升麻、柴胡、羌活、防风等祛风升散药，使得脾气得升，同时又有"胜湿"的功效；"降浊"多用半夏、厚朴、枳壳、陈皮等降逆通气药物，使得胃气得降、浊气下行。

二、脾肾亏虚、食湿夹滞——补消并用

腹泻日久必定伤及脾气，导致脾气下陷，还会伤及肾阳，肾阳一亏，二便失司，火不生土，腹泻益重，治当温补脾阳。脾胃运化失常，因虚致实，食湿积滞胃肠者不在少数，临床常见嗳腐吞酸、完谷不化、脘腹胀满等。本病虚实并存常见，当用补消并用之法。

"补消并用法"以"脾虚肾亏""湿困食积"所表现症状为切入点。脾虚肾亏临床常见

体倦乏力、面黄少华、腰膝酸软、男子阳痿、女子月经不调、舌淡胖大；而湿困食积多见身体困重、脘痞纳差、嗳腐吞酸、完谷不化、舌苔厚腻或如积粉等。常用四君子汤、参苓白术散、资生丸、四神丸、真武汤、保和丸、平胃散、达原饮等。方中"补脾"多用党参、白术、茯苓、山药、薏苡仁、扁豆；"温肾"多用附子、肉桂、干姜、补骨脂、吴茱萸；而"消法"多用苍术、厚朴、草果、槟榔、半夏等燥湿化浊，用山楂、神曲、麦芽、鸡内金等消食导滞。

三、脾肾虚寒、湿热内阻——寒热并用

《伤寒论》第273条："太阴之为病，腹满而吐，食不下，自利益甚，时腹自痛。若下之，必胸下结硬。"第277条："自利不渴者，属太阴，以其脏有寒故也。当温之，宜服四逆辈。"从这两条经文可以看出，太阴病腹泻的本质是"脏有寒"，治疗应当以"温"为主。观湿邪和脾脏的特性，湿为阴邪，脾为阴脏，宜用温法。许多慢性泄泻患者之所以长期不愈，就是因为脾阳虚衰或者命火不足，不能运化水湿之邪。

腹泻日久，湿邪在体内容易化热，出现湿热的标象，或者本身由于湿热之邪长期稽留，导致脾虚不能运化，临床常见黄苔、口干口苦口臭、大便黏滞、矢气臭秽的表现，治疗又当清化湿热。由此可见，腹泻日久，很容易呈现以虚寒为本、湿热为标的寒热错杂及虚实夹杂的表现，寒热并用法正是所宜。

寒热并用法以"虚寒""湿热"所表现症状为切入点，对应的症状体征有体倦乏力、肢冷畏寒，面黄少华，腰膝酸软，腹痛绵绵，大便黏滞，矢气偏臭，伴舌质淡红或淡暗或暗红，舌体胖大或边有齿痕，舌苔黄厚腻或薄黄腻，这种舌象十分常见。方用柴胡桂枝干姜汤、黄连汤、半夏泻心汤、乌梅丸等加减。方中"温阳"多用附子、干姜、桂枝等药，起到温脏散寒、补火生土的功效，"清热"常用黄连、黄芩、黄柏等药，达到清热坚阴、燥湿止泻的目的。

四、水精流失、湿阻气滞——通涩兼施

脾失健运，湿邪壅滞，常出现肠腑气滞的表现，如腹胀、肠鸣、矢气频多等，针对这种症状，就要采用"通"的治法，此言"通"，非"通下"，而是理气。理气可以助脾运、助化湿，使得气机通畅，肠腑恢复正常的传化功能，如《金匮要略》所云"阴阳相得，其气乃行；大气一转，其气乃散"。"转大气"是治疗水液代谢障碍的一个重要方法。

《医学入门·泄泻》云："久则升提，必滑脱不禁，然后用药涩之。"《医宗必读》中提出"治泻九法"，其中也包括了"酸收法"和"固涩法"。长期腹泻，精微流失，许多人出现消瘦、精神不振等症，故使用涩法很有必要，有人言"痢无止法"，其实这不能一概而论，对于慢性痢疾当止还是要止。

通涩兼施法应用以"水精流失""湿阻气滞"所表现的症状为切入点，临证常以泻下频数、甚则失禁、形体瘦削、体倦乏力、腹胀肠鸣、排便不爽、虚坐努责等症为主要表现。方用木香顺气丸、香连丸、厚朴温中汤、白术厚朴汤、桃花汤、真人养脏汤等进行加减。方中"通"多用木香、槟榔、青皮、陈皮、厚朴等药物行气通滞；"涩"的药物包括

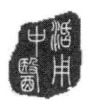

酸涩药和煅制的矿物药，酸涩药常用石榴皮、诃子、乌梅、五味子、罂粟壳等，矿物类药有煅龙骨、煅牡蛎、赤石脂、禹余粮等。

经云：谨守病机，各司其属。针对慢性腹泻患者，紧扣其病机立法用药，或寒热平调，或升降并用，或通涩兼施，或补消并用，往往会收到理想的疗效。

从扶阳派观点出发辨寒热虚实

（谢彦颖　厦门市仙岳医院）

扶阳，民间称为火神派，就是以善用附子、干姜、肉桂等药物，以温阳通阳为治疗手段的流派。火神派创始人郑钦安认为，"人生立命全在坎中一阳""治病重在扶阳"，并将其核心思想运用到临床之中，学术理论继传至今。

然而遗憾的是，今之世人非但不重视顾护自身阳气，反而种种所行一直不断在损耗阳气。随着空调的普及，炎炎夏日户外温度30多度，室内温度就20多度。长期处在低温环境下，户外活动也减少，导致人体阳气升发不足。衣着上越显单薄，完全不注意防温保暖，年轻女性尤甚，导致痛经、宫寒等妇科病越来越多。饮食上不忌寒凉，引动寒邪直中脾胃。所以，相比古人，今之世人更不注意保养人体阳气，岂能不扶阳？

明白了扶阳的意义，接下来要澄清多数人对于扶阳派的一种错误观点，即扶阳派治病都是从扶阳角度出发，都是采用温阳通阳的治疗方法。不尽然也！扶阳派鼻祖郑钦安学术思想尽管是扶阳抑阴、用阳化阴，但也提出"辨证不离伤寒六经"，对于阴虚有是证用是方。在吴佩衡十大中药主帅中，六味是温热药，寒凉药占四味。可见扶阳派并不是一味的温阳通阳，而是强调辨证，结合当今情况，认为阳虚寒湿者多见，阴虚热证者少见。

于是，我们就要强调辨证准确。对于临床上典型的阳虚证，我们不难判断。难就难在那些似是而非的病证。先从看舌象说起。中医诊断书上写阳虚的舌象一般为舌质淡胖、舌苔白腻，阴虚的舌象多为舌红少苔。那对于舌红，舌体润，舌苔黄腻的，是辨为阳虚还是阴虚呢？扶阳派认为，辨证要点主要看舌体的润燥。阳虚的舌质是有津液的，而阴虚的舌质比较干燥。更形象地说，只要一块鲜肉是津液饱满的，从扶阳派的观点就不认为是阴虚而多为阳虚；若是一块失水的干瘪的肉则多考虑为阴虚。对于舌红与苔黄腻，倒不是决定性的，扶阳派认为这两个因素在辨证上代表着其他独特意义。比如舌红，有的是舌尖红，教科书写着是热象，或者说多为心火炽盛，为实火。扶阳派在《黄帝内经》理论的指导下认为，心为君主之官，君火以明，相火以位，"主明则下安，主不明则十二官危"。若君火不明，相火妄动上扰，则舌尖红。故舌红多为虚火上浮，这类患者还常伴有吃点辛辣煎炒的就会发生口腔溃疡等上火表现，是虚火。故对于这类虚火上炎所致的舌红，治法上不能清热泻火，只宜温补命门之火以收敛固涩浮越的虚火。另外，对于黄腻苔，教科书多认为是湿热。扶阳派认为，"黄"为脾土之色，脾在四季为长夏，介于夏和秋之间，为寒热的中

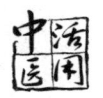

间状态，腻者为湿。夏与长夏的过渡偏热，属于湿热；长夏与秋的过渡偏寒，属于寒湿。所以黄腻苔并不一定代表热，可以是湿热，也可以是寒湿，具体属于哪一类应当结合患者的其他伴随症状综合考虑。

对于口干与否，也是扶阳派辨证的关键要点。一般来说，阳虚的多口干不欲饮，或饮水不多，或欲漱口而不欲咽，或喜温饮。阴虚的多口干喜饮，特别是喜冷饮。这是因为阳虚并不是津液不足，相反，是津液足而气化不利，不能蒸腾津液而口干。这是为什么用附子这味大辛大热的药物可以生津的缘故，正如《素问·脏气法时论》所言"肾苦燥，急食辛以润之"。故询问患者喜热饮或凉饮对于指导临床用药有举足轻重的作用。最著名的医案是吴佩衡会诊一久治不愈，医院甚至下了病危通知的患者。吴老依据患者喜冷饮一症，力排众议，以大剂白通汤治愈高热不退的患者。

最后，再谈一下小便情况与寒热虚实的关系。中医十问歌"一问寒热二问汗，三问头身四问便"，可见问诊中特别需要观察小便。教科书上写着小便清属于寒，小便黄属于热。是不是黄就是热？就要清热？对于多数情况这种观念没错，如《伤寒论》第56条："伤寒不大便六七日，头痛有热者，予承气汤。其小便清者，知不在里，仍在表也，当须发汗。若头痛者，必衄，宜桂枝汤。"但《灵枢·口问》也提到："中气不足，溲便为之变。"劳倦也可以导致小便黄，这是虚火，是相火下扰的表现，除了小便黄以外，还可能伴有小便灼热，大便硬难解，肛门坠胀等。所以很多症状并不是单一的指向，还需要四诊合参。如《素问·至真要大论》曰："诸风掉眩，皆属于肝，诸寒收引，皆属于肾……"这里的"诸"，是大多数的意思，并不是强调所有、一切。因此我们应当触类旁通，不可死守原文。

调气活血解毒法在脾胃病的应用

（张瑞芬　内蒙古自治区中医医院）

脾胃疾病作为常见病、多发病，病情容易反复，甚者迁延难愈，而临床应用中医药治疗脾胃疾病独具优势。全国名老中医药专家传承老师牛兴东教授从医五十余载，勤求古训，博采众长，在脾胃病的诊疗上提出"调气活血解毒理论"，并在临床实践中取得了显著的疗效，现将其治疗经验与同道共享。

脾胃居于中焦，是人体气血生化之源，气机升降之枢纽。黄元御《长沙药解》曰："人之中气，左右回旋，脾主升清，胃主降浊。在下之气，不可一刻而不升，在上之气，不可一刻而不降。一刻不升，则清气下陷，一刻不降，则浊气上逆。"脾气升，则水谷精微得以输布，胃气降，则水谷及糟粕得以下行，脾升胃降维持了人体气机正常的动态平衡。脾胃互为表里，脾主运化，胃主受纳，生理上相互依赖，病理上互相影响。《金匮要略·脏腑经络先后病脉证》言"四季脾旺不受邪"，指出人的脾气旺盛，气血调畅，正能胜邪，不易染病。《格致余论》曰："脾具坤静之德而有乾健之运，故能使心肺之阳降，肝肾之阴升。"

可见，脾胃的功能与其他脏腑功能密切相关，脾胃功能一旦失常，则会引起其他脏腑、经络、肌肉等多种病证，正如李东垣《脾胃论·脾胃盛衰论》言"百病皆由脾胃衰而生也"。因此，顾护脾胃功能在治疗全身各个系统疾病中同样具有重要价值。

牛老总结临证经验指出，脾胃疾病的病因病机常杂合为病，且互为因果、相互转化，易形成虚实夹杂之证。脾胃疾病的根本特点为本虚标实，本虚以气虚、阴虚、阳虚为主，标实则以郁、瘀、毒为要。脾胃病发病过程虽复杂，但其病机的总纲亦不离气机失调与瘀血阻络。因此，治疗脾胃疾病应始终顾护正气、调理气机、活血通络，使瘀去、气行而不伤正。他提出应用"调气活血解毒法"治疗脾胃病。

第一，调气法。《素问·六微旨大论》曰："非出入无以生长壮老已，非升降无以生长化收藏。"人体的生命活动，依赖气化运动的正常进行。脾升胃降维持了人体气机升降的动态平衡。脾胃病气机升降失司主要表现为升降不及，升降反作和升降失调三个方面。临床上恢复患者脾胃气机升降功能是治疗脾胃病的主要方法。牛老应用的调气法包括健脾气、疏肝气、和胃气、消滞气、升清气和降浊气。临床常用黄芪、党参、白术健脾益气；柴胡、枳壳、莪术疏肝气、升清气及消滞气；半夏和胃气、降浊气等。

第二，活血法。《脾胃论》曰："脾胃不足，皆为血病。"阳明胃腑为多气多血之海，脾为气血生化之源，肝为藏血之脏。气为血帅，血为气母。气以血行，血以载气。脾虚则血无以化，则见血虚。肝气郁滞则气机不畅无以帅血，则见血瘀。《临证指南医案·胃脘痛》曰："初病在经，久病入络，以经主气、络主血，则可知其治气活血之当然也。"因此，治疗脾胃病常常应用活血法，包括养血、活血和化瘀通络。同时结合胃镜检查，镜下见黏膜充血、糜烂、溃疡、隆起、息肉等，病理活检见萎缩、肠化、异型增生、管状腺瘤样息肉等，牛老认为皆属瘀血之象，临床常用丹参、莪术、九香虫、土鳖虫、山慈菇、黄药子等活血化瘀，散结消痈。

第三，解毒法。随着社会经济的快速发展，人们生活节奏及饮食结构的改变，疾病谱也发生了巨大的变化，牛老指出毒邪包含的范畴也逐渐增多，如疫毒（幽门螺杆菌）、脂毒、糖毒、蛋白毒、微量元素毒、癌毒等，此外，慢性疾病迁延难愈，和诸多病理因素如气滞、湿阻、瘀血与内生火邪日久蕴结络脉成毒关系密切，其既是病理产物，又是使原有疾病进一步加重，病情更趋复杂的致病因素。因此，牛老特别注重化解湿浊、祛除疫毒。临床常用黄连、半枝莲、蒲公英、山豆根、半边莲、白花蛇舌草、薏苡仁、茵陈等化浊解毒药。

牛老强调诊疗脾胃疾病，需审证求因，谨守病机，在重视气血阴阳与脏腑间关系的同时，也要掌握辨证与辨病相结合，传统辨证与微观辨证相结合等方法，即中医临床表现与内镜下变化及病理改变相结合，以实现精准辨证，指导遣方用药，使机体达到气血阴阳平衡的状态。

参考文献

[1] 黄元御. 长沙药解 [M]. 山西：山西科学技术出版社，2012：71.

[2] 张仲景. 金匮要略 [M]. 北京：中医古籍出版社，1997：31.

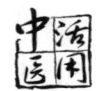

[3] 朱震亨.格致余论 [M].北京：人民卫生出版社，2005：56.

[4] 李东垣.脾胃论 [M].北京：中国医药科技出版社，2011.

[5] 王洪图.内经学 [M].北京：中国中医药出版社，2005.

[6] 叶天士.临证指南医案 [M].北京：人民卫生出版社，2006.

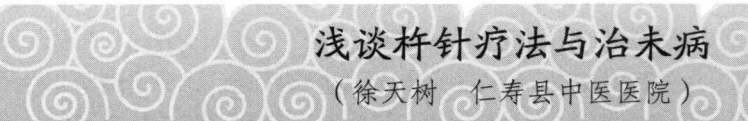

浅谈杵针疗法与治未病

（徐天树　仁寿县中医医院）

　　杵针疗法，是李氏家族入川始祖李尔绯老太祖少年时从如幻真人处学到的。其学术思想源于羲黄古易，其辨证、立法、取穴、布阵多寓有《周易》《阴符》理、气、象、数之意，与中医学理论水乳相融。根据脏腑学说、经络学说，运用四诊合参，进行八纲辨证，明确疾病的性质，从而得出相应的配穴处方，依方施杵，或补或泻，通其经络，调其气血，使人体阴阳归于相对平衡。此辨证理论深刻蕴含了中医"治未病"的学术思想，既可针对某一具体病证，又可通过调节人体阴阳来实现整体调节。真正做到有病治病，无病强身。

一、独创针具、特殊穴位，调和人体阴阳

　　杵针工具，一般由金属材料制作而成，其结构可分为三个部分。医者手持处称为针身；两头固定针尖的部位称为针柄；针的尖端部分称为针尖，是杵针直接接触腧穴的部分。一套杵针的工具共有 4 件，包括七曜混元杵、五星三台杵、金刚杵针和奎星笔（图3-2）。七曜混元杵长 10.5cm，一头呈圆弧形，多作运转手法用；另一头为平行的 7 个钝爪，多作分理手法用。五星三台杵长 11.5cm，一头有三脚并排，另一头为梅花形五脚，多作点叩、升降、开阖或运转手法用。金刚杵长 10.5cm，一头为圆弧形，另一头为钝椎形，多作点叩、升降、开阖手法用；奎星笔长 8cm。一头为椭圆形，另一头为钝椎形，多作点叩、升降、开阖手法。杵针工具在防治疾病中除了运用针灸疗法中的常用穴位，还可运用于特殊穴位。它们是杵针疗法中的精华，在临床实践中发挥着最直接的作用（图 3-2）。

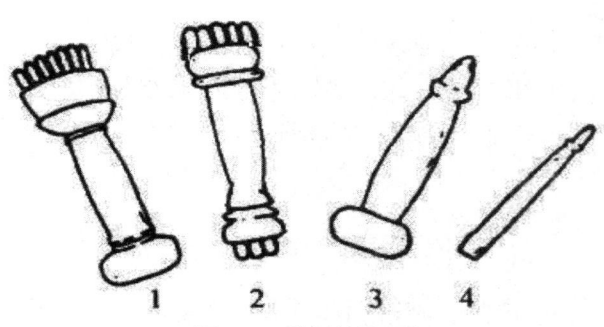

图 3-2　独创针具示意

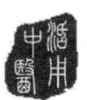

李老独创八阵穴、河车路、八廓穴等特殊穴位。八阵穴是以一个腧穴为中宫，把中宫到一定距离作为半径，画个圆圈，把这个圆圈分为八个等份，即天、地、风、云、龙、虎、鸟、蛇，又分别与八卦相应为乾、坤、坎、离、震、巽、艮、兑，形成八个穴位，即为外八阵。再把中宫到外八阵的距离分为三等份，画两个圆圈，即为中八阵和内八阵。内、中、外八阵上的穴位就形成了八阵穴。人体气血通过经络的运行，周而复始，如环无端，不停地升降运转。人体的河车路可分为头部河车路、腰背部河车路、胸腹部河车路。各部河车路根据所属脏腑和主治不同，又可分为若干段。八廓穴可分为眼八廓、耳八廓、鼻八廓和面部五轮穴。杵针疗法以点叩、运转、开阖、分理等手法，来疏通一身经络，疏理人体气机，激发机体正气，调和全身气血阴阳，使机体达到"阴平阳秘"的状态，从而达到防病治病的目的。

二、无破皮伤肌之苦，无创伤感染之忧

杵针疗法，通过作用于体表特殊穴位，进而调节全身功能。该疗法的特点是针具不刺入皮肤肌肉之内，既无疼痛损伤之苦，又无交叉感染之虑，兼具针刺与按摩之长，患者易于接受。在杵针治疗中，患者除具有类似于针刺时的酸、麻、胀、痛等针感，还会出现刺激部位皮肤潮红、局部温热的感觉，这种感觉贯穿患者治疗全过程，会使患者感觉到全身的轻松与舒适。总之，杵针疗法安全可靠，无不良反应，使用时受限因素少，可适用于全生命周期，与"治未病"中的理念不谋而合，所以在临床应用中广受患者欢迎。

三、杵针疗法，治未病中的瑰宝

在治未病思想的实际运用中，《黄帝内经》首推针灸治未病。《灵枢·逆顺》载："上工，刺其未生者也；其次，刺其未盛者也；其次，刺其已衰者也。"杵针作为针灸疗法的一种，既无破皮伤肌之苦，又无创伤感染之忧，更利于为患者接受，为升华治疗品质提供了方便和可能。

1. 未病先防　杵针疗法对处于未病、欲病状态的人群优势更为突出。如在王琦教授九种体质中的阳虚体质，治疗效果尤为明显。阳虚体质是指人体脏腑功能失调，出现体内阳气不足、阳虚生里寒的表现，这些临床表现看似不严重，但若任其发展，则可出现月经紊乱、性功能低下，甚至影响生育功能等。大部分患者在这个阶段，不愿意接受药物和针刺治疗，而杵针疗法正好解决了这一问题。我们选取多个补益阳气的穴位，如头部泥丸八阵（百会八阵），腰背部的河车路、河车阙极段，运用点叩、运转、分理、开阖的手法，激发人体阳气，疏理气机，调动机体潜在抗病能力，调节五脏六腑功能，保持人体内环境的稳定，从而达到调理阳虚体质的作用，促使机体从亚健康状态向健康状态的转化。

2. 既病防变　对处于疾病状态的患者，应做到早期诊断，及早治疗，防止疾病的传变，正如古人所言"先安未受邪之地"。杵针疗法的特点与之一致，强调机体是一个有机整体，一方面可扶正以助驱邪，另一方面以"通"为用，达通气血、通经脉之功。《针方大集》载："善针者，亦必察患者的气色脉后而下针。"《灵枢·寿夭刚柔》载："审知阴阳，刺之有方。得病所始，刺之有理。"临床上，在用杵针治疗疾病时，也需辨证论治，运用河车路、八

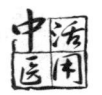

阵穴等特殊穴位，通过点叩、升降、开阖、运转、分理等手法，在机体疾病发生之前或疾病轻浅之时，激发经络、脏腑之气，调和全身气血阴阳，增强机体的抗病与应变能力，从而防止疾病的发生与发展，减轻疾病对机体的损害程度。以慢性疲劳综合征为例，中医认为该病的发生主要由禀赋薄弱，体质不强，邪气乘虚而入或郁怒不畅、情志不遂，或烦劳过度，或饮食不节、过饥过饱等因素所导致，和心、肝、脾、肺、肾及气血阴阳的功能失调有关。该病除疲劳，有的患者还伴随头痛、关节痛、记忆力下降、失眠等症状。杵针疗法对此类疾病疗效显著，具体治疗可先运用七曜混元杵在腰背部河车路及胸腹部河车路进行疏理，再通过五星三台杵点叩泥丸八阵，配以奎星笔在足三里、三阴交等穴位行开阖手法，从而达到调节脏腑功能、扶正祛邪、缓解临床症状的功效。

3. 瘥后防复　瘥后防复的原则就是防止死灰复燃、杜绝病根。此时的患者正气尚虚，邪气留恋机体，人体处于不稳定状态，机体还没完全恢复，若遇诱因，随时有再复发疾病的可能。俗话说"阳气足则百病消"，顾护阳气在疾病恢复期十分重要。"头为诸阳之会，百脉之宗"，人体手三阳经、足三阳经在头部交汇。而百会穴又是百脉之会，贯达全身是各经脉气血会聚之处，所以运用百会八阵能够通达阴阳脉络，连贯周身经穴，对于调节机体的阴阳平衡起着重要的作用。督脉总督诸阳，为"阳脉之海"，全身阳经均交会于督脉。以督脉为中心，选择腰背部河车路，使阳气与五脏六腑经气相通，从而保持人体内环境的稳定，防止疾病复发。

杵针疗法非一方一法，一穴一术，在针灸体系中独成一派，其在"治未病"中大有可为，我们将不懈努力！

新安吴谦加味温胆汤新用

（黄小飞　泾县中医院）

清代雍正、乾隆年间名医辈出，吴谦就是其中的一位名家。新安吴谦，字六吉，歙县人氏，与张璐、喻昌并称为清初三大名医。乾隆盛世，身为御医的吴谦受皇诏之旨，在全国挑选精通医学及文理兼修的官员 70 余人，共同修编医学巨著，并由乾隆皇帝御赐书名为《医宗金鉴》。书中蕴含了大量清代以前的医学典籍，以及历代医家医论精髓，并被作为当时的皇家医学教科书运用，而书中很多经典名方，也是通过此次编撰广为流传，吴谦选入的加味温胆汤就是其中一则良方，至今有很多中医仍喜用它治疗各种疑难杂症。

在消化科常常会见到的是慢性胃炎、胃溃疡，反流性食管炎亦有不少，但是临床治疗却较前者麻烦些，病情反复缠绵难愈，笔者近年运用吴谦加味温胆汤治疗后，疗效大大提高，今浅述与同道商榷。

反流性食管炎又称"胃食管反流病"，是由多种因素造成的消化功能障碍性疾病，患者常表现为咽喉堵塞、口干口苦、食管灼痛、胸骨后疼痛、吞咽困难，甚至出现食后即吐、

畏惧饮食等情况。而本病早在《黄帝内经》就有论述，"少阳所至，为呕涌。""善呕，呕有苦，长太息，心中憺憺，恐人将捕之；邪在胆，逆在胃，胆液泄则口苦，胃气逆则呕苦，故曰呕胆。取三里之下，胃气逆则刺少阳血络，以闭胆逆，却调其虚实，以去其邪。"此文即反映古人早已认识到呕吐、呃逆与胆和胃的密切关系，并提出温胆降逆的治疗大法。

验案举隅

李某，女，46岁，泾县城关人，2010年6月因患右下肺炎而住院，半个月后炎症消退，但咳嗽未愈，每次餐后即咽部有物堵塞感，晨起有大量黏痰吐出，一直运用氨溴索、痰热清等药治疗，仍然不见好转，数日后进食稍大于米粒大的食物，半小时后随即吐出，每天食管如火灼样疼痛，遂转他医院，查电子胃镜、消化道造影等各项相关检查，被诊为"反流性食管炎"。医予以达喜、依托必利等药稍有好转，但是咽部梗阻不减，每日仅靠饮米汤、面糊度日，体重由原来75kg降至46kg。众人皆认为不治之症，患者精神颓废，其友推荐其来中医门诊一试，刻诊见形体消瘦，面色蜡黄，腹软无明显压痛，时有嗳气频频，情绪波动不定。自述每日饮米汤不足4两，小便短黄，大便数日一行，口干苦，舌质尖部暗红无苔，舌根部苔黄腻，脉细弦滑，辨证此属肺炎愈后津亏气损，脾胃升降功能失调，气滞痰阻，隔阻于食道。"脾为生痰之源"，脾失于健运，纳食减少，大肉削减。津亏液竭则便干溲赤，舌暗红。苔黄腻，脉细弦滑，亦皆是气虚津枯、胆瘀痰结所致。综上，该证属津亏气虚为本，痰阻气逆为标。选用吴谦之加减温胆汤与之；姜半夏20g，云茯苓20g，麦冬20g，芦根20g，姜竹茹20g，炒枳实20g，炒黄连6g，炒黄芩6g，陈皮6g，甘草6g。早晚空腹服药，3天后患者诉胸部梗阻感明显减轻，恶心呕吐消除大半，食欲增加，能吃半碗面条。持续服药2个月余，诸症皆瘥，体重增加6kg，3个月复查胃镜及钡餐示食道黏膜光整，活动力良好。

温胆汤出自宋代名医陈言《三因极一病证方论》，由半夏、竹茹、枳实、陈皮、甘草、茯苓、生姜、大枣组成。此方原为温胆化痰的而设，主治胆虚不寐诸症，后世医家将其扩大用于治疗多种杂病，如《世医得效方》之十味温胆汤，即去其中竹茹清热化痰的作用，加入人参、五味子、熟地黄、远志、酸枣仁益气养血，补血安神。广泛用于体质瘦弱，气血亏虚的心胆虚怯，神志不宁的人群。纵观温胆汤其中蕴含二陈汤，取半夏之辛温化痰、降逆燥湿和胃，茯苓甘淡健脾渗湿，生姜温胃亦解半夏的不良反应，又助陈皮理气化痰，充分体现了"治痰先治气，气顺痰自消"的精髓；更添枳实温化痰湿疏通三焦气机，竹茹甘淡清热降逆。而吴谦的加减温胆汤更将其广泛用于多科病种治疗，在原方基础上加入黄连、黄芩、麦冬、芦根。黄芩入上焦，善清肺胃之邪热；黄连入中焦，清热解毒燥湿，善清心、肝、胆等脏腑之邪热；麦冬、芦根有滋阴养肺，益胃生津，升清而无燥火之弊。与二陈汤为伍，巧妙地达到了一升一降，一行一渗的效果。祛邪不伤正，养正不滞邪的自然良方就行成了。

吴谦加减温胆汤经现代药理学研究作用广泛，有镇静、镇痛、镇咳、镇吐、祛痰、抗惊厥的功能，还有扩张支气管，抗衰老，改善脑血流，抑制血小板凝集，降低血压，改善糖脂代谢，抗炎，止血的作用。运用到临床对多种体质人群都有好的疗效，用于①身体形

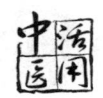

态羸瘦，皮肤干枯，营养不良，多伴有进食困难，呼吸困难，发音困难，大便干结的人群。②体质较强，面色灰暗，或黧黑，身上油脂较多，双目布满血丝，腹部肌肉较紧，按压有弹力，有胀疼不适感，易动怒，易急躁，好动，失眠多梦，平时恶热喜冷，喜饮冷食，口干口苦喜饮冷水，口腔溃疡，咽喉舌时有麻木刺痛，多有皮肤病，瘙痒性疮疖，皮肤疥癣，月经量多，带下色黄，或带中夹有血丝。③体质较壮，形态肥胖的中年人，营养丰富，身上油脂较多，但主诉较多，喜自我扩大病情，多有心悸，心慌失眠，易惧怕，伴头昏，头晕，对事情多有厌烦感。

主要适应疾病种类：①失眠，更年期综合征，神经症，产后抑郁症，恐惧症，心律不齐，创伤后应激障碍（PTSD），性功能障碍，假性近视，弱视，小脑萎缩，精神分裂症，幻听，白大衣性高血压，冠心病，心绞痛，心脏神经症，肥胖症，癫痫，偏头痛，帕金森病，抽动症，梅尼埃病，口臭，舌痛，小儿单纯性肥胖，小儿厌食，小儿癫痫等病。②急性传染病及急性热性病多日不愈并发慢性低热病，毛囊炎，湿疹，皮炎，脓疱疮，各种真菌感染，性病，疖，丹毒，带状疱疹，结膜炎，鼻窦炎，痤疮，多汗症，牙周炎，扁平苔藓，白塞病，掌足脓疱病，脂溢性脱发，血小板减少性紫癜，类风湿性关节炎，流行性出血热，败血症，血液病，倒经，盆腔炎，宫颈炎，前列腺炎，原发性高血压，脑中风，脑损伤，脑血管性痴呆，蛛网膜下腔出血，高纤维蛋白原血症，精神分裂症，焦虑症，心动过速，动脉硬化，慢性胆囊炎，更年期综合征，甲亢等。③慢性咽喉炎，百日咳，支气管炎，支气管扩张，肺炎，肺结核，肺不张，急慢性支气管炎，支气管哮喘，肌萎缩，肌营养不良，老年性肌肉萎缩，肺癌，恶性肿瘤晚期等。

吴谦加减温胆汤创方至今已有数百年，历经无数名医运用，治疑难杂病屡起沉疴，治疗范围远不止这些，但临床中的运用，随证加减则须遵循中医辨证的精髓，"观其脉证，知犯何逆，随证治之"，就会游刃有余了。

参考文献

[1] 李翼. 方剂学 [M]. 第 3 版. 北京：中国中医药出版社，2012：258-262.

[2] 黄煌. 经方使用手册 [M]. 北京：中国中医药出版社，2013：97-98.

扶阳与太阳

（黄任锋　江门市五邑中医院）

一、万物生长靠太阳

太阳给我们带来光照和热量。太阳对于人类而言至关重要，每时每刻都在向地球传送着光和热，因为有了太阳光，地球上的植物才能进行光合作用。植物的叶子大多数是绿色

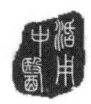

的，因为它们含有叶绿素。叶绿素只有利用太阳光的能量，才能合成种种物质，这个过程就叫光合作用，它为人和动物提供了充足的食物和氧气。我们的一切能源，归根到底都是靠太阳的能量转化而成的。

没有太阳就没有生命的存在。人类作为地球的高级物种，更离不开太阳。地球的大气循环、日夜与四季的轮替、地球冷暖的变化都是太阳作用的结果。这种太阳作用而产生的变化对人体的疾病与健康也产生重要影响。我们的"生、长、壮、老、已"都需要太阳的参与，故《黄帝内经》言："非出入，而无以生长壮老已。""出入"是指天地间万物的新陈代谢、吸收精华、排泄糟粕的过程，是生物体本身与自然所发生的关系。适当阳光照射可以促进骨骼生长，可以增加有毒物质的排泄，还会使唾液和胃液的分泌增加，肠胃蠕动加强，促进食欲和消化。

二、扶阳是扶生命之阳

扶阳之法起始于先秦，发扬于汉代张仲景，光大于金元明清易水、温补诸家，至晚清郑钦安先生，蔚为大观。《易经·系辞传》言"一阴一阳之谓道"，指出"道"包含阴阳，阴阳就是道，就是规律和方法，天地万物之理，大而宇宙，小而一草一木，皆不外阴阳而已；并且认为阴阳是运动变化的，而推动其运动变化的动力则是阳气，即阳气起主导作用。《易经》在八卦排列次序上，特将乾卦列为卦首，并以"元亨利贞"作卦辞，而坤卦乃位其后，意在昭示阳气既是一切万物肇始之源，又是其坚固善终之根；而阴从属于阳，须待阳动而后动等；充分体现了"阳"为主导，"阴"为从属的重阳思想。由于阳气的主导推动作用，使阴阳不断运动发展变化，从而化生万事万物。

《素问·生气通天论》言"阳气者，若天与日，失其所则折寿而不彰，故天运当以日光明。是故阳因而上，卫外者也"，生动形象地喻示阳气于人体生命活动的极端重要性。这一论断，成为后世扶阳学派之重要理论依据。扶阳就是扶生命之阳，就是扶人身之阳气。

三、生命之阳就是阳气犹如太阳

《灵枢·岁露论》言"人与天地相参，与日月相应也"，发现阳气在人的生命活动过程中至关重要，而且是贯穿生命全过程的。人之生命孕育、生长壮老已、健康寿夭与疾病等，无不与阳气有关。阳气之重要，犹如太阳与天体的关系，不可或缺，是生命的根本。扶阳法则的核心就是重视阳气，主张阳主阴从。

扶阳派在生命观、疾病观和防病治病及养生保健等方面，都极其注重阳气，特别强调阳气的作用和重要性，视阴盛阳衰为病势观。临证立法以扶阳为要，主张扶阳抑阴，用阳化阴。《黄帝内经》言："阳气者，柔则养筋，精则养神。"万物生长靠太阳，而在人身而言，人之生命孕育、生长壮老已、健康寿夭与疾病也靠我们人身之太阳，就是阳气。故在生活的方方面面我们都应该重视阳气。

李咏梅辨治特应性皮炎经验撷粹

（彭勇　上海市嘉定区中医医院）

特应性皮炎（AD），中医学称为四弯风，是一种慢性、复发性、炎症性皮肤病，最基本的特征是皮肤干燥、慢性湿疹样皮损和明显瘙痒。上海顾氏外科经过长期实践在治疗特应性皮炎方面取得良好效果。李咏梅教授为顾氏外科第五代传人，深得上海市名中医、顾氏外科第四代传人马绍尧教授真传，笔者有幸跟随李师临证研修，现将李师治疗特应性皮炎经验总结如下。

一、病因病机

李咏梅教授通过多年的观察和实践，认为特应性皮炎的发生由先天禀赋不耐与后天失养共同所致，婴儿期阳常有余，多表现为以心火过旺，脾湿过盛或胎毒遗热，火郁于肌肤而发；儿童期常因余热未清，肌肤失养，腠理不固，湿热浸淫肌肤而发，或因饮食滋腻，伤及脾胃，脾运失健，湿热内生，困阻肌肤而致；青少年和成人期，久病阴津血液亏耗，以致血虚生风化燥，肌肤失于濡养而致。

二、辨证论治

1. 心脾积热型

临床表现：发病迅速，皮肤潮红，皮疹部位以面颊、四肢常见，皮疹以红色丘疹、斑疹和斑丘疹为主，或伴水疱、丘疱疹，甚则兼有糜烂渗液，瘙痒明显，大便干结，小溲短赤，舌红苔薄黄或薄白，脉弦数。本型多见于婴儿期、儿童期。

治法：凉血清心、除湿止痒。方用自拟清热凉血除湿方加减。

2. 脾虚湿蕴型

临床表现：病程一般较长，反复发作，皮肤干燥脱屑，或呈钱币状丘疹，伴点珠状糜烂、滋痂等，多伴面色苍白，神疲乏力，纳食欠香，腹胀便溏，舌质淡，苔腻，脉细濡。本型可见于婴儿期及各型的缓解期。

治法：健脾益气、渗湿清热。方用自拟健脾除湿方加减。

3. 血虚风燥型

临床表现：病程较长，症见皮肤干燥脱屑、粗糙肥厚，伴大便质干、纳呆乏味，时有头晕目眩，女子月经量少，色淡而稀，舌淡苔薄白，脉细缓。

治法：养血润肤、祛风润燥。方用四物消风散加减。

三、辨治特点

1. 整体观念，审证求因　《黄帝内经》曰："有诸内，必形诸外。"皮肤病虽发生于体表，却与脏腑功能失调密切相关。皮肤的外在表现往往是脏腑内在病变在皮肤的反映。李师认

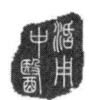

为辨治必须从整体观念出发，体表皮疹辨证应与脏腑辨证结合，不应拘泥于现代医学分期和局部表现，而应重视反映本质的舌苔脉象。诊治过程中需要详察病证，急则治其标，缓则治其本，抓住疾病本质及反映其本质的主证，扶正祛邪。

2. 察疹辨证，注重外治 特应性皮炎的局部皮疹辨证是辨治过程中必不可少的部分，也是皮肤病独特的辨证方法，如密集丘疹多属风热，红斑压之褪色多属血热，红斑压不褪色多属血瘀，水疱多属湿热，渗出多属湿盛，皮损肥厚多属血瘀或痰凝，脱屑多属血燥风盛等。对于改善皮损的局部症状，李师注重中医外治法的应用，针对急性期渗出较多者，给予清热解毒中药外敷；对于亚急性皮损者，给予黄连霜外涂；慢性皮损者可选用青黛软膏。

3. 重视温病，保存津液 叶天士云："热病必消灼真阴。"特应性皮炎多从婴儿或儿童期的心脾积热发展而来，内热日久灼伤津液，因此表现为皮肤粗糙干燥失养，而津液受损后，水不制火，邪热更炽，热则伤阴，精乃消亡。可见津液的盛衰关系着疾病的预后，故有"留得一分津液便有一分生机"之说。李师在治疗特应性皮炎中重视清热保阴，对于小儿及青壮年邪热较重的热盛津伤，采取滋阴凉血、清热祛邪法，使热清邪去而不伤正；对于成人后期的津亏热盛或余热未清，则应增水行舟，给予滋阴增液法。

4. 顾护胃气，贯穿始终 张景岳云："凡欲察病者，必先察胃气；凡治病者，必先顾护胃气，胃气无损，诸可无虑。"李师临证组方时权衡患者脾胃之气的盛衰，用药以不损伤脾胃为原则，在疾病的初期阶段，避免攻伐太过，若脾胃之症较重，必先调理脾胃为主，兼治他疾，且治疗之药多取平和之品。

5. 三分治疗，七分护理 注重患者教育，加强皮肤护理，往往可以起到事半功倍之效。李师强调特应性皮炎居家管理，宜把控好"衣、食、住、行、洗、护"六字方针。衣：每日贴身衣物宜宽松，以纯棉材质为主；食：饮食清淡、忌食辛辣刺激食物，不盲目忌口及慎食可能发生过敏的食物；住：居住环境应用环保、绿色的专属材料，避免接触宠物毛发、花草，减少地毯等环境中的变应原；行：加强锻炼，多运动，促进胃肠蠕动；洗：合理洗澡，指导患者温水沐浴，水温在 35～38℃为宜，不宜使用碱性沐浴露清洁皮肤；护：按时按量涂抹功效性润肤剂。

四、总结

综上所述，李咏梅教授在特应性皮炎的辨证论治中从整体观念出发，力求审证求因，内外结合，注重保存津液和顾护胃气，强调日常调护，在控制疾病发展方面取得了较为满意的效果。

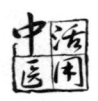

融媒体与中医流派专业拓展

（刘晋　内蒙古自治区中医医院）

　　中医学有十分悠久的历史，在历经数千年的传承与积淀中，形成了完备独特的理论体系，涌现出数以万计的杰出医家，写下了浩如烟海的医籍，经历岁月与实践的检验，被尊奉为经典，并随着实践发展，不断又有后来人根据自己的学习加临证心得，发展、充实与完善，渐创新说，百家争鸣，同时以不同形式长期传承。其中始于师承授受，研经习业日积月累，收获广泛赞誉，并渐形成稳定的师承谱系，且在一定时间内学术上保持一贯的传承脉络就是流派。

　　流派传承根基于社会需求，适应社会需求也是传承首务，跟着时代走的"活态传承"方能创新发展。而随着互联网大数据时代的到来，当前媒体生态急剧变化，中共中央国务院《关于推动传统媒体和新兴媒体融合发展的指导意见》，使"融媒体"这一新理念走入公众视野。融媒体可以充分借助各类媒介做载体，不仅有传统的报纸、广播、电视等媒体，还包括微信公众号、微博、抖音、快手、今日头条等各类媒体，其渠道多元、覆盖面广、传播便捷。

　　新媒体时代，信息围人转，终端随人走，中医流派的传承与创新发展离不开这一新技术手段的支撑和助力。新媒体既影响着中医流派的传播方式，也为中医流派的专业拓展开辟了新视角。一是突破传统报纸、广播、电视节目时间与空间的局限性，促使中医流派的独有学术思想与理论主张、特色诊疗技术、传统精髓文化的传播，变得更加方便有效。二是拓宽了中医流派传播的覆盖面。当今社会，百分之八十甚至以上的群体与外界的互动都是通过手机屏发生，用户偏好于刷抖音、微博等，通过手机软件浏览各类资讯和观看各种节目。在这种多屏化、移动化、社交化趋势下，我们可以创作有鲜明的中医流派特色，融知识性、文化性、通俗性、艺术性一体的图文、短视频、动漫、动画微电影、H5、中医流派主题表情包等多形式原创作品，在融媒体中心平台（微信公众号、微博、抖音、头条号、快手等）发布与传播，实现运用大众化、形象化、具体化的表达方式进一步拓展受众范围，扩大中医流派的影响力并促进知名度的提升，有效推进中医流派学术与文化的良性传播与发展。三是增强互动共鸣。不同于以往传统媒体的单向接纳，融媒体较强的交互性使大众在收看的同时可以发表个人意见，而节目可以就观众所发表意见给予相应的反馈，并根据点击量、关注量等进行相应传播内容、形式等调整。这种良好的互动不仅拉近了中医流派与观众之间的距离，而且还增强了传播效果，促使优秀的中医流派可以在大众的心中产生共鸣。四是交流互通。融媒体传播也为各中医流派间的相互交流学习提供了一个开放、便利平台。除开展线上名家理论宣讲、诊疗培训，还可共建医学、技术、文化甚至跨界交流合作平台，在微媒体上开辟中医流派相关栏目，交流传播各流派资讯、形象宣传片、纪录片、微视频等图文新闻和视频节目，策划组织一系列专题活动，通过资源共享、互通有无，用便捷化、易操作、互利性的方式，实现宣传、交

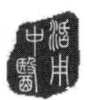

流、合作等诸多效果最大化，"文化因交流而多彩，文明因互鉴而丰富"。同时，在大数据与互联网环境下，中医流派的发掘与传承的模式也在相应的改变。历代文献、名医经验的挖掘整理由汇编纸质代表性著作到 AI 助力中医"数字化"，隔着屏幕可以教授"望、闻、问、切"。

中医流派的起源与地域环境的差异有密不可分的关系，尤其受古时交通通信条件影响，有一定地域性局限。时代发展，酒虽香，但也得走出深巷子。在无界传播时代，中医流派发展不能只局限于"酒香"，而要顺应未来趋势，在融合发展常态与大势下借力新媒体，积极主动拓展专业，不仅要"代有传人"，还要不断创新学术理论与特色技术，丰富临床经验，繁荣中华文化，更有效地服务健康，从扩大理论、经验、人才优势等无形资产的价值以及知名度、美誉度、信任度、追随度等方面去提升，以促成长、谋发展、创新高，实现我们传承精华、守正创新的使命和责任，并随着未来中医走向世界进程的推进，"因地制宜"拓于五洲。

参考文献

[1] 唐华星，冯英 . 融媒体时代提升公立医院宣传生产力对策思考——以湖南省中医药研究院附属医院为例 [J]. 湖南中医杂志，2020，9（36）：198–200.

[2] 周长琴 . 融媒体时代传统文化传播的创新路径研究 [J]. 传播力研究，2019，3（33）：24–25.

[3] 王咏梅 . 浅谈融媒体时代传统文化的传播与传承 [J]. 新闻研究导刊，2019，10（23）：236–245.

新安医家汪机《外科理例》治疗外科病探析

（高翔　安徽中医药大学第二附属医院）

《外科理例》是明代新安著名医家汪机所著。汪机，安徽祁门人（1463–1539），书中详细阐明了痈、疽、疮、疡等外科病的病因病理、治则治法，其中很多论说，至今仍有重要的临床应用价值。《外科理例》，7 卷，附方 1 卷，初刊于 1541 年。汪机在自序中定义"外科"概念，强调"有诸内，必形诸外"的整体观念。

一、外疡由内而生，治病必本于里

汪机的序中"有诸中，然后形诸外，治外遗内，所谓不揣其本而齐其末，殆必己误于人"，意思是在诊治疾病时不能不洞察根本，不进行辨证论治，只治标不治本，只凭疮疡外观盲目治疗。治疗外科病不可专于攻毒，要审查病因，根据四诊辨证，不然会误治。疡科的病因分外感和内伤。汪氏治病时兼顾七情，强调男女治疗痈疽，方法不应相同。如果是伤于七情，可用四七汤开散郁结，加以养血之品。即使并非因情志而起病，但在病情发展中，七情因素也会影响疾病的治疗，所以治病时应适当兼顾。

二、拔毒泄邪

1. 适当运用外治方法 汪氏一直主张外病内治，但仍根据外科病的一些特点，适当运用外治的方法，从而更快地消除患者痛苦。他提出疮疡用针为贵，但应根据肉的厚薄，来确定施针的浅深，去脓血以泄毒。当脓成但不破溃时，除了运用托里药促脓排出外，还可用针刺迫脓外出。《外科理例》采用的针具有一般的针、砭，还有三棱针、燔针、铍针、气针、磁锋、火烙针、马衔铁针，以及铁筋烙、银箟烙、铁针烙等，而且详细说明了针具的用法。《外科理例》中记载了火烙针，"其针圆如箸，大如纬铤，头圆平，长六七寸，一样两枚。捻蘸香油，于炭火中烧红，于疮头近下烙之。宜斜入向软处，一烙不透再烙，必得脓"。此针具是为排脓引流、防止出血而制。汪氏常于患处砭刺，也循经取穴施治。选用针具多根据病情需要而定。《针法总论五十一》曰："附骨疽、气毒、流注及有经久不消、内溃不痛，宜燔针开之；若治咽喉，当用三棱针；若丹瘤及痈疽，四畔赤焮，疼痛如灼，宜砭石砭之。"排脓主要用于脓成未溃、脓成作痛者。汪氏认为"凡疮毒气已结不起者但可补其气血，使脓速成而针去，不可论内消之法，脓成，又当辨其生熟浅深而针之"，"若有脓，急针之，脓出痛亡"。针刺排脓首先当辨明脓之有无、浅深，若"未成脓而针，则伤良肉，反增疮势；已成脓不针，则脓蚀良肉，延溃无休"。其次，对于正虚毒盛，不能熟腐成脓者，应当补益气血，托毒外达，促使脓成；对于脓成之证，应以及时针刺为宜，不可待其自破。这是因为"少壮充实者，或能自破，若老弱之人又有攻伐太过，不行针刺，脓毒乘虚内攻，穿肠腐膜，鲜不误事"。泄血主要用于血热毒聚、痈肿焮红热痛。汪氏曰："大抵古人制法，浅宜砭，深宜刺，使瘀血去于毒聚之始则易消。"针刺放血可通经消滞、祛瘀散毒。

2. 灵活运用灸法 汪氏善于灸法，提出用火烙以及隔蒜灸的火力可散毒排脓。疮疡在外者引而拔之，在内者疏而下之。操作方法简便，疮开不大，内肉不溃，疮口易合。没有形成疮疡的，很快会消散，已经形成的，病势也会除去大半，不会对人体造成损害。此法适用于治一切疮毒，其中因外邪引发而内陷者，不灸；因内有积热而引发的，可灸。病证大痛的应由痛灸到不痛，不痛的则应一直灸到痛，使邪毒消散。此法之所以有效，是因为火以畅达，可以拔引郁毒。汪氏说这是"从治之法也，有回生之功"。

三、提出补气培元、扶正固本的临床思维

汪机根据《黄帝内经》中"邪之所在皆为不足"及"正气存内，邪不可干"等论述，主张扶正防邪，必要先固根柢。其扶正固本强调补营气，实质上就是"初气培元"。汪机进一步发挥了李杲的脾胃学说，认为"诸病亦多生脾胃"，并逐渐形成了"固本培元、扶正防邪"的特色治法，和重用人参、白术、黄芪、茯苓、白芍、陈皮、甘草等治疗脾气虚证的最佳组合方。他在《外科理例》中强调"外科必本于内"，治内首先药调理元气，"填补脏腑令实"，"内托以补药为主"，外科疾病应"大旨主于调补元气，先固根柢，不轻用寒

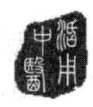

凉攻利之剂"。

四、汪机《外科理例》治疗外科病思想在临床中的运用

重视保护脾胃，脾胃为后天之本，气血生化之源。外科损伤之证，最易伤及肌肉。所以在活血祛瘀的同时，应及时补脾，脾健则气血生化之源充盈。正气旺盛，才能祛除恶血。恶血得去，新血得生。我科对胃肠疾病术后患者往往予以人参、黄芪、白术、当归、麦冬、茯苓等健脾药物进行加减配方，临床证实，这能很好地促进患者术后胃肠功能的恢复，减少术后肠粘连。并且将护脾胃的思想运用于肿瘤患者整个化疗疗程内，也能很好地减少患者因化疗导致的全身乏力、食欲不佳、恶心呕吐等不良并发症的发生率。

对于脓成之证，给予及时针刺排脓。

对因肝气郁结而引起的乳岩，用隔木香饼灸之；对臀痈引起的小便不利，以艾蒸脐治之。均取得较好的疗效。

总之，汪机治疗外科病主张以四诊合参、八纲辨证论治为主，重内治，反对单纯外治；主张平补，重视保护脾胃，反对过用寒凉药，并且灵活变通，对传统医法做了适当的扬弃。《外科理例》治疗外科病的思想对后世研究历史、借鉴古人有很大的益处。

辽派中医医籍《集验良方》学术思想述略
（李浩　辽宁中医药大学附属第二医院）

辽派中医是根植于东北文化基础上的一个具有区域特色的地方医学流派。虽然辽宁自古地处边陲，但是自明、清两代以来，随着关内关外经济、文化、政治往来频繁，人口日益增长，医学也随之发展起来。尤其在清代，是辽宁地区中医药发展的高峰时期，颇具辽宁地域特色的医家频现，医著渐丰。

年希尧，字允恭，号偶斋主人，为清代广宁人，即今辽宁省北镇县人。梁文科，字瀛侯，号二至堂，为清代锦州府人，即今辽宁省义县人。年希尧与梁文科同为一乡，皆为朝廷命官，皆在两广莅政，皆有救疾疗伤、体恤民情之心，平素"性好览方书""性好岐黄家言"。康熙四十七年（1710 年），梁文科将数十年来搜集的良效验方"付诸剞劂，以广其传"。雍正二年（1724 年）夏，年希尧将平时搜集整理的验方合并梁氏旧书稿一齐刊付出版，即现《年希尧集验良方》（简称《集验良方》）一书。该书是现存最早的东北籍医家所著的古医籍之一，对考证整理辽宁籍医家经验及古代验方具有重要意义。

限于笔墨，本文仅将《集验良方》一书的学术思想的特点加以简要归纳，挂一漏万虽是憾事，但能将辽派医家之学术思想启明于世、以飨同道亦为所得。

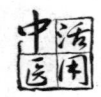

一、勤求古训，化裁古方

《集验良方》所搜集的处方，有"采古方之法，去古法之弊"的特点，化裁古方，古为今用，使药力更为和缓，站在时代角度，于医者及患者皆大有裨益。如针对"伤寒六七日后"，尚有表证在，头痛发热，宜用汗法者，当以羌活冲和汤，使其微汗出；若有里证在，恶热便秘者，则选用大柴胡汤，使其微下，而不是直接用麻黄汤、承气汤这一类发汗或泻下的峻烈之剂。可谓："知脉明理，以证参脉，化裁古方，此时中病者，病当愈，即使不中病，对病家也没有大的伤害。"

二、见微知著，辨视舌色

年氏认为，当时的医家之中"知脉者鲜见"，故强调此时宜见微知著，更应重视辨视舌色，为医家准确辨证及判断预后提供重要依据。年氏总结，舌色自红而未见黄白等苔，为初病，表示邪在表；黄苔表示邪入于里，为胃毒，此时宜用调胃承气汤下之，"舌苔复则病自安"；同时警醒医者若失治误治后变为黑苔，"此为坏证，必难治"；如果见苔色纯黑如漆，此则为火亢盛至极，是九死一生的情况，必须速下攻邪，以复正气。

三、知脉明理，明辨阴阳

《集验良方》一书十分强调脉诊的作用，"伤寒阴阳二证，治法本就不同"。如患者表现四肢厥冷，昏迷不醒，看似属于阴证，然其身虽寒，却不欲增衣，反口渴，爪甲色红，小便赤，大便秘，脉沉滑，本质属于阳证，不可误当阴证对治，当予承气汤下之。如果患者表现身热面赤烦躁，看似属于阳证，然其身虽热，却欲增衣就温，口反不渴，爪甲色黑，手足逆冷，大小便利，其脉微，本质属于阴证，不可误当阳证对治，法当以温之，予四逆汤之类救逆回阳。在脉象上，阴阳厥脉象皆沉，但阳厥脉沉而滑，指爪常温，阴厥脉沉而弱，指爪时冷，此为二者的区别。

四、以方测证，徐徐图之

以方测证，是中医认识、了解病证的一种手段。《集验良方》"伤寒腹疼"一证中强调："医家若心无定见，不辨寒热"，可采用以方测证，徐徐图之的方法，主张"试予病家饮凉水一碗，其痛减轻者当属热证，方用凉药清之。清之不已，绕脐硬痛，大便结实者，急用寒药下之。反之，饮凉水一碗，其痛加剧者当属寒证，方用温药和之。和之不已，四胶厥冷，呕吐泻痢，急用热药温之"。从变化的症状和体征中分析判断出背后确定的证的过程，体现了中医学辨证论治思维的灵动精髓，真正做到了"观其脉证，知犯何逆，随证治之"。

综上，可见年氏、梁氏感念百姓病苦，对疑难病症，用心精微，正如药王孙思邈《大医精诚》所言，医者当"详察形候，纤毫勿失"，"处判针药，无得参差"，不得"自逞俊快，邀射名誉"。《集验良方》一书堪称辽派中医之佳作，其学术思想于今世之医家仍有重要的借鉴与指导意义。

参考文献

[1]　年希尧 . 年希尧集验良方 [M]. 沈阳：辽宁科学技术出版社，2012.

杏苑瑰宝——广西黄氏壮医针灸

（梁家王　玉林市中医医院）

　　广西黄氏壮医针灸源于壮医传统针灸疗法，是国家中医药管理局厘定的中国十大针灸流派中的一个学派，是壮医临床医学中的瑰宝之一，是黄瑾明教授从 20 世纪 60 年代开始挖掘整理研究壮医药及流传于民间壮医的各种针灸治病技术，从而逐渐形成的针灸学流派。

一、三大基础理论

　　1. 三道两路——壮医针灸的通道学说　三道为谷道、水道、气道，指三条人体与大自然相通的通道。两路为龙路、火路，是人体内两条封闭通道。谷道指消化吸收水谷，化生气血的主要场所。水道指水液进出人体的通道，贯通人体的天、地、人三部。气道指人体之气与大自然之气相互交换的场所及进出的通道。龙路指人体内血液运行的通道。火路是指人体内的传感通道，相当于西医的神经系统。道路运用于临床中可以说明疾病部位，三道与大自然相通，外毒常先扰三道，引起三道疾病，故三道病位浅，病变较轻；两路与内部相连，正不胜毒，则毒进传至两路，引起两路甚或内脏病变，故病变较重。道路运用于临床中可说明病机，壮医学认为人体一切疾病都由毒引起。毒可从外侵也可内生，都由三道两路传导。外毒通过三道乘虚而入，阻滞三道，或者通过三道传至两路，两路不通畅，则发生病变。内生之毒则直接阻滞三道两路。道路理论在临床也用于疾病诊断，主要通过观察道路的排泄物，以及道路体现在体表的变化，诊断疾病，并辨别疾病的病位、病性变化。另外道路理论也可以指导临床治疗，一为阻止邪毒入侵传变的路径，二为畅通道路，最后指导用药。

　　2. 毒虚致病——壮医针灸的病因学说　毒和虚是导致疾病发生的两大因素，一切疾病皆由毒引起，毒是外因，虚是内因。在疾病的治疗方面，毒虚致病学说的核心是"解毒"和"补虚"。毒去则正安、气复则愈。补虚是提高正气，帮助解毒排毒。壮医针灸疗法是运用针刺或药线点灸人体体表龙路、火路的某些"网结"（壮医称之为网结，又称穴位），以提高人体正气，调节和疏通人体三道两路，加快解毒从三道两路排出，调节天、地、人三气同步，使气血回归平衡。

　　3. 气血失衡——壮医针灸的病机学说　壮医气血均衡理论认为，气血平衡通畅，则三道两路通畅，人体内部的天、地、人三部之气同步协调运行，与大自然的天气、地气保持

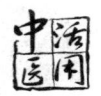 岐黄縱横輯録

同步运行，则人处于健康状态；气血失衡则道路不通畅，天、地、人三部之气不能同步运行，则疾病丛生。气血均衡是壮医对人体生理状态的重要认识，气血失衡则是壮医重要的病机理论。

二、三大壮医针灸核心技术

1. 壮医药线点灸　"疾患并非无中生，乃系气血不均衡"，故调整气血、平衡气血就成为壮医治疗疾病的关键。壮医药线点灸治疗疾病，是以温热和药线对三道两路在体表穴位的刺激，通过龙路、火路的传导，疏通三道两路，调整气血恢复平衡，使人体各部恢复正常的功能。此法可治疗内、外、妇、儿等多种疾病，对痛痒诸疾疗效甚好。

2. 莲花针拔罐逐瘀　该疗法是使用壮医莲花针在特定的道路体表网结（穴位）进行叩刺，再用抽气罐在叩刺部位吸拔并留罐以排除瘀滞之气血的一种特色疗法。常选取壮医梅花穴等特定穴。通过针具对穴位的刺激，排除瘀血、病血及局部负压充血，通畅龙路、火路，调整三道两路功能。该疗法对气滞血瘀疾病引起的痛症疗效最好。

3. 壮医针刺术　壮医针刺疗法，就是运用针具在人体体表三道两路的某些穴位施以针刺，通过龙路、火路的传导，疏通三道两路系统而治疗疾病的一种方法。常用特定穴作为主穴，多针刺脐环穴。该疗法多用于内科疾病及疑难杂症。

广西黄氏壮医针灸具有"简、便、廉、验、捷"优势，对内、外、妇、儿及痛症科多种疾病具有较好疗效，值得广大针灸同仁学习推广。

论阴阳在女性生殖调节中的意义
——研读罗元恺点校《景岳全书·妇人规》有得
（罗梅　重庆市中医院）

罗元恺（1914—1995），全国著名中医学家，岭南罗氏妇科第二代代表性医家。罗氏妇科始于清末，成形于罗元恺教授，发扬于罗颂平教授，该学派重传承，尤崇景岳学说，并结合临证经验进行延伸发展。"岐黄学者"罗颂平教授为流派第三代传人，学贯中西，笔者有幸拜师于罗老，得窥本流派特色技术之一斑，并受罗老教诲，深入研习本流派代表性典籍，再结合临证伺诊所得，故对罗元恺教授点注的《景岳全书·妇人规》颇有感悟。

一、阴阳、命门之道

罗元恺教授崇尚景岳学说，亲自点张氏所著《景岳全书·妇人规》二卷，并将之单独出版发行。"医易同源"，张景岳精研《黄帝内经》而多有发挥。张氏之医理，渊源于《黄帝内经》，并借助于《易经》之哲理，提出"虽阴阳已备于内经，而变化莫大于周易"。《景岳全书·妇人规》全书重视"命门"，认为肾与命门是生命之大本，阴阳乃真阴真阳，肾

命之水火，强调肾与命门对于"经""孕"的主导作用，注重命门水火与阴阳和调的重要性，书中创立的左归、右归等方以滋补肾之阴阳，为后世所推崇。

二、调经之要贵在调和脾肾阴阳

张氏在《妇人规·经脉之本》云："盖天癸者，言后天之阴气，阴气足而月事通。"天癸与现代医学的激素类似，首与先天之肾，次与后天之脾关系密切。景岳书中云"调经之要，贵在补脾胃以滋血之源，养肾气以安血之室"，治法上多用健脾补肾。罗氏妇科流派深谙景岳提出的"善补阳者，必于阴中求阳；善补阴者，必于阳中求阴"的道理，根据阴阳相配的原则，遣方用药。对于经水早断类疾病，认为肾精早亏、天癸早衰、冲任早虚是其病机特点，补肾填精是其基本治则，要注意阴阳之间互根互用、互生互长的关系，临证还须加强后天脾胃的调补。同时认为调经之法，须顺应月经周期性的阴阳消长，当应月之盈亏，结合阴阳气血转化规律，除需据性周期轴以定其位外，还需将月经不同时段纳入临证用药的考量以定其时。

三、调和阴阳，调经种子以助孕

不孕症原因较复杂，首重查因，审因论治方能奏效。张景岳在《妇人规·药食》中明确指出，"种子之方，本无定轨，因人而药，各有所宜。故凡寒者宜温，热者宜凉，滑者宜涩，虚者宜补。去其所偏，则阴阳和而生化著矣"，"妇人血气俱虚，经脉不调，不受孕者，惟毓麟珠随宜加减用之为最妙。其次则八珍益母丸亦佳。若脏寒气滞之甚者，用续嗣降生丹亦妙"。景岳亦特别推崇对参、地的应用，认为"人参有健运之功，熟地禀静顺之德，一阳一阴，相为表里"，充分体现了调和阴阳的观念。

罗氏妇科亦强调医无定方，必须辨病与辨证相结合治疗不孕不育症。罗元恺教授认为本病辨证多属肾阳虚为主而兼肾阴不足，或兼血瘀，治以温肾为主而兼滋阴，免疫性不孕可辨证服用助孕丸以滋肾或温肾活血；排卵障碍性不孕可于经净后服罗氏促排卵汤、罗氏调经种子丸等，温肾培源，滋肾养血，使卵泡生长、发育、成熟并促其排出。

四、安胎之要重阴阳和调、静以养胎

景岳从阴阳角度提出了"妊娠寡欲"的安胎之要，认为"多动欲火，盗泄阴精，则藩篱由不固而伤，血气由不聚而乱，子女由元亏而夭，而阴分之病，亦无不由此而百生矣"。景岳还指出，胎气不安有寒、热、虚、实之不同，治法用药"宜凉则凉，宜补则补，惟以安之、固之为主"，"安胎之方不可执，亦不可泥其月数，但当随证随经，因其病而药之，乃为至善"。由此可见景岳论治注重调和阴阳气血，他还善用调补阴阳之剂，如补肾益气血的毓麟珠，益气养血、固冲安胎的胎元饮等。

罗元恺教授以补肾健脾，固气养血安胎防治先兆流产（胎漏、胎动不安）和复发性流产（滑胎），创制滋肾育胎丸、助孕 3 号丸等方药，流派内几代人多年来在病因病机、证候、中医药疗效机理方面的不懈研究，证实了其科学研究价值和临床有效性。

综上，景岳的学术思想对后世医家影响深远。张景岳在中医理论方面深入研究了阴阳学说，注重真阴真阳，临证重视调补脾肾，平衡阴阳，善用温补之剂，对命门、天癸学说有独到的创见。以阴阳辨析疾病可执简驭繁，正如《景岳全书·阴阳》言："凡诊病施治，必须先审阴阳，乃为医道之纲领。阴阳无谬，治焉有差？医道虽繁，而可以一言蔽之者，曰阴阳而已。"岭南罗氏妇科流派谨承《黄帝内经》、景岳学说，其学术思想经多年锤炼，日益系统化、科学化，应用于临床常有著效，流派的学术精华与临证经验值得吾后进之辈继续传承与发扬。

参考文献

[1] 明·张介宾.景岳全书·妇人规[M].罗元恺，点注.广州：广东科学技术出版社，1984.

[2] 朱玲，罗颂平.罗颂平从阴阳论治卵巢早衰[J].中国中医基础医学杂志，2020，26（6）：841-843.

[3] 朱玲，郜洁，罗颂平.岭南罗氏妇科调经特色浅析[J].环球中医药，2015，8（7）：777-779.

[4] 李晶晶，周英.从《景岳全书·妇人规》调经学术思想论岭南罗氏妇科的传承与发展[J].浙江中医杂志，2021，56（4）：263-265.

[5] 张玉珍，罗颂平.罗元恺教授调经、助孕、安胎的思路与方法[J].广州中医药大学学报，2004，21（5）：352-355.

[6] 明·张介宾.景岳全书[M].太原：山西科学技术出版社，2006：2.

孟河医派及吴门医派脾胃论治体会

（李文娟　上海市静安区中医医院）

孟河医派是一个兼有内、外、妇、儿等各科的中医流派，以"醇正和缓"为宗，"轻清简约"立法，博采众长，自创寒温并统之辨证体系。吴门医派以温病学说为核心，发展了多个流派，包括吴门杂病流派、伤寒学派、外科学派。这两大医派作为长江中下游流域颇具影响的地域性中医流派，大家众多，底蕴深厚，影响深远，且皆注重脾胃论治。孟河医派用药轻灵、平正和缓，主张"脾胃内伤，百病由生"，有胃气则生，无胃气则死，在内伤杂病中十分重视顾护脾胃。吴门医派杂病流派的诊治亦颇具特色，倡导"久病入络""胃阴学说"。

一、内伤杂病，调补脾胃

胃为阳明燥土，属阳，脾为太阴湿土，属阴，胃喜润恶燥，脾喜燥恶湿。脾胃一升一降，共同消化水谷，化生精微以供全身。内伤杂病多以和法缓治，脾胃中气为首要。如治

中寒，则着重温补脾阳，善用白术、生姜、大枣等补脾和营。治疗中风，保障灵府，需健脾胃实中州，脾旺则湿痰不生，胃和则虚火自降。治疗火证，多以少量芩、连合二冬等清润为主，同时佐以茯苓、甘草等甘淡顾护脾胃。治疗燥证，孟河医派主张清金保肺必先甘凉养胃，盖胃为肺之来源，脾为肺母也。至于治暑治湿则更离不开健脾化湿。于内伤杂病而言，虽说最重脾肾，其实补脾重于补肾。如治阴虚火动之证，反对使用知、柏、龟甲等阴寒腥浊之品，以防败伤脾胃中气，每多并用人参、甘草、薏苡仁、陈皮等健脾化湿，防滋腻碍湿。

胃阴学说亦颇受重视，益气养阴为治胃大法，多用沙参、麦冬、石斛、谷芽、白芍、冬瓜子、甘草等，既以甘寒柔润之味养胃和阴，更兼平甘濡养之剂，舒展胃气，使益气养阴和胃并举，健运脾胃，气血生化，泉源不竭。对胃阴不足引起的噫嗳、嘈杂、痞满、胃痛等病证效果显著。

二、调畅气机，重视升降

清阳出上窍，浊阴出下窍；清阳发腠理，浊阴走五脏；清阳实四肢，浊阴归六腑。气机升降在脏腑中都有体现，其中脾升胃降是气机升降的核心。脾升，胃气方能和降通畅，糟粕得以下行；胃降，脾气方能升清不息，水谷精微得以四布。正是脾胃升降相因，气血津液通畅，脏腑安和，才能使机体处于健康状态。若脾胃气机升降失常，出入无序，升者不升，降者不降，纳而不入，运而不行，诸病随之而生。因脾宜升则健，胃宜降则和，故治疗中焦脾胃的病变，就要调节脾胃的升降功能，达到最终和合平衡的状态。其最关键之处就是疏导，这也是孟河医派治疗脾胃病的精髓。

临证中气机升降，除了中焦脾升胃降，肝气失常对脾胃亦有影响。肝气易升，可导致胃气不降，从而引起气机失常，气血失调，当采用抑木扶土法恢复失常之气机。马氏治疗肝气郁结犯胃致气滞不畅的胃痛，主张以流气调畅为主要治法。善用木香、郁金、沉香、枳壳、砂仁等药物，还善于用乌药配合上述诸品，配用合欢皮、佛手片、青皮、橘叶、玫瑰花、沉香曲、白蒺藜、香附等具有微辛而不燥烈，不至耗气伤阴，旨在"流气""调畅"。

三、和缓醇正，轻以去实

孟河医家以和缓为宗，依平淡之法，用药每以轻灵变通。药量较轻，以不伤正气为度，因势引导，以激发机体自身抗病能力为旨，和缓治之，在治疗脾胃疾病时体现得尤为明显。用药上重视调气复平，治疗脾胃病强调恢复脾胃的生理特性，因此重调升降，又谨防香燥伤阴；使中焦壅滞；寒热温凉，不令偏颇；理气重调升降，又谨防香燥伤阴；多选用轻清灵动之品，而少用重浊厚味、刚劲强烈之属。如治脾虚清阳不举之证，常用参苓白术散加减，欲加强轻清升提之功，可加煨葛根、荷叶等药；胃虚浊阴不降，则用平胃散加减，常用佛手、绿萼梅、玫瑰花等理气不伤阴之品。补脾贵在健运，舒畅胃气；益气以健脾为先，用党参、太子参、白术、薏苡仁、山药、扁豆等甘平微温之品，以健运中气；养胃贵在柔润而不腻，以南北沙参、石斛、百合、麦冬、玉竹、甘草或白芍、乌梅等酸味之品，酸甘合化。处方用药遵"治中焦如衡，非平不安"之旨，恒以调气复平为要。药材质量以及通过炮制、配伍使得药性充分发挥。用药大都以轻灵见长，擅用平淡之药。有毒之药极少应用，即使味重性猛之品也用得很少。

龙砂医派经方应用中的方－证－人和像

（杨荔勇　永州市零陵区中医医院）

　　龙砂医学流派以江阴龙山、砂山地区为源头，经过各医家挖掘整理提炼，龙砂医学流派主要有以下三大学术特色。重视《黄帝内经》五运六气理论的临床运用；重视《伤寒论》经方，运用《伤寒论》六经理论结合辨体质指导经方应用；基于肾命理论运用膏方养生治未病。

　　笔者有幸于2020年9月在南京跟师黄煌教授学习"黄煌经方"。"黄煌经方"是黄煌教授在龙砂医家重视经方和重视辨体的基础上，从方证、药证、方人、药人角度来总结临床应用经方的经验。黄煌教授在《中医十大类方》医书中，将《伤寒杂病论》中的方剂采取以药类方，并将类方聚集成群，归纳出桂枝类方、麻黄类方、柴胡类方、大黄类方、石膏类方、附子类方、黄连类方、半夏类方等十大类别。在该书中黄煌教授开创性的将一些方药应用的客观指征，直接冠以药名，如"桂枝体质""半夏体质""干姜舌""附子脉"等，这些冠名使得原本抽象的中医理论变得客观化，对于初学中医甚至从未接触过中医的人都十分友好，因此对于中医在全国乃至全世界的推广起到了重要的作用。

　　"黄煌经方"的核心是方－证（病）－人所组成的三角诊疗模式以及经方体质学说。这里的方主要指《伤寒杂病论》里面的中药方剂，当然也不仅于此，也包括隋唐及以后各医家的经验用方，像续命汤、茯苓饮、五积散等。证，黄煌教授概括为证据、证象、证实、证验，是根据中医望、闻、问、切所获得而治疗有效的具体临床表现。伤寒论常常以方名证，方证相应，方证一体，以方名为证名，约称方证。方证就是用方的依据，是指安全有效准确的应用经方的指征与证据。而方证是以人的各种表现作为依托，因此黄煌教授又把方证的构成要素分为人和病两个方面。方证的人通常指病的人，方证的病则泛指人体的异常表现，既包括古代的疾病，也包括现代医学认识的疾病。

　　黄煌教授在总结前人经验及结合自身实践开创性地提出了经方体质学说，其核心部分包括"药人""方人"两大学说。药人学说中的"药人"是指适合长期服用某种药物及其类方的体质类型，这种体质的人比较适合服用这种药及其类方，而且起效快，相对比较安全。比如桂枝体质，皮肤白缺乏光泽，皮肤湿润，口唇暗淡不鲜红，体形多偏瘦，肌肉比较坚紧，腹部平，腹部肌肉较硬而缺乏底力等。如果在患者身上看到以上的体征，我们可以认为这位患者属于桂枝体质。适合长期服用桂枝汤或者其他桂枝类方。

　　方人，是在药人的基础上提出的概念。所谓方人就是对本方长期有效且适合长期服用此方的体质。比起药人来说，方人更具体，范围更明确，往往与某一些或某一类疾病相

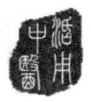

关。比如桂枝汤体质，是体瘦，肤白无光，皮肤湿润而细腻，神情憔悴，常常乏力、冷汗出，汗出后怕冷；对寒冷、疼痛敏感，常见关节痛、头痛、腹痛、少腹拘急，易于惊恐，头昏、鼻塞、咳喘等；腹部扁平，腹肌较硬而缺乏底力；舌质淡红或淡暗，舌体柔软，舌面湿润。

　　学习和实践黄煌教授的方 – 证（病）– 人三角诊疗模式以及经方体质学说，确实大大提高了我们诊断治疗疾病的水平。但是在仔细研读伤寒论原文时，仍然有一些比较难懂的条文，比如说六经欲解时，大多数的医家都没有对其做出具体的解释，因此也就无法验证于临床。在听了龙砂医派代表性传承人顾植山教授的讲座后，才明白六经欲解时就是相关时，因此把疾病发生的时间加入到伤寒论的辨证体系当中来，典型的例子是厥阴病欲解时采用乌梅丸治疗各种疑难病的经验，大大拓宽了乌梅丸的适应范围。

　　当然龙砂医派的三大特点之一的五运六气理论的临床应用跟经方也息息相关，它在临床具体应用中强调抓象，此处的象，指的是象态，是一个动态变化的过程，它既包含有时间的概念，也包含有空间的概念，再结合患者疾病的表现，呈现出一个三维的像。因此需要把患者疾病的表现也就是方证与患者患病的时间、空间结合起来，才能比较完整地还原张仲景《伤寒杂病论》原本包括的含义，才能更好地继承和发扬《伤寒杂病论》的医学体系，以便更好地服务于全人类的健康。

督脉病候与现代脊柱疾病
（臧志伟　烟台市中医医院）

　　根据流行病学调查，约 80% 的人经历过颈椎病、腰椎病的困扰，这些疾病严重影响我们的生活质量。随着人们生活方式的改变，颈椎病、腰椎病的发病率逐年升高，且有低龄化趋势。因此，对于颈椎病、腰椎病的预防和治疗，尤为重要。

　　人类脊柱问题的必然。人类脊柱直立起来的历史只有 200 多万年。相对于爬行动物数亿年的进化历史，人类 200 万年的进化史还远远不足以使现代人类的脊柱结构得以充分进化。脊柱在日常的生活、学习、运动等活动中很容易发生各种各样的移位。没有发生任何移位或侧弯的脊柱几乎是没有的。更糟糕的是，人类在最近的 100 年内，生活方式又发生了巨大的变化，从直立行动为主的生存状态演变成了坐立为主的生活方式。人们长时间端坐办公室、使用电脑，加上缺乏保健意识、保健措施等，颈椎病、腰椎病已日益成为影响人们生活和工作的一类常见病、多发病。由此机体（尤其是脊柱）产生了新的生物力学，出现种种不适应。

　　据卫生部调查，每天使用电脑超过 4 小时者，81.6% 的人脊柱都出现了不同程度的病变，包括侧弯、错位等，且脊柱患者越来越低龄化。据中国儿童发展中心统计，我国儿童脊柱侧弯症的发病率高达 20%，脊柱存在各类问题的儿童多达 50%。

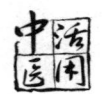

澄江针灸学派张建斌老师认为，古代的"督脉"与现代的"脊柱"有着密切关系。《黄帝内经》中，常用"夹脊""贯脊""循脊"等来描述督脉。对于督脉疾病，用"脊强反折"来描述，即脊柱疼痛，活动不利。《黄帝内经》中，运用古代的脊柱触诊方法"脊椎法"，详细记录了督脉的 28 个穴位，并且用"一椎""二椎"等来命名。可见在督脉概念最初形成的时候，古代医生已经对脊柱有了充分全面的认识，古代的触诊法和解剖法为督脉概念的形成提供了科学客观依据。并在解剖基础上，结合传统中医理论对督脉概念进行了升华，督脉内连脏腑、外络肢节、总督诸阳。《人镜经》曰："其脊中生髓，上至于脑，下至尾骶，其两旁附肋骨，每节两向皆有细络一道，内连腹中，与心肺系，五脏通。"而且，足少阴肾经、手足三阳经及阳维脉均交于督脉，所以督脉可以通过经络调节脏腑。张建斌认为，华佗夹脊穴与脊柱、脑、五脏六腑均有联系。在定位上与同一水平的督脉经穴紧邻，在功能上相似，应归经于督脉。林红认为督脉调节脏腑功能的作用是与足太阳膀胱经背俞穴共同实现的。王殿华等认为督脉与脊髓的绝大部分功能相似，督脉循腰络肾，肾精化气，源源不断地充养督脉和络脉，为其发挥各自的生理功能提供物质基础。后世医家认为"阳脉之海……周流与诸阳之分"督脉总督一身阳经、统领全身阳气，疏通气血，发挥脏腑气化作用。

脊髓与督脉并行于脊柱骨内，督脉上通于脑，通过足太阳膀胱经背俞穴支配体内脏腑。因此，脏腑的功能活动均与督脉有关。督脉颈项部的穴位可以治疗脑部、颈部、上肢疾病；胸部的穴位可治疗心肺、胃肠疾病；腰部的穴位可以治疗腰、腹及下肢疾病。

张建斌老师依据《黄帝内经》，针刺治疗脊柱相关疾病多从督脉论治，配合相应经络，寒湿配以艾灸、拔罐；气滞血瘀配以刺络放血。不仅可以纠正脏腑阴阳失衡，还可以调整脊柱错位、力学改变等，治疗范围广泛。不仅可以治疗颈椎病、椎间盘突出、急性腰扭伤和一些慢性颈腰痛，也可以治疗脊柱源性的内脏疾病，调脊柱治百病。

美式整脊疗法是一种专业的矫正肌肉骨骼系统和神经系统紊乱的自然疗法，1895 年诞生于美国，已有一百多年历史，是美洲、欧洲地区的主流手法矫正技术。通常用于涉及神经肌肉骨骼系统方面的疾病。人体脊柱中不同节段脊神经有相应的内脏器官，所以有学者认为内脏系统、免疫系统、内分泌系统疾病，都与脊神经的受压有极大的关系。因此，通过专业矫正手法将偏离正常位置的脊椎调整至正常生理位置，解除其对附近肌肉神经的压迫，就能逐步恢复健康，包括颈椎病、腰椎病、内科病都可以用此方法治疗。操作时，由专业的整脊医师检查出脊椎错位的部位，利用生物力学杠杆原理，采用适合的手法，以高速、小幅度和具有方向性的力量，把错位的脊椎关节推向正确的位置，解除病痛的根源。这种治疗理念与我们的督脉理论不谋而合。

古代"督脉"与现代"脊柱"关系密切。中医学在几千年前对"督脉"已经有了客观的认识，近代西医学对脊柱脊神经的研究很好地验证了"督脉"的各项功能，更加丰富了我们的治疗方法，中西合璧，事半功倍。

参考文献

[1] 刘力源，张建斌，金传阳，等.华佗夹脊穴的归经探索：督脉 [J].针刺研究，2018，43

（11）：744-746.

[2] 林红.督脉与脏腑经络的联系及督脉诸穴的主治规律 [J].成都中医药大学学报，1995，18（3）：51-53.

[3] 王殿华，陈金亮.关于构建肾督、络脉理论假说论治脊髓病的思考 [J].中医杂志，2011，52（16）：1366-1369.

[4] 明·杨继洲.针灸大成 [M].黄龙祥，校.北京：人民卫生出版社，2009：312.

龙江医派华廷芳先生治疗血小板减少学术思想总结

（王金环　黑龙江中医药大学附属第一医院）

华廷芳（1911—1985），男，辽宁庄河人，我国现代著名中医学家、全国名老中医，中医学界泰斗、龙江医派奠基人之一。华廷芳先生于黑龙江中医学院组建之初，任基础部伤寒教研室主任，为伤寒、温病大家，并擅长内科、妇科、儿科，其中对血液系统疾病的诊治颇有建树，以其突出医术而享誉海内外。

血小板减少性紫癜作为自身免疫性疾病，在临床上属于血液科难治性疾病之一。慢性血小板减少性紫癜常见于成年人，病程多半年以上，其发病率每十万人中将近 50 人，并且仍在不断增加，对人类的健康构成了巨大的威胁。现代医学的治疗手段虽可在短时间内显著提高患者外周血血小板计数，但临床多数患者病情容易反复，因而部分患者开始寻求中医药的治疗。由于古代科学技术的局限性，古人并不能认识到这一疾病，因此古代医籍之中，并没有相关记载。但根据其较为典型的临床症状"衄"，临床我们多将该病归属"血证""虚劳"等范畴。

早在 20 世纪 50 年代，华廷芳先生即对血小板减少性紫癜开展研究和治疗。此病患者常有大小青紫斑点，状如葡萄，发于全身，腿胫居多，伴有齿龈腐烂等。

关于此病的病因，华廷芳先生考注古典医籍，认为是感受疫气，郁于皮肤，凝结而成。华老指出，紫斑出现于皮肤之中，有色点而无头粒，按之不褪色，不隆起，或如蚁迹，或为云片，大小不等，乃血液被火熬煎，不安其宅，渗出于皮肤所致，不能单看紫斑即决定治法，必须观其病因兼症，色脉合参，整体观察，方不致误。其中斑色红者，证明火毒尚轻，仍有新陈代谢之能，血液循环尚佳，故色红活，乃心经一经之火盛；紫者火甚，熬煎至甚，紫为红之甚也，乃心挟肝胆相火为患；黑者，血液不能流通灌注，凝聚不通，乃热甚久瘀之象。

针对出血，华老认为应以止血为重，可从以下几点入手。①血热妄行；②中气下陷；③行瘀活血；④补虚贯穿始终。

结合临床治疗体会，先生在本病治疗原则中指出，血热妄行用犀角地黄汤、胶艾四物汤；神志昏迷者用安宫牛黄丸、犀角化毒丸；有瘀热者用桃红四物汤加牛膝、茅根、柏叶；无出血现象唯血小板减少者，则应大补气血，以十全大补汤、人参养荣汤等化裁，用之多有效。华老结合数十年对于血小板减少性紫癜的临床体会，按主要的出血部位和出血情况分成了以下几种类型。

1. 前阴流血型。治法：清热止血、收涩升提等。用犀角地黄汤加减，配伍升麻、地榆炭、艾炭、龙骨、牡蛎等药物。

2. 齿衄鼻衄型。治法：清热凉血，通下行瘀。予犀角地黄汤、四生丸加减，配伍桃仁、竹茹、川牛膝等。

3. 身有出血点型。治法：清热行瘀。予桃红四物汤加减，配伍瓜络、竹茹等。

4. 血小板减少型。无其他出血现象，只血小板减少者，可用补剂。阴虚者用杞菊地黄丸、天王补心丹；阳虚者用圣愈汤、归脾丸。

笔者将对华老治疗血小板减少性紫癜的经验学习总结为①血小板减少性紫癜，可依从阴阳辨证思路；②出血者止血为要，单纯血小板减少者补虚为主，其中补虚贯穿始终；③出血患者，可依据出血的部分，"因势利导"，在上者，引血下行，高而抑之，在下者，升举，收涩；④针对病因止血；⑤适当配伍活血药物，旧血不去，新血不生；⑥分经论治，精准对位治疗；⑦治疗疗程较长，其间医患沟通和患者的依从性对疗效有很大的影响。

华老对血证疾病的诊疗思想至今依然弥足珍贵，笔者在此文中还未论及一二，其辨明用药之思仍需后辈潜心揣摩学习。

何嘉琳治疗先兆流产的经验

（黄少雅　茂名市中医院）

两年来，笔者有幸至浙江何氏妇科流派工作室跟师学习，师从何氏妇科第四代传人何嘉琳教授，在临证抄方过程中，深感何师中医功底之深厚，其遣方用药异常精妙，效如桴鼓，每每令我惊叹不已。现将何师治疗先兆流产的部分经验小结如下。

一、诊治思路

有是证，用是方。何师强调治病必须抓住病机，谨守关键原则，辨证论治。先兆流产在中医学里属于"胎漏""胎动不安"范畴。现代医学认为，妊娠的维持有赖于雌、孕激素的支持，故治疗手段主要是补充相关妊娠支持激素；中医学认为，胚胎孕育于母体之中，全赖肾以系之，气以载之，血以养之，冲任以固之。《素问·上古天真论》云："女子七岁，肾气盛，齿更发长。二七，而天癸至，任脉通，太冲脉盛，月事以时下，故有子。"《傅青主女科》亦云："妇人受妊，本于肾气旺也，肾旺则以摄精。"何师认为治疗"胎漏""胎动不安"，关键原则在于肾，肾气充则胎元固，肾气不足则胎元易堕。补肾但不拘泥于肾，

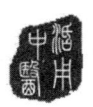

肾为先天之本、元气之根，脾为后天之本、气血生化之源，"胎之荣系于脾，犹钟之系于梁"，正如《万氏女科》所云"胎动不安，脾胃虚弱，不能管束其胎，气血素衰，不能滋养其胎"，胎元之生长有赖于母体气血以濡养，若母体脾虚，气血生化乏源，则胎失所养，必有下坠之虑。临证中治疗先兆流产，当把握原则，辨阴阳、寒热。

二、常用代表中药

1. 活血化瘀类——三七　三七擅收敛止血，兼活血行瘀之功，有止血不留瘀的特点，是止血行瘀之良药。活血化瘀中药在妊娠妇女中需慎重选用，何师尤善用三七，特别是针对囊周出血、阴道流血之胎漏，辨证加减应用三七粉 3～5g，疗效显著。运用活血化瘀法治疗先兆流产，与低分子肝素治疗不明原因复发性流产有异曲同工之妙。目前针对复发性流产的机制研究很多，尤其是免疫方面的，但相对应的治疗手段相对匮乏，除了免疫抑制剂外，低分子肝素的应用也占据了很重要的地位。与此相较，中医学的优越性就大大体现出来了，早在几千年前，中医学就提出了胎漏、胎动不安的"血瘀"之证，当选用活血化瘀之品，自古至今，年代变更，人群变异，但万变不离其宗，核心的辨证论治没有变，法则亦未变。

2. 清热类——苎麻根　苎麻根清热止血安胎，其历来被视为安胎之要药。现代药理学研究表明，苎麻属植物中含有多种抗炎、抗氧化、止血、抗肿瘤、抗病菌、抗病毒等生物活性成分。《医林纂要》云："孕妇两三月后，相火日盛，血益热，胎多不安。苎麻根甘咸入心，能布散其光明，而不为郁热，此安胎良药也。"

3. 补肾类——菟丝子、桑寄生、续断　菟丝子性平，蔓延草木之上，善吸它物之气以自养，长于补肾，益阴补阳，阴阳双补，补而不峻，微温不燥，固冲任安胎，肾旺自能荫胎。张锡纯云："愚于千百味中药中，得一最善治流产之药，乃菟丝子是也。"《本草汇言》云："菟丝子……补而不峻，温而不燥，故入肾经，虚可以补，实可以利，寒可以温，热可以凉，湿可以燥，燥可以润。"

桑寄生性甘平，寄生树木之上，善吸空中气化之物，犹胎之寄母腹中，气类相感，能使胎气壮旺，《神农本草经》载其能安胎，《药性论》谓其"能令胎牢固，主怀妊漏血不止"，即能养血安胎、补肾强筋骨，使胎气强壮。菟丝子、桑寄生合用补肾安胎之功尤著。

续断补肝肾，调冲任，固经止血安胎，大有连续维系之意，《滇南本草》谓其"补肝，强筋骨，定经络，止经中（筋骨）酸痛，安胎"。

菟丝子、桑寄生、续断，三药均入肝、肾二经，长于补肝肾，强筋骨，益血安胎，出自张锡纯《医学衷中参西录》的寿胎丸，主治肾气虚弱，冲任失固，胎动不安，滑胎等证，具有固肾、养血、安胎之功效。寿胎丸中还有一味阿胶，但因阿胶滋腻，尤其是怀孕初期，孕妇常有恶心欲呕不适，恐阿胶阻碍脾胃之运化，常斟酌应用。

4. 健脾益气类——黄芪、太子参　黄芪性甘，微温，归脾、肺经，有补脾肺气、升阳举陷、益卫固表、利尿消肿、脱毒生肌、补血、活血的功效，常与党参、白术配对以补益脾气、升阳举陷。何师喜用黄芪配伍太子参同用。太子参性甘，微苦，归脾、肺经，有益气健脾，生津润肺的功效，与诸参比较，其补益之力较弱，以益气生津为主。因妊娠的特殊时期，过于补益之品恐其动胎气，故选用微补之品太子参，既能补益，又无过于动气之虑。

5. 其他——升麻、桔梗　在孕囊位置较低者，选用升麻、桔梗药对，取其益气升提之意。

三、未孕先防，孕期防堕

中医讲究"上工治未病""未病先防，既病防变"，何师认为备孕之前就应重视身体的调护，尤其是调肾气，固肾本，使其根蒂牢固，以达"阴平阳秘，精神乃治"之境。孕前的调理不仅有利于受孕，更能让孕后的安胎达到事半功倍之效。

浅谈蔡氏妇科运用周期疗法治疗妇科疾病之经验
（徐慧婷　上海市松江区方塔中医医院）

蔡氏妇科发源于上海市江湾镇，肇始于清代乾隆年间，历经二百余年，源远流长，乃儒医世家，相传七代，代代精英，是海派中医妇科的代表。在学术上博采众长，宗古而不泥古，积累了丰富而独特的妇科临床经验。

七世蔡小荪，秉承祖训，父传师授，医德高尚，治学严谨，辨证精准，用药精简，勤于临证，善于思考，敢于创新。在几十年的临床诊疗中，不断总结，创立了一系列妇科疾病审时论治学说和中医周期疗法。

20世纪70年代初，蔡老根据女性不同时期的生理特点，结合妇科诸病的病理特点，提出了月经周期的四期生理特点，制订了不同的诊治思路，创立了多个临床行之有效的经验方。他认为月经是女性特有的生理特点，其形成与肾气—天癸—冲任—胞宫生殖轴有关。其源在于肾，肾藏精，主生殖，肾气旺盛，对女性月经起主导作用。脾为后天之本，主化生气血和统摄血液，肝藏血，主疏泄，任脉通，太冲脉盛，冲脉为五脏六腑之血海，在天癸的作用下，广聚脏腑之气血，蓄积于胞宫。若没有孕育，而血海已满盈，则通过肝气的疏泄，使月经来潮。脏腑之间互相协调，共同调节子宫的藏泄功能。

在治疗不孕症方面，自古有"调经种子"之说，蔡老认为调经之法，要顺应月经周期性的阴阳消长，胞宫气血的藏泄规律，调补肾之阴阳，气血之盛衰，并助其顺利转化。同时蔡老中西结合，将患者测量出的基础体温作为辨别肾之阴阳盛衰的参考指标，并制订了"育肾助孕周期调治法"，即将月经周期分为月经期（月经来潮至干净），经后期（月经干净至排卵前），经间期（排卵期，又称氤氲期）及经前期（排卵后至下次月经来潮前），分别辨证治疗。

(1) 月经期：胞宫气血由满而溢，经肝气疏泄，渐至空虚，治疗以养血活血理气调经为主。经验方有四物调冲汤，组成为炒当归、川芎、生地黄、生白芍、制香附、怀牛膝，并随证加减。方中四物汤养血活血；制香附疏肝理气活血；怀牛膝入肾经，平补肝肾，引血下行。

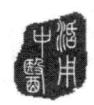

（2）经后期：血海空虚，肾气渐复，阴长之时，治疗以滋阴益肾通络，以促排卵。经验方有育肾通络方，组成为生地黄、熟地黄、黄精、淫羊藿、茯苓、皂角刺、公丁香、路路通、怀牛膝，随证加减。方中生熟地、黄精滋阴养血填精；淫羊藿温补肾阳，阳中求阴，则阴得阳升而泉源不竭；茯苓健脾和中；皂角刺、公丁香辛温，配路路通、怀牛膝以通络。

（3）经间期（排卵期）：肾气充盛，阴极生阳，阴阳转化，阴精施泄的种子时期，此时是受孕的最佳时期，治疗以益肾助阳来促使阴阳转化。经验方有育肾培元方，组成为鹿角霜、淫羊藿、巴戟肉、锁阳、肉苁蓉、茯苓、生地黄、熟地黄、女贞子，随证加减。方中鹿角霜、淫羊藿、巴戟肉、锁阳温补肾阳；肉苁蓉、茯苓健脾益肾；生熟地、女贞子滋阴养血，阴中求阳，则阳得阴助而生化无穷。

（4）经前期：肾气充实，阳盛之时，气血充盈。治疗仍以益肾温煦，以健黄体。经验方有育肾培元方，药物组成同上。

此外在治疗子宫内膜异位症、子宫肌瘤等癥瘕病证，制定了"化瘀散结周期调治法"；因多囊卵巢综合征、卵巢早衰、功能失调性子宫出血等引起的闭经、崩漏、月经先期、月经后期均可参照"育肾助孕周期调治法"治疗，已取得了较好的临床疗效。蔡老还积极探索，遵循"春夏养阳，秋冬养阴"的四季原则，根据春生夏长、秋收冬藏的自然规律，提出春夏季多用阳药，温阳益肾，以促生长；秋冬季多用阴药，滋阴填精，以备收藏。

蔡老强调"天人合一"，主张顺阴阳之变化，根据女性月经周期的生理变化，运用中医周期疗法治疗各种妇科疾病，验方今用，务求实效。

参考文献

[1] 张亚楠，黄素英，胡国华 . 海派中医妇科流派简介 [J]. 中医文献杂志，2011，29（4）：31–35.

先秦文化与中医之道

（张晨光　长治市中医研究所附属医院）

先秦文化与中医文化的共同之处，揭示了中医核心理论及中医人文理念的历史起源。中医学中的象思维、气化论、平衡观及仁医仁术等核心理念，均受到先秦文化的深刻影响。中医药文化凝聚了中华传统文化的精华，是打开中国传统文化宝库的钥匙。

先秦文化，是指我国在秦朝建立前的所有时期所产生和建立的思想文化，其狭义的范围是指中国从进入文明时代直到秦王朝建立的这段时期，主要指夏、商、西周、春秋、战国这几个历史时期。在这长达 1800 年的时间跨度里，中国的祖先创造了光辉灿烂的历史文明，这一时期所产生的思想理论，成了秦以后两千多年中国一切传统学术的源头。而先

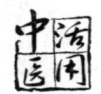

秦诸子的论著，在我国传统文化中享有元典之尊的地位，被后世学者奉为学术圭臬，其对中华民族思想文化的构建产生了极其深远的影响。而作为理论思想构建逐渐成熟于春秋战国时期的先秦诸家之一，医家的基本理论和实践思路，不可避免地受到那一时期思想文化的影响，有鉴于此，笔者对蕴含在中医学中的先秦哲学思想及文化内涵试阐述如下。

一、易文化与中医思维

易文化是中国传统文化的重要组成部分，是在对周易进行研究与阐释过程中形成的文化，其对包括中医文化、儒家文化、道家文化等在内的中国传统文化均产生了深远的影响。不同的思维方法决定不同的文化形态，易文化与中医文化在思维上是相通的。这种思维就是"象思维"。"子曰：圣人立象以尽意"，则将具体事物（即"物象"）抽象化，将"象"之内涵深化为"意象"。这种抽象之"意象"主要由具体事物经主观体悟而来，已不再局限于事物呈现出的客观表象，而是更注重事物间的联系和内在本原，正如《老子》云，"是谓无状之状，无物之象"。而"象"的这种独特内涵最初由《黄帝内经》引入中医理论，"援物比类，化之冥冥"，就是将外物之"象"与人体之"象"联系起来。无论是"物象"还是"意象"，其认识和思维过程就是"象思维"。而中医理论正是以这种"象思维"为基础，以"取象比类"为认识和阐释人与自然和谐、人体自身整体性的主要方法。象思维也指导着中医的辨证方法，中医从最初的观物取象，获得疾病症状、体征的客观"物象"，发展到取象比类，类比"物象"间的共性，以实现"以已知认识未知"的目的；后发展为得意而忘象、据象而辨证，总结症状、体征之间内在的规律，归纳出一种可资查证的意象，从而确立中医辨证论治的内涵和特点。

二、先秦气论对中医的影响

先秦的气论哲学，不仅是我国古代第一次对世界物质统一性的说明，而且也基本奠定了中国古代文化发展的路径和基本模式。"气"的本意是表示天地之间氤氲不定之气。而后古人在漫长的观察和总结过程中，从物质层面和功能层面进行了抽象处理，有了对"气"的朴素的属性划分和描述，如西周太史伯阳父用天地阴阳之气的变动失常阐释地震之由，甚至是国家动乱，曰"天地之气，不失其序；若过其序，民乱之也"。真正将气上升到作为世界万物本原的高度，使之进一步成为自然哲学理论的是老子，他曰"道生一，一生二，二生三，三生万物……冲气以为和"。一者，气也，道生一，就是道化生为气，即道以气之形态出现，天地、阴阳、万物皆出于气，源乎道。庄子继承老子的思想，将"道"规范为"气"，强调气是万物统一最原始的物质基础，并提出"通天下一气耳"（《庄子·知北游》）的著名论断，把气进行系统化和理论化，从而有了气为宇宙本体的宇宙观。这种气论的观念，随着先秦各家学派的思想交流而逐渐形成了当时社会对自然万物运行模式的一种共识，必然也会对中医理论的形成产生显著的影响。《左传·昭公元年》记载，春秋时期，医和就提出了"阴淫寒疾，阳淫热疾，风淫末疾，雨淫腹疾，晦淫惑疾，明淫心疾"，即"六气病源说"，《黄帝内经》更以"气"为哲学和医学的理论基石，形成了以"气"为立足点，以"阴阳"为核心的中医理论体系。认为人体的各种生理功能是气的不同存在形式，都是

由气来维持的，把气作为人的生命活动的物质基础，把不同脏腑的功能用气化这一理论统一起来，同时把天地之气的变化与人体之气的变化紧密联系起来，构筑了天人合一的整体观，这与《管子》《荀子》的气一元论思想一脉相承。

三、中庸之道与中医的平衡观

"中庸"即"中和"，最早见于《论语·雍也》"中庸之为德也，其至矣乎"。其释义载于《中庸》："中也者，天下之大本也；和也者，天下之达道也。致中和，天地位焉，万物育焉。"中和是天下的根本和正道，也是天地万物得以生长繁衍的基础。"中庸"一词，虽然最早为孔子提出，但"中庸"的精神是远古时代就有的，而孔子及其弟子对这一精神进行了大力地提倡和宣扬。中医重视协调机体的平衡，"阴平阳秘，精神乃治"（《素问·生气通天论》），将阴阳平衡、五行制化作为认识人体生理病理的基础，强调纠正太过与不及的状态，使之达到互生互制，动态平衡。而这种平衡观与传统"中庸"理念相合，也正是"中庸"之道在医学领域的体现。其具体体现在三个方面。其一，以阴阳学说及五行学说为载体，通过阴阳之间的平衡，五行之间的生克制化，阐释机体的动态平衡。其二，中医将机体平衡与否作为判断健康与疾病的标准，如《素问·三部九候论》云，"无问其病，以平为期"。其三，中和状态也是中医防病治病的最终目的，因此调和阴阳、协调脏腑关系也成了中医的治疗原则，如《素问·至真要大论》载"谨察阴阳所在而调之，以平为期"。

四、仁学思想与中医的人文关怀

仁学思想是儒家学说的核心内容之一。作为先秦时期显学之一和后世居统治地位的学派，儒家思想对中医理论的构建和从医者的行为规范都产生了巨大的影响。孔子对仁有不同层次的解释：第一，仁是做人的根本特性，就是人与人之间的相亲相爱；第二，仁的核心是爱人；第三，忠恕是践行仁的方法；第四，克己复礼为仁。这些思想渗透在医学之中，成为中医伦理道德的核心和基础。中医治疗理念与儒家"仁"学思想密切相关，将"以仁修身"和"仁者爱人"融入医疗过程中，这在一定程度上促进了中医医德修养的规范和普及。医德自古以来就受到中医的重视，强调医者除医术精湛之外，还需医德高尚，"凡大医治病……先发大慈恻隐之心，誓愿普救含灵之苦"。这种医德规范一方面注重培养医生自身的道德修养，重视人的同情心及伦理天性，另一方面又要求医者以仁爱平等之心对待患者，正如孙思邈所言，"若有疾厄来求救者，不得问其贵贱贫富……普同一等，皆如至亲之想"。因此，无论是中医"治人"的诊疗理念，还是医者医德修养的重视，都是受到儒家"仁"学思想的影响，是"仁"的内涵在医学中的具体体现。

如上所述，中医学的基本理论构架和中医文化的形成，都与先秦时代的文化密切相关，无论其独特的象思维，还是其气化理论以及天人合一的整体观、追求中正的平衡观、仁爱之心的中医人文观，都可以在先秦时代的文化中找到脉络之源。这也从文化角度解释了"中医是打开中国传统文化宝库的钥匙"的论断，也为更加深入地理解中医理论及中医药文化提供了一个学习思路。

参考文献

[1] 臧守虎．中国传统文化 [M]．北京：人民卫生出版社，2018．

[2] 董艳，姚魁武，刘咏梅，等．论中医的古代哲学内涵 [J]．中医药导报，2019，25（9）：15-18．

[3] 王永炎，于智敏．象思维的路径 [J]．天津中医药，2011，28（1）：1-4．

[4] 张运华．先秦气论与中国古代文化 [J]．西北大学学报（哲学社会科学版），1993（4）：9-15．

[5] 高明．帛书老子校注 [M]．北京：中华书局，2015：29．

[6] 贺娟．气一元论思想对《内经》理论的影响 [J]．北京中医药大学学报，2014，37（6）：365-368．

[7] 陈鼓应．庄子今注今译 [M]．北京：商务印书馆，2007．

[8] 王长久．寻根"中国" [M]．北京：华龄出版社，2010．

[9] 孙思邈．药王千金方 [M]．高文柱，主编．北京：华夏出版社，2004：16．

龙江韩氏妇科韩延华教授治疗月经病学术思想及用药经验

（刘影哲　黑龙江医药大学附属第一医院）

月经病是临床上最为常见的女性疾病，轻者影响患者情绪和工作生活，重者会导致不孕不育。西医治疗本病多采用口服雌、孕激素进行调节，而中医则注重因人施治，突出辨证论治，具有灵活性强、针对性强、患者接受度高等优势。

韩延华教授为国医楷模，妇科大家，全国首批名老中医药专家韩百灵教授学术传承人，全国中医学术流派龙江韩氏妇科流派代表性传承人，黑龙江省非物质文化遗产"龙江韩氏妇科诊疗法"主要传承人，积累了丰富的临床经验，在继承了韩百灵教授"肝肾学说"的理论基础上，进一步发扬"肝主冲任"的学术思想，在提高临床疗效的同时，丰富了韩氏妇科治疗月经病的理念。

一、调肝为主，兼顾脾肾

《景岳全书·妇人规》曰："女子以血为主，血旺则经调而子嗣。身体之盛衰，无不肇端于此。故治妇人之病，当以经血为先。"五病之中，当以月经病为首。韩氏妇科辨治月经病尤为注重肝肾与胞宫之间的联系，认为月经的常变皆与肝脏疏泄功能密切相关，就要先重点调肝，后着重肾、脾。中医学认为肝为女子先天，且冲任不能独行经，需依赖于肝之藏血功能以濡润。肝有"血海"之称，肝血充盈，疏泄有度，冲任才能调畅。从经络关系上，肝经循阴器，抵少腹，与冲、任脉分别交会曲骨、三阴交，故肝可借冲、任二脉与

胞宫间接相联系以促进行经。同时结合目前人们工作压力大、生活作息不规律、情绪多有不畅等特点，临床治疗月经病中多配以养肝、疏肝、柔肝等法。韩延华教授在"百灵调肝汤"的基础上酌加丹参、益母草增加活血之效，酌加醋香附、延胡索、柴胡增加疏肝理气功。此方为治疗肝郁血瘀之代表方药，临床用于治疗月经过少、月经后期、闭经、经行腹痛和闭经等病。通过临床跟师及对韩延华教授临床方药的分析整理，明确月经病常用药物为牛膝、白芍、炙甘草、山茱萸、山药和醋鳖甲等。《本草纲目》中有述牛膝"乃足厥阴、少阴之药"，白芍归肝、脾经，主以养血调经、柔肝止痛、平抑肝阳，两药相合既主补肝、肾、脾三脏，又可活血化瘀。山茱萸是滋肝补虚、敛汗救脱之要药。山药可补脾养胃、尤善补脾胃之气，可充盈后天之气。主以调和诸药的甘草入心经，蜜炙后味转甘温，补脾和胃、益气复脉之力更胜。以上配伍特点体现了韩延华教授治疗月经病重视肝、脾、肾三脏的学术思想。

二、温补填精以行舟，活血养血以调经

韩延华教授在临床中常说"精满则自溢"，针对月经量少、月经延后、闭经及多囊卵巢综合征的患者多以补肾填精为主要治则。《黄帝内经》有云"人与天地相参"，"善言天者，必验于人"，韩教授依据天人相应之理，根据阴阳消长的规律，分期辨治月经病，指出"经后期"正逢血海空虚之时，肾为经水之源，天癸者亦源于肾，只有肾阴充足、肾气旺盛，天癸发育完实，经孕方能正常。故提出"温补填精以行舟"之法，在百灵育阴汤方的基础上多选用酒女贞子、酒菟丝子、巴戟天之品，填补精血，为卵子的成熟定物质基础。"经间期"是"重阴必阳"的阶段，提出温肾活血法，便于卵巢血流通畅，促进排卵，临床在补肾活血方基础上酌加山茱萸、酒女贞子及红花之品，以达补而不留瘀之效；"经前期"属阳长阴消阶段，此时肾阳渐旺以温煦，为卵子着床、发育提供条件，反此则宫寒不孕或月经失调。临床在百灵育阴汤中酌加仙茅、淫羊藿、巴戟天等温肾助阳之品；"经行期"属"重阳必阴"的质变过程，此时胞宫的功能是泄而不藏，以通为用，在治疗上采用因势利导的理气化瘀法，以收调经通络助孕之功。韩延华教授认为，经、孕、产、乳皆可伤及精血，加之脾胃后天失养，故月经病虚证居多，治以扶正为主，用药多以甘温为主，兼顾脾、肝、肾三脏，在甘温补虚的同时，常辅以活血化瘀，可补而不留瘀，使其瘀血去而新血生。

余跟师两年深受韩延华教授治疗月经病学术思想的影响，临床实践疗效明确，诊治此类疾病颇有得心应手之势，得到患者的称赞和信任，故书写此文，在总结传承的同时也为同道提供有益的参考。

陈可冀院士活血化瘀学术思想撷要

（蒋跃绒　中国中医科学院西苑医院）

陈可冀教授 1954 年毕业于福建医科大学，1956 年响应西学中号召奉调至中国中医研

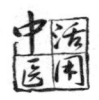

究院学习和研究中医，1991 年当选中国科学院院士，2014 年当选国医大师。主要师从冉雪峰、岳美中等名医，学承《黄帝内经》《金匮要略》《医林改错》。陈老倡导中西医病证结合，善用活血化瘀治疗多种现代疾病，尤其是心脑血管病和老年病，认为气血乖常乃人身疾患之二大端，重病、久病多有血滞、血瘀之嫌。

一、注重气血辨证，倡导十纲辨证

陈老认为气血辨证较之阴阳辨证更为具体、实用，且可弥补八纲辨证之不足。倡导十纲辨证，认为八纲辨证结合气血辨证更为全面。他指出"人之一身不离阴阳，所谓阴阳，如果以气血二字予以概括，亦不为过"，将气血辨证提高到新的高度，结合八纲和脏腑辨证诊治内伤杂病。临证当辨气血的虚实，包括气虚、气陷、气滞、气逆，血虚、血瘀、血热、失血等。

二、提出"十瘀论"

在临床实践基础上，提出"十瘀"论，即十瘀分类。①急瘀：暴病、急症多瘀；②慢瘀：久病入络为瘀；③寒瘀：寒凝致瘀；④热瘀：温热病重症多瘀；⑤伤瘀：创伤外症多瘀；⑥老瘀：老年多瘀；⑦虚瘀：气血阴阳亏虚所致的各种血瘀证；⑧实瘀：因气滞、痰浊等实邪所致的血瘀证，分别称气瘀、痰瘀；⑨前（潜）瘀：紫舌无症状；⑩毒瘀：因毒致瘀，或瘀久酿毒，致毒瘀互结。

三、创新活血化瘀中药分类

在传统中药理论指导下，结合长期临床实践和系统药理研究，陈老将常用活血化瘀中药分为和血、活血和破血三类，更切合临床实用。和血类功能养血、和血脉，包括当归、丹皮、丹参、生地黄、赤芍、鸡血藤等 6 种；活血类功能活血、行血、通瘀，包括川芎、红花、蒲黄、郁金、三七、益母草、泽兰、牛膝、延胡索等 21 种；破血类功能破血消瘀，包括水蛭、三棱、莪术、桃仁、土鳖虫等 9 种。

四、规范血瘀证辨证

陈老主持制订了系列血瘀证相关诊断标准，包括 1982 年血瘀证诊断试行标准，1986 年血瘀证诊断标准，1989 定量血瘀证计分方法，2011 年冠心病稳定期瘀毒致病辨证诊断量化标准和 2012 年冠心病血瘀证诊断标准。其率先采用流行病学方法，结合专家共识，确立了血瘀证宏观表征（舌质紫暗、特征性疼痛、肿块、血管或青筋异常及各类出血）与微观指标（纤溶活性、血小板功能、血栓形成时间等）定性定量结合的诊断标准，为行业广泛采用。

五、领衔研究血瘀证科学内涵和活血化瘀作用机理

陈老及团队对血瘀证发病机制进行了系列研究，结果表明血瘀证的科学内涵主要与血液循环障碍、血液理化性状改变、组织异常增生、炎症及免疫功能紊乱等有关。

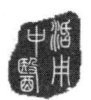

陈老作为主要参与者，对活血化瘀经典方药冠心Ⅱ号、血府逐瘀汤、愈梗通瘀汤、芎芍胶囊、川芎嗪、赤芍 801 等抗血小板、保护血管内皮、改善微循环等作用及其分子机制进行系统研究。阐释活血化瘀的作用机制主要在于活其血脉（改善心脑血管功能、血液理化性状、血小板及凝血系统功能、微循环等生理功能）、化其瘀滞（抗心脑组织缺血、抑制血小板聚集、抗血栓形成、抗病毒、抗炎，抑制组织增生、调节免疫功能等）。

六、提出血瘀证的现代分类

依据宏观生物流变学和微观生物流变学，陈老将血瘀证分为两型，高流变性型和低流变性型，发病机制与治疗法则都有所不同。前者包括真性红细胞增多症、缺血性心脑血管病、肺心病、心衰、高原反应、休克、DIC、ARDS 等；后者包括贫血、晚期肿瘤、尿毒症、肝硬化腹水等。

七、首先倡导活血化瘀治疗心脑血管病，并推广各科

二十世纪六七十年代，陈可冀教授和郭士魁老中医率先倡导并应用活血化瘀防治心脑血管病，显著提高了疗效，并推广至临床各科，如外科急腹症、妇科病、风湿疾病、骨伤疾病、肿瘤等。率先开展了活血化瘀防治冠心病介入治疗（PCI）术后再狭窄的多中心、随机双盲、对照试验，证明活血化瘀中药制剂芎芍胶囊可使 PCI 术后冠状动脉再狭窄及心绞痛复发率下降 50%，终点事件发生率下降 49%。川芎嗪制剂被广泛用于缺血性脑卒中、冠心病，也用于肺动脉高压、门静脉高压、眩晕等。

八、开创现代活血化瘀学派

陈可冀院士带领整个团队三代人，前后 50 余年坚持不懈，创新发展了传统血瘀理论，拓宽了活血化瘀治法的临床应用范围，引领了活血化瘀机制研究及活血类中药研发的方向，逐渐形成现代活血化瘀学派。

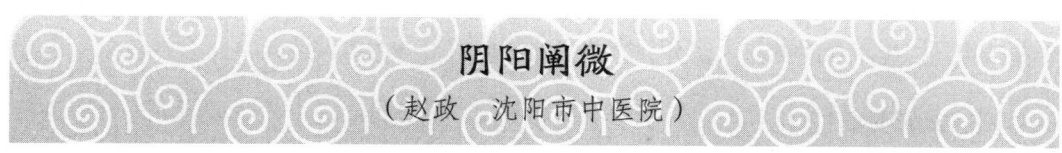

阴阳阐微

（赵政　沈阳市中医院）

夫医多遵《经》，而《经》首重阴阳之道，天人证脉之阴阳数不胜数，晨夕研求，仍不能全窥《灵》《素》藩篱，且有说少方，临证实难推敲，俗云书读万遍，其意自现，罕有捷径，余沉酣典籍，借他山之石，试阐《灵》《素》之密，微长沙之源；阴阳之大，无所不在，尝推求古意，以阐其微。

一、水火寒热之辨

水火者，阴阳之征兆也。苓桂术甘、三黄泻心为水火祖剂，彰寒热意。王太仆释诸寒之而热者取之阴，盖壮水之主，以制阳光，热之而寒者取之阳，括以益火之源，以消阴翳；刘守真谙寒热之辨，论六经皆从火化，创河间学派；叶香岩明寒热之治，言温病若论治法与伤寒大异也，以《经》风淫于内，治以辛凉，佐以苦甘；热淫于内，治以咸寒，佐以甘苦制辛凉之银翘散，温热论多有发挥，立吴门医派；另厥阴病中用寒必复热，用热必复寒，仲景吴茱萸四逆汤、当归四逆汤不用纯阳，乌梅汤、泻心汤阴阳并用，皆明辨水火寒热之别。亦有甚则反兼己化之例，读吴淡斋诊施某之案，时疫热结在里，因厥冷过膝，三医皆言阴证，不晓火极反兼水化，未别阴阳，顷刻殒命之训；吴鞠通亦对神昏有"火能令人昏，水能令人清"之辨。

二、升降沉浮之序

左右者，阴阳之道路也。青龙白虎，升降相宜，东垣之润肠丸承于麻子仁丸，升降有序，方中大黄、麻子仁同用，当归尾走血应白芍，桃仁通便应杏仁，更有羌活上行以应厚朴，枳实下行以升清代降浊。李氏补中益气汤升阳益胃，皆言升降，承元素易水学派，王海藏言元素用药，依四时阴阳升降而增损之，正《黄帝内经》四气调神之意，又言补中益气汤明太阳阳明之律，随四时阴阳升降沉浮，顺其理和其气，为治之大方也。奠补土之基石，开创金元补土之流也，后杨玉衡之升降散升降相因，鞠通三焦辨证论治上中下焦，皆为升降之序。

三、刚柔出入之妙

审其阴阳，以别柔刚。黄连阿胶汤中以黄芩配黄连，苦以直折为刚可御外侮，芍药配阿胶甘以缓急为柔可护内主，刚柔并用，外泻壮火而内护真阴。古云肝为刚脏，能受柔药，胃为柔脏，能受刚药，乃厥阴阳明双阖之系，故亦有李健斋脏腑别通之论，临证治肝不效，每以胃药收功，方详于乌梅丸。阴阳亦有出入之别，阳入阴则寐，《黄帝内经》中半夏秫米汤以半夏降阳明助入阴，秫米禀阳明燥金之气而成，促进入阴故覆杯则卧。温病之青蒿鳖甲汤以鳖甲领青蒿直入阴分，青蒿引鳖甲独出阳分之出入之妙。

四、动静阴阳之化

昔日丹溪云《黄帝内经》言火"阳动而变，阴静而合"，意取其动静，以凡动皆属于火及相火与阳有余阴不足二论，从动静之态取滋阴以平阳动，世人多置若动变只谈滋阴。《黄帝内经》中阴阳变化更如汗牛充栋。阴阳者，血气之男女也。温病夜热早凉从血分桃核承气，从气分则青蒿鳖甲。远公言行医不读《本草》，则阴阳未识，攻补茫然。余思方亦然也，炙甘草汤裁为加减复脉，四逆汤化为六味回阳皆方之阴阳之变；察色按脉先别阴阳之诊法；人生有形，不离阴阳之结构；古以治疾者，先知阴阳运历之变故之阴阳历法之别；凡刺之方，必别阴阳；从阴引阳，从阳引阴之针刺；阴阳交、阴黄阳黄、阴水阳水、

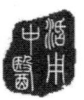

阴毒阳毒、刚痉柔痉之病名；谨察阴阳所在而调之，以平为期；调气之方，必别阴阳之治法，天之阴阳寒暑燥湿风火延为六气，地之阴阳木火土金水火迁为五行，五运六气乃阴阳之引申，阴阳之化不可枚举，仅例略数例，可谓阴阳数之可百，推之可千。

阴阳之道源于《黄帝内经》，守真言其为大圣人之教，法象天地，理合自然，本乎大道。世言不为良相，则为良医，意在济世。余思阴阳得明，可养生、活人、济世，至诵解别明彰，足以治侯王，显者可立论著方，开宗立派，师之于人。古之至人，穷于阴阳之化，究乎生死之奥，吾愿随之以宗内经道，学仲景法。许胤宗云医者意也，思虑精而得之。余补为医需勤读多悟仁心全术，东宿言医之业脱若性非霁哲，养非深邃，蕴积非以岁年，则无能窥阃奥以观其妙，借以共勉之。

门氏功能五态说

（齐媛　太原市中医医院）

门九章教授是全国首批中医学术流派"山西门氏杂病流派"学术带头人，作为传承者，门老师提出了实录、实证、实效为医之治，学方、用方、精方为方之道，来教导学生。门老师做学问一丝不苟，钻研经典，擅用经方，善于思考总结。对中医的"证"有其独到的见解，经过长期对"证"的研究以及实证经验总结，他认为"证"反映的就是人体患病情况下的功能状态，简称"功能态"。中医的"辨证"就是对人体功能状态的判别，"论治"就是调整人体的功能态，亦跟仲景伤寒之精髓"方证经验"相对应。功能态很好地体现了中医学的整体观念，门教授整理归纳了"功能五态"，即功能不足态、功能不调态、功能衰竭态、功能失常态、功能阻滞态，这五态用于指导临证，实现了整体观与辨证观、方与证的有序对应。

一、功能不足态

《素问·评热病论》云："邪之所凑，其气必虚。"《灵枢·口问》云："故邪之所在，皆为不足。""气"指正气、胃气，人体素有的对外界环境的适应能力、抗邪能力、康复能力，"邪"指邪气，泛指各种致病因素。疾病的发生因正气不足，邪气乘虚而入，致脏腑功能紊乱，阴阳失调而致病。正气虚弱即功能不足，是各类疾病发生的根本原因。功能不足态即正气不足态，存在于所有疾病中，故列为第一态，主要包含外感表虚证、脾胃气虚证、各种虚劳病证等。顾护正气为主要治疗原则，临床代表方剂为桂枝汤、四君子汤、小建中汤等。

二、功能衰微态

功能不足的重症态即功能衰微态，又叫功能衰竭。不同于西医学的器官功能衰竭，不是基于化验检查结果及生命体征的诊断标准。此功能衰竭侧重于对病情和病程的认知，急性病、外伤所致病情危重的称衰竭，久病不愈的慢性病也称衰竭。久病必伤气伤阳，致阳气逐渐衰弱。可见功能衰微态是一个渐进的过程。像少阴里虚寒证、阳虚厥逆、心阳衰微等都属于此态，门教授总结功能衰微态的四大特征为"颜面苍白，不欲饮水、脉沉细、四肢厥冷"，振兴人体功能为主要治疗原则，常用方剂为麻黄附子细辛汤、四逆汤、四逆通脉汤、附子汤等。

三、功能不调态

不调即失调、失和、失衡。人体是一个有机整体，各脏腑、经络、气血密切联系，脏腑生克制化关系、气血阴阳表里关系相互协调，使人体处于一个稳态，即健康态。中医很重视这个稳态，各种因素导致这种协调状态失和，就必导致疾病的发生。门教授强调精神心理因素所致的疾病常属功能不调态。主要包括表里失和、营卫失和、气血不调、阴阳失衡等，是人体患病时较常见的一种状态。功能不调态的治法主要是和法，常用方剂为小柴胡汤、逍遥散、柴胡理中汤、柴胡桂枝干姜汤、门氏养荣汤等。

四、功能阻滞态

阻滞即阻塞、梗阻。指邪气盛，体质强，正气不虚，正邪相争致脏腑气血功能阻滞，影响正常生理功能的发挥而致病，属于实证。像阳明腑实热结阻滞气机导致的胃肠积热；瘀热互结所致的下焦蓄血证；水饮壅盛在里，停聚胸胁导致的悬饮；风热郁结，气血蕴滞导致的表里俱实证等都属此态。治法主要是祛邪实、保正气。常用方剂为承气汤、十枣汤、大柴胡汤、桃核承气汤、防风通圣散等。

五、功能失常态

失常即进入不正常的状态，是一种变化中的状态，又称功能变态。独立于功能不足、功能衰微、功能不调、功能阻滞态之外。如现代医学中的变态反应性疾病患者的状态就是功能失常态，有过敏性鼻炎、哮喘、咳嗽、紫癜、变应性皮炎等。这类患者常因先天不足或后天饮食偏嗜，劳逸不均再感外邪导致气血阴阳的失衡而致病。之所以称变化中的状态，是因此状态可以通过后天的调养和药物的干预纠正偏态，达到功能正常状态。此态常见于气阴两虚型，常用的方剂有门氏保元汤、小儿异功散。另外，银翘散、桑菊饮也属于治疗此态的主方。

功能态学说回答了疾病关键时刻治什么的问题，功能诊治是中医学认识疾病的优势所在。基于目前众多医师临证常关注微观而忽视谨守整体，门教授提出了功能五态，为当前"证"的研究面临的困惑提供了一些新的思路。

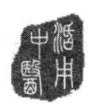

论"三焦者，决渎之官，水道出焉"与太阳蓄水证

（韩利刚　邳州市中医院）

《伤寒论》第 71～74 条之太阳蓄水证，又称五苓散证，历来争论较多，其中关于蓄水之部位，争论尤多。很多医家如清之吴谦等认为太阳蓄水证为水饮停蓄在膀胱，发病机制为表邪发汗不如法而未解，循经入腑，水热互结于州都之腑；齐鲁伤寒医家李克绍教授认为太阳蓄水为水蓄三焦，可以蓄在膀胱，但更多是蓄在三焦，病机为三焦气化不利。我个人比较赞同李老的观点，下面简要分析如下。

首先来看三焦生理病理情况。三焦是六腑之一，经云"三焦者，决渎之官，水道出焉"，说明三焦主司水道，是人体水液运行的道路；又说"肾合三焦膀胱，三焦膀胱者，腠理毫毛其应"。说明三焦与肾脏，一起总司人体气化，运行水液，皮肤腠理为其外应，膀胱为其州都。人体健康时，三焦的元气旺盛，津液充足，则气化顺利，津液可外达而为汗液，下输而为尿液。病理情况下，三焦气化失司，水液运行不利，在下焦则膀胱开阖失司，出现水蓄膀胱，如现代医学之"尿潴留"等病；在中焦水饮阻塞，出现如心下痞等；在上焦皮肤腠理，水湿出入不畅，会形成"肉上粟起"等疾病。

其次从太阳蓄水证的发病原因来分析。《伤寒论》第 71～73 条讲的是太阳伤寒病发汗，然后发为太阳蓄水证；第 74 条是太阳中风病迁延不愈而发生太阳蓄水证，而汗出是太阳中风证的主证之一。所以，本证的病因为"发汗、汗出"。太阳病的治疗原则是要解表的，那么，"发汗、汗出"为什么会导致太阳蓄水证呢？中医学认为人体汗液的形成，需要阳气的蒸腾和充足的水液，才能云腾而雨施，此之谓"阳加于阴谓之汗"。太阳病发汗治疗，需要中病即止，不可过汗，否则大汗出，气随液脱，出现阳气与阴津损伤，三焦元气受损，阴液亏虚，则气化不利，水液代谢异常，轻则出现口干、寐差；重则三焦决渎失职，水蓄三焦，可出现津液不能外达皮肤腠理而为汗、不能上承口舌而为唾液、不能下出膀胱而为尿，从而形成口渴、小便不畅的太阳蓄水证。

再从临床表现来分析。第 71 条"小便不利、消渴"；第 72 条"烦渴"；第 74 条"水入则吐"，这 3 条是典型的太阳蓄水证，以口渴、小便不利等为主要症状，而水蓄膀胱的典型症状"小腹胀满"倒是比较少见的。

从五苓散用药来分析。五苓散中，泽泻性味咸寒，猪苓甘寒色黑，两者入下焦肾、膀胱，渗利小便以复下焦"如渎"之职；白术、茯苓从中焦健脾化湿以求中焦"如沤"，桂枝走上焦宣通心肺以使上焦"如雾"。服药后求多饮暖水，以使周身汗出，上、中、下三焦气化得行，水道通畅，病即得解。

最后从《伤寒论》应用五苓散来分析。《伤寒论》中涉及五苓散方者有 8 条条文，除第 71～74 条外，第 141 条用于肉上粟起的皮肤疾病；第 156 条、第 244 条用于心下痞的脾胃病，第 386 条用于霍乱病。综合张仲景应用五苓散经验来看，本方可恢复三焦气化作用，可以用于水蓄膀胱之"尿潴留"等病，但其功用远不止此，对于脾胃病、皮肤病等，只要辨证为三焦元气不足，气化失司而导致水饮停蓄三焦，都可加减应用五苓散。

综上所述，我认同太阳蓄水证是水饮停蓄在三焦，病机为三焦气化失职，以五苓散为主方。

西岐儿科流派"髓论"学术经验介要

（余亚兰　西安中医脑病医院）

西岐中医儿科学术流派依古典医籍《颅囟经》，发挥"髓""脑"的学术理论，认为小儿脑病是由"先天不足、后天失养，髓海受损"所致，应当以"益髓、养髓、填髓、补髓、通络"为主要治疗大法。该书还提出了治解颅，开窍益髓，温阳利水；治脑瘫，通络养髓，抑肝扶脾；启智障，填精补髓，开窍益智；植物人，豁痰填髓，醒神开窍；形成了脑积水用"三位一体综合疗法""小儿脑瘫五联疗法""益智开窍综合疗法"；癫痫用"两步三梯四结合疗法"；持续植物状态用"三维五感促醒疗法"等多种特色诊疗技术。通过跟师，笔者现将该学术流派在小儿脑积水、脑性瘫痪、智力低下方面学术经验简要总结如下。

一、治解颅，开窍益髓，温阳化瘀利水

"解颅"是小儿发育中的常见病，多表现为囟门逾期不合，或合而复开，充盈饱满，颅缝开裂。该流派认为"阳虚阴盛，阴乘阳位，水瘀互结，脑窍不通"为本病病机之关键，提出本病的治疗原则为"温阳化气，通窍利水、益髓"。其中梗阻性脑积水，患者表现的是有形之水邪没有去路而出现头痛、呕吐、落日目、运动功能障碍、语言、智力障碍等症状。此型多属脑脊液循环障碍，为水瘀互结，脑窍不通证，治当"温阳化气利水，活血通络开窍"，急者治其标，方用五苓散合通窍活血。交通性脑积水多属脑脊液分泌过多，为阳虚水泛，脑窍不通证，治疗以温阳化气、开窍利水为主，方用苓桂术甘汤合真武汤；外部性脑积水多属脑脊液吸收不良，多见肾虚髓亏，脑窍不通证，治疗当以"补肾益髓，开窍利水为主"为主，方用鹿茸肾气丸。

本病的治疗，当依据阳虚及有形之水邪没有去路的标本缓急，采取急者治其标，缓者治其本，标本同治，还有扶正祛邪为基本治则。所形成的"三位一体"疗法，是在化瘀开窍、温阳利水的原则指导下，采用中药内服、外敷及康复三个不同的治疗途径，共同作用于颅脑这个疾病中心体，使阳气得复，瘀血得化，脑窍得开，经络得通，积水自除。

二、治脑瘫，养髓通络，抑肝扶脾

流派认为小儿脑性瘫痪的病因不外乎先天因素和后天因素两个方面，其病位在脑，与肝、脾、肾关系密切。尤与先天之本肾、后天之本脾胃关系密切。肾主生髓通于脑，脑为髓海，若肾气虚弱，则骨髓之成长充盈受阻，髓海失养，筋脉不利；脾主运化，化生精

微，以充养肾精，若脾气虚弱，则不能化生气血精津；而脾的正常运化又要靠肝的疏泄条达，肝又藏血而濡筋。脾肾不足，肝失濡养故临床多出现颈强不柔，肢体强直拘挛，强硬失用，或动作笨拙，身体消瘦。烦躁易怒，遇到外界刺激后加重，及肝气过盛之象。肝强易侵脾土，出现脾失健运、发育落后、食少纳呆等后天不足之象。凡此类者，常在疏肝健脾之中，佐以填精益髓、活血通络之品，使肝气得平，脾气得健，脑髓得充，脑脉得通，筋腱得柔，功能恢复。

三、启智障，填精补髓，开窍益智

流派认为小儿智力落后，是由于先天禀赋不足，精髓不充，脑海空虚，故而发育落后，出现反应迟钝、目光呆滞、筋骨痿软、发育迟缓等肾精髓海不足的症状。认为该病病机关键为"脾肾不足，脑窍不通，智力失聪"；治疗原则为"补肾健脾，填精补髓，开窍益智"，在治疗上提出"益智开窍综合疗法"。本疗法包括口服药物、益智开窍针法、现代康复、特殊教育综合方法。常用药物有院内制剂"聪脑益智颗粒"（远志、石菖蒲、人参、肉桂、茯苓、鹿角胶等），"参茸健脑方"（炙黄芪、人参、鹿茸、茯苓、干姜、当归、盐杜仲、桂枝、白芍、法半夏、酒菟丝子、炙甘草等）。"益智开窍针刺法"（主穴：智三针、四神针、脑三针、颞三针、哑门、水沟；配穴：语言障碍配舌三针、焦氏语言一区、三区等）、药物穴位贴敷、穴位注射、耳穴等。

扶阳学习之中医体会
（王丹　贵阳中医药大学第一附属医院）

扶阳即维护人体之阳气，从历史源流来看，中医之扶阳可追溯到先秦两汉以前。《黄帝内经》曰："凡阴阳之要阳密乃固……阳强不能密，阴气乃绝。"《素问·生气通天论》曰"夫自古通天者，生于本，本于阴阳"，"阳气者，若天与日，失其所，则折寿而不彰"，提出了人体阳气是维护人类整个身心和整体生命的根本，倡导阳非有余，强调了扶助阳气的重要意义。上述指出，人体脏腑阳气盛衰失常的生理变化对各种疾病形成、发展的各个环节都具有重大的生理影响。"存得一分阳气，便会拥有一分生机"，认为阳气对于维持人体的正常生命和生理活动起着重要主导作用。因此，人们把如何顾护阳气作为中医养生和健身防病的一个重点关注原则。由此可知，扶阳治病在于求本，扶阳补虚治疗的主要目的就是通过治疗调衡人体阴阳本身的生理动态状况，恢复正常人体的阴阳生理结构，进而真正实现"阴平阳秘"的生理动态平衡。

《伤寒论》被广泛认为是中医学扶阳法的先驱，其中扶阳思想主要包含了治疗疾病和预防疾病，扶阳法的主要立足点是对阴阳之辨证，其重要意义是通过辨识其中阳气的不足，扶助阳气以达到扶阳生津，阴阳互用，而使津液自生，治疗阳虚阴不足之证；扶助阳

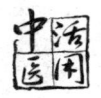

气亦可祛除外邪，阳气不足则抗病力弱，治以扶阳则能增强抗病能力，以助祛邪；扶助阳气治疗未病，治以扶阳才能达到阴阳平衡，预防疾病的发生。医家吴鞠通言，"伤寒一书，始终以救阳气为主"。从而可以得知扶阳派是脱胎于传统的中医伤寒学派，而且伤寒学派对扶阳的遣方用药亦甚丰富而广泛，对后世影响颇大。

医家郑钦安著书立说，以《医理真传》和《医法圆通》两本重要书籍的开篇应世，推出了当代中国扶阳学派的主要学术思想和主张，"为医林之一助，成为中国扶阳学派中的首领"。他曾经明确提出"阳统乎阴，阳者阴之主，阳气充足，则阴气而全消，百病不作"。郑钦安十分看中人体的阳气，崇尚扶阳助阳，主张以阳为主、阳主阴从，并把许多疾病都当作阳气不足来进行临床医治。其临床立法诊治要求更是重在调养阳气，尤其是肾阳，治以肾阳即为扶坎中元阳，治以温阳则扶坎中之阳，重补阳温阳，善用扶阳治病，药以干姜、附子、肉桂等辛热药物治病救人，并屡起沉疴，为各医家所推崇。

贵州地区位于东亚大陆副热带的季风区内，气候类型属中国亚热带高原季风湿润气候，当地有俗语谓"天无三日晴，地无三分平"，终年潮湿多雨，日照不足。因而风湿病和慢性风湿性心脏瓣膜病为当地的常见病、多发病，被称为地方病。特别是老年性慢性风湿性心脏瓣膜病，临床上尤以阴阳两虚和心肾阳虚为主多见。心悸胸痹病也以老年居多，平素多以心肾不足、阴血亏少为其病因病机辨证，用药以保元饮、生脉散为习常之法，但疗效不佳。笔者学习扶阳之理后，遂明白潮湿之地，加之年老体弱、慢性起病等因素，病情反复，长年累月，常常损及阳气，导致阳气亏虚，治疗应兼顾阴阳，尤以扶阳温阳辨方用药，以培补元阳、扶正固本为法，方用四逆汤、补坎益离汤、参附汤等加减治疗，每每功效卓现，药到病除。对于老年患者多可延缓病情，改善患者生活质量，减少患者住院率。

临床遇一老妇，六十余岁，形体消瘦，体质虚弱，风湿性心脏病史30余年，10年前做心脏瓣膜置换手术，近3年来多次发心力衰竭，常常感冒受凉，反复使用抗生素、利尿剂等治疗，曾服用过清热解毒、益气养阴、温阳利水等中药治疗，症状改善不明显。刻诊见心慌胸闷，乏力气累，呼吸困难，动则尤甚，咳嗽咯痰，白色泡沫痰，口干微苦，四末不温，畏寒怕冷，喜卧少动，炎热夏季着秋衣裤，双下肢轻度水肿，尿少，夜尿频，耳鸣心烦，血压低，易汗出，纳眠差，舌质淡紫，苔薄白，脉细、散涩。辨证考虑心肾阳虚，水饮内停。方用四逆汤进行加减。附子（先煎）40g，肉桂10g，干姜10g，制鳖甲10g，甘草6g。水煎服10剂后，心慌气累改善，肢冷畏寒减轻，二诊效不改方加丹参30g，益母草30g，茯神20g，茯苓20g，五味子10g；10剂，水煎服。服药后水肿、汗出纳眠差等症明显好转，外出行走有力，症状逐渐减轻。随访患者生活能部分自理。此案方用四逆汤加味扶阳救逆，以附子领先，以补真阳，肉桂、干姜助附子强心回阳，鳖甲阴中求阳制附子之烈，甘草调中。丹参、益母草、茯神、茯苓、五味子利水活血止汗，合方温振心肾，扶阳利水，活血固本。张仲景指出病至少阴应用四逆汤，以脉微细，但欲寐为其表现。而郑钦安则认为一切阳虚皆可以应用，彰显扶阳之理念。

参考文献

[1] 贾洪昶，陈圣华.《内经》重阳思想之养生应用初探 [J]. 按摩与康复医学，2018，9（1）：8-9.

[2] 魏玮，贵州全域旅游发展的探讨 [J]. 质量探索，2018，15（2）：85-89.

岭南针灸流派——靳三针之调神针法治疗中风后睡眠障碍的思路与感悟

（邝伟川　广东省第二中医院）

"靳三针"疗法是岭南特色针灸体系的经典代表之一，由已故的靳瑞教授所创，其中，"治神调神"是其学术体系的核心与精髓之一，在精神情志疾病，如中风后睡眠障碍的治疗中显效彰然，现简析之，以资参考借鉴。

《灵枢》首次提出了"针刺必先治神"的理念。《灵枢·小针解》曰："神者，正气也，神寓于气，气以化神，气盛则神旺，气衰则神病。"可见导气调神是针刺的关键所在。

中风后睡眠障碍是指卒中后出现的以睡眠深度不足、入睡困难或醒后不易再入睡为主的一系列症状，属于中医学"不寐"的范畴，严重影响生活质量和康复效果。中医学认为，中风由"窍闭神匿，神不导气"所致，而气机逆乱伴随阴阳失调，阳不入阴则"不寐"乃生，属于"失神"之列，治当治神调神。

调神常用的靳三针穴组包括定神针、四神针、智三针、手智针、足智针、手三针等，在中医整体观念与靳三针学术体系的指导下，穴组搭配与手法运用圆机灵活，使治神、调神贯穿诊疗始终。尤其值得注意的是，调"神"过程是两"神"合一的过程，包括患者之"神"与医者之"神"，二者同等重要。

针刺前，医者要从四诊获得的信息中迅速捕捉到患者"神"的状态，进而敏锐地调整自己的"神"与"态"，通过眼神、语气及肢体动作等获取患者的信任，进而疏导其情志，消除其顾虑，为接下来的治疗创造良好的互动基础与交流氛围。

针刺时，医者用意在针，安神定志，神聚于穴，缓慢进针，这是"靳三针"的施术要点，这对中风患者尤为重要。对于这个群体而言，除了睡眠障碍，躯体运动功能的康复也是严峻而漫长的过程，无论偏瘫还是感觉异常，从中医角度均可归结为经脉阻滞，从而气血瘀滞或经气不足，络脉空虚，筋脉失于濡养。相对而言，他们的针刺感应较为迟钝，"得气"缓慢且微弱，这无疑对医者的指下体会提出了更高的要求，唯有缓慢进针，全神贯注，聚气于针，宁神定志，才能灵敏地捕捉到微弱且短暂的"如鱼吞钩饵""沉紧涩"之得气感，并能即刻催气守气，尽可能使气至病所，发挥最大效应。整个过程中，患者无论患侧或健侧肢体，乃至头皮针，都可能无法反馈类似"酸麻胀"或"紧涩"等得气针感，全凭医者"如临深渊""手如握虎"，用意在针，指下了然，不可片刻懈怠，防止错失"得气"于分毫间。这对于医者的精力与体能均是极大的考验。因此，针灸医师平素的养生调摄、体能锻炼及修身养性是"治神调神"的先决条件及必修课程。

针刺结束后，调神的精神便体现在对患者的饮食起居、睡眠习惯及环境的科学指导和康复方案的缜密规划。中风患者的睡眠及肢体功能的改善均可能是一段漫长、曲折甚至相伴终身的经历。其中，信心的建立及自我价值感的重塑等环节，均需要医师的介入及医患双方的频繁互动、密切交流才能得以很好实现，正如《大医精诚》所言"凡大医治病，必当安神定志，无欲无求，先发大慈恻隐之心，誓愿普救含灵之苦"。

"靳三针"作为岭南针灸体系的特色流派之一，是前辈们勤求古训，博采众长而凝练的瑰宝，我们应当发扬光大的不仅是技术，还有先贤们大医精诚、热忱奉献的宗旨和精神，从而使靳三针精神和内涵开枝散叶，不断丰富。

参考文献

[1] 黄慧莹，陈梅妃，袁青."定神针"的临床运用思路探析 [J].中医药导报，2018，24（15）：94-95.

[2] 晁延如，赖名殷，秦玮珣，等.袁青运用调神针法临证思路与特色探析 [J].辽宁中医杂志，2018，45（10）：2063-2065.

[3] 何素玲，方晓燕，阮兢.复式补泻针刺法结合靳三针治疗卒中后睡眠障碍的疗效及对PSQI 和 NIHSS 评分影响 [J].针灸临床杂志，2020，36（12）：35-39.

龙江医学流派代表性传承人高雪教授论治内科疾病经验

（韩林华　江苏省如皋市中医院）

龙江医学流派代表性传承人高雪教授是广东省名中医，临证 40 余年，学验俱丰，临床上发扬其先父——龙江医学流派创始人高仲山"肺系伏邪"思想，丰富和发展"肺鼻同治""肺胃同治""肺皮同治""肺肾同治"等理论，运用于临床，取得了显著疗效。

一、"肺鼻同治"理论及临床运用

高师认为，肺系不单纯指肺和气道，还包含了咽、喉、鼻、鼻窍（即鼻窦）、皮毛等，因此，肺系有邪，均可导致上述部位发病，且可诱发他脏疾病。肺与气道均与咽喉相连，肺开窍于鼻，肺其华在皮毛，这些都是其理论基础。

肺为"娇脏"，不耐邪侵，不能留邪，而咽、喉、鼻等均为通道，终不能藏邪，皮毛为外在系统，亦不可留邪。而鼻窍为半开放器官，数目达四对，且位置较深，乃藏邪纳污之所。高师通过多年临床观察，认为鼻窍乃肺系伏邪之处，因此，临床治疗肺系疾病，多

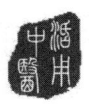

从鼻窍入手，提出了"肺鼻同治"法，并创立出临床行之有效的方剂"鼻咳方"。为了解决鼻窦药物吸收利用率低的难题，除内服中药外，高师还提倡中成药鼻腔冲洗法，如使用痰热清、双黄连、炎琥宁等，使药物直达病所，改变病原微生物寄生的环境，达到不用抗生素而解决感染性问题。

二、"肺胃同治"理论及临床运用

胃肠道疾病是门诊常见病、多发病，常因病情反复、迁延难愈而棘手。高师认为，胃肠道疾病与肺系关系密切。肺系有邪，藏于鼻窍，经咽倒流至胃，变生诸症。因此，治胃当先治肺，否则，胃病短暂缓解，而假以时日，病必复发。肺与大肠相表里，肺系有邪，可传至大肠，故治肠亦先治肺，这也是对中医"肺病及脾""子盗母气"等理论的现代理解。如治一位 52 岁刘姓患者，连续 3 年内镜检查均发现胃肠道多发息肉，屡治屡犯，其父母均因胃肠道肿瘤而逝，惶恐之余，邀高师诊治，遂查鼻旁窦 CT 见"全组鼻窦炎"，告知其病根乃源于此，刘氏惊愕不已，予"肺胃同治"法治疗一个半月，随访 5 年，息肉未再复发。

三、"肺皮同治"理论及临床运用

肺其华在皮毛，故皮毛之病，与肺受邪关系密切，正所谓"有诸内，必形诸外"。而肺系之邪，藏于鼻窍，故治皮当与肺鼻同治，这是"肺皮同治"的核心。高师运用这一理论，使用中药内服结合鼻窦冲洗法治疗各种皮肤病，均取得较好疗效。随着对"肺系伏邪"理论的深入研究，笔者对皮肤病的认识更加深刻，即伏邪是造成体内湿热蕴结的根源。伏邪不去，皮肤问题就屡治屡犯，缠绵难愈。

四、"肺肾同治"理论及临床运用

肺属金，肾属水，肺为肾之母，一般认为，肺与肾的关系主要是表现在母子相生关系上。高师认为，肾病的形成与"肺系伏邪"关系密切。西医学认为，肾炎是链球菌感染形成的免疫复合物损害肾小球基底膜所致。而"肺系伏邪"正是链球菌寄生繁衍的温床，肾炎久治不愈的根本原因就是没有解决好伏邪的问题。西医使用长效青霉素抗菌，却容易忽视鼻窦这个部位药物吸收利用率低的特点。高师通过内服中药治肾，鼻腔冲洗祛"伏邪"，达到标本兼治。如治一名 5 岁张姓男童，急性肾炎，双侧扁桃体Ⅲ度肿大化脓，眼睑浮肿，尿蛋白（+++），红细胞（+++），抗"O"为 2800。西医治疗 1 周，水肿减轻，余症未减，运用"肺肾同治"法，予中药鼻腔冲洗，结合益肾固涩方内服，1 周后复诊，浮肿消失，扁桃体缩至Ⅱ度肿大，脓点消失，尿蛋白（++），红细胞（+），抗"O"为 240。守方加减治疗 3 周，蛋白尿、血尿完全消失，抗"O"降至 32。宣告临床治愈。

高师"肺系伏邪"论指导内科、皮肤科等疾病诊治外，在妇儿等疾病的诊治上亦有广泛运用，如小儿厌食症、妇科月经不调、痛经等方面，均有显效病例。临床上抓住"伏邪"这一基本病理因素，通过中药内服，联合鼻腔冲洗使邪速去，达到固本清源，邪去而正安。

国医大师禤国维教授解毒法辨治皮肤病的学术思想

（陈恩生　南方医科大学中西医结合医院）

禤国维教授是国家第二批国医大师，广州中医药大学首席教授，从医 50 余载，学验丰富，被尊为"皮肤圣手"。笔者有幸于 2019 年被国家中医药管理局确定为全国中医临床特色技术传承骨干人才培养对象，并成为禤国维教授传承弟子，定期门诊跟师侍诊，领略禤老的临证风范。解毒法是禤国维教授辨治皮肤病的学术思想之一，创制"皮肤解毒汤"辨治皮肤病，效如桴鼓。

一、"解毒法"学术思想的形成

"毒邪"是中医学的病因概念。《黄帝内经》最早提出了"毒"的概念，指出毒邪泛指一切过盛、暴烈之邪气，正如《素问·五常政大论》曰"夫毒者，皆五行标盛，暴烈之气所为也"，此应指广义之"毒"。而《素问·刺法论》曰"余闻五疫之至，皆相染易……不相染者，正气存内，邪不可干，避其毒气"，此为狭义之"疫毒"。禤老则认为，毒应是一种从外感受的特殊致病因素，不仅包括外受之六淫邪气、虫毒、药毒等，也包括内在之痰、湿、瘀等病理产物。岭南地区多湿热，患者易受风湿热邪侵袭，或因饮食不节、七情内伤，外邪作用于机体后化热，热蕴体内，内不得宣泄，外不得透达，郁久成毒而出现各种皮肤病。禤老认为临床上许多皮肤病都是以风湿热邪郁结成毒为表现，如常见的银屑病、荨麻疹、湿疹等；临床多以实证为主，故多从风湿热毒邪辨治。如采用养血解风毒治疗荨麻疹、健脾解湿毒治疗湿疹、养阴解燥毒治疗银屑病、降火解热毒治疗多形红斑。由于毒热不解，燔灼津血，耗伤阴液，日久则致血瘀，凝滞肌肤，导致病情迁延不愈。因此，禤老强调，治疗上紧守毒瘀凝滞肌肤的病机关键，提倡从血分立法，采用解毒化瘀、破其坚痼，确立"解毒驱邪、以和为贵"的学术思想，并创制了"皮肤解毒汤"。

二、皮肤解毒汤的由来及方义

为寻求解毒良方，禤老博览群书，发现日本尚药局《续名家方选》记载的"从革解毒汤"，药味组成为"银花、土茯苓各二钱，川芎一钱，莪术、黄连各七分，甘草二分"。书曰："治疥疮始终之要方……凡疥疮，不用他方，不加他药，奏效之奇剂也。"禤老分析"金曰从革"，从革乃肺主皮毛之义，故"从革解毒汤"即"皮肤解毒汤"之义也。经反复临床实践验证，从革解毒汤对多种皮肤病有效，尤其对银屑病、湿疹等难治性皮肤病疗效显著。但禤老认为该方仍需进一步完善，以尽量涵盖难治性皮肤病存在的各种各样的"毒邪"蕴结的病因病机，故化裁出"皮肤解毒汤"。此方以乌梅、莪术、土茯苓、紫草、防风、徐长卿、苏叶、甘草 8 味中药组成。乌梅润燥滋阴解毒；莪术破血化瘀，专祛瘀毒；土茯苓利湿解毒，专祛肌肤筋骨间湿毒；紫草凉血、透解血分热毒；防风祛风解毒；徐长卿通络解毒；苏叶解鱼虾毒；甘草调和诸药，擅解药毒。全方关键在解毒，既解

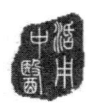

外犯之毒，又解内蕴之毒，兼利湿通络祛瘀。临床上，禤老擅以皮肤解毒汤为主方辨证治疗银屑病、湿疹、荨麻疹等风湿热毒瘀郁结所致的皮肤病，均获良效。后学者亦多遵禤老"解毒法"，运用皮肤解毒汤辨治银屑病、湿疹等皮肤病，均取得满意疗效。笔者通过临证学习，结合自身专业领域的特点，也以该方辨证加减治疗银屑病、红斑狼疮，显著提高了疗效。

三、验案举隅

陈某，男，54 岁，2020 年 6 月 2 日初诊。患者以"全身多处皮肤皮疹 1 年余，关节肿痛 1 月余"为主诉求诊。患者于 2009 年初无明显原因于四肢及躯干皮肤出现散在淡红色斑丘疹，伴有少许脱屑，无关节肿痛，当地医院就诊考虑为银屑病，经治疗后病情无明显好转。1 月余前，开始出现肩臂僵痛，右胸锁关节肿大疼痛，双膝关节肿痛，行走活动后加重，当地医院以痛风治疗，效果不佳。刻诊见双下肢皮肤散在淡红色斑丘疹，直径 0.5～1cm 不等，表面少许银白色脱屑，部分鳞屑下可见点状出现，双手部分指甲可见反甲、顶针样改变；右胸锁关节肿大变形，双膝肿痛，左膝明显，屈伸受限。纳可，寐差，口干口苦，大便干，小便赤。舌暗红苔黄腻，脉代。西医诊断为关节病型银屑病，中医辨证为痹证，证属湿热毒瘀，治以解毒化瘀、清热利湿、通络止痛。处方以乌梅 10g，紫草 10g，土茯苓 15g，莪术 10g，徐长卿 10g，防风 10g，白花蛇舌草 15g，生地黄 10g，丹参（后下）10g，水牛角（先煎）15g，牛膝 15g，黄柏 10g，苍术 10g，薏苡仁 20g，甘草 5g。共 7 剂，每日 1 剂，水煎服。口服西药依托考昔片 60mg，每日 1 次，甲氨蝶呤片 10mg，每周 1 次。服药 3 日后，患者关节肿痛明显缓解，双下肢斑丘疹逐渐消退，口干口苦缓解。守上方继续服用 1 月。皮疹基本消退。2020 年 7 月 5 日门诊复诊，皮疹无复发，关节无肿痛，轻度口苦，无口干。前方减生地黄、水牛角，续服。

【按】本患者白疕病史 1 年余，皮疹淡红伴脱屑，平素有口干口苦，乃感受风湿热邪所致，病程日久，湿热久郁成毒，日久化瘀，毒瘀滞留关节，则出现关节肿大、肿痛，详查其病因病机符合皮肤解毒汤使用方义，辨证为湿热毒瘀证，故遵禤老"解毒法"，以"皮肤解毒汤"为基础方解毒化瘀，利湿通络，合用"四妙丸"增强清热利湿、通络止痛之功效，水牛角、生地黄、白花蛇舌草、丹参则有凉血生津、凉血解毒的作用，疗效更显著。

参考文献

[1] 陈达灿，李红毅，欧阳卫权. 国医大师禤国维教授 [M]. 北京：中国医药科技出版社，2016：16-17.

[2] 梁家芬，李红毅，刘炽. 禤国维教授解毒法治疗皮肤病经验浅析 [J]. 环球中医药，2013，6（12）：926-928.

[3] 欧阳卫权，范瑞强，李红毅. 禤国维教授运用皮肤解毒汤治疗银屑病经验介绍 [J]. 新中医，2014，46（6）：28-29.

[4] 廖成承，张旭，张云霞，等. 运用禤国维教授"解毒法"治疗中重度银屑病体会 [J]. 中国中医急症，2019，28（5）：866-868，871.

[5] 李红毅，戴品 . 禤国维解毒法治疗白疕临证思辨特点浅析 [J]. 中国中西医结合杂志，2015，35（11）：1293.

不以数推，以象之谓也——"五运六气"学用之我见
（赵东升　石家庄藁城区九门乡卫生院）

以研究和临床应用五运六气著称的龙砂医学流派，其代表性传承人顾植山教授说道，要防止"五运六气"应用简单化、机械化、绝对化、神秘化的倾向。今结合两则病案，笔者将自己学习五运六气以来的一点心得和体会分享如下。

病案一

董某二，女，出生日期为 1991 年 4 月 15 日，主诉面部多发痘疹，于 2018 年 9 月 22 日来诊。视之两颊及唇周遍布痘疹，颜色暗红，个别白尖根深，参差不齐，各期均有，痘痕、瘢痕色暗红。患者诉双命门胀痛，喜按；饭不敢多吃，多吃则胀；想吃凉的；入睡稍难，梦多且多为着急梦；大便每日 1 次，有后重感；汗少；耳鸣，眼酸，脉细，舌淡苔薄腻，予牛膝木瓜汤合司天麦冬汤原方 7 剂。10 月 2 日复诊，痘疹明显减少，瘢痕颜色变浅，无新发痘疹，耳前痘疹稍硬；胃胀感减轻，感觉有地方了，双命门胀痛减轻，大便顺畅，便后舒服；眠安，耳鸣、眼酸均减轻，脉细，舌淡苔薄白，前方继进 7 剂，断续服药 3 个月，原有痘痕消退，瘢痕变光滑。

病案二

董某大，女，出生日期为 1991 年 4 月 15 日，主诉面部多发痘疹，于 2018 年 9 月 22 日来诊。诊见两颊、唇周及额头痘疹，痘痕色暗。患者诉痘以前很少，2018 年 4 月底才开始有；腰背酸累，喜按；经期腿沉乏力，平时腿凉，冬天更甚；月经量少，经期长，经前腰痛直不起腰，腿乏力，末次月经 9 月 19 日净；舌淡瘦苔薄腻，脉细濡，予牛膝木瓜汤合静顺汤 7 剂。10 月 2 日微信复诊，入睡转易，额头痘疹消退，面部痘疹颜色减轻，腰背酸累好转，腿凉减轻，前方续进 14 剂，断续服药 2 个月，痘疹罕发，面部皮肤转好，痘痕颜色明显减轻。

上述二位患者实为双胞胎姐妹，出生时间仅相隔不足 10 分钟，且于同日因面部聚合性痤疮就诊，分别服用司天麦冬汤和静顺汤，系寒热截然相反的两方，均获良效。如果仅仅停留于简单、机械的术数推算，则无异于刻舟求剑、胶柱鼓瑟，正如王旭高《运气证治歌诀》所说，"若谓某年必生某病，必主某方，真是痴人说梦矣"。

时有常位，而气无必也。二女同为辛未二之气出生，董某二戊戌岁证见肺金受邪之象，故用麦冬汤取效；董某大证见寒盛火郁之象，虽在四之气之中却予三之气静顺汤，且因寒水之象偏盛故未去酸温益火之生姜、附子、木瓜。两案不同治法，正如清代王旭高《运气证治歌诀》所言"假令风木之年，而得燥金之年之病，即从燥金之年方法求治。发

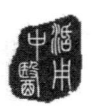

生之纪，而得委和之纪之病，即从委和之纪方法求治。此其道也"。亦如金元时期张从正《儒门事亲》所讲，病如不是当年气，看与何年运气同。只向某年求治法，方知都在至真中。顺天以察运，因变以求气。学习和应用五运六气，最重要的是学会握机和抓象。

中医学是依据自然规律和生命规律来防治疾病的，作为中医学理论核心和渊源的"五运六气"，是研究自然的五运、六气周期变化规律对人体健康与疾病影响，探讨如何通过天人合一来防病治病达到健康的学问。审察病机，无失气宜；粗守关，上守机。我们学习五运六气是要掌握天地阴阳变化的周期性规律，能握机于病象之先，并能做到知常达变，圆机活法，这样才能堪当传承创新之时代重任。

五运六气的变化导致了气候、物候、病候的变化，气动于中，象形于外，如何去观察"运"、把握"气"，这个方法就是"抓象"。"有诸内，必形诸外"，取象比类、司外揣内的中医象思维是感知、认识自然与人体气化的方法。《素问·示从容论》曰："夫圣人之治病，循法守度，援物比类，化之冥冥。"可见圣人早已洞窥这一天机，明天地纲纪、变化渊源，见微知著，始能治民治身。

天地阴阳者，不以数推，以象之谓也。只有天象、物象、病象、证象、脉象，这五象并重、互参，方能真正深刻体会、学懂、运用好天人合一的运气学说，做到执简驭繁，提高临床疗效，彰显中医特色。

扶阳思想在心衰中的应用探析

（郑泳　福建中医药大学附属人民医院）

心衰症状复杂，变化多端，常虚实夹杂，故其治法常补虚泻实并用，而扶阳思想在心衰的诊治中占有着不可或缺的地位，以下将从几个方面对扶阳思想在心衰中应用进行探讨。

一、心衰为何要扶阳

《灵枢·邪客》曰："心者，五脏六腑之大主。"心所主者为血脉与神气也，血为阴，神气为阳，所以人之神气为心阳之外候。郑钦安在《医理真传·内伤说》亦提到："夫心者，神之主也。心阳不亏，何内伤之有乎。凡属内伤者，皆心气先夺，神无所主，不能镇定百官，诸证于是蜂起矣。"心衰除了喘、悸、肿，常并见精神倦怠、萎靡不振、声低懒言等，均为心气被伤、心神被夺之证，说明心衰者必有心阳内亏。此外心衰还伴见呕吐、腹胀、呃逆、纳呆等症，均因脾阳虚升降失常所致，浮肿小便不利则多属肾阳虚衰，阳不化气行水，亦有伴见手足逆冷、呕吐清水痰涎等，皆属肝寒木郁之征。因此心衰临床症状多与脏腑阳虚密切相关。

郑钦安《医理真传·乾坤大旨》亦曰："人禀天地之正气而生，此坎离所以为人生立

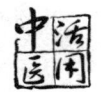

命之根也。"这里坎离指水火阴阳,也指心、肾二脏,他认为心、肾为人身先天元阳之根本。故心阳有赖肾阳温煦,肾阳衰惫于下,失于温煦,则上焦心阳不振,而心主血脉,心阳虚则血行瘀滞,心脉不畅,心阳不振故见精神萎靡、倦怠少气;肺主治节,主通调水道,又为气之主,其根亦在肾,肾阳虚,气失摄纳之根,肺则治节失权,通调水道不利,水液凝聚于肺,水凌心肺,发为喘促,甚则短气不足以息;脾为后天阳气之根本,为制水湿之脏,脾阳虚,则制水无权,水湿甚而下注,出现下肢水肿,小便不利,严重者水湿泛滥而见溢饮、支饮之证;肝主疏泄,体阴而用阳,故其疏泄亦有赖于肾阳的温煦及三焦的通利,若肾阳衰惫,则肝寒气郁,三焦疏泄不利,更致水液停聚三焦,另木郁则克脾土,则更伤脾阳。

从以上综合来看,心衰的根本原因在阳虚,且五脏阳虚尤其脾肾阳虚均可导致心衰的发生与进展。水液停滞之水肿、痰饮,瘀血阻滞之心悸、怔忡等标实之象均由阳虚而致,常因虚致实,故心衰之病,心脾肾阳衰为其本,痰浊、水饮、瘀血均为其标。再从心衰的进展过程来看,慢性心衰就是人体阳气逐渐衰退的过程。所以阳气本虚是心衰的基本要素,决定了心衰的发展趋势,标实是心衰的变动因素,痰浊、水饮、瘀血等标实贯穿了其发病的全过程,影响着心衰的病情变化,本虚和标实可互为因果,其消长决定了心衰发展演变。

阳虚是心衰的根本因素,且涉及心、脾、肾等多脏腑阳虚,故心衰的治疗要以扶阳为主,即温扶五脏之阳气,尤其以心、脾、肾为主。

二、心衰如何扶阳及扶阳法治疗心衰常用验方举隅

清代医家黄元御在其《四圣心源》中提出"中气如轴,四象如轮"的理论。如果从圆运动的角度来审视心衰,就可以看到,心衰问题即因阳虚寒郁而致肾水不化、脾土不运、肝木不升,另致心火上亢、肺气上逆、胃气不降,可归纳为三阴脏寒,三阳不降。三阴脏寒即太阴脾阳不振,少阴肾阳命门火衰,厥阴肝寒气郁。因此治疗提出升举三阴,平降三阳之法。升举三阴,温通三阴脏寒,并使心火下潜、肺胃肃降,即可达到恢复元阳之目的。升举三阴即是温肾、健脾、暖肝。温肾即补命门真火,燥土健脾即恢复中焦之气机升降枢转。暖肝以致肝木发荣。即补火以生土,温水以生木之法。平降三阳即是肃降肺金、胃土、心火。平降三阳的目的一是为了恢复阴阳气机之升降,二是为了更好使阳气秘藏。

治疗心衰常用扶阳法验方举隅如下。

1. 小青龙汤 小青龙汤源自《伤寒论》及《金匮要略》,本方的临证以咳、喘、痰白质清稀为辨证要点,对于心阳不振,同时兼有寒饮内伏者可考虑为首选之主方。

2. 真武汤 真武汤亦源自《伤寒论》,本方为温阳利水、主治阳虚水泛之名方,故对于脾肾阳虚、水饮泛滥之心衰可为首选之主方,其临床辨证要点为喘而伴下肢浮肿。

3. 吴萸四逆汤 四逆汤亦源自《伤寒论》为治各种里虚寒证之名方,吴萸四逆汤即在四逆汤基础上加吴茱萸,即温阳散寒同时加强暖肝散寒之功,故为升举三阴之方,亦为回阳救逆之剂,临床对于心衰之阳虚重症,尤其对三阴脏寒者为可为首选之剂。

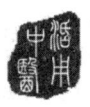

4. 扶阳复圆汤　扶阳复圆汤为云南吴佩衡扶阳医派第三代传人吴荣祖教授所创，由吴茱萸四逆汤、苓桂术甘汤、封髓丹、梅杏饮合方而成，其中吴茱萸四逆汤温脾肾暖肝散寒，升举三阴，苓桂术甘汤健脾利水，封髓丹纳气归肾封藏肾精，梅杏饮肃降肺金以助阳气秘藏。此方通过升举三阴，平降三阳，恢复中气如轴、四象如轮的圆运动，达到阳复阴升，气机升降条达的目的，对于心衰以脾肾阳虚水泛兼虚阳上浮者可为首选之剂。

三、扶阳与心衰调摄

心衰以阳虚为本，其调摄当不离扶阳，需时时顾护阳气。《素问·生气通天论》曰："阳者，若天与日，失其所则折寿而不彰。"又曰："阳者，卫外而为固也。"阳气是人生命之根本，故曰"奉之则寿"，所以顾护阳气在心衰调摄中则显得极其重要。阳气主要功能之一是固护人体肌表，所以阳气被伤亦多从表开始，故调摄首当避风寒，以免外邪从表而伤人阳气。其次，心衰的调摄当避免过劳，包括体劳、房劳，心劳等。《素问·生气通天论》曰："阳气者，烦劳则张。"说明过度的劳累易使阳气耗散，正如郑钦安《医理真传·寒邪内生图说》所言，究不足之源，因房劳过度者，而损肾阳，因饮食不节者，而损脾阳，因用心过度者，而损心阳。由此可见避免饮食不节及过度劳倦是固护阳气的重要措施。最后，《素问·生气通天论》曰："阴阳之要，阳密乃固。"心衰之所以阳虚，就是阳气不能秘藏，因而外泄而为阳虚。阳气也只有很好地封藏，才能更好地发挥温煦顾护作用。所以心衰还应注重阳气的封藏。而肾为封藏之本，为秘阳之脏，故应注重肾气的收敛。而肃降肺金为秘阳之法，因而在扶阳治法中应配合肃金敛降，以便更好地封藏阳气。

四、总结

综上所述，心衰虽临证变化多端、虚实错杂，但阳气衰惫为其主导病机，所以心衰的治疗应以扶阳为大法，以固阳秘阳为治疗目标。

蔡氏妇科、何氏妇科流派学术思想及人文观点介绍
（康建华　九江市第一人民医院）

中医妇科流派乃中医诊治疾病具有明显优势及特色的流派，现已流传甚广，遍布全国及海外。本人有幸跟随上海蔡氏妇科流派、浙江何氏妇科流派学习，受益匪浅，感触良多。现就简单介绍下蔡氏妇科、何氏妇科流派的学术思想及人文观点。

一、浅析蔡氏妇科流派渊源、学术思想、人文观点

上海江湾蔡氏妇科，中医世家，已传九世，现有 200 余年，蜚声沪上，名闻遐迩。始祖蔡杏农，因乡里治病每获良效而声名鹊起，其子半耕对经带胎产独有心得，三世蔡枕泉

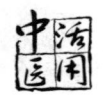

对妇科四诊辨治更具特色，四世蔡砚香擅长著书立说，五世小香为延伸发展成富有特色的蔡氏妇科学术流派起到了承前启后的作用，六世香荪术精业勤，七世蔡小荪悉心钻研，对女科辨证论治更有建树。海派蔡氏妇科声誉沪上，远播海外，深得女性患者的信任及肯定。

蔡氏妇科学术上宗古而不泥古，博采众长，融会贯通。补土取法李东垣；滋阴崇尚朱丹溪；调气首推汪石山；理血尤崇叶天士。审证求因，贵乎精详；遣方用药，须知权变。主张三因制宜，权衡轻重而不偏，适度寒温而不怫。危症急须单刀直入，务期脱险奏功；久病则宜标本兼顾，不求速愈立效。月经病注重肝脾肾，治当调理气血为主，总则为以通为用，通补结合。闭经不尚攻伐，崩漏不专止涩。处方用药精而简，重视归经配伍，顺阴阳之序，适四气之和，制寒热水火之偏胜，配动静升降之合度。忌用损气耗血峻烈之药，慎用碍脾妨胃滞湿之品。蔡小荪主张，辨病与辨证结合，分期与分型结合，中医病因病机与西医病理变化结合，药物传统效用与现代实验研究结合。验方今用，务求实效。此即蔡氏妇科代代相传的学术精要。

二、浅析何氏妇科流派渊源、学术思想、人文观点

杭州何氏女科上承山阴钱氏之学，何九香先生悬壶杭城而声名鹊起，其子何稚香继承九香衣钵而载誉沪杭。三代传人何子淮、何少山兄弟，幼承庭训，尽得其意，并博采众长，勇于创新，将何氏女科学术推向高峰。四代传人何嘉琳系何少山之女，后师承何子淮，尽得二老真传，2003 年被评为全国第三批名中医。杭州何氏妇科为全国著名的中医妇科学术流派，是国家中医药管理局首批 64 家全国中医药学术流派传承工作室之一，享誉全国，并远播海外。

何氏妇科非常擅长调经、助孕、安胎，所谓种子先调经，调经重在补肾，心肝次之。肾藏精，主生长发育，主生殖，对女子天癸、冲任、胞宫的平衡调节至关重要。充盛的肾精是实现排卵的物质基础。《妇人规》有"妇人因情欲房室，以致经脉不调者，其病皆在肾经"之说，故排卵障碍常以补肾为大法。"女子以肝为先天"，肝藏血主疏泄，肾藏精主收藏，肝木肾水，母子相生，乙癸同源，肝的疏泄调达和调节血液的功能依赖肾水滋养，肾受五脏六腑之精而藏之，则肾精充足，正所谓肾精肝血，一荣俱荣，一损俱损。何氏妇科"调肝八法"融入调经之中，以求肝气顺和，则血脉舒畅，正所谓"调经肝为先，疏肝经自调"。

何嘉琳主张，养胎之法最宜清淡润和，补宜平补，益气而不助火消阴，养血而不得碍胃恋湿，宜清不宜泻，宜凉不宜热。胎漏、胎动不安，其病机主要是肾虚、受胎不实、冲任不固，或气血亏损、生化无源、胞脉失养。特别是对宫腔内积血的患者，常用大黄炭清热化瘀安胎，配合金银花炭、黄连增强清热之功，大黄虽为苦寒破积之品，炒熟后攻下之性减缓，凉血泻火、活血化瘀之功增强，其与清热安胎凉血止血药物配伍，安胎疗效十分明显，能替代抗生素、抗炎防宫腔感染。对宫腔积血不吸收者，可用三七粉或配合白及粉治疗，正如《黄帝内经》云"有故无殒，亦无殒也"，只要辨证准确，临床应用疗效显著，未见明显不良反应。

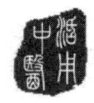

何氏妇科以"整体观念，注重气化；阴血为本，阳气为重；肝肾为要，共为先天；重视奇经，冲任损伤；关注后天，顾护脾胃；病证结合，中西汇通"学术思想。其独创了调补奇经八法、调冲十法、调肝八法、扶正解郁三法、治崩三法、治带四法、育麟四法、安胎五法等一整套特色鲜明的中医妇科疗法。

作为中医妇科流派的传承人，我将秉承"传承精华，守正创新"的精神将中医妇科继承好、发扬好，为百姓健康奉献微薄之力！

内伤伏气致病学说在慢性萎缩性胃炎治疗中的运用

（余启荣　湖北省潜江市中医院）

慢性萎缩性胃炎是以胃黏膜上皮和腺体萎缩、数目减少，胃黏膜变薄，黏膜基层增厚，或伴幽门腺化生和肠腺化生，或有不典型增生为特征的慢性消化系统疾病。是一种多致病因素性疾病及癌前病变。其临床表现无特异性，其病理的严重程度与症状之间无相关性。常表现为上腹部隐痛、胀满、嗳气、食欲不振、消瘦、贫血等。

内伤伏气学说认为，此病属于中医学"胃脘痛""痞证"范畴。患者或因感受外邪、情志失调、先天禀赋不足，或系劳逸失调，或因饮食失节、偏嗜，食入邪毒（幽门螺旋杆菌），药物伐中相干于胃，久久潜伏，引起脾胃失职，中焦失畅，损伤胃体，致胃体失于荣养，渐而枯萎，都可以概括为内伤伏气致病。运用内伤伏气致病学说诊治本病，为取得较好疗效。兹将相关情况报告如下。

一、先期防治

主症：无临床明显症状，饮食、大便如常，体检时发现幽门螺旋杆菌感染。

治法：先期防治，益气解毒，消除伏气于萌芽。

处方：四君子汤加蒲公英、白花蛇舌草化裁。

本方党参、白术、茯苓、炙甘草四君子健中益气，增强抗邪免疫能力。蒲公英味苦健胃，《外科证治全生集》中用单味蒲公英煅存性吞服治胃痛良效，蒲公英又有清热解毒作用。白花蛇舌草苦甘寒，清热解毒，亦用于治疗癌肿，可消除潜伏病邪。6味药合为益气解毒，扶正祛邪之方，以消除伏气于萌芽阶段。

二、肝气郁滞证

主症：胃脘痞闷或胀痛，食少纳呆，两胁胀满，性急易怒，善叹息，嗳气呃逆；舌淡红，苔薄白；脉细弦。

治法：疏肝解郁，理气消滞。

处方：四逆散加陈皮化裁。

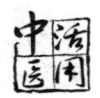

患者久病气机郁滞。中焦壅塞，内伤邪气久伏，导致气滞失于和降，故或发脘痛脘胀，嗳气呕恶诸症。方以柴胡、白芍疏肝。时珍说："气行则痞胀消，气通则刺痛止。"张洁古指出："橘皮能散能泻，能温能补能和，化痰治嗽，顺气理中，调脾快膈，通五淋，疗酒病，其功当在诸药之上。"故用枳壳、陈皮化滞气，以助中焦恢复正常纳化功能。

三、寒热错杂证

主症：胃脘部疼痛不适，脘腹胀满，嘈杂泛酸，遇冷加重，或口苦口干，不欲多饮；舌边尖红赤，苔薄黄；脉弦。

治法：辛开苦降，调理脾胃。

处方：半夏泻心汤加减。

患者或过食生冷，或偏食肥甘，以致寒邪凝结于胃，胃失和降，食滞内停，壅塞化热，而致寒热胶结，气机壅滞，升降失职，从而导致诸证发生。方中半夏辛散、降逆，辛能散结消痞，降以和胃止呕为君药。黄连、黄芩味苦性寒，苦以降上炎之火，寒能清中焦之热。干姜辛热，辛合半夏开结消痞，热以祛中焦之寒。四药辛苦寒热并用，能调寒热、消痞满、理升降，人参、炙甘草、大枣益气补中，助健运而正升降。

内伤伏气致病学说创新提出不独风寒暑湿可为伏邪，内伤所致脏腑气血失调产生之气血痰食壅结者，皆可视为伏邪。慢性萎缩性胃炎其病因虽较复杂，但饮食失节，肝郁气滞，寒热邪气入客胃腑，久久潜伏以致发病，是为伏邪无疑。其发病之初，体检发现幽门螺旋杆菌感染无明显临床症状，我们主张消除伏气于萌芽，先期防治，防止恶变，具有积极的临床意义。病久又有肝气郁滞、寒热错杂等证，用四逆散、半夏泻心汤等，其方多加选用蒲公英、黄芩、黄连、白花蛇舌草等药，皆有对抗或抑制病原菌作用，组方有辨证与辨病相结合的思路，然而更偏重于辨证。

慢性萎缩性胃炎的中医辨证因人因症而异，表现多样。若脾胃虚寒，可加白术、高良姜、草豆蔻温胃祛寒；若久痛入络，加延胡索、五灵脂和血；若泛酸重，加吴茱萸、瓦楞子制酸等。本病一般病程较长，必须有方有守，所谓病去如抽丝，需告诫患者，调畅情志，劳逸适度，戒烟限酒，注意饮食卫生与调护，规律进食，忌食辛辣刺激性食物，适量进食面条、馒头等能中和胃酸分泌的食物等，达到伏气致病先期预防的目的，争取早日康复。

何氏妇科流派诊治妊娠期血证特色探微

（卢宗林　洛阳市中医院）

妊娠期血证主要见于"胎漏、胎动不安"，临床表现为妊娠早期的阴道出血，或宫腔内积液，与不良妊娠结局密切相关。浙江何氏妇科流派肇始于晚清年间，自何九香先生创立，迄今已160余年，传承五代，是杭州市非物质文化遗产项目，全国中医妇科十大流派

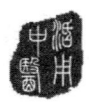

之一，擅长治疗妊娠病，牵头制订"胎漏、胎动不安中医临床诊疗方案及临床路径"，笔者游学于何氏妇科，列举几位何氏妇科流派代表人物诊治妊娠血证的经验。

一、何子淮：清肝以断漏红

何子淮，何氏妇科第三代传人，何氏女科集大成者。其认为胎漏是冲任气虚，肾虚无以藏精，系胎无力；或血聚养胎，阴亏木旺，肝阳不潜，木火内扰，血海不宁，故治疗以益肾清肝之法，用药固肾之中兼以益气，固肾用狗脊炭、桑寄生、炒杜仲，益气取参芪。特点是漏红以治肝为机要，清肝、柔肝、疏肝为要则。清肝以子芩炭、桑叶、炒竹茹；柔肝以炒白芍、墨旱莲、生地黄炭；疏肝以绿梅花、玫瑰花、苏梗，凸显其安胎的原则，妊娠宜固护肾气、清营养血、开郁顺气。综上，何子淮治疗漏红固肾之外以疏导为策略，清肝、疏肝、柔肝，尤其重视肝之疏泄的调治。

二、何少山：化瘀以止久漏

何少山，何氏妇科第三代传人。其认为宫内积液多为血热夹瘀，迫血妄行所致，治宜清热化瘀安胎，常用熟大黄清热凉血、活血祛瘀，配合桑叶、苎麻根、黄芩、墨旱莲等凉血止血，沙参、麦冬、生地黄等养阴生津之品；出血时间长者，用蒲公英、金银花炭、地黄炭等加强清热之功，预防宫腔感染。制大黄虽为苦寒破积之品，炒熟后攻下之性减缓，取其凉血泻火、活血祛瘀之功，临床用之，宫腔出血多于15～25日明显缩小甚至消失。综上，何少山针对胎漏"久漏必留瘀"，治疗强调凉血而不致瘀，化瘀而不动胎，凸显安胎祛邪、固护母胎之诊治思路。

三、何嘉琳：急则益气，活血化瘀

何嘉琳，何氏妇科第四代代表性传人。其认为妊娠血证肾虚为本，血热、血瘀为标。出血多时"急当益气固摄"，常用党参、黄芪、高丽参、野山参等益气摄血；无出血或者出血渐少后"缓则求因寻本"，常用桑寄生、杜仲、苎麻根、菟丝子、熟地黄、陈阿胶等补肾安胎，并结合实验室检查，加用制大黄、金银花炭等清热之品预防宫内感染；合并高凝状态者（如血栓前状态、抗磷脂综合征、子宫动脉阻力高等）加用当归、丹参、赤芍等活血祛瘀之品。其还认为宫内积液为离经之血，既是病因又为病理产物，主张适当应用活血之品以期"祛瘀生新"，常用药对"三七、白及"活血止血，止血而不留瘀。

四、傅萍：血肉有情，化瘀清热

傅萍，何氏妇科第四代外姓传人。其认为妊娠出血多见"肾虚血热、肾虚血瘀"，治宜"滋肾清热安胎，益肾祛瘀安胎"，肾虚血热者以寿胎丸合清海丸加减，肾虚血瘀以寿胎丸合当归散加减。善用对药紫河车配蛤士蟆，两者均为血肉有情之品，补肾填精之力强，尤其对雌激素水平偏低者有效；对于宫内积液面积较大者，多予白及粉、三七粉，用量为3∶1或2∶1；桑叶配丹皮清热凉血止血，肾虚血热者应用；白头翁配椿白皮清热化湿、止血安胎，对于出血时间较长者或兼赤黄带下量多妊娠大月份者应用；另外，其认为血瘀是导致本病的重要因素，丹参配赤芍养血活血祛瘀，"有故无殒，亦无殒也"。

五、陈颖异：塞流澄浊，动静适度

陈颖异，何氏妇科第四代外姓传人。其详论绒毛膜下血肿的诊治，首先观察出血有无辨证施治。阴道出血者，塞其流，止其血，待血止后，养血活血安胎；阴道无出血者，澄其浊，安其胎，配合养血补肾安胎。其次视孕囊大小，先后缓急，动静适度。小孕囊者以静补为宜，少佐动药，静补以黄芪、太子参、白术、山药、菟丝子、枸杞子、熟地黄、阿胶等补气养血填精，促使孕囊发育，动药以消散瘀血为主，如当归、三七、艾叶、五灵脂、莲房炭等；大孕囊宜动中寓静，养血活血安胎，促使血肿吸收。最后其认为绒毛膜下血肿的病机脾肾两虚为本，瘀血内阻为标，善用安胎养血汤治疗绒毛膜下血肿。

综上，何氏妇科流派诊治妊娠血证，传承守正创新，以益气健脾补肾为治本之法。针对妊娠血证的核心症状漏红及宫腔积液，第三代传人清肝以使血藏泄有度，化瘀以使血动静如常，至第四代传人益气补肾，化瘀清热，塞流澄浊，动静适度，都时刻秉承"有故无殒，亦无殒也"，"衰其大半而止"，"治病与安胎并举"的学术思想。我们应继承流派的创新之策，做到面对出血泰然处之，寻找出血的必然原因，循因辨治，解决妊娠出血之急症。

参考文献

[1] 章勤.何氏妇科治疗崩漏验方四则 [J].浙江中医杂志，2012，47（2）：85-87.

[2] 赵宏利，章勤.何嘉琳妇科临证实录 [M].北京：中国医药科技出版社，2018：1-5.

[3] 马景，何嘉琳，章勤，等.何氏妇科流派治疗妊娠病经验传承 [J].中国中医药杂志，2019，34（9）：3927-3930.

[4] 陈少春，吕直，傅萍，等.重订何子淮女科 [M].北京：科学出版社，2013：37-182.

[5] 章勤.何少山医论医案经验集 [M].上海：上海科学技术出版社，2007：104-111.

[6] 张涟.何少山治疗先兆流产经验 [J].中医杂志，2003（10）：739-740.

[7] 陈碧霞，章勤，何嘉琳.何嘉琳辨治妊娠血证临证经验 [J].浙江中医杂志，2020，55（12）：899.

[8] 马娴，傅萍.傅萍教授治疗胚胎移植术后先兆流产经验 [J].中国中医急症，2017，26（2）：229-231.

[9] 陈颖异，钱海墨.女科秋实录——陈颖异妇科临证经验述略 [M].北京：人民卫生出版社，2020：61-65.

山西门氏杂病流派之兴阳温通法

（尚风云　太原市中医医院）

兴阳温通法是山西门氏杂病流派学术思想之一。山西门氏杂病流派是以山西省名中医门纯德先生（1917—1984）学术经验为渊源，经过四代人不断发展而逐步形成的。"兴阳温通""联合方组"的学术思想是门纯德先生在长期的诊疗实践中提出并广泛应用于临床的。目前以门九章教授为首的流派传承人在继承和发扬门氏中医原有的学术思想上，致力于疑难杂病经典方证研究，重视经方实证，侧重方证经验的整理与研究，认为方证经验是中医传承的核心，并提出了"功能五态""大病以胃""证因同治""特象特证"等一系列的诊疗理念。兴阳温通法是门氏杂病流派最早提出的学术思想，贯穿于整个门氏学术思想体系之中，特介绍如下。

"兴阳温通法"，简称"兴阳法"。"兴阳"即振奋阳气，"兴阳法"是通过使用温热药振奋阳气，从而振兴人体功能的方法。兴阳法是由门纯德先生所创立的，先生在临证中广泛使用温热药物治疗慢性病、疑难病，逐渐积累了成熟的经验，形成了系统的认识。人体之阴阳相互制约、相互依存、相互为用，其中阳气是常占主导地位的，因阳气主动、主化、主生。《素问·生气通天论》曰："阳气者，若天与日，失其所则折寿而不彰，故天运当以日光明。"张景岳云："天之大宝，只此一丸红日；人之大宝，只此一息真阳……阳来则生，阳去则死矣。"门纯德先生在应用"兴阳法"治疗阳虚寒凝证方面，擅用仲景之方，如用麻黄附子细辛汤治疗小儿病毒性肺炎，通脉四逆汤治疗冠心病，大黄附子汤治疗肠梗阻，白术附子汤治疗不孕症，乌头桂枝汤治疗血栓闭塞性脉管炎，附子汤治疗口舌干燥症，桂枝甘草汤治疗久虚不寐等，均取得了良好的疗效。

兴阳法是个统称，根据兴阳方剂的不同功效，兴阳法又可分为五类，即兴阳解表法、兴阳温中法、兴阳除痹法、兴阳利水法和兴阳通脉法。兴阳解表法代表方剂有麻黄汤、桂枝汤、麻黄附子细辛汤等。兴阳温中法代表方剂有理中丸、四逆汤、吴茱萸汤等。兴阳除痹法代表方剂有附子汤、乌头桂枝汤、桂枝附子汤、白术附子汤、甘草附子汤、桂芍知母汤等。兴阳利水法代表方剂有真武汤、苓桂术甘汤、五苓散、实脾饮等。兴阳通脉法用于血栓闭塞性脉管炎，中医学称为"脱疽""脱骨疽"，该病病因为素体阳虚，感受寒邪，或寒伤太甚，损伤阳气，局部寒凝，久则局部溃烂、坏死，肢节脱落。代表方剂有乌头桂枝汤、当归四逆汤等。

门纯德先生倡导的兴阳法有其内在的时代背景，这一治疗理念对于指导现在的临床也具有非常重大的现实意义。现在的人们或因饮食不节，过食寒凉，损伤阳气，或因穿衣不慎，感受寒邪，损伤阳气，或因长期工作劳累透支身体，而阳气受损，或因久病失治误治损伤阳气，或因年老体弱阳气渐衰，所以该病阳气不足者并不少见。门氏流派回顾多年来对慢性病和疑难病的临证实录，总结治疗经验时，发现慢性病、疑难病的患者，大多功能不足或功能虚衰，病于阳者甚多。而当今之医，用药多远热近寒，若不能认识阳气的重要性，不善治阳损之证，则会造成很大的诊治误差。

浅谈石氏伤科新观点——"筋主骨从"

（安凌飞　内蒙古自治区中医医院）

石氏损伤科骨伤学说是海派中医的一个重要学科流派，由石兰亭创立，经数代的传承，不断地探索与积累，已发展成为近现代享誉海内外的著名中医骨伤科流派之一。石氏伤科在深入研究治疗慢性筋骨疾病时，总结了自己的新观点——筋主骨从。

一、生理状态筋与骨的关系

诸多经典论著均有对于筋骨关系的详细论述，如《素问·五脏生成》云："诸筋者皆属于节。"《素问·痿论》云："宗筋者主束骨而利机关也。"《灵枢·经脉》云："骨为干，脉为营，筋为刚，肉为墙。"在生理状态下，筋对骨起着一种连接、制约的作用，骨为筋提供了一种支撑和附着点，二者互相依存、彼此为用，从而促进人类身心都维护着"筋骨合和"的一种动态平衡的状况。筋骨在五体亦可分述，筋之主在肝，五行属木，骨之主在肾，五行属水。结合阴阳的观点来思考筋与骨的属性，筋应主动、在身体表浅的外部、其性属阳，骨应主静、在身体深部之内、其性属阴；《素问·生气通天论》曰"阳气者，若天与日"，那么，与之相对的，阴气便似地与月，阴阳的关系也即天地、日月一般，有主从之分，即"阳主阴从"的关系。因此，生理状态下，筋与骨的关系可类比阴和阳的关系，则应是"筋主骨从"，阴平阳秘即是筋骨和合。

二、慢性筋骨病损时筋与骨的关系

随着人口老龄化的不断进展，与退变相关的慢性积累性损伤，逐渐成为慢性筋骨病损，如颈椎病、腰椎退行性病变、骨关节炎、骨质疏松症等，其病理传变大多是因肌肉、韧带等组织急性损伤后失治、误治，或慢性积累性损伤得不到及时修复，或出现代偿性或失代偿性损伤，使局部筋的协调性下降、力学环境发生不良改变、局部稳定性下降而产生一系列的临床症状，临床起病缓慢，反复迁延。与急性损伤不同的是，慢性筋骨病损程度相对较轻，形成时间较长，主要表现为筋出槽、骨错缝。石氏伤科詹红生教授在继承慢性筋骨疾病气血学说基础上发展了慢性筋骨病损机制，认为慢性筋骨病损的病机为局部"筋出槽，骨错缝，气血不通，筋骨失和"。颈椎病、腰椎退行性病变等属于慢性筋骨病的范畴，在此类疾病的治疗上，石氏伤科不仅重视整体观即全身脏腑气血，也不忽略局部筋骨的病变，认为疾病的病位不仅在骨，筋也是重要病变部位，筋骨均可成为疾病的因果，筋骨结构和功能彼此影响，协同合作，发病时则多见"筋出槽，骨错缝"的病理状态。石氏伤科在骨关节疾病的诊治中重视筋骨并重，而在骨关节炎领域更提出"以筋为主"的观点，此处的"筋"不仅包含关节周围的筋组织，还包含了关节功能，将"筋"的概念更加完善和丰富，有助于临床的治疗。临床可见慢性筋骨疾病多以筋伤为首发症状而就诊，日久者则表现为骨错缝，进而出现关节畸形等骨骼病损。由此可以总结出，慢性筋骨疾病的

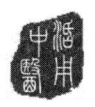

关键病理变化是筋出槽，应首先尽早发现和治疗筋伤，"筋主骨从"也就成为治疗应遵循的原则。

目前筋骨并重为大多数医务工作者所熟知，筋主骨自提出至今也逐渐被骨伤科医师接纳认可。笔者认为筋主骨从概念是对筋骨并重观点的进一步深化认识，对现代社会慢性筋骨病损的诊疗有着积极的指导意义，值得每位骨伤科医师揣测、体悟和应用。

参考文献

[1] 元唯安，詹红生，杜国庆．论"筋主骨从"观念在慢性筋骨病损诊疗中的临床意义 [J]．上海中医药杂志，2019，53（9）：12-15．

[2] 胡零三，詹红生，熊轶喆，等．詹红生诊治颈椎病经验 [J]．上海中医药杂志，2018，52（7）：26-28．

[3] 胡零三，张玉民，詹红生．石氏伤科论治慢性筋骨病的经验 [J]．中医正骨，2016，28（9）：70-71，74．

[4] 庞坚，曹月龙，詹红生，等．骨关节炎的"筋""骨"之辨 [J]．上海中医药大学学报，2012，26（1）：29-30．

现代孟河医家治疗心血管疾病学术思想撷菁

（耿萍　新疆昌吉州中医医院）

孟河医派是江苏医家的一大流派，其学术理论来源于《黄帝内经》《伤寒杂病论》等中医经典。许多著名中医专家皆传承于孟河医派。最具代表性的人物，早期有费、马、巢、丁四大家，现代有朱良春、颜德馨、张琪等。他们以其高深的学术造诣、丰富的临床经验，对中医学的发展做出了卓越的功绩。下面就现代孟河医家治疗心血管疾病方面的主要学术思想特点分析探讨如下。

朱良春教授继承孟河前辈的不拘一格、广采众长的治学精神，善于结合现代医学研究结果，"发皇古义，融会新知"。朱老结合现代医学对冠心病的认识，强调胸痹、心痛治疗中活血化瘀通络法的重要地位，尤其是应用虫类药物。他强调："冠心病有虚有实，即使实证，亦系本虚标实。实证当化瘀宣通，虚证必须扶正养营。若虚实不辨，一味化瘀，徒伤正气。而冠心病如果病程较长，往往虚实互见，应宜疏养结合为妥。"

朱老认为高血压主要病机特点是阴虚阳亢，本虚标实。眩晕发作时急则治其标，以平肝潜阳为主，缓解时当治其本，以补益肝肾为主。治疗高血压重在柔肝、疏肝、平肝、清肝、养肝，视调肝为治疗高血压的重要措施。

颜德馨教授在六十年行医生涯中，上下求索，勇探未知，不断创新，善于总结经验，勤于著书立说，首倡中医治病八法之外的衡法，揭示人体衰老的奥秘，为疑难杂症和老年

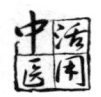

病诊治开拓了新途径，这实为理论上的一个重大突破。他认为气血是临床辨证的基础，提出"久病必有瘀，怪病必有瘀"及"气为百病之长，血为百病之胎""久病必有瘀，怪病必有瘀"的学术观点。

颜老认为冠心病多为气血失衡所致，主张采用气血辨证，从调畅气血出发，用"衡法"治疗冠心病心绞痛、心律失常、心力衰竭等患者，疗效显著。其临床用药"重气血"，即利气活血，益气活血，温心阳，主张宣痹通阳，温阳活血；"宗升降"，即升清降浊，宣畅气机；"达后天"，即健脾益气养血。颜老认为心衰是本虚标实之证，与气血失常关系密切，心衰的病机关键点是心气阳虚，心血瘀阻，提出"有一分阳气，便有一分生机""瘀血乃一身之大敌"的观点。因此，在临床上将心衰分为心气阳虚、心血瘀阻，可以基本把握心衰的辨治规律。心气阳虚为主者，温运阳气是重要法则；心血瘀阻为主者，行气活血是关键。衡法的组成，以活血化瘀、行气益气等药味为主，畅利气机，净化血液，具扶正祛邪、固本清源的作用，具备多方面的双向调节功能的作用，正是其攻克心衰病证的原因所在。

张琪教授先后师从国医大师朱良春、颜德馨教授，为孟河医派第四代传人。她在眩晕、心力衰竭、胸痹、心痛等心血管疾病方面有非常独特的见解。张琪教授经过多年的学术理论探求和临床经验总结，认为颈动脉粥样硬化是以肾虚为本，痰浊、血瘀为标的长期慢性疾病。据此，她创立"补肾泄浊"为基本治法治疗颈动脉粥样硬化，具体分为补肾阳、补肾阴法，分别创立血脉通1号、血脉通2号治疗肾阳虚痰瘀证、肾阴虚痰瘀证，有效地调节血脂，保护血管内皮功能，稳定斑块。在治疗冠心病血运重建后心绞痛中，她结合孟河医派经验，提出临床上痰瘀内阻为卒心痛的主要病机，运用豁痰化瘀法治疗卒心痛，疗效颇佳。张琪教授在运用衡法膏方调理高血压患者时注重高血压各证型之间常有相转化，互相兼夹，强调临证处方用药不可单独针对一种证型，需统观全局，灵活处理各类证型。

孟河医派从清代兴盛至今，坚守"以和缓为宗"的学术思想，临床效果明显，治疗方法多样，完全依据病情的需要和变化灵活运用。孟河医家们注重实效，不尚空谈；继承家学，又遵循经典，不持门户之见，互敬互学。孟河医派已成为中国当今最有活力的中医学术流派之一。

门氏杂病流派"大病以胃"学术思想及临床应用
（朱秉亮　大同市中医医院）

"山西门氏杂病流派"是国家中医药管理局确定的全国首批中医学术流派之一。以山西省已故著名中医临床家、教育家门纯德先生（1917—1984）学术经验为渊源，历经四代人近70余年的临床实践，形成的一支具有鲜明学术特色的中医学术流派。长期以来致力于疑难杂病经典方证研究，在继承"兴阳法救治疑难重症""联合方组论治慢性病""方精

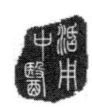

药简治疗杂病"等学术思想的基础上，进一步阐发了"证因同治""功能五态""大病以胃"等具有鲜明特色的学术观点。

《素问·平人气象论》曰："人无胃气曰逆，逆者死。"《脾胃论》曰："胃气者，谷气也，荣气也，运气也，生气也，清气也，卫气也，阳气也。"历代医家对于"胃气"颇为重视，其重要性可见一斑。

门氏杂病流派认为，胃气会影响人体正气的发挥以及疾病的转归预后。尤其在慢性病、危重病的诊治过程中，更应当时刻顾护胃气。胃气是秉于先天行于后天生生不息的脏腑生命原动之气！治疗大病一定要依靠这一原动之气才能调整人体最基本的脏腑功能。这是认识疾病、诊疗疾病的学术观点，更是一种将心比心的人文关怀。"尊重"是门氏杂病流派一个极为重要的人文元素，不仅体现在对于生命和疾病规律的尊重，同样体现在对患者、对社会、对学生的尊重。"大病以胃"的学术思想，正是在这样的背景下提出的，它的不同之处在于，更多地注入了医者的温度，让本来冰冷的治疗，变成沁人心脾的热粥。

让恐惧疾病的患者露出微笑，让长期羸弱的患者享受食物，让放弃信念的生命重新站立，让失去灵魂的躯体重现生机，这也许不是医术的范畴，但这却是医者的使命，这就是门氏杂病流派的"大病以胃"。

病案一

顾某，男，73 岁。患者 3 年前经当地肿瘤医院诊断为小细胞肺癌，拒绝行化疗方案，遂前来就诊。症见咳嗽痰少，少气，手心潮热，恶寒、口干；未见痰中带血，伴有胸痛；无明显头痛，头晕，无全身疼痛表现。面色晦暗，眠差，无食欲，便秘，隔日 1 次，舌黄苔厚，脉弦细。处方以党参 9g，炒白术 12g，茯苓 15g，木香 6g，砂仁 9g，陈皮 6g，姜半夏 6g，炙甘草 6g，生姜 3 片、红枣 4 枚。10 剂，每 2 日 1 剂，每晚饭后服 1 次。20 日后复诊，患者咳嗽较前减轻，胸痛不明显。睡眠、食欲均较前好转。舌黄苔厚，脉弦细。子女们高兴地说"老人很久没笑过了，非常感谢"。于上方加山药 15g，远志 9g，继服 10 剂。此案患者在香砂六君子汤的基础上加减用药，前后历经 5 年，于 78 岁离世。诊疗相约，笔者与其子女一家成了朋友。

病案二

张某，男，65 岁。患者间断便血半年余，于当地医院行纤维结肠镜检查示直肠癌。医生建议行手术治疗。患者因无法忍受"粪袋"，拒绝手术，遂前来就诊，诉大便每日 5～6次，间断出血。刻诊见无明显腹痛，无全身疼痛表现。消瘦、眠差，舌淡苔白，脉沉细。处方以小红参 6g，炒白术 12g，干姜 4g，炙甘草 6g，制附子 6g。10 剂，每 2 日 1 剂，每晚饭后服 1 次。20 日后复诊，便次明显减少，每日 2～3 次；睡眠、食欲均较前好转；舌淡苔白，脉沉细。老人含泪说"我活得挺好，不给别人添麻烦，不惹人嫌"。于上方加茯苓 15g，陈皮 6g。继服 10 剂。此患者在附子理中汤、六君子汤等基础上加减应用，间断治疗 2 年，目前健在。

我们是否时时拷问，医学的目的和归宿？生命维度的衡量，难道仅仅是各类数据和指标？人类文明延续至今，在健康领域跋涉已久，我们到底为何出发？死亡，是一个医者必然要面对的课题。善意的谎言，能够使患者得到片刻的安宁，而不可避免的终结，却始终是挥之不去的噩梦。与其逃避，倒不如直面它；既然要来，那就去迎接它。跪地求饶或掩耳盗铃都无济于事，那我们就有尊严地经历它，给生命以自由和尊严。

"大病以胃"是门氏杂病流派学术思想的一部分，笔者在基层工作多年，才逐渐体会其中深意。侠之大者，并非一招一式；心系含灵，方知任重道远。尊重生命，有尊严地面对死亡；尊重规律，有取舍地践行医道。

参考文献

[1] 门九章.门氏中医临证实录 [M].北京：人民卫生出版社，2017：45.
[2] 韩启德.医学的温度 [M].北京：商务印书馆，2020：34.
[3] 舍温·B.努兰.死亡之书 [M].杨慕华，译.北京：中信出版集团，2019：244.

长安米氏内科流派宣化汤治疗代谢性疾病临证体会

（卢洋　甘肃省临夏州中医医院）

长安米氏内科流派发源于当代著名中医临床家、理论家、教育家、社会活动家黄竹斋、米伯让先生，弘扬于全国名老中医米烈汉教授，秉承"会通经典，会通中西"的治学思想。陕西省名中医许建秦主任医师师从米烈汉教授，以善于诊治疑难杂症为著，取法清代温病学派所完善的"三焦"辨证模式，提出内伤湿热病证的发病与上焦失宣、中焦失畅、下焦失利密切相关。许建秦认为，内伤湿热与地域、气象、饮食、体质等因素密切相关，或因失治、误治，临床所见症状集中于中焦，多以脾胃、肝胆功能失调为主，但治疗不唯健脾化湿一途。许建秦效法清代医家吴鞠通《温病条辨》所载三仁汤，以此方为基础自拟宣化汤为治疗内伤湿热病证，多获良效。笔者有幸参加全国学术流派传承骨干培训，师从许建秦主任医师，临证运用师授宣化汤治疗代谢性疾病，体会颇深。

许师借鉴三焦辨证思路，效法三仁汤处方思路，谋于三焦兼顾，三焦同治，以为正治。其所制宣化汤，由杏仁、白蔻仁、生薏苡仁、桔梗、桑白皮、陈皮、半夏、厚朴、石菖蒲、白茅根、车前子所组成，是在"三仁"基础上，针对上焦肺气不宣，加用桔梗开宣上焦肺气，桑白皮甘寒泄肺祛湿，有"提壶揭盖"之意；针对中焦气机不畅，用药仿陈皮、半夏二陈汤之意，重在理气燥湿运脾胃，如厚朴、石菖蒲；针对下焦湿热停滞，加用车前子、白茅根清热利湿而不伤阴，使湿邪随小便而除。全方意在宣畅三焦气机，使得肺之宣发肃降，脾运能健，助肾气化，气化恢复则湿自化。

代谢性疾病不是特指某一个疾病，而是一类疾病的总称，是指人体中某些物质代谢异常，比如脂肪、糖、蛋白质、嘌呤，导致物质累积或者缺乏所引起的疾病。笔者在临床诊疗过程体会到糖尿病、高脂血症、高尿酸血症等疾病在单纯使用西药治疗过程中检查指标下降乃至正常，然患者自觉症状改善不明显，生活质量受影响，所以在上述常见代谢性疾

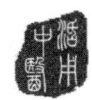

病的治疗中，或以纯中药治疗配合生活方式干预，或在西药控制理化指标的基础上加用中药宣化汤加味，选择往往可以提高患者生活质量，可见中西药治疗相得益彰。

在具体运用宣化汤治疗糖尿病、高脂血症、高尿酸血症等疾病时，仍必须强调辨证的中医思维，必须把握前述疾病证型符合湿热内蕴且以湿邪蕴滞三焦为明显，临床症见胸闷、气短、身重、乏力痞满、呕恶、纳呆，或兼腹胀、腹泻多见颜面及下肢浮肿，尿少、便溏等；望诊见面色垢腻，舌体胖大，舌苔厚腻且遍布整个舌面，脉象弦滑；在此辨证的基础上结合现代药理研究，针对血糖升高加用黄连、知母，高脂血症加山楂、决明子、泽泻，高尿酸血症加土茯苓、威灵仙，并且宜大剂量使用前述辨病药物，应注意药性结合患者体质加用反佐药物。

湿蕴三焦治案

唐某，男，汉族，48 岁，2020 年 5 月 11 日就诊。形体偏胖，患有 2 型糖尿病病史 5 年，此次入院前 1 周患者因饮食不节后口干乏力明显，伴头晕、头昏，偶有口苦，胸闷、气短、身重、乏力痞满、呕恶、纳呆，便溏，小便量少，舌苔白厚腻，脉滑有力。辅助检查糖化血红蛋白 8.6%，尿白蛋白 / 肌酐 80，中医诊断为消渴病。辨证为湿蕴三焦证。治宜宣畅气机，同调三焦，运脾化湿。方用宣化汤加减：杏仁 10g，桔梗 15g，石菖蒲 10g，赤芍 15g，三七 10g，酒军 6g，生薏苡仁 30g，白蔻 10g，陈皮 10g，姜半夏 10g，知母 30g，干姜 6g，厚朴 15g，土茯苓 15g，白茅根 30g。7 剂，每日 1 剂，水煎服。并嘱患者严格控制饮食等。5 月 18 日二诊，患者诉胸闷、气短、身重缓解，食后腹胀减轻，大便基本成形，仍感乏力，小便调。舌苔白腻，脉滑。守方续服 7 剂。并嘱患者严格控制饮食，宜清淡饮食，忌各种荤腻甜食等。2 月后复诊，监测血糖及糖化血红蛋白达标。

综合以上，长安米氏流派许建秦主任医师自拟宣化汤的核心是调理三焦气化功能，宣畅气机、调畅枢机、清利湿热基本的治疗思路，辨证论治与辨病选药是取效的关键。笔者等跟随许建秦主任医师门诊学习后，应用宣化汤治疗因湿邪内蕴而致三焦气机不畅引发的消渴（糖尿病）、汗证、高脂血症、肥胖、高尿酸血症等疑难杂症，方证契合，屡屡奏效，且无明显不良反应，药廉效好，广受患者好评。

运用新安医学学术思想治疗咳嗽的体会
（孙培养 安徽中医药大学第二附属医院）

新安医学发源于新安江流域的古徽州地域，肇自于北宋，鼎盛于明清，流传至今。上下数百年，500 余位医家，460 余部著作，源远流长，为中医学理论体系的构建和完善做出了历史性的贡献，对整个中医药的发展产生了深刻的影响。笔者有幸被国家中医药管理局遴选为"全国中医临床特色技术传承骨干人才"，并于 2019 年加入"新安王氏内科流派传承工作室"团队，每周按时跟师学习至今。

一、新安医学治疗咳嗽的学术思想

经查阅文献，结合临证理解，发现新安医学治疗咳嗽有其独特的学术思想。《黄帝内经》指出，"五脏六腑皆令人咳，非独肺也"。陈修园亦谓"咳嗽证，表里寒热虚实皆能致之，最为虚损大关头，然泛而求之，条绪纷繁，连篇累牍不能尽也"。《千金要方》将咳嗽一病分为10种，清代沈金鳌更将其分为16种。新安医家治疗咳嗽却以外感和内伤论治，治外感咳嗽时辨清寒热燥湿，重在使肺气宣通，一般不用收涩药；治内伤咳嗽分清虚实，滋阴、温阳、润肺、补肾等方药灵活运用，酌加敛肺收涩之品。化痰之时需配利水渗湿之药，以促痰走，且为防止脾胃壅塞，不加用黄芪、党参益气之药，喜用白术健脾。

二、新安医学治疗咳嗽的代表性医家医著

程国彭在《医学心悟·咳嗽》中独创止嗽散，治疗风邪犯肺之咳嗽，被誉为"治嗽第一名方"。吴谦在《医宗金鉴·咳嗽总括》推荐喻氏清燥救肺汤治疗温燥伤肺之咳嗽，推荐清肺汤治疗痰热郁肺之咳嗽；在《医宗金鉴·咳嗽门》推荐金沸草散治疗风寒咳嗽，推荐加味泻白散治疗痰热咳嗽。徐春甫在《古今医统大全·痰饮门》推荐二陈汤治疗痰湿咳嗽；在《古今医统大全·咳嗽门》推荐麦门冬饮治疗肺阴亏耗之咳嗽。叶桂在《临证指南医案·咳嗽》推荐"辛凉解表"法治疗风热咳嗽，习用桑叶、杏仁、薄荷、连翘、桔梗、生甘草；推荐"清养肺胃"法治疗治疗阴虚咳嗽，习用鸡子白、沙参、麦冬、玉竹、石斛、白扁豆、地骨皮。程文囿在《医述·杂证汇参》推荐六君子汤加款冬花、五味子治疗气虚咳嗽。

三、临证医案及体会

1. 素体有瘀，风寒袭肺，郁而化热之咳嗽

沈某，女，86岁，2021年1月10日初诊。患者诉5天前外感发热，咳嗽、咳痰，自行服用奥司他韦、阿奇霉素，热退，但仍咳嗽，伴有咽痛，大便隔天一次。既往有冠心病、房颤、肺部肿瘤、胆囊切除病史，得凉饮食则腹泻。对清开灵、氨茶碱、地高辛过敏。舌质偏暗，前部有瘀斑，苔薄白，脉细软无力。治以化痰、宣肺。

法半夏12g，川厚朴12g，苏梗12g，蜜桑白皮20g，桔梗15g，麦冬20g，穿山龙30g，葶苈子10g，炙麻黄10g，炒枳壳15g，前胡12g，白前10g，虎杖15g，徐长卿15g，桂枝6g，川贝母5g，炙款冬花12g，苏子10g，甘草10g，炒白术15g。每日1剂，服用4剂后，咳嗽、咳痰平息。

【按】素体有瘀，外感风寒之邪，郁而化热，炼液为痰，引起肺失宣降而咳嗽。方中麻黄宣肺散寒；前胡、白前、苏子降气；桔梗宣肺；厚朴、苏梗理气宽中；穿山龙活血平喘；法半夏、川贝母、款冬花润肺化痰；虎杖、徐长卿可利水渗湿，以促痰排；桂枝有温通经脉化湿之功，促进气血运行。因外寒未解，内有化热之势，因此加用清肺治葶苈子、桑白皮及滋阴之品麦冬，使热消退而恢复肺的正常宣肃功能。该方虽旨在治疗咳嗽但兼顾

素体，用药灵活。

2. 中风后痰湿蕴肺之咳嗽

曹某，男，69 岁，2021 年 2 月 2 日初诊。主诉反复咳嗽咳痰 1 个月。患者诉 1 年前突发中风（脑梗死），后长期卧床，反复的肺部感染，曾多次住院予以抗生素治疗。1 个月前患者因感受风寒，出现发热，喉间痰鸣，咳嗽、咳痰，痰色白质稀，后住院治疗，予以美罗培南抗感染治疗，后体温降至正常，但咳嗽、咳痰不能缓解。刻诊见神情呆滞，口角流涎，咳嗽、咳痰，舌淡嫩，苔薄白，脉弦滑。

法半夏 12g，淡竹茹 12g，茯苓 20g，茯神 20g，金钱草 30g，苏梗 12g，佩兰 12g，石菖蒲 10g，六月雪 15g，虎杖 15g，茵陈 20g，鼠曲 12g，炒枳壳 12g，炒白术 15g，川贝母 5g，生甘草 10g，败酱草 20g，生薏苡仁 30g。每日 1 剂。5 剂后咳嗽、咳痰症状消失，同时患者神情呆滞症状明显改善。

【按】该患者系痰湿蕴肺，肺失宣降，发为咳嗽。正所谓肺为贮痰之器，脾为生痰之源，故该患者发病关键原因所在系脾失健运。但患者目前表现为痰湿之象，务必首以化痰祛湿为要，若同时予以大剂量益气健脾势必会使得脾胃壅塞，痰湿再生。方中法半夏、川贝母化痰，金钱草、茯苓、茯神、生薏苡仁、虎杖、石菖蒲、六月雪、佩兰、茵陈利水渗湿，苏梗、炒枳壳理气行水，败酱草、鼠曲、生甘草止咳，炒白术益气健脾。该方充分体现了新安医家治疗痰湿蕴肺咳嗽对痰湿的巧妙处理。

3. 临床体会　新安医家治疗咳嗽以外感、内伤为纲。外感咳嗽病情轻浅者以轻宣为治，辛平辛凉解风邪、散寒邪，甘凉甘寒疏散风热，以润治燥；内伤咳嗽者祛邪气与扶正气相兼为用，化痰的同时顾护津液，痰盛者注重利水渗湿，二者虽然用药拟方不同，但均以调畅气机为要，气机通畅则咳嗽可平，素体旧疾亦可得治。

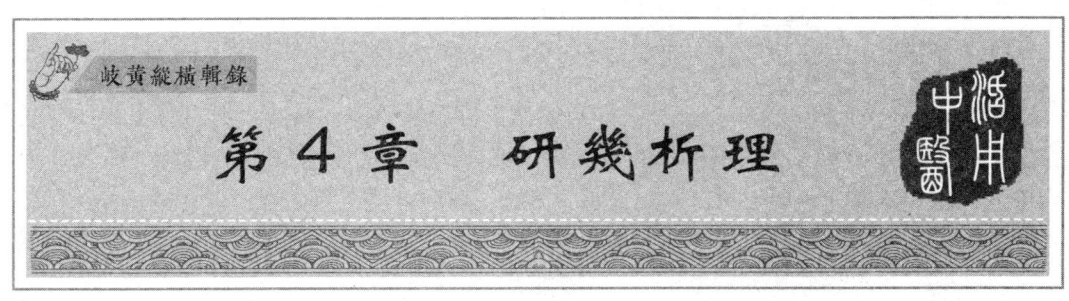

第4章 研幾析理

关于推拿治疗理论的思考

推拿作为中医学的重要组成部分，是人类最古老的一种外治疗法，经过漫长的发展过程，走上独立发展的道路，对疾病的防治发挥了重要作用。推拿属于中医外治法，具有中医属性。但与中医内治法相比，推拿所治疾病以肢体、躯干部位的损伤、劳损为主，脏腑功能失调为辅；病因以外伤、劳倦为主，而六淫、瘀血、饮食、痰饮、七情和疫疠次之；治疗手段为推拿手法而非药物。因此推拿理论应有别于传统中医理论。本文拟从推拿理论角度，对这一问题做初步梳理，以期对推拿学的发展有所建设。

一、中医推拿理论

我们在《黄帝内经》中可以看到有关推拿的诸多散在记述，表明推拿的医疗经验对当时中医理论的形成曾起到了重要的作用。《黄帝内经》奠定了中医学理论体系的基础，推拿学的建立同样源于《黄帝内经》。在《黄帝内经》时代基本形成的中医基础理论，是作为中医各科的基石而存在的。针灸、推拿、正骨等也是根据《黄帝内经》的阴阳、气血、脏腑、十四经脉、奇经八脉学说及其理论而建立起来的。推拿学对中医学理论体系的最终形成并没有发挥重要作用。自《黄帝岐伯按摩经》至明代《保婴神术按摩经》，期间暂未发现有其他推拿专著。中医学在发展过程中，各科均受中医基础理论的指导，而各自本身的理论建设均采用了以中医基础理论为模板，以临床经验为补充的形式，推拿学更是如此。千百年间的推拿治疗经验并没有在完善和丰富中医基础理论方面起到重要作用，只着重体现在对中医基础理论的专业性发挥上（如经络理论、脏腑理论等）。

自1959年第一本推拿学教材《中医推拿学》，到2019年高等中医药院校推拿学专业系列教材《伤科推拿治疗学》，期间各版本教科书，在推拿治则、治法和具体手法操作方面进行了丰富和完善，但在中医推拿理论部分，仍旧沿用中医基础理论部分。中医基础理论指导中医临床主要针对的是中医的处方用药部分，而对推拿的指导缺少针对性的意义。

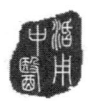

二、现代推拿理论

在推拿学没有形成系统的理、法、术、技完美衔接的闭环生态情况下，为了更好地发展，必然寻借理论支持。伴随着现代生理学、病理学、解剖学、运动学、评定学、生物力学、运动控制与姿势控制等学科的充实，推拿学得到了快速发展，诊疗范围不断扩大，疗效显著且说理明晰。解剖列车、关节松动、美式整脊、筋膜松动等理论和技术的不断推广和被医患双方所接收，使推拿学在临床实践中更多地具备了现代医学的特征。

三、两种理论的同异

中医理论和西方医学的古代理论的渊源是相同的，其理论体系都是古代的自然哲学体系（阴阳五行学、四体液学说），都强调人与自然界、体内各部分之间相互协调的整体观念；都用整体的、变化的观点来认识疾病的发生和发展规律，始终贯穿着朴素的唯物论和自发的辩证法。

在发展的过程中，西方医学理论体系完全脱离了自然哲学的框架，用精细的、局部的、微观的观点不断深化构筑自己的理论体系，并与现代科技成果相结合，飞速发展，现代推拿理论就是这个体系的一部分。

中医推拿理论体系则一直在整体观念自然哲学基础构建的理论体系框架下，在历史发展中不断充实和完善，但框架的结构却一直保持在同一状态。中医理论并不排斥人体结构（参见《十一脉灸经》《黄帝内经》各篇章、《难经》《中藏经》《玄门内照图》的中医解剖学表达），中医解剖因为受中医自身的特点、古代思想的影响，而被湮没在历史长河中。但现代是重现它的最佳时机。

四、讨论

如何让推拿理论的发展不背离中医理论体系，不失去中国特色，不重术而轻理？笔者认为除了补充借鉴现代科技成果，还要重视基础理论的研究，特别是传统的部分。

历代推拿医家积累了众多的推拿学经验，留下了大量在传统推拿理论上有所发挥的文献。对它们进行整理提炼、挖掘补充，进行系统的学科理论重建，是一个方向。

重视中医解剖学的深入研究，理清中医基本理论概念的内涵，用现代的科学语言来进行正确诠释，使得中医结构组织形态再现，也是一个方向。

基于中医整体观念再认识颈肩腰腿痛

（唐森　湖南省直中医医院）

现代人积极拥抱现代科技产品如智能手机、电脑等的时候，往往久坐少动，《素问·宣

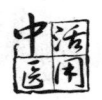

明五气》曰："久坐伤肉，久立伤骨……"肌肉的力量和耐力减退，骨关节错位紊乱，筋失柔，骨不正，气血难以通畅，致使颈肩腰腿痛成为临床上最常见的疼痛类疾病，而且反复发作，难以痊愈。笔者学了8年医，干了13年临床工作，这两年更有幸参加了南京精心组织的中医高级培训，聆听多位中医大咖的授课，深受启发，现基于中医整体观念对颈肩腰腿痛进行再认识。

回顾《扁鹊见蔡桓公》，文中写道："君有疾在腠理，不治将恐深。……君之病在肌肤，不治将益深。……君之病在肠胃，不治将益深。……疾在骨髓，司命之所属，无奈何也。"用大白话说，疾病的结构层次大体有四种，腠理层次，泛指浅筋膜、深筋膜；肌肤层次，泛指神经、血管、肌肉，乃至骨关节；肠胃层次，泛指脏腑；骨髓层次，泛指绝症，是最后屏障。疾病到了哪一层次，便有相应的症状和功能失常，这是大家常规思维都能理解的，然而古人的智慧是远不止于此的，这里有一个隐藏的意思，疾病的层次不是孤立的，而是相互关联递进的，例如当疾病到了肠胃层次时，实际上腠理层次、肌肤层次的问题仍然存在。

颈肩腰腿痛疾病中，以腰痛病（腰椎间盘突出症）为例，当腰椎间盘突出卡压相应的神经根引起大家非常熟悉的腰腿痛症状时，你是不是仅仅只考虑孤立的腰椎间盘这个结构损伤的问题呢？显然这样思考是片面的，除了突发外伤暴力损伤腰椎间盘，绝大部分临床的情况是慢性累积性损伤腰椎间盘。最初不良的应力是不会直接由椎间盘这个软骨结构承担的，首先一定是腠理层次的结构筋膜分布应力不均，继而波及肌肤层次。在这个结构层次里先是肌肉应力不均，生物力学失衡，影响血管血供、神经生物电信号传导，肌肉力量、耐力下降。肌肉层逐渐慢性损伤后，稳定性进一步下降，不良应力传导到椎间盘软骨结构，导致骨关节层次的结构损伤。若伴随胃肠功能抑制如便秘，盆腔脏器功能紊乱如盆腔积液，则可能最终损伤到脏腑层次的结构。因此，腰椎间盘突出症患者中，这三个层次的结构损伤不是孤立的，而是层层递进的关系，腰椎间盘发生损伤，必定以筋膜、肌肉损伤为前提。

再谈谈颈椎病，教材中分为颈型颈椎病、神经根型颈椎病、脊髓型颈椎病、椎动脉型颈椎病、交感型颈椎病五型，却没有阐明这五个类型之间的内在联系，初学者往往难以理解混合性颈椎病究竟是如何由这五型组合的。基于中医整体观念，颈型颈椎病相当于筋膜、肌肉层次的结构损伤，神经根型颈椎病、脊髓型颈椎病、椎动脉型颈椎病相当于骨关节层次的损伤，交感神经型颈椎病则大致相当于脏腑层次的损伤，他们之间的关系也是层层递进关系，颈椎间盘损伤卡压神经、脊髓、血管，必定以筋膜、肌肉损伤为前提。

当我们在中医整体观念指导下，对颈肩腰腿痛有更深刻的认识，我们中西医结合康复治疗思维模式也就更整体综合了，临床康复中我们针对不同的结构层次运用松通、正通、温通、调通、润通、动通六大类治疗方法综合应用，杂合以治，各得所宜，更好地为颈肩腰腿痛患者解决实际问题。

参考文献

[1] 经振兴. 颈肩腰腿痛的中医药治疗策略 [J]. 中医临床究，2014，6（25）：144-146.

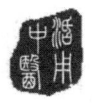

[2] 夏淑洁，李灿东 . 基于整体观念的五辨论治思维探析 [J]. 天津中医药，2020，37（2）：158-161.

[3] 张卫华，陈钢，刘舟 . 腠理概念发微 [J]. 时珍国医国药，2009，20（1）：250-251.

[4] 贾琪 .“杂合以治”思想探析及其在中医诊疗中的体现 [J]. 中国中医药现代远程教育，2020，18（1）：25-27.

从病证结合角度探讨肾系疾病的诊疗思路

（屈凯　陕西省中医医院）

慢性肾脏病（CKD）是指各种原因引起的慢性肾脏结构和功能障碍。肾小球硬化是CKD 进展至终末期肾脏病（ESRD）的主要病理基础，导致其硬化原因有多种。西医病理下多表现为肾小球基底膜的增厚、系膜细胞增殖、足细胞的融合等，病情逐渐迁延进展至肾小球硬化。慢性肾脏病归属于中医肾系疾病，多为“水肿”“关格”“溺毒”“癃闭”“虚劳”“肾风”等范畴。陕西省中医医院肾病医院从病证结合角度，将肾脏病的病理表现作为中医四诊的延伸，引入中医辨证体系中，丰富了中医辨证内容，对中西医结合防治慢性肾脏病起到了推动作用。

一、病证结合思路的提出，是建立肾系疾病诊断标准的前提

辨证论治是中医学的核心和精华，而证候辨证是辨证论治的基础。病证结合是指在现代医学明确的疾病下开展中医证候研究，即选择西医诊断明确且中医治疗有优势的临床疾病，系统观察及探讨不同西医疾病的中医病机及演化规律，建立有针对性的病证结合的证候诊断体系。病证结合是多种理论相结合及囊括多种诊疗措施的现代病证结合的新模式，对于提高临床诊疗水平具有重要意义。同时，证候要素作为证候的最小分类单元，是构建辨证方法新体系的有效思路，其包括病位（如脾、肾等）和病性（如气虚、血瘀等）两大类，能简明扼要反映疾病的病位和病性的特征。证候要素的提取和确立，将复杂的非线性的多维多阶的证候系统分解为数量相对局限、内容相对清晰的证候要素，有益于临床操作与掌握。

二、基于证候要素及病证结合建立肾系疾病诊断标准的模式

从证候要素及病证结合角度建立肾系疾病诊断标准，其结构和内容包括几个方面。①基于“慢性肾脏病”西医疾病名称建立的诊断标准；②诊断标准一定程度上体现了“异病同证”的思想，同时，诊断标准中纳入的证候要素及对应症状对于该病具有临床诊断特异性；③诊断标准的证候要素及对应症状不是固有的宏观表达，其两者之间转换成数字化表达方式，即“当某个证候要素达到一定分值时即诊断成立”，或“某个证候要素成

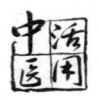

立由一系列对应症状分值累积换算而成"；④慢性肾脏病证候为几种证候要素组合而成，该思路既体现了慢性肾衰竭证候的多样性、复杂性，又反映了证候要素辨证的灵活性；⑤将肾脏病理作为望诊的延伸，纳入证候诊断标准中，为证候的客观化表达奠定基础。

三、基于证候要素及病证结合建立慢性肾脏病诊断标准中核心指标获取的思路

慢性肾脏病诊断标准的核心指标，即证候要素和对应症状。课题组前期围绕慢性肾衰竭建立基于证候要素的诊断标准，针对核心指标存在以下两方面问题。①证候要素及对应症状如何获取？对于证候要素及对应症状的获取，课题组基于前期研究基础，运用文献研究方法、临床流行病学调查方法及多种数理统计分析方法，得出慢性肾衰竭证候要素及对应症状，结合专家咨询问卷调查方法，凝练专家的集体智慧，进一步通过专家集体论证，筛选出符合临床实际、具有核心价值的慢性肾衰竭常见证候要素及对应症状。②证候要素及对应症状的数字化表达如何实现？前期研究借鉴国际通用量表，运用 Likert 评分方法，结合症状的指数（平均条件概率转化而成）、最大似然判别法、ROC 曲线确立证候要素诊断阈值及症状的贡献度；建立慢性肾衰竭诊断标准的模式为多个单一证候要素与对应症状组成，证候要素及症状之间实现数字化表达。如病位类证候要素"肾"（10 分），其对应症状有腰膝酸软（10 分）、夜尿频多（9 分）、腰膝酸痛（8 分）、水肿（7 分）、腰冷（7 分）等。证候要素诊断得分 ≥ 10 分即该证候要素的诊断成立。该思路所建立的诊断标准，将西医的疾病与中医的辨证相结合，抛开了以往证候下罗列多个症状的无层次性，或分有主、次症状，但症状不具有特异性，该思路将证候与症状间建成数字化关系，该关系更具有客观表达性。该研究思路正逐渐成为当前临床诊疗或研究的模式，其具备一定的科学性、实用性、发展性、继承性、稳定性、区别性等特点，这些都直接与中医的医疗、教学、科研质量和国际学术交流等各个环节紧密相连。

依托现代科技做好针灸学科守正创新
（张路　中国中医科学院西苑医院）

一、针灸经典理论及现代针灸名家认为穴位层次不同，功用不同

针灸学经典理论认为，人体不同深度解剖部位，具有不同生理功能，《灵枢·官针》中表述浅刺卫气，为皮；中刺营气，为脉；深刺谷气，为腑，脏不可刺。现代针灸名家程莘农院士提出三才针法学术思想，认为三才针法腧穴所在的部位是决定针刺浅深的基础，天是浅层，地就是深层，人就是不深不浅层。在临床治疗上当今学者提出精准医疗思想，认为精准的解剖部位刺激与临床疗效存在关联。此种思想在针灸经典理论中也有体现。《灵枢·官针》曰："始刺浅之，以逐邪气，而来血气；后刺深之，以致阴气之邪；最后刺极

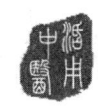

深之，以下谷气。"

二、临床操作实践需要针具改良，实践出精准针刺学术思想

在针灸临床工作中，有些疾病要求对人体穴位深部组织（神经节、神经干）进行精准刺激，以达到更好疗效。此类技术因疗效突出，操作具有特色，临床应用广泛，是目前针灸学科临床、基础研究热点。其中具有代表性的技术如蝶腭神经节刺激治疗鼻炎；骶神经刺激（八髎穴）治疗尿失禁、痛经，神经干刺激（极泉、委中等穴）用于卒中后肢体功能康复，坐骨神经干刺激（环跳穴）治疗坐骨神经痛等。

虽然刺激人体穴位深部组织（神经节、神经干）具有良好临床疗效，但存在操作难度大、针刺深易产生不良反应、推广困难等问题。操作难度大表现为，人体神经节、神经干多位置较深，有些甚至深藏在骨缝中，人体骨缝结构多呈不规则形，有时甚至存在解剖变异，盲刺时很难保证每次操作均对目标结构形成有效刺激。如蝶腭神经节深藏于翼腭窝内，翼腭窝距体表平均深度约 55mm，有时翼腭窝外口存在解剖变异，针具很难刺入（图 4-1）。

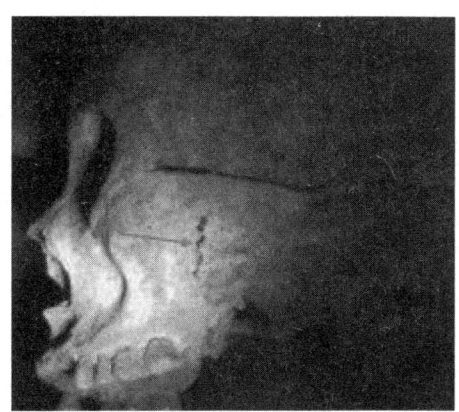

图 4-1　变异的翼腭窝

但临床上大量病例反馈，如能对蝶腭神经节形成有效刺激，则可对"变应性鼻炎的流涕、慢性鼻炎的鼻塞、上呼吸道感染后的嗅觉障碍"产生良好疗效，但前提是须将针具精准接近蝶腭神经节，诱发出鼻腔喷水样感觉。临床经验提示，此种概率低于 20%，经模拟该技术临床操作的人体解剖学针刺路径研究提示，针具精准接近蝶腭神经节的概率为16.7%。再如骶神经电刺激，需要精准地将针具刺入第三骶孔（中髎穴），这在盲刺条件下操作难度较高，有时需要影像辅助定位（图 4-2），且通电后因普通针灸针针身导电，电能达到欲刺激目标神经前，就已经在皮下、肌肉等浅层组织中大量散失，所以很难最大化发挥电针疗效。另外，在进行肢体周围神经干电针刺激时，电针通电后引发针身周围肌肉明显抽动，但不能有效诱发出欲刺激神经干的效应器反射。如刺激坐骨神经时，电针通电后臀部肌肉抽动明显，但很难诱发出坐骨神经支配效应器反射，引起腘绳肌与踝关节抽动。

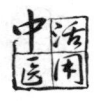

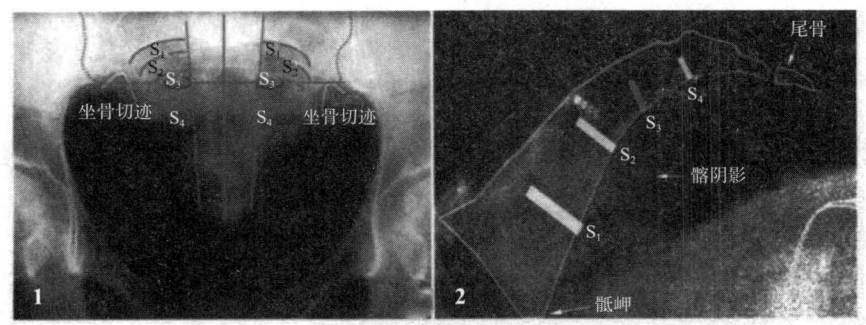

1. 前后位，透视下以金属丝状物确定并标记骶骨中线，确定骶髂关节，做双侧骶髂关节下端（坐骨切迹附近）连线，其与 S_3 骶神经孔弓状缘相对应，连线与中线交点左右旁开约 2cm 即为左右 S_3 骶神经孔位置；2. 侧位，透视下 S_3 骶神经孔位于髂骨与骶骨交界处

图 4-2　中髎穴影像设备引导进针方案 [引自：陈国庆，宋勇，丁留成，等 . 骶神经调节术临床应用中国专家共识 [J]. 中华泌尿外科杂志，2014，35（1）：1-5.]

三、依托现代材料学图层技术的针身绝缘针尖导电针灸针研究进展

中国中医科学院西苑医院与北京科技大学组成跨学科研究团队，经过多年公关，突破了针具图层关键技术，在直径仅 0.35mm 的针灸针针身上实现了仅 50μm 的生物安全性绝缘涂层，已通过国家权威部门安全性评价，完成针具全性能检测，解决针具消毒分装的生产问题，即将为针灸学科提供创新性新材料涂层针具，实现对穴位不同深度的定向刺激，将针灸穴位三才刺激思想更好地实现。

参考文献

[1] 李新吾 . 针刺蝶腭神经节——"治鼻 3"穴位治疗鼻部疾病的机制分析及有关针刺方法的介绍 [J]. 临床耳鼻咽喉头颈外科杂志，2011，25（5）：193-196.

[2] L Zhishun，L Yan，X Huanfang，et al. Effect of electroacupuncture on urinary leakage among women with stress urinary incontinence：A randomized clinical trial [J]. *JAMA*，2017，317（24）：2493.

[3] 周光明，章燕，史红钗 . 深刺八髎穴对原发性痛经即时止痛 42 例疗效观察 [J]. 浙江中医杂志，2015，50（5）：380.

[4] 王英姿，谢辉，李国民，等 . 神经干刺激结合电针拮抗肌穴位治疗脑卒中上肢痉挛临床观察 [J]. 上海针灸杂志，2015，34（6）：518-520.

[5] 徐义勇，艾志福 . 电针环跳穴对腰椎间盘突出症大鼠坐骨神经传导速度及结构的影响 [J]. 中医研究，2014，27（4）：59-61.

[6] ZHANG L，FANG D L，JIANG D W，et al. Can the Sphenopalatine Ganglion be Reached by An Acupuncture Needle[J]. Acupuncture in Medicine，2017，35（2）：153-155.

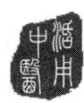

门氏"大病以胃"思想在高海拔地区 AECOPD 患者中的应用

（管昱鑫　青海省中医院）

　　"大病以胃"思想为门氏杂病流派第三代传承人门九章教授经临床多年经验所总结理论。其理论可以理解为，在危急重症、慢性疾病以及疑难疾病中，侧重点为顾护患者胃气，以达到调节自身功能恢复正常，促进疾病治愈的目的。本文就基于门氏"大病以胃"思想就慢性阻塞性肺疾病急性加重期（AECOPD）应用情况如下分析，以发往其治病思路。

　　慢性阻塞性肺疾病（COPD）特点为进行性发展气道慢性炎症疾病，伴有复杂病理改变，慢性咳嗽、痰液、喘息为症状表现。伴随着病情加重，疾病会进展至慢性阻塞性肺疾病急性加重期，伴有呼吸困难，严重者甚至合并呼吸衰竭，患者往往需要接受机械通气治疗，维持呼吸道通畅。对于急性进展期患者而言，对应治疗上，西医疗法干预效果不佳。随着中医学不断发展，门九章教授提出了"大病以胃"的思想，侧重调整胃肠生理功能，以恢复机体正常生理功能状态，达到治愈各种疾病目的。

一、何为"大病以胃"

　　《黄帝内经》有言，"平人之常气禀于胃"，意为无论是否抵御邪气或补充人体正气，均需要胃气。门九章教授对胃气认识上，具有直观化特点，认为胃气表现在"是否可以吃"这方面。大病之"大"并非单纯针对"小"，可以将病程长、病情复杂危险及预后不良情况相结合下，统一寓于"大"中。而 AECOPD 正属于这一类的"大病"。此"大病"对应治疗干预上，核心内容为"胃气"。因为中医学认为，经顾护、扶助、借助胃气，可恢复机体生机正常状况，并达到疾病治愈目的。

二、"大病以胃"思想治疗高海拔地区 AECOPD 患者的理论基础

　　笔者地处高海拔地区，因其特殊的地理环境，空气稀薄，单位体积中氧气含量大大低于平原低海拔地区，气温低。这些恶劣条件导致 AECOPD 患者频繁发作，且严重缺氧。研究表明，高原缺氧可引起胃肠道黏膜屏障的严重损伤，并可导致胃肠黏膜通透性增加，以及全身炎症反应物质增多，肠道保护性物质减少，使肠道细菌和毒素易位。高原缺氧导致肠黏膜损伤，胃肠功能低下。

　　高海拔地区高寒高冷，大气稀薄，寒湿之邪侵袭脏腑，易伤脾胃。脾胃虚弱，运化功能失调，故见纳差、腹胀、反酸、久泻等症状。脾为肺之母，脾气虚弱，土不生金，肺气必损，故见咳嗽、咯痰症状。肺脾虚弱者，肺虚不能化津，脾虚不能转输，水津停滞，痰浊内生，壅阻于肺，壅塞气道，故见胸闷、气憋。脾胃虚弱可引起全身各个脏腑功能失调，尤以心、肺、肾三脏为主。而胃气的生成有赖于中焦脾胃所化生的水谷精微之气，通过脾胃气机疏布以达全身。若脾胃虚弱，则胃气乏源，气机失常。因此，高海拔地区的患者，因特殊的地理环境，特殊的气候特点，更应注重"胃气"的调护。

从经络循行角度，肺胃可直接同静脉相连，由肺经起始，经气产生和运行依赖后天之本脾胃运化。当肺长期咳嗽未愈，传至胃引起胃咳，说明胃病可导致咳嗽，强调咳嗽不离肺胃观点。总的来说，"大病以胃"应用于慢阻肺急性加重期有一定的理论和依据。

三、门氏"大病以胃"思想在高海拔地区 AECOPD 患者中的应用分析

COPD 已经成为威胁我国健康人群常见疾病之一。该疾病以呼吸道气流受限为病理改变，伴随着病情加重则伴有肺功能降低，呼吸衰竭、循环衰竭等，最终引起死亡。随着中医学不断发展，中医药被广泛用于临床各类疾病治疗中，其辅助干预下，进而改善临床表现，提高预后。

"大病以胃"临床思想是从人的生理入手，在疾病诊断的基础上，侧重点观察"胃气"是否充足。脾胃为气血生化之源，所以想要补气血就要健脾胃；脾胃为气机升降之枢纽，脏腑气机升降出入离不开脾升胃降，想要调气机就要调脾胃。胃气反映人的生理状态，对 AECOPD 患者而言，饮食不畅，难以维持正常生理状态，在脏腑则脾肺肠同顾，在气机则不忘通达，饮食、排便尚可，则生机可续。"大病以胃"侧重点为顾护胃气，成为挽救患者生命首要选择。胃气将绝者，侧重点为健脾和胃，处方必须精简，以防患者胃气不能运化吸收药物。在临证中，依据患者症状及体征，辨证施治，可供参考使用的方剂有理中汤、柴胡理中汤、四逆汤、小儿异功散、门氏护胃散、六君子汤、五苓散、参苓白术散、小柴胡汤等。对 AECOPD 等危急重症疾病对应治疗方案干预上，遵循"大病以胃"临床思想干预，可有效改善临床表现，提高预后。

四、小结

在 AECOPD 等危急重症疾病治疗上，侧重顾护胃气，能挽救患者生命安全。对胃气将绝者，其治疗上遵循健脾和胃，处方时以患者自身情况辨证施治，以促进患者胃气正常运行，利于药物吸收。对慢性疾病以及疑难疾病干预中，基于"大病以胃"方式干预，同样可获得显著效果。

参考文献

[1] 李阳生. 探讨无创呼吸机治疗 AECOPD 合并 II 型呼吸衰竭的临床效果 [J]. 中国医疗器械信息，2021，27（1）：119–120.

[2] 杨定周，周其全，李素芝等. 高原缺氧致大鼠肠黏膜屏障功能损伤及谷氨酰胺的保护作用观察 [J]. 解放军医学杂志，2011，36（3）：301–306.

[3] 金丽清. 异丙托溴铵为主的三联雾化吸入治疗 AECOPD 对肺功能和血气指标的影响 [J]. 上海医药，2020，41（13）：29–32.

气血理论在慢性筋骨疾病中的运用探析

（杨杰　信阳市第三人民医院）

随着人口老龄化及人们生活方式的改变，临床中常见到以肌肉、四肢关节疼痛、肿胀、活动障碍等为主要表现的骨关节疾病，此类疾病称为慢性筋骨疾病，主要是由于感受外邪、劳损、创伤、代谢障碍以及人体自然退变而导致筋骨动静力平衡失调。临床上常见的颈椎病、腰椎间盘突出症、膝骨关节炎、骨质疏松等都属于慢性筋骨疾病。笔者就气血理论在慢性筋骨疾病中的运用进行探讨分析，现撷要论述如下。

一、基于"气血理论"探讨慢性筋骨疾病的病因病机

中医理论认为，维持人体正常生理功能的基本物质是气血。《素问·调经论》曰："人之所有者，血与气耳。""血气不和，百病乃变化而生。"石氏伤科在"以气为主，以血为先"的理论指导下，完善并充实了气血理论，认为慢性筋骨疾病皆因气血亏虚，气机失调，外邪乘虚而入，痰瘀内生，而致筋脉痹阻，脏腑气机失衡而产生。

慢性筋骨病，属于中医学"痹证"范畴，其主要是气血运行不良，经络不通，导致肌肉、筋骨和关节出现酸痛、麻木、沉重、屈伸不利，甚或肿大、灼热等症状。正气亏虚为内因，风寒湿之气侵袭为外因，经络闭阻、气血失调为主要病机，气血亏虚、痹阻不通、本虚标实又是其发病的主要病理环节。

二、基于"气血理论"探讨慢性筋骨疾病的中药论治

慢性筋骨疾病不论在经络（脉）、脏腑或在筋骨皮肉都离不开气血，如《黄帝内经》所述"患病之理，基于阴阳而归结于气血"。现代生理研究发现，对于运动系统中的筋骨、肌肉，只有在气血充盈的条件下，才能完成正常的生理功能。治疗的关键是让气血充盈，其治法主要是益气化瘀。"益气"主要是补益后天脾胃之气和先天之肾气，"化瘀"乃化痰瘀、血瘀、浊瘀，"益气"增进化瘀；"化瘀"更能发挥"血之生化""气之推动"作用。我们常把"以气为主，以血为先"的石氏伤科治伤经验运用到慢性筋骨病的中药论治中。临床上常用黄芪、当归补益气血；三七、丹参、桃仁、红花、三棱、莪术活血化瘀；白术、党参、茯苓、甘草调补脾胃、益气培元；熟地黄、淮山药、山茱萸、补骨脂、枸杞子补益肾本，以调先天之气，补后天之气。在药对的使用上常用柴胡配香附疏肝理气；土鳖虫配地龙化瘀通络；黄芪配当归顾护气血；天麻配钩藤平肝息风；乳香配没药行气活血；柴胡配细辛升清降浊。这些配伍也体现了调理气血的重要性。

石氏伤科经验方中，调中保元汤、理气止痛丸、固腰汤、腰背和营汤，以及我们临床常用的八珍汤、补阳还五汤、独活寄生汤、黄芪桂枝五物汤，都融入了"气血理论"，益气、理气、养血、活血之理念，同时配合清热解毒、祛风除湿、化痰通络、疏肝理气、补骨强筋之中药，在慢性筋骨疾病治疗中疗效显著。

三、基于"气血理论"探讨慢性筋骨病针法（浮针）治疗

浮针发明人符仲华博士提出了"新气血理论"，认为气血关系约等同于"肌肉－血液（血循环）"的关系，气血的功能主要是通过肌肉和血液（血循环）的功能来实现。而慢性筋骨病主要是全身或局部脊柱、关节等部位动静力平衡失调，出现肌肉、血液循环障碍，从而出现相关症状。笔者有幸拜师符仲华教授，在其"新气血理论"的指导下，运用浮针治疗慢性筋骨疾病，疗效显著。浮针治疗的靶器官是全部或一部分处于紧张状态的肌肉（浮针医学称之为患肌），而这种紧张状态的肌肉形成的原因有多种学说。目前，能量危机学说以其卓越的公信力被越来越多的人所接受，而能量危机学说认为主要也是气机不畅，血液循环不通，进而引起局部肌肉的紧僵硬滑。在慢性筋骨病的浮针治疗中，如颈椎病，腰椎间盘突出症、慢性膝关节病等由肌肉本身的功能性病变引起肌肉本身的病证，通过寻找患肌，针对患肌进行治疗。从生理角度来讲，患肌处的血液供应量相对较少，且存在大量的代谢物质，它们能导致肌电生理出现异常，在浮针的治疗中利用疏松结缔组织的生理特性，对局部的筋膜进行牵拉，可以让紧张的肌肉放松，促进其正常的血液供应，同时也促使局部肌电生理和细胞代谢的恢复，进而气血足，肌肉功能改善，血液循环畅通，患肌功能恢复正常。这也正是浮针治疗慢性筋骨疾病的机制，即"刺皮下，拽筋膜，松肌肉，通血流"，且"气血－肌肉，血液（循环）"起着重要的作用。

四、基于"气血理论"探讨慢性筋骨病手法治疗

气血运行于经络之中，经络穿行于筋骨之内，气血的正常灌注为筋骨系统保持"骨正筋柔"生理状态，维系正常的功能活动和新陈代谢提供了保障，同时，筋骨系统病损的自我修复，也需要气血提供营养。慢性筋骨疾病必然累及经络，导致气血运行不畅，筋骨关系失和，而手法具有舒筋活络、宣通气血之作用。在慢性筋骨疾病的手法治疗中，我们常用点、按、揉、推、拿、捏等手法作用在患处或相关病变处，调气血、通经络。同时手法对于机体、体表的温热刺激产生热效应，加速了气血的流动，从而气血足，骨正筋柔，循环畅通，以达到治疗慢性筋骨疾病的作用。

综上所述，气血是决定人体生命存在和维持机体正常生命活动的物质基础。气血亏虚、失调、痹阻是导致慢性筋骨疾病发生和发展的一个重要因素，从"气血理论"出发，临床可以通过中药内服、针法（浮针）治疗、手法推拿等方法综合运用，调理气血，改善循环，促进肌肉等相关组织修复，从而达到治疗慢性筋骨疾病的目的。

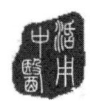

皮肤病中医外治方法机理思考

（李鹏英 新疆维吾尔自治区中医医院）

皮肤病的临床表现包括瘙痒、疼痛、灼热、麻木、蚁行感、皮脂溢出、出汗等，体征包括斑疹、丘疹、斑块、水疱、脓疱、风团、结节、囊肿等，这些体征在皮肤科亦称皮损。皮损均表现于外，中医外治改善外部皮损症状有独特的优势。外治法指运用药物即手术、物理方法或使用一定的器械，直接施与患者体表和病变部位，以达到皮肤病治疗目的的一类方法。皮肤病常用的外治技法有30余种，其中塌渍疗法、毫火针疗法、拔罐疗法、熏洗、熏蒸等外治方法是皮肤病的常用外治技法。吾师岐黄学者刘红霞教授，善用毫火针治疗聚合性痤疮、白癜风等慢性、难治性皮肤病，受其影响，笔者对皮肤病的中医外治方法及机制有一些自己的体悟。

1. 毫火针治疗水疱性皮肤病的机制 汗疱疹是皮肤病常见的发生于掌跖部位的复发性、水疱性皮肤病，但因掌跖部位皮肤相对较厚，皮肤张力大，水疱一般很难自行破溃，患者有不同程度的瘙痒感或者灼热感。此时使用药膏涂擦掌跖部位难吸收，口服抗组胺药物亦很难立刻止痒。就本病部位辨证属于阴证，毫火针可在灼热瘙痒起疱部位针刺，疱壁刺破即可止痒。其治疗机制为，水疱部位属阴，将皮里的水疱透出于表，透阴证转阳证，病易消散，故用毫火针，透皮下水疱外出，水疱可干涸，瘙痒可缓解。脓疱、囊肿、结节机理亦是如此。

2. 毫火针治疗斑块性皮肤病的机制 慢性湿疹多由急性湿疹、亚急性湿疹迁延而来，皮损特点为浸润肥厚，表面有粗糙的斑块，病程一般较长。就本病病程来说，慢性发作属阴，不热或微热的属阴，坚硬如石属阴，毫火针可在斑块处针刺，如毫火针后再配合拔罐，拔出其局部湿热之邪，其效更速。其治疗机制为，毫火针有200～300℃的高温，瞬间刺入皮肤，将皮肤局部阴证转为局部热、皮肤温度高的阳证，促其消散，缩短病程。白斑、结节、丘疹治疗机制亦是如此。

3. 毫火针治疗瘙痒的临床症状的机制 瘙痒是皮肤病常见的自觉症状，瘙痒可轻可重，有阵发性、间断性和持续性，有局限性、泛发性和全属性之分，可单独瘙痒不见皮损，亦可伴有皮损发生。刘完素《素问玄机原病式》"痒为痛之渐，痛为痒之甚"，就症状轻重来分瘙痒和疼痛，瘙痒属阴，疼痛属阳。毫火针改善瘙痒的机制为，火针针刺的刻下是有疼痛感的，其将瘙痒的阴证转为疼痛的阳证，治疗过程亦实现了阴证转为阳证而达到缓解瘙痒的症状。麻木、蚁行感的治疗机制亦是如此。

阴阳是八纲辨证中的纲领，欲使皮肤病的辨证正确，使用好外治方法，首先必须辨清其阴阳属性，是阳证，或是阴证，治疗上就不会发生原则性错误。《疡医大全》曰："凡诊视痈疽，施治必须先审阴阳，乃医道之纲领。阴阳无谬，治焉有善。医道虽繁，可以一言蔽之者，曰阴阳而已。"白癜风不痛不痒缓慢发病，故白斑属阴证，通过火针、梅花针、走罐、拔罐等治疗方法激发成局部色红、温度升高的阳证；银屑病皮损症状不痛不痒亦为阴证，单纯的涂药膏效果差，闪罐、热奄包、走罐使其局部鲜红灼热，然后再涂药膏，使其局部气血充盈，病邪由不红不肿的阴证，转为鲜红灼热的阳证，促其病程缩短；聚合性痤疮的结节囊肿局部暗紫、不热、不痛，甚或平坦下陷属阴，通过火针、拔罐等外治方法将阴证转为皮色鲜红、灼热的、疼痛剧烈的阳证。所以外治方法选取的时机得当时，直接施与患者体表或者皮损部位，皮损就易消，易溃，易敛，可使病程缩短，亦可配合多重外治方法。《理瀹骈文》曰："外治之理，即内治之理，外治之药，即内治之药，所异法耳。"

从"血浊"理论谈任通冲盛的生殖意义

（钟素琴　赣州市妇幼保健院）

"浊"与"清"相对，浊的本义为"水不清，浑浊"之意。"血浊"一词首见于《灵枢·逆顺肥瘦》，"刺壮士真骨，坚肉缓节，监监然，此人重则气涩血浊"。王新陆教授认为"血浊"是血液正常成分的改变，或血液中出现了异常的物质，或血液循行状态出现异常，失却清纯状态，或丧失其循行规律，影响其生理功能，进而扰乱脏腑气机的病理现象。"血浊"导致"任通冲盛"的功能受损，天癸不能顺利到达胞宫，影响人类的生殖机能。

中医学认为，女性的生殖功能有赖于肾气—天癸—冲任—胞宫生殖轴，任一环节出现问题均会导致月经不调、不孕等症。传统思想认为肾气盛是天癸至的前提，天癸充足则能有子。但临床上部分生育年龄患者身体健康，肾气充足，依然月事不下或精气不能溢泄，因此不能生育；而少数高龄患者"气脉常通"，年高仍能生育。其关键环节就在于"任脉通，冲脉盛"是天癸至的前提，忽略"任通冲盛"这一要点就不能构建生殖意义。笔者将从以下病因方面探讨"血浊"对冲任的生殖意义的影响。

1. 痰湿因素　痰湿患者多见形体肥胖，肌肉满坚，人重则"气涩血浊"。痰湿阻滞经脉，血液流通不畅导致"血浊"，此时任脉不通，冲脉血海不能按时盈泄，多见体重超标、月经稀发、无排卵或卵泡黄素化等排卵障碍的不孕症。此为"血浊"引起任脉阻塞不能通也。

2. 寒湿因素　寒性收引易闭阻经脉，加之湿性黏着，血液循行速度减慢不能正常代谢引起"血浊"，冲任血海及胞脉的血液凝结，子宫内膜不能顺利随月经排出，瘀血浊液凝结在体内导致痛经、子宫内膜异位症，影响受孕。

3. 肾虚因素　肾气虚不能推动血液运行，肾阳虚不能温煦血液，肾阴虚导致血液黏稠度增加，均可引起"血浊"。"血浊"导致任脉运行血液的力量不足，冲脉血海不能满溢而使肾藏精的功能下降，导致生殖障碍。

4. 肝郁气滞　"气为血之帅"，肝郁不舒，气滞则血行不畅而"血浊"，任脉不通，冲脉血海凝泣，日久形成子宫肌瘤、子宫腺肌症，子宫内膜异位症等影响受孕。受孕后气滞

"血浊"阻滞胞宫则可表现为胎阻，引起妊娠腹痛，甚至表现为宫外孕。

5. 脾虚不摄 脾虚不能统血导致血溢脉外而形成"血浊"，如妊娠期胞宫出血引起绒毛膜下血肿，导致妊娠腹痛、胎漏、胎动不安。

6. 金刃外伤 宫腔手术操作，易引外邪入胞宫，人流清宫等手术操作引起慢性子宫内膜炎也是引起"血浊"的重要原因。"血浊"阻塞任脉血行，冲脉"血海"不能满盈导致子宫内膜过薄，患者难以受孕，甚至反复试管移植失败。

《妇人大全良方》云："妇人病有三十六种，皆由冲任劳损而致。"名医朱小南认为冲任病机可以分成两个部分：一是脏腑气血和其他经络的病变影响冲任的机能，二是各种致病因素（三因）直接使冲任损伤转而影响脏腑、气血和其他经络而产生疾病。诸种病因引起的"血浊"状态会影响"任通冲盛"的生理功能，天癸物质不能经冲任二脉进入胞宫；冲任损伤又会进一步加重"血浊"，导致胞宫藏泄功能失常，进而导致女性闭经、月经失调、不孕或男性不射精、弱精或无精等症，影响生育。《景岳全书·本草正》云："气主阳而动，血主阴而静。"气血阴阳的流动是相互协调相互为用的，精血充足，冲任调达是生殖孕育的基础。机体气血阴阳循行状态失衡则"气涩""血浊"，在临床中，要有预防"血浊"形成的治未病理念，在补肾调冲基础上适当加用清新化浊中药以提高临床疗效。

参考文献

[1] 王新陆."浊"与"血浊"[J].天津中医药，2019，36（9）：833-838.
[2] 朱南孙，朱荣达.朱小南妇科经验选 [M].北京：人民卫生出版社，2005：171.

过关通经针法治疗软组织损伤

（徐晓莉 高邮市中医医院）

软组织损伤为针灸科临床常见病，占科室年门诊量的 60% 左右，且有日益增多的趋势，是各种原因造成肌腱、筋膜、韧带等组织出现炎症反应、微循环紊乱以及损伤组织修复等病理变化，进而出现疼痛或功能障碍等症状的疾病。

一、西医对软组织损伤的认识

软组织损伤的无菌性炎症机制主要可归纳为局部炎症反应、微循环紊乱以及损伤组织修复三个阶段，而损伤严重时，则出现较明显的全身性反应 。其中急性损伤主要表现为肿痛及伴随的保护性反应；慢性损伤主要表现为由于组织局部的充血、渗出及变性等原因而导致的慢性疼痛和功能消退。

基于以上炎症机制，软组织损伤的处理原则是清除炎症，修复组织；目标是消除疼痛，恢复功能。根据原则和目标其治疗方法主要有消炎镇痛药物口服、物理治疗及手术松解三种。

二、中医对软组织损伤的认识

软组织损伤属于中医学"经筋病"范畴，经筋乃卫气输布之处，卫气卫外能力不足，防御功能低下，邪气乘虚侵入人体，邪气郁结卫气而致经筋不利，发为筋病。《素问·五脏生成》曰："诸筋者，皆属于节。"《素问·痿论》曰："宗筋主束骨而利机关也。"这说明筋能约束骨节，把筋肉与骨、关节连为一体，使关节运动灵活，从而起到维持躯体形态、稳固脏器的作用。依据《十二经筋》理论，经筋病发病特点是沿着经筋循行的部位发生，有筋急（转筋、痛）、筋纵（迟缓）两种，其证候主要以肢体运动障碍为主，也体现了"筋为刚"的思想精髓。

经筋病的中医治疗方法较多，而在众多方法中又以针灸疗法论述最多，且有一定的效果，具体包括密集针法、火针疗法、银质针疗法、刺络放血疗法以及筋针疗法等。其取穴均以"以痛为输"为原则，取疾病的痛点，以知为数。笔者通过大量临床实践，采用过关通经针法治疗软组织损伤，起效迅速，对于急性软组织损伤患者的一次治愈率高达70%～80%，现将此针法介绍如下。

三、何谓过关通经针法

过关通经针法是指利用长针从病变关节上下、左右穿过，平刺、斜刺及直刺，分别到达疾病的浅层、中层及深层，直指病变区域以达到治疗疾病的针法（图4-3和图4-4）。

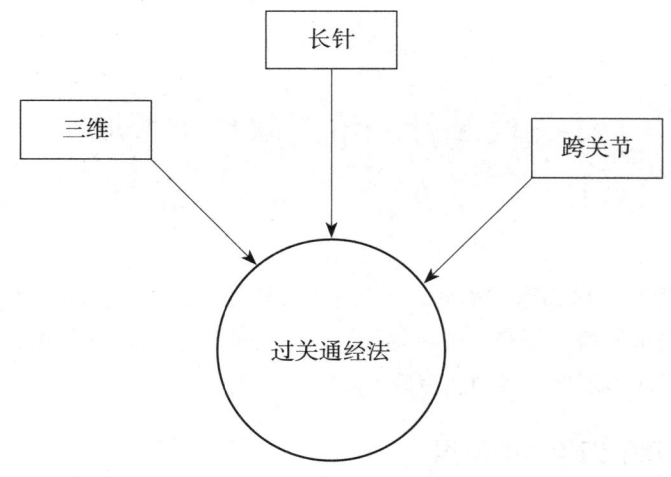

图4-3　过关通经针法

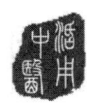

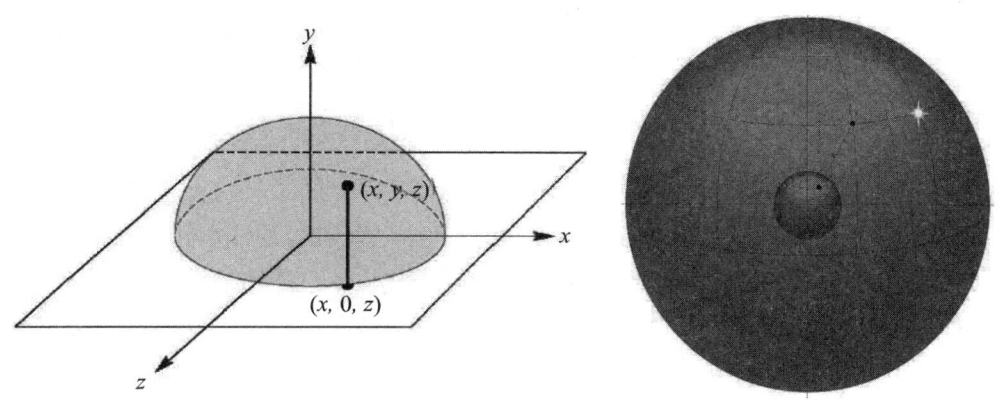

图4-4 三维定位、进针

1.跨关节透刺 首先应辨别损伤的软组织属于哪一关节，是颈、肩、肘、腕还是腰、髋、膝、踝，然后用针从相应关节上下、左右穿过，直指病变区域。

2.长针平刺、斜刺、直刺 长针平刺、斜刺、直刺，是从针刺的角度讲，将针身与皮肤分别以15°、45°、90°角刺入，使针尖分别到达疾病的浅层、中层、深层，直指目标部位（病理反应区域）。

3.辨位施治 《素问·刺齐论》曰："刺骨者无伤筋……刺筋者无伤骨。"治疗当辨位施治，辨别疾病病位是在皮、在肉、在筋、在骨还是在脉，即辨别病位的深浅而后选用相对应的针灸疗法，皮病治皮，筋病治筋，骨病治骨等等，病位在皮者使针刺深度控制在皮下浅筋膜层，不可到肌肉层，以免外邪入里，而病位在骨者，针刺深度应到达骨面，不可过浅，以免闭门留寇不能治愈疾病。因软组织损伤属于筋病的范畴，筋病治筋，针刺深度应当到达筋或者肌腱，其治疗则相对应的选用《灵枢·官针》记载的五体刺之"关刺"和十二刺之"恢刺"法，直刺左右尽筋上或直刺傍之举之前后，找准疾病的病位（病理反应区域），从而达到治愈疾病的目的。

总之，过关通经针法治疗软组织损伤是经过大量临床实践总结而得，其临床治愈率相对高于其他针法，且起效迅速，但查阅知网等相关文献尚未有该疗法机制的系统研究。笔者认为此针法是中医古籍记载的"辨位施治"的一个具体应用，通过辨别疾病的病位（病理反应区域），选用相对应的针灸方法，三维立体直指病变区域从而治愈疾病。然其机制为笔者个人见解，希通过此篇文章向更多同行推广，将此疗法更多地应用于临床，从而更深入地研究该疗法的机理。

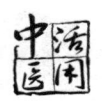

中医临床必须有自己的"治愈"标准

（郑伟　内蒙古自治区中医医院）

　　一直以来，中西医在对生命与疾病的认识上有很大不同。西医重视一些具体的、微观的指标，中医注重对整体的、宏观的掌控。对待健康而言，西医重视实验室、影像学检测，中医则更注重人的自然生活状态的改变与自我感觉的异常。然而，随着近年来西医学的盛行，中医人在不知不觉中沉沦于西医的思维方式中而难以自拔。评判一个人健康与否，一个"病"是否治愈，可以完全依靠实验室检测指标吗？实际上，在临床中往往会碰到很多人明明身体有不适感，但检测指标却显示正常。在治疗一些慢性病如高血压病、糖尿病等时，什么时候才算治愈？是血压、血糖达到正常值吗？达到多久才是正常？面对这种慢性疾病时，中医治疗的治愈标准也是现代医学标准吗？这决定了中医未来的走向。中西医在对生命体的认识思维上的不同必然造就其对何为健康、何为疾病上有天壤之别。中医要实现伟大复兴，绝不能始终追随于西医学之后，绝不能囿于西医学提出的对生命的认识标准，中医必须要有独立的切合中医临床实际的生命观、疾病观。

　　《素问·宝命全形论》曰："人以天地之气生，四时之法成……天地合气，命之曰人。"中医学认为气是生命的本源，气的升降出入，是人体生命活动的根本，气的升降出入停止，也就意味着生命活动的终止。所谓"出入废则神机化灭，升降息则气立孤危"，反映在人体则主要体现在吃、喝、拉、撒、睡的正常与否。《金匮要略》曰："若五脏元真通畅，人即安和。"脾主运化，清阳实四肢，胃主受纳。脾胃元真通畅，气机升降协调平衡，则纳化腐熟、食欲正常，即在辰时和午时会有饥饿感，正常进食则口味不会太重，饥饱适宜；不会大渴暴饮，不会不渴不饮，喜饮温水，不寒不冰；四肢温润光滑；睡眠好，一觉到天明。这是阴阳调和，阳气归阴，阴阳既济，心肾交泰，各脏腑功能协调平衡的表现。若心阳不能下温肾水，肾水不能上济心火，胆腑不能藏魄，肝脏不能藏魂，均可表现为入睡困难，甚至彻夜难眠。大肠主传导糟粕，肺气主降，肺与大肠相表里。若肺与大肠的气机升降出入异常，必然导致大便异常。肾者主蛰，封藏之本，肾主水，肾司二便。若肾失封藏，必然导致二便异常。人体在常态下是到就餐时间就有饥饿感，饮水后就能解渴，每天早上排大便，每日小便5～6次，睡眠是一觉到天明。反之，若吃、喝、拉、撒、睡出现异常，必是相应脏腑经络气机功能紊乱的外在表现。同时，人是一个有机整体，当机体出现局部变化时，身体首先就会出现自觉症状，有时是正反馈，有时是负反馈。在临床上中医人必须重视这些最基本的生命状态，而不能把健康与否的标准完全交给一纸化验结果。殊不知，当化验结果尚正常之时，我们的脏腑经络可能已然有所损伤；当我们的吃、喝、拉、撒、睡正常，并无明显自觉症状时，即使检验结果尚有些许"异常"，这恰是生命本能恢复正常的标准，也是中医治愈的标准。

　　综上可见吃、喝、拉、撒、睡的正常与否，及患者有无自觉症状是人体生病或康复时，身体最早发出的信号，是生命体本能状态的自然体现，也是当实验室检查对疾病发

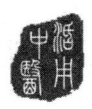

生或机能恢复尚无法检出之时，机体对伤害侵入做出的反应。只要人体本能状态吃、喝、拉、撒、睡及自觉症状持续正常，即到点就有饥饿感、饮水后就能解渴、每早都能排便、小便每日 5～6 次、一觉可睡到天明，身体无明显不适，从中医学中健康的角度看，这就是常态。只要继续保持这种状态，暂时未"达标"西医指标，最终都会慢慢恢复到正常的水平。这是中医人实现"治未病"的有力抓手，可在疾病形成的前期阶段，把它消灭于无形。同时，也是中医在治疗慢性疾病中何时收功的重要依据。

浅析五运六气学说是中医基本理论的基础和渊源

（张金霞 易县中医医院）

五运是自然界五种运动状态的性质和概括。六气是指三阴三阳，是太阳寒水、少阳相火、阳明燥金、太阴湿土、少阴君火、厥阴风木，是自然界运动变化的六种相态。中医学是在五运六气思想指导下形成的司天、司人、司病证相结合的临床诊疗模式的整体观念。

五运六气学说不但是中医理论的重要组成部分，而且是五脏六腑、三阴三阳、六经、十二经络等中医概念形成的基础。已故中医学家方药中先生曾指出：五运六气学说"是中医理论的基础和渊源"。

一、五运六气概述

顾植山教授指出五运六气是研究自然的五、六周期变化规律对人体健康与疾病影响，探讨如何通过天人合一来防病治病达到健康的学问。

五运即土运、金运、水运、木运、火运的合称。《素问·天元纪大论》曰："寒暑燥湿风火，天之阴阳也，三阴三阳上奉之。木火土金水火，地之阴阳也，生长化收藏下应之。"五运是自然界五种运动状态的性质和概括。自然界的风、热、湿、燥、寒以及呈现出来的生、长、化、收、藏的规律用木、火、土、金、水作为代表符号来表示。

六气是指三阴三阳，是太阳寒水、少阳相火、阳明燥金、太阴湿土、少阴君火、厥阴风木，是自然界运动变化的六种相态。《素问·天元纪大论》曰："其有多少，形有盛衰？阴阳之气各有多少，故曰三阴三阳也。"阴阳的概念源于太极，阴、阳代表了气化运动的两种象态：由衰到盛是阳象，由盛到衰即阴象。古人把天地间的盛衰变化理解为一种"开阖"运动，又称"离合"。一开一阖，化生万物。介于开与阖之间的是"枢"，动态太极就有了"开、阖、枢"三种状态。《素问·阴阳离合论》曰："圣人南面而立，前曰广明，后曰太冲；太冲之地，名曰少阴；少阴之上，名曰太阳……广明之下，名曰太阴；太阴之前，名曰阳明……厥阴之表，名曰少阳。是故三阳之离合也，太阳为开，阳明为阖，少阳为枢……三阴之离合也，太阴为开，厥阴为阖，少阴为枢。"阴阳离合产生三阴三阳六气，"三生万物"也就是"六气化生万物"。

二、运用五运六气的诊疗思路

中医学是在五运六气思想指导下形成的司天、司人、司病证相结合的临床诊疗模式的整体观念。"司人、司天、司病证"是五运六气治病防病及养生遵循的总的法则。《素问·天元纪大论》"天有五行御五位，以生寒暑燥湿风；人有五脏化五气，以生喜怒忧思恐"，体现了天人相应的思想。"天人合一"是"司天、司人、司病证"的理论基础，是指天、人之间动态节律的同步和谐。天人关系的失调是产生一切疾病的根本原因，其实质就是顺应自然、天人合一，通过人体自身的抗病能力，使人达到健康状态。

《黄帝内经》强调"必先岁气，无伐天和"，"不知年之所加，气之盛衰，虚实之所起，不可以为工矣"。五运六气以干支纪年，自然界因岁运的不同会呈现出不同的气候特点，六气也会呈现出相应的变化规律，我们要了解和掌握"岁气"的规律，顺应这一规律治病和养生。《素问·六微旨大论》曰："天气始于甲，地气始于子，子甲相合，命曰岁立，谨候其时，气可与期。"我们治病养生要"审察病机，无失气宜"，是说要观察疾病的法则，不违背调和六气的规律。

《黄帝内经》讲"春夏养阳，秋冬养阴"，将春夏需要助阳气升发，秋冬需要助阳气收藏，从而顺应自然规律而达到养生，而不是单纯讲"阴阳平衡"，是要看阳气处于的阶段，而助阳气的"生、长、化、收、藏"五种动态变化，使其呈现正常的运行规律。

五运六气涉及中医理论的诸多方面，是中医基本理论的基础和渊源，也是治病、防病和养生的理论基础。邹云翔先生指出："不讲五运六气学说，就是不了解中医学。"

方证对应辨证的临床体会与运用
（郭海军　周口市中医院）

学习中医者都知，"辨证"始终贯彻于每个临床案例之中，毫不夸张地说"辨证"是中医之魂，如果辨证准确，治疗便成功了一半，但自古学习中医者都知"辨证准确"不易，若有一简单易行之"辨证"之法，学习者必趋之若鹜。笔者参与中医流派传承学习 2 年余，深有体会，总结方证对应辨证之法，并临床应用，收获颇丰。

一、方证对应的定义

方证之方，即是指经典之方剂（大多出自《伤寒论》），又可是时方或自己总结之验方，总之要求药少量精，最好能起到"四两拨千斤"的效果。证，既包含医者所要选用方剂去治疗某位患者的主要症状、舌苔、脉象、体质，又包括该患者所表现的体征及医者的体格检查，对应即要求医者所选用的方剂与证相符合，也就是辨证准确，才能达到临床治疗的效果。

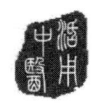

二、辨证要先抓主证

《伤寒论》于每一方证中提供了主证、兼证、变证和夹杂证的层次，为正确地辨证论治提供了方向，临床辨证要先抓主证。因为主证是纲，纲举而目张，兼证、变证等，也就迎刃而解。

什么是主证？主证是指决定全局而占主导地位的证候，如以六经的提纲证而言，则有太阳证的脉浮、头项强痛而恶寒的主证；阳明之为病的胃家实的主证；少阳之为病的口苦、咽干、目眩的主证；太阴之为病的腹满而吐、食不下、自利益甚、时腹自痛的主证；少阴之为病的脉微细、但欲寐的主证；厥阴之为病的消渴、气上撞心、心中疼热、饥而不欲食、食则吐蛔的主证。如以方证而言，则有以发热、汗出、恶风为主的桂枝汤主证；以恶寒无汗、身痛气喘为主的麻黄汤主证；以口苦喜呕、胁痛胸满、往来寒热为主的小柴胡汤为主证；以烦渴、汗出、高热、脉大为主的白虎汤主证；以吐利腹满、饮食不振、自利益甚为主的理中汤主证；以四肢厥冷、下利清谷、脉微细为主的四逆汤主证；以消渴、气上撞心、饥不欲食、食则吐蛔为主的乌梅丸主证。简言之，主证是辨证的关键，反映了疾病的基本规律，是最可靠的临床依据。

三、主证定基调，舌苔脉象为参考

主证可以提高中医初学者的快速辨证施治能力，有了主证，医者头脑中可以快速理出患者治疗所需的方剂，再结合舌苔脉象，四诊合参，最终确定辨证的正确与否，提高诊断的正确率和治疗的有效率，如患者有"往来寒热、胸胁苦满、默默不欲饮食、心烦喜呕"的主证，或者"口苦、咽干、目眩"主证，当考虑为少阳小柴胡汤证，再结合患者如果舌苔白，脉弦可基本确定，当予以小柴胡汤，疏肝解郁、和解少阳，此辨证简单快捷有效。

四、验案举隅

1. 小承气汤证

河南省周口市张某，男，初中教师。自述身体太虚，来求补药。曾自服人参健脾、十全大补等丸药，病不愈而体虚更甚。自觉头晕少神、四肢倦怠不欲劳动、不欲饮食，强食则腹中胀痛不支，大便秘结而小便黄赤。脉滑而有力，舌苔黄腻。

辨证：此非虚证，乃大实而有羸状也。由于胃家实热内滞，而使胃气不顺，燥热上熏，则头目眩晕；腑气不利，则腹胀痛不欲食；气结于里，壮火食气，是以四肢无力。

夫土气太过则成敦阜，必以泻药小承气平之而方能愈也。处方以厚朴 15g，枳实 10g，大黄 10g。患者服药 2 剂，大便泻 5 次，周身顿感清爽，如释重负，而腹胀头晕也消失了。

2. 黄连阿胶汤证

陈某，女，25 岁，未婚。患者月经淋漓不止，已有几个月，面色萎黄，气虚无力，心烦难寐，偶尔得睡，则有乱梦纷纭，反增瘦倦，父母担忧，来求诊治。索其前服之方，均为温补涩血之品。六脉滑数，舌色红，舌尖尤甚。

辨证：心火上炎，无水以制，故心烦而难寐，因阳亢而不能入阴也。心主血脉，心火

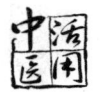

盛而血不归经，而月经淋漓不止，夫心火上炎，实由肾水不升。故水火不济，心肾不交为本证之关键。处方以黄连10g，黄芩6g，白芍10g，阿胶10g，鸡子黄2枚。患者共服5剂，月经方止，夜间得睡，心烦不发，饮食增加，其病得愈，取得了出人意料的效果。

赵某，男，49岁，因患肝炎病来求诊治。患者口腔干涸，舌体极硬而卷伸不利，言语受到障碍。其脉沉弦，舌红绛而苔薄黄。切脉辨为肺胃阴虚，津液不滋所致，用叶氏益胃汤而无效。

复诊：证属阴虚津少，似无可疑，继投白虎加人参汤。然服药数剂，毫无功效可言，使人困惑不解。

三诊：详细询问患者饮食起居情况，知其夜间睡眠不佳，而心烦至甚，且失眠之后口干更为严重。结合心烦失眠与舌红绛的特点进行了分析，方知此证为心火上炎，肾水不能上济的病证。不清其火徒而无功，乃改用黄连阿胶汤。服3剂，夜即得睡，而口干顿释。

五、小结

由上述可见，方证对应辨证，快捷有效，能有效提高临床辨证及治愈率，而抓不住主证，则辨证治疗无功，抓住了主证，则效如桴鼓。要做到抓主证，第一，要明伤寒之理，理明则能辨证论治，从而达到抓住主证的目的；第二，要熟读《伤寒论》原文，反复诵读，能够把主证记熟，在临床时才能得心应手。

目内眦特殊针刺手法治疗目斜视案

（谭林刚　乾县中医医院）

患者，女，77岁，于2018年10月30日初诊。主诉右睑下垂、右眼活动受限25天。

现病史：25天前患者乘私家车长途旅行途中开窗吹风，归来后发现右眼睑下垂不能睁眼，右眼活动受限，自行手指撑开眼睑，复视重影，右眼不能内视、眼球活动受限；在我院眼科住院治疗10天效不佳，遂请我针灸科会诊治疗。

刻下：神志清，精神可，面色润泽，右眼睑下垂不能睁眼，右侧鼻唇沟变浅，右口角下垂，右眼球向外斜视，瞳孔水平但不居中，右眼内视受限，复视重影。纳眠可，二便调。

西医诊断：内直肌麻痹。

中医诊断：目斜视伴面瘫。

辨证：卫外失固，风邪中络。

治则：祛风通络，扶正祛邪。

针刺取穴：阳白、四白、迎香、地仓（此四穴治疗面瘫），目斜视取百会、患侧取睛明、目内眦、太阳，风池（双）、翳明（双）、合谷（双）、足三里、光明、三阴交、太冲。

操作：患者平卧，医嘱其取舒适体位，所选穴位皮常规消毒，选用0.35mm×40mm毫

针，医者站立面向患者，刺目内眦时，医者左手拇指、食指分开眼睑，右手持针向内眦处有肉状隆起的泪阜垂直缓慢刺入 20～30mm，针感酸胀，不行手法（此手法 5 天行 1 次）；翳明，针尖刺向患侧眼睛；太阳，针尖刺向瞳子髎，捻转得气，产生针感；百会、睛明、阳白、四白、迎香、地仓、风池、合谷、外关、足三里、光明、悬钟、三阴交、太冲，常规刺法，捻转得气，产生针感。留针 30 分钟起针，目内眦进针轻柔，缓慢时消毒出后针后干棉球立即按压穴位 1 分钟，防止出血，目内眦 5 天针 1 次，以上穴位除目内眦外每日针 1 次，针刺 5 次后休息 1 天。

针刺 4 次后，患者眼裂出现，针刺 5 次后，眼裂增大，可见瞳孔，右鼻唇沟出现，针刺 7 次后眼裂增大完全见瞳孔，右口角上升针刺 10 次后，眼裂继续增大，瞳孔向内轻微移动，右口角继续上升，休息 1 天。针刺 20 次后眼裂正常，瞳孔居中，鼻唇沟口角对称，针 30 次，眼球活动自如，复视消失。2021 年 5 月 15 日患者因失眠前来针灸，见患者双眼眼裂大小对称，瞳孔居中，眼球活动自如，视力正常，自从治疗后未有眼睛不适。

【按】在中医学中，内直肌麻痹属于"目偏视""目斜视""上胞下垂""风牵偏视"范畴，常以眼珠突然偏斜，转动受限，视一为二为临床特征的眼病。《证治准绳·杂病·七窍门》称为神珠将反，并将其中眼珠偏斜严重，黑睛几乎不可见者，称为瞳神反背。《素问·金匮真言论》曰："开窍于目，藏精于肝。"《灵枢·脉度》又曰："肝气通于目，肝和则目能辨五色矣。"同时《素问·五脏生成》有"肝受血而能视"，故有"肝开窍于目"之说。《灵枢·五癃津液别》曰："五脏六腑之津液，尽上渗于目。"《诸病源候论·目病诸候》所载"由目之肝精华，若劳损脏腑，肝血不足，则精华之衰弱，不能远视"，与《黄帝内经》相吻合。针刺可祛风通络，扶正祛邪，疏通局部经脉，起到调节阴阳、疏通经络之功效，能够促进血液循环，保证眼部气血充盛，从而达到通络明目的临床效果，使眼周肌肉收缩力明显提高。因此，在针刺穴位的选取上，应配合辨证和循经两大取穴之法，选取支配内直肌的动眼神经所在的目内眦深刺，睛明、风池都是治疗目疾的有效穴位，太阳、翳明是疏通眼部的经外奇穴。百会，《行针指要歌》有"或针风，先向风府百会中"。合谷、太冲，又名四关，《四总穴歌》有"面口合谷收"，《玉龙歌》有"头面纵有诸般症，一针合谷效通神"。地仓，太冲，《百症赋》有"颊车、地仓穴，正口㖞于片时，太冲泻唇㖞以速愈"。睛明、合谷、光明，《席弘赋》有"睛明治眼无效时，合谷、光明安可却"；光明穴是经穴名，出自《灵枢·经脉》，属足少阳胆经之络穴，"肝开窍于目"，光明穴，意光彻明亮也。风池、合谷，《玉龙歌》有"偏正头风有两般，有无痰饮细推观，若然痰饮风池刺，倘无痰饮合谷安"，足三里、三阴交，补益正气，补肝脾肾，诸穴合用可使气血充盛，濡养眼部经筋，祛风通络，扶正祛邪，达到标本兼治的奇效。

《灵枢·癫狂》所载"目眦外决于面，为锐眦；在内近鼻者，为内眦。上为外眦，下为内眦"，指出了目内眦的范围。《灵枢·经脉》曰："心手少阴之脉……系目系；小肠手太阳之脉……至目内眦；膀胱足太阳之脉，起于目内眦；肝足厥阴之脉……连目系。"手、足太阳经在目内眦相交接，手少阴、足厥阴，均系目系。《灵枢·经别》曰："足少阳之正……系目系；足阳明之正……还系目系；手太阳之正……合目内眦。"目内眦与手太阳之经别关系密切，与足少阳、足阳明的经别有联系。《灵枢·营气》曰："故气从太阴出……

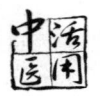

注目内眦。"目内眦为营气运行中的一个重要交接点。《灵枢·脉度》曰："跷脉者,少阴之别……属目内眦,合于太阳、阳而上行,气并相还则为濡目,气不荣则目不合……"跷脉在目内眦合于太阳、阳跷,司眼开合。

以上《灵枢》关于目系、目内眦的经文篇章,可见选取手足太阳经、足少阳、足厥阴经脉及其经别上的腧穴,疏通经络,运行气血,直达病所,目内眦。再者,笔者直接在目内眦所在的泪阜(内眦处有肉状隆起的变态皮肤组织),该组织无血管分布。针刺安全,只要手法操作得当,出针时按压,不会出现皮下出血。

从 2018 年 12 月到 2021 年 3 月,笔者陆续又治疗 2 例单纯性目斜视(动眼神经麻痹)无眼睑下垂。取穴百会;患侧取睛明、目内眦、太阳,风池(双)、翳明(双)、合谷(双)、足三里、光明、三阴交、太冲。效果良好,随访正常。

由此可见,针刺目内眦治疗目斜视,理论依据,临床实践,疗效评估,均可行。

龙砂医学流派五运六气研究的实践模式探讨

(朱红俊　无锡市中医医院)

无锡地区龙砂医学流派以《黄帝内经》五运六气理论和张仲景经方诊疗思想为主要学术特色。其中,张仲景经方被广泛认可和应用;但是运气学说因为传承不足,且晦涩难解,在临床认可度尚有不足。究其根源,在于缺少运气学理论的现代研究,缺乏与现代科学沟通的桥梁。因此,从流派发展和中医药传承来说,迫切需要运气学说及相关临床技术的客观机理研究。

我们通过研究实践和思考,提出了一种五运六气研究的实践模式:理论(Theory)-临床(Clinical)-网络药理学(Network Pharmacology)-临床/动物实验(Trial)-技术开发(Development)模式,简称 TCNTD 模式。

T(Theory):即根据五运六气理论,提出五运六气理论下的理论致病机制,并结合张仲景经方,形成运气学说的理法方药理论模型。

C(Clinical):根据运气理论模型,运用张仲景经方等运气学方剂进行临床验证,并根据临床疗效进行运气模型的修正。

N(Network Pharmacology):对临床有效的运气学方剂进行网络药理学分析或代谢轮廓和代谢组学分析,构建出运气学方剂的机制网络。

T(Trial):根据疾病及方剂机制的分析结果,针对新发现的疾病机制以及优选出的药物分子、靶点等进行临床和/或实验研究。

D(Development):根据理论、临床以及机制研究成果进行技术开发,形成龙砂医学流派特色关键技术的专利、产品。

以我们前期开展的高血压运气学研究为例。

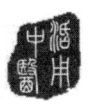

首先我们进行高血压运气学理论模型构建（T）。《素问·血气形志》云："太阳常多血少气，少阳常少血多气，阳明常多气多血，少阴常少血多气，厥阴常多血少气，太阴常多气少血，此天之常数。"根据运气学理论，一年中主气的六气移行顺序从春到秋依次为少阴、少阳、太阴，均为多气血少；从秋到春主气依次是阳明、太阳、厥阴均为血多，除阳明外，也均为少气（图 4-5）。这与高血压患者夏天血压偏低、冬天血压偏高的自然现象高度耦合。因此，我们推测阳明、太阳、厥阴三种阴阳状态最容易导致高血压的发生；并得到文献研究结果的支持。

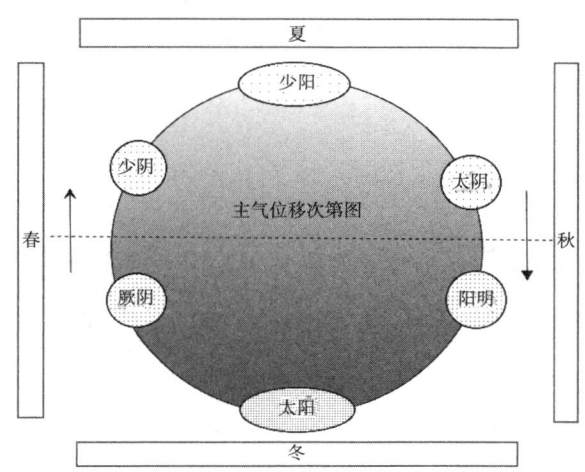

图 4-5　四季主气位移次第

据此，我们建立了阳明型、太阳型、厥阴型三种高血压的分型，并根据《黄帝内经》气血理论和辨脉技术，分别以大柴胡汤、真武汤、柴归汤（小柴胡汤合当归芍药散）为主方进行加减治疗，形成理论模型。

根据理论模型进行临床疗效验证（C）。临床研究证实，根据阳明型、太阳型、厥阴型对高血压进行分型论治，临床降压效果与厄贝沙坦或氨氯地平单药治疗相当。部分患者经治疗后可以很长时间内保持血压正常、稳定。

在此基础上，我们进行网络药理学分析和代谢组学分析（N）。我们发现真武汤的 14 个主要活性分子通过 HMOX1、REN、PPARG 等主要靶点发挥作用。

接着设计了动物实验研究进行机制验证（T）。动物实验证实，真武汤对高血压小鼠的血浆 ACE2 水平、肾脏组织水平的 Renin/ACE2 比值具有调节作用，并改善了高血压小鼠紊乱的肠道菌群。初步提示了真武汤的作用机制，以及运气学理论可能的机制。

后期，我们将通过深入研究，通过发明专利、市场开发等形式，开发治疗高血压的院内制剂、中医药新药等（D）。

综上所述，五运六气理论的现代传承与发扬，不仅需要理论的学习与思考，也需要寻找现代研究路线或实践模式，揭示运气学说的现代机理，从而为运气学说的传承、推广以及国际交流提供可以沟通的科学桥梁。我们提出的 TCNTD 模式，初步构建了从理论到临床、从基础到应用、从传承到创新的研究思路，并已经在实践中取得一点进展。这也许可以对运气学说的现代传承和发展起到一定的思路开拓作用。

参考文献

[1] 王焱，尹洁晶，王利锋，等.基于《黄帝内经》五运六气理论对延吉市中医医院高血压病发病与六气变化相关性研究 [J].甘肃中医药大学学报，2020，37（5）：76-79.

[2] 张荣军，王晓峰，唐崇椿 等.3674 例高血压脑出血患者临床特点的分析及治疗方法的选择 [J].中华神经医学杂志，2013，12（1）：57-61.

[3] Hongjun Zhu. An Intervention Study of Zhenwu Decoction in Taiyanghanshui Hypertension [J]. Medicinal Plant，2021，12（2）：65-66.

从"温通"到"膜瘀"分析异常子宫出血

（李晓霞　长沙市中医医院）

异常子宫出血包括月经持续过量和（或）持续期长、月经过频、非经期出血或绝经后出血等。近年来，随着年轻女性未婚同居者的增加，较低年龄育龄妇女的出血原因和类型逐步多样化。

异常子宫出血相当于中医学的"崩漏"，《素问·阴阳别论》首先提出"阴虚阳搏谓之崩"，《金匮要略·妇人妊娠病脉证并治》最早提出"漏下"之名。崩漏是指经血非时暴下不止或淋漓不尽，是妇科常见病，也是疑难急重病证。

近年来中医药治疗崩漏取得了较好的临床疗效，在止血、调周期等方面得到肯定，且远期疗效稳定，患者依从性好，具有很大的优势。

一、温通之法

"温通"是山西省名老中医赵永强老师的治疗月经病的学术思想。赵永强老师认为，月经病主要是因为患者阳气不足，气血运行失常，所以治疗月经病离不开中医治疗中的"温"法，临床上主要采用温化之法治之，强调血宜畅，气宜通，从而达到平和的状态。《素问·上古天真论》曰："女子七岁，肾气盛，齿更发长；二七而天癸至，任脉通，太冲脉盛，月事以时下，固有子……"可见女子以"通"为用，任冲二脉通畅，气血调达，女子才得以维持正常的生理功能。因此，赵永强老师以"温"助"通"来治疗女性月经病。

温法是一种以温热药治疗寒性病证的方法，临床上运用辛温之药，使得气血通畅，阳气得复，坚积气结消散，虽然临床中有辛温与苦温之分，有表寒与里寒之证，有脏腑阳虚，寒自内生等不同的治则与病因，但都离不开"温"法。温法能助阳散寒，温通血脉，温气通结，往往与其他治法相结合治疗各种虚实不同的夹寒证。如温散法治疗表寒，温下

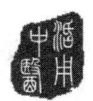

法治寒结，温补法治疗虚寒，温利法治疗阳虚小便不利之水肿，温涩法治疗虚寒滑脱，升阳法治疗阳虚头痛等，临床上必须随辨证而运用。

二、膜瘀之理

"膜瘀"是笔者在赵永强老师的学术思想上发现的，即"温通"所对应的病理是"膜瘀"。因此，笔者认为月经病一是胞脉瘀血阻络，血不归经，而成离经之血；二是阳不化气，失其温煦，运行不畅，瘀阻经络，血不归经。"阳化气，阴成形"，指任脉阳虚而阴聚，形成有形之邪。无论是阳虚寒凝还是气机不畅，阳气不能通达于外，终究会导致瘀血形成。

任为阴脉之海，冲为血海，督脉为阳脉之海。任冲二脉与督脉相通，皆起于胞中，"一源三歧"，共同调节十二经脉气血运行。如失去阳气的温煦，就会任脉虚，太冲脉衰少，导致胞宫气血循行失常。

女性多寒凝血滞，瘀于胞宫，祛寒当温之，胞脉有瘀，当以通之。一则通中寓补，通补兼施，多数患者可见正气不足，虚实夹杂的复杂情况；二则通即化生，祛瘀不忘生新，瘀不去新不生，生新寓补血之内。

三、一脉相承

"温通"与"膜瘀"，一脉相承，温通属"阳"，"膜瘀"为阴。明代著名医家张景岳认为"阳动而散，故化气，阴静而凝，故成形"。阳性热，可以化阴为气。因此，在治疗月经病中用阳法治疗阴病，注重温通，温化有形之邪，恢复气血正常通行，达到"化瘀生新"，恢复人之血气精神。

这样的临床辨证思维可以延伸至妇科疾病的许多方面，如输卵管积水、子宫肌瘤、子宫腺肌症、卵巢囊肿等，这些有形之病，都可归为阴病，阴病治疗，需要阳法，故需要用温通之法来治之。

《素问·阴阳应象大论》曰："阴阳者，天地之道也，万物之纲纪，变化之父母，生杀之本始，神明之府也，治病必求于本。"

四、验案举隅

王某，女，32 岁，自然分娩后 1 年半，既往月经规律，经期 3～5 天不等。近半年经期延长至 10～12 日，初始量少，点滴即尽，中间良多 3～4 天，之后又淋漓不尽，持续 10 日，经色暗，伴轻度小腹憋胀不适，手足欠温，晚上易醒，乏力；舌质暗边夹青，苔薄白，脉沉细涩。

处方：《金匮要略》温经汤。吴茱萸 5g，当归 10g，川芎 10、白芍 10g，党参 15g，桂枝 10g，阿胶 10g，麦冬 20g，生姜 10g，牡丹皮 10g，制半夏 10g，炙甘草 10g。5 剂，水煎服，每日 1 剂，早晚温服。

二诊：睡眠好转，乏力减轻，原方续进。嘱其可以休息几日。

三诊：月经前 1 周就诊，给予前方加三七粉 3g。7 剂。

四诊：月经后就诊，患者经期缩短至 7 天，余症未再复发。嘱其每于月经前 1 周服用前方 7 剂。连服 3 个月经周期，之后经期恢复为 5 天。随访半年，一切安好。

温经汤中以吴茱萸、生姜、桂枝温经暖宫，阿胶、当归、川芎、芍药、丹皮和营祛瘀，麦冬、半夏润燥降逆，甘草、人参补益中气。此为温养化瘀、扶正祛邪方剂，适用于女性因瘀下利，日久不愈，以及妇人腹寒不孕、月经不调等症。

本方的配伍特点为大量温补药与少量寒凉药配伍，能使全方温而不燥、刚柔相济，以成温养化瘀之经典方剂。

五、跟师体会

温通和膜瘀，一为治病之法则，一为致病之原因。温化之剂在治疗月经病中很广泛，且临床疗效明显。在临床实践中，由于地域的差别导致人体体质的差异，跟师学习，不仅要学老师的用药遣方的规律、治则治法，更应该多方位思考，使所学得到升华。

参考文献

[1] 盛洁，卢丹，邓小虹. 阴道超声测量绝经前妇女子宫内膜厚度诊断子宫内膜病变 [J]. 中国计划生育学杂志，2000，8（11）；497-500.

[2] 吴逸，黄蕴思. 宫腔镜与诊断性刮宫联合检查对绝经后子宫出血的诊断价值 [J]. 现代医学，2003，31（5）：312-313.

[3] 张利. 中医治疗血瘀型崩漏研究进展 [J]. 云南中医中药，2014，35（2）：65-66.

[4] 佚名. 温法的临床应用与体会 [J]. 中医杂志，1989（12）：4-9.

理筋通络补肾法治疗跟痛症临证经验

（张向阳　河南省中医药研究院附属医院）

一、"理筋通络补肾法"理论依据与创新点

"理筋通络补肾法"是河南省名中医薛爱荣主任根据跟痛症的中医病因病机、遵循中医经络、经筋理论基础创立的一种特色治疗方案，采用针刀松解理筋通络补肾，配合外用"补肾活血方"熏洗。

"理筋通络补肾法"治疗部位的选择不以局部治疗为主，而是根据"经络理论及经筋理论"局部治疗与整体治疗相结合，确定治疗部位。部位有①大椎穴，位于足太阳膀胱经与督脉交汇处。大椎穴位于颈胸结合部，是颈胸部筋膜的应力集中点。②三焦俞穴，属足太阳膀胱经穴，在 L_1 棘突下旁开 1.5 寸处。三焦俞穴位于胸腰结合处，是胸腰部筋膜的应力集中点。③肾俞穴，属足太阳膀胱经穴，L_2 棘突下旁开 1.5 寸处。肾俞穴具有补肾助阳之功效。④委中穴，属足太阳膀胱经穴，在腘横纹处。膀胱经的湿热水气在此聚集，该穴具有清利膀胱经湿热的功效。⑤申脉穴，位于阳跷脉与足太阳膀胱经相交处，阳跷脉主一

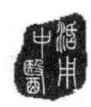

身左右之阳，司下肢运动。⑥照海穴，位于阴跷脉与足少阴肾经相交处，阴跷脉主一身左右之阴，司下肢运动。

二、"理筋通络补肾法"治疗跟痛症的操作方法

1. 薛氏理筋通络补肾法

(1) 选择针具：选用 0.5mm×30mm 的针刀。

(2) 治疗部位：主穴取大椎穴、三焦俞穴、肾俞穴、委中穴。如外侧痛加申脉穴，内侧痛加照海穴。

(3) 操作方法：患者俯卧在治疗床上，暴露治疗部位，先在所选穴位周围寻找阳性反应筋结点并标记，常规术区消毒，行针刀松解，进刀深度 1～1.5cm。出针后用干棉球按压针眼 1～2 分钟即可。

2. "补肾活血方"局部熏洗　"补肾活血方"是河南省名中医薛爱荣主任中医师多年临床总结的验方，其药物组成为桑枝 60g，黄芪 50g，杜仲、续断、苏木、红花、当归、川芎各 30g，细辛 10g，将上药打粉装袋。患者于每晚临睡前，用开水将"补肾活血方"冲开，先熏患部，待水温 42℃左右（以不烫为宜），将整个足部及小腿完全浸泡在木桶之中，每次 30～40 分钟，以身体微微出汗为宜。

治疗频次：针刀松解每周治疗 4 次，3 次为 1 个疗程；熏洗从针刀治疗后第三天开始，每日 1 次，每周 5 天，15 天为 1 个疗程。

三、讨论和思考

跟痛症是指跟骨及其周围软组织发生的无菌性炎症病变导致的一种临床综合征，以足跟部疼痛、酸胀等为主要临床表现，多数患者在晨起时疼痛明显，且在站立、行走或负重时加重。中医学认为，跟痛症可归属于"脚跟颓""足跟痛"等疾病范畴，多数因为年老肝肾亏虚，筋骨失养，复感风寒湿邪或因慢性损伤，伤及筋骨，导致气血瘀滞，痰瘀内阻，其病程缠绵，久病伤肾入络，入侵于骨，致跟骨关节活动受损而成。

薛氏理筋通络补肾法包括针刀松解和中药熏洗两个方案。针刀松解符合"经脉所过，主治所及"的理论，选穴依据足太阳膀胱经、足少阴肾经、督脉、阴跷脉、阳跷脉的循行路线，松解大椎穴可通利足太阳膀胱之气；松解三焦俞穴可通利三焦之气，联通上下；松解肾俞穴可补肾助阳；松解委中穴可清利膀胱湿热之气；松解申脉穴可疏利关节运动；松解照海穴可行气活血。选用上述穴位及寻筋结阳性反应点，针刀松解治疗既可理筋通络补肾，又可活血补肾。中药熏洗以补肾活血经验方为基础，方中黄芪消肿排脓、补气活血，为君药；以苏木、当归、红花、川芎活血化瘀，合用可消肿止痛、祛风除湿，以桑枝祛湿通络，以续断补肝益肾，以杜仲消肿镇痛，以细辛祛风散寒，共为臣药，合用可消肿镇痛、舒筋通络、益气活血之职。君臣相合，相互为用，补肝益肾而不急于求成，通利关节而不泻下。

将针刀松解与中药熏洗合用，内外兼治，下病上治，相辅相成，理筋通络，补肾活血，有助于减轻临床症状与体征，缓解疼痛感，提升临床疗效。目前该疗法已在河南省中医药研究院附属医院颈肩腰腿痛科广泛应用，并取得了良好的治疗效果。

三阴三阳开阖枢的再理解——跟师龙砂学派顾植山老师后学习感悟

（赵洪霄　新疆维吾尔自治区人民医院）

　　六经辨证是中医辨证体系的重要组成部分，基本上每一个中医医师都会接触、学习、应用。那么，六经辨证的实质到底是什么，为什么如此简单，却很难理解，又无法取代呢？这是一直萦绕在我心头的问题！

　　六经辨证出自《伤寒论》，分为太阳、阳明、少阳、太阴、少阴、厥阴，学习中医之初，我对上述六经分法并不理解，觉得可能就是因为古人看到外感病有一些传变规律，起个名字统领一下，死记硬背就行了，当看到有二经、三经合病成并病，有按经传变，有直中，我疑惑了，觉得古人起了这么生疏难以理解的名字，却仍有如此复杂的相互关系，比起脏腑八纲辨证等并不实用，所以，有一段时间，我在工作中把六经辨证束之高阁。

　　可是，随着我不断临床，不断学习，发现应用六经辨证非常简便，而且可以取得意想不到的疗效，发现有很多名医大家都在应用六经辨证分析病因病机、处方用药，我也开始更多地去关注去学习六经，但始终是人云亦云，不得要领。六经辨证到底是什么，为什么我一直没能理解、掌握它？直到我听到顾植山老师谈对三阴三阳开阖枢的理解，看到顾植山老师的三阴三阳太极时相图。我觉得我可能探到了六经的皮毛，也对中医理论及人体机理、疾病的认识理解达到了一个新的阶段。

　　《素问·阴阳离合论》云："圣人南面而立，前曰广明，后曰太冲；太冲之地，名曰少阴；少阴之上，名曰太阳……广明之下，名曰太阴；太阴之前，名曰阳明……厥阴之表，名曰少阳。是故三阳之离合也，太阳为开，阳明为阖，少阳为枢……三阴之离合也，太阴为开，厥阴为阖，少阴为枢。"这就是《黄帝内经》对三阴三阳开阖枢的论述，字面的意思很好理解，但背后反映的道理每个人理解都不同。顾植山老师三阴三阳太极时相图，把太极图和三阴三阳统一联系在一起，就比较好地概括总结了三阴三阳开阖枢的特点。

　　《素问·至真要大论》云："帝曰：愿闻阴阳之三何谓也？岐伯曰：气有多少异用也……鬼臾区曰：阴阳之气各有多少，故曰三阴三阳也。"顾植山老师认为，三阴三阳就是按照阴阳气的多少来划分的，开阖枢就是阴阳二气运动转化规律，如出入之从门。太阳为阳之初，即为开，少阳为枢，阳明是阳之阖，亦是阳阖入阴的过程。太阴为阴之初，即是开，少阴为枢，厥阴是阴之阖，亦是阴阖入阳的过程。太阳居左，太阴居右。太阳之开外升，阳明合之；太阴之开内降，厥阴合。太阳承厥阴之合而升，太阴承阳明之合而降。

　　顾植山老师的三阴三阳开阖枢时相图（图4-6）使我茅塞顿开，疑难困扰迎刃而解，不由想起一些顾植山老师没有提到但又十分重要的问题，现在和同道们分享。

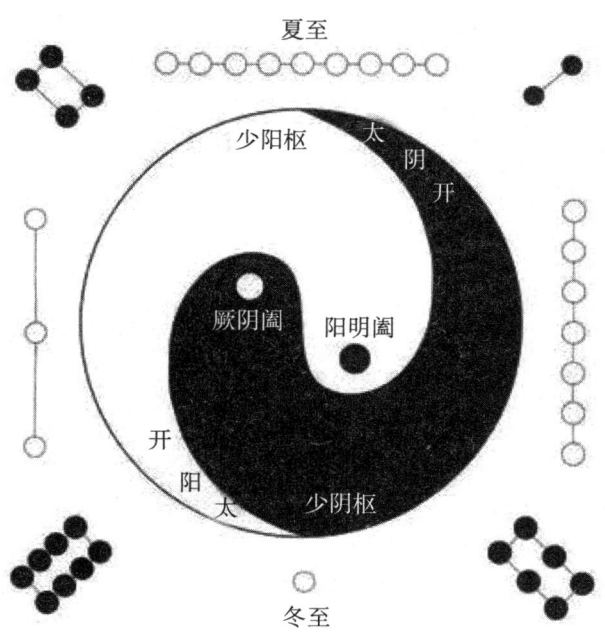

图 4-6 顾氏三阴三阳太极时相

一、六经的重点是阴阳，而不是六部的划分

我一开始的问题是按六个部分去理解六经，而没有想到中医是在元气、阴阳、五行、八卦之上逐渐发展演化而来的，六经应以阴阳来统领，虽分为六经，但更重要的是三阳是阳气主导，三阴是由阴气而论述，所以三阳三阴起得自有深意。还有就是六经辨证很早就出现，应该是早于经络，至少也是同时出现而分类应用不同，千万不要因为命名相同，而互相联系，甚至试图用十二经脉理论来解释六经辨证。

二、六经的重点是变化、转化，而不能以固定不变的思维去理解

阴阳的消长变化本来就是复杂多变的，如太阳，是阳气的起始，也是阳气的发展壮大，更是阳气最盛的阶段，如上午、中午的太阳，为开。阳明虽然阳气很盛，但已走了下坡路，开始收缩结束，更多表现的是热象，像下午的太阳，阳光不一定很大，逐渐西斜了，但气温仍在一天中较高，为阖。少阳为阴阳转化的关节点，为阳气由盛转衰，阴气由无到有，虽过程不长，但很关键，为枢。太阴、少阴、厥阴同理，太阴为阴气初始，逐渐增长，为开，但此时如阴长而阳弱，即为病理状态。少阴为阴气由盛转衰的转折点，阳气始生，此时的阴虚阳更弱，为枢，厥阴为阴气收缩阶段，入里而不出，阳或为不足，或亢而不在位，为阖。我认为因阳主外表，阴主内里，阳（精力旺盛）是多而盛为佳，阴（形体胖瘦）是足而够就好，所以才有太阳、阳明、少阳、太阴、少阴、厥阴的命名不同（不是对应关系）及先后（排列传变规律）关系。

这些关节的打通，使我对阴阳、六经有了更深刻的认识。当我再看《黄帝内经》《伤寒论》及历代各医家的著作时，也有了新的认识和理解。在临床中，应用三阴三阳开阖枢

341

理论使六经辨证明显更简单易操作，处方用药及疗效更是上了一个台阶，不断获得患者的肯定及夸奖。在获得成就感的同时，我深知中医学历经上千年的不断发展，博大而精深，自己还只是领悟了皮毛，所学所思都很有限，应该要不断学习，不断领悟，努力提高，更好地解除患者的疾苦，不愧对每一位患者的期望，不愧对中华医学几千年的传承。

早期胃癌黏膜下剥离术后溃疡辨证论治探要

（林冠凯　常州市中医医院）

内镜黏膜下剥离术（ESD）是目前治疗早期胃癌的主要方式，操作方式是通过黏膜下注射使病灶抬举，再用电刀将病灶从黏膜下层完整剥离。由于 ESD 切除的病灶较深，术后往往形成明显的"人工溃疡"，即 ESD 后溃疡。目前关于胃 ESD 后溃疡，鲜有相关中医文献报道，本文从中医角度，对其病因、病机及辨治进行分析。

一、中医病名的确定

胃 ESD 后溃疡临床表现多样，其中以上腹部疼痛为主症者可归属"胃脘痛"范畴；表现为上腹部胀闷者可归属"胃痞"范畴；部分患者无明显上腹部胀痛，而以反酸烧心为主症，或胃脘似饥、似辣、似痛，难以描述者，则应归属"吐酸""嘈杂"范畴。

二、病因病机

众所周知，早期胃癌的形成不是一蹴而就的，而是一个长期的演变过程，与"虚""毒""瘀"等病理因素关系密切，其中脾虚毒蕴为发病最重要的基础，而接受 ESD 治疗则是诱发术后溃疡的直接原因。故早期胃癌患者 ESD 后溃疡的病因主要包括内因和外因两个部分，内因为脾虚毒蕴，外因为电热、针刀对胃壁的刺激。病机可概括为脾气不健，失于升清，火毒内炽，胃失和降，总属虚实夹杂，病位在脾、胃。

1. 脾虚毒蕴　张琪教授认为早期胃癌最重要的病理基础为脾胃气虚。虽然早期胃癌患者大多数无明显症状，但实际上不论是久病致虚，还是素体本虚，早期胃癌患者均存在脾胃虚弱的潜在征象，表现为舌质暗淡，舌边多有齿痕，脉象往往细而无力，胃镜下则见黏膜变白、萎缩，病理常有腺体减少等表现，此均为脾气虚弱导致胃黏膜屏障减弱之象，手术后如失于调养、饮食内伤或情志失调则会使脾胃更伤。毒邪所伤，亦在早期胃癌的发病过程中起重要作用，常使病情加重，或致迁延不愈。毒邪分为外毒和内毒，外毒包括饮食不当、用药不当、幽门螺杆菌感染之毒等，内毒则为气滞、血瘀及情志失调日久出现的郁毒。

2. 热盛肉腐　按中医理论分析，ESD 过程中反复的电热烧灼属火热之邪，躁动炽烈，最易伤津烁血，故术中创面易出血；火毒蕴结、血脉瘀阻，局部失通利，故术后创面肿胀

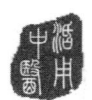

发红。剥离病变后造成黏膜缺失，创面形成溃疡，局部炎症反应较重，这些因素均符合"火热毒邪"的特点，正如《灵枢·痈疽》所言"大热不止，热盛肉腐，肉腐则为脓"。

3. 胃病及脾　胃与脾同居中焦，主受纳腐熟水谷，《素问·灵兰秘典论》云："脾胃者，仓廪之官，五味出焉。"《素问·经脉别论》云："饮入于胃，游溢精气，上输于脾，脾气散精，上归于肺。"两句原文均强调了脾胃在维持人体正常生理活动中的重要作用。手术的创伤，使脾气受损，又往往表现出正虚的一面，正如经云"胃既病，则脾无所禀受，故亦从而病焉，脾胃既病，升降失司，气机郁滞"。

三、辨证论治

张琪教授认为，临床胃 ESD 后溃疡患者总体表现为虚实夹杂，主要病机为脾虚火毒内炽，根据正虚邪实侧重的不同可见胃脘隐痛或灼痛，纳呆食少，时伴口干、口苦，反酸烧心，乏力，大便或干或溏，舌淡或红，苔薄白或黄腻，脉细弱或弦数。其认为本病主要病机为脾气不健，失于升清，火毒内炽，胃失和降，总属虚实夹杂，病位在脾、在胃；提出泻火解毒、和胃愈疡的治法，并拟定了和胃愈疡方。

和胃愈疡方主要组成为茯苓 20g，川黄连 3g，吴茱萸 1g，乌贼骨 30g，浙贝母 10g，四叶参 10g，白及 20g，延胡索 20g，白芷 10g。方中茯苓、四叶参健脾，与白芷合用，可除湿解毒愈疡；黄连、吴茱萸合用，可泻火解毒愈疡；乌贼骨、浙贝母是乌贝散主要组成，可制酸解毒愈疡；白及可生肌解毒愈疡；再有延胡索理气散瘀止痛。全方共奏泻火解毒、和胃愈疡之效。

四、结论

和胃愈疡方是张琪教授根据胃 ESD 后溃疡的发病特点总结出的基本方，泻火解毒。和胃愈疡的治法切合病机，前期临床观察表明该方有很好的促进胃溃疡愈合作用，还可能对抗 Hp 感染有效。张琪教授的用药体现了孟河医派的几个特色。①重视脾胃功能的保护。孟河医派在治疗消化系统疾病中最重要的学术思想之一就是"脾统四脏"。李东垣《脾胃论》云："脾胃虚则百病生，调理中州，其首务也。"张琪教授在治疗脾胃病时，始终以精准辨证，顾护胃气为原则，每每取得良效。②以"通"立法。《类证治裁·内景综要》云："六腑传化不藏，实而不能满，故以通为补焉"。张琪教授强调"中焦如衡，非平不安"的原则，注重调和脾胃气机之升降。③处方清灵，药味精当，收效却大，其宝贵经验值得我们学习和总结。

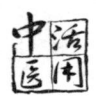

两年管式郑氏跟师与传统针法探索

（丁宇　大理州中医医院）

　　我们常常候气，因要顺天而行；也要测量地势，因要顺势而为，而"天不可量，地不可候"。作为中医，我们需要探索六气与五行在运用上的区别。

　　古人的世界观起于阴阳，六气再分阴阳为"十二"作为时间基数，天文历法都以十二进制运算较为便利。而人体也分十二经脉，可以理解为古人观察人体时应天时而画。《灵枢·九针十二原》言经气"其来不可逢，其往不可追"，意思就是我们找经气，它像风一样看不清，也抓不住，因为天时不可测量，只能等候。我们用解剖工具去测量经络，只能找到经气变化的影子，难以发现它的实质。

　　天不可量，地却可以！中华文化的天地概念不单是实体，也可以用作"象"的工具。我们扎针可以引入五行的"象"。而非死板硬套内科系统的五脏系统。

　　感应是中医传统思维认识世界的重要方式。往自己身上扎一根针感悟经气，我们可以分出酸、麻、胀、重、痛五种感觉，分属五行，在临床中体会其生克关系。地分五行就有了形势变化，可以测量，可以追寻，却不能像等风那样坐等。风的特性，往来无踪，但可以根据时机等候，在时间变量里找规律。放到人体上就是经气。五行则是另一套观察形势变化的窍门，需要主动体会和追寻，因势利导，在整个空间变化里找运用规律。找出最高效的运用方法，称为"导引"，归纳为五变（表4-1）。

表4-1　五行与人体五变

五行	人体				
	五脏	五气	五体	五志	五变
木	肝	酸	筋	怒	曲
火	心	痛	脉	喜	繁
土	脾	胀	肉	思	伸
金	肺	麻	皮	悲	迅
水	肾	重	骨	恐	律

　　以土为例：针为凶器，刺入会引动克气。刺入肌肉引动的克气为"酸"，留针机体不抗拒了就显出本气"胀"，所以刺肌内会产生"酸胀"感，有"酸"气，有"胀"气，其气来可逢，去可追。"刺土"关键手法在是否引动机体抗拒，全在针尖一点点力上，持针可控！我们变化肌以"伸"为体，以"曲"为用，就可导引土之气，事半而功倍。

　　向管老学习苦练针法这一年，看到针风池时患者低着头，笔者就想"患者低着头肌肉紧张扎针疼吧！""针扎上不敢动时间长了会很难受吧。"下意识不接受，于是错失了进步的机会。

后来为学郑氏针法跟师，郑老视频中患者低头低到极限了还要用手按两下，自己一阵发怵，还是不照做。风池的针感和传导自己也一直做不好，有些时候就想到扎神经去了。

直到梳理出"刺土法"，才联想到帽状腱膜两端连着枕肌和额肌，我们眼睛向上一望，枕肌和额肌是同时收缩的。这种结构可以看作一体，针和眼球就通过这个结构连在一起了。

原理通就好办了。嘱患者低头望脚，让帽状腱膜及两块肌肉充分牵拉。还是用 0.25mm×25mm 的针就够了，刺风池，刺至枕肌收缩一下，针感就沿帽状腱膜上去了，聚气，催气，针感慢慢就到了眼底，几个呼吸眼底就热了。后来学习郑氏方老师的押手激发经气，理解了牵拉可以不那么明显。有了气与力的思考，才觉得针法入了门。

针法本质在于以针作为媒介把信号传递到患者那里，核心不在医生怎么操作，而在于患者接受到的，就是要感受患者的"意"。就"烧山火"而言，针刺在"肉"层次，实际上是分肉，就是现代意义的筋膜上，体会到患者的意应该是客气之变"曲"，就是患者要紧紧把针握住，才可以逐渐引动脉气生火。要壮大"火势"需要微微产生"痛气"，就要保持在筋膜面上稍稍进针，多次进针引"繁"。跟师时秦晓光老师指导我不要刻意关注进针的次数，多或少一两次进针对热补法确实影响不大，这个关键点应该在多次刺激引"繁"之意。意到血脉之气就过来了，刺激不能过量，过量到产生"伸"意，肌肉一松，操作就毁了。从刺入产生克气引"曲"是相克关系，到生"繁"，过之则"伸"是相生关系，更不能进一步动"麻气"生"迅"（刺中神经），更不能进一步生"重气"刺骨，也不能规律性进针像电针一样操作产生"律"。手法既要徐徐入针又要有刺激性，既要多次操作取"繁"又要有突然性，这样的操作没有客观指标但可以有主观指标，有量化指标不能交给机器但可以传承，手法存乎一心但可以诉诸文字，这就是我们研究的意义。这就是对患者"意"的量化分析，"意"的导引理论，五气五变的生克变化。

我们有时候用 12 进制（月），有时候用 24 进制（节气），但更多用 10 进制。五六之气合参，天文历法成，掌握了天地规律的华夏人在中华大地上绽放了灿烂的农耕文化。《黄帝内经》时期的针灸也是五六合参，多次提到了"皮肉筋骨脉"五体辨证。只是可能因为"侠以武犯禁"，冷兵器时代的国家安全需要，与军武相关的医学知识传承困难。五体辨证和其他用中式思维诠释的手术解剖等外科内容自封建一统后不再是显学，大部分湮没在历史长河中。我们学习过人体解剖，懂一点西医外科，可以探讨具有传统中医思维的主观量化的中医外科体系，可以运用五行体系揭开传统针法的神秘面纱。

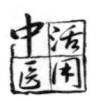

基于阴阳学说论"肺阳虚"理论渊源

（隋博文　黑龙江中医药大学附属第一医院）

　　阴阳学说哲理玄奥，彰显着中国古代唯物论与辩证法的精髓，是中医学理论赖以建立的基石。阴阳源于道，《道德经》认为宇宙万物的生成规律是"道生一，一生二，二生三，三生万物"。道是宇宙万物的主宰，其外无形，其动无踪，"迎之不见其前，随之不见其后"，是它启动并主宰着宇宙的运转，此谓"道生一"。宇宙不断的运动逐渐化生出阴阳，此谓《类经·阴阳类》之"阴阳者，一分为二也"。阴阳的不断运动就产生出了变化，这种变化就是"三"，三以数言，其体就是"气"。气源于阴阳而分为阴气与阳气，阴阳二气的运动变化出宇宙万物，是谓"三生万物"。初生万物之气为"元气"，元气为阴阳二气之合体，如发育成人之受精卵。且阴和阳是对立统一的，二者既相互对立，又相互依存，互根互用，任何一方不能脱离另一方而单独存在。因此，阴阳二气的运动所产生出的万物亦具有阴阳两种属性，正所谓"万物皆负阴而抱阳"。《素问·宝命全形论》曰："人生有形，不离阴阳。"李中梓则进一步阐明："人生之水火，即阴阳也，即气血也，无阳则阴无以生，无阴则阳无以化。"

　　历代文献中，虽记载大量关于脏腑阴阳虚实之论，却唯独于论肺阳虚者而不多见。受其影响，大多数医家在肺病辨证中，亦只论肺阴、肺气、肺津，而不言及肺阳，或将"肺气"与"肺阳"粗略等同，认为"肺阳虚"即"肺气虚"。然而通由阴阳学说，不难理解，以五脏而言，心有心阴心阳，肝有肝阴肝阳……五脏皆有阴阳，肺有肺阴，当有肺阳。

　　"肺阳"及"肺阳虚"理论的提出可追本溯源到战国至两汉的《黄帝内经》时期及东汉末年的仲景时期，《黄帝内经》中的多段经文皆阐释了"五脏皆有阴阳"以及"肺阳虚"的相关病证，《伤寒杂病论》中也对"肺阳虚"的病证及其主要治疗思路有所阐发。如《灵枢·邪气脏腑病形》曰："形寒饮冷则伤肺。"《素问·宣明五气》曰："肺恶寒。"《灵枢·百病始生》曰："重寒伤肺。"这些条文说明阴寒之邪可以损伤肺阳。《金匮要略·肺痿肺痈咳嗽上气》中则详细阐述了虚寒肺痿的证治，其云"肺痿，吐涎沫而不咳者……所以然者，以上虚不能制下故也。此为肺中冷……甘草干姜汤以温之"。如此处"肺痿"，病位在肺，性质虚寒，主要病机是上焦阳虚不能化气摄津，治用甘草干姜汤，甘辛合用，是温肺复气之法，可见仲景所称"肺中冷"即是肺阳虚无疑。

　　后世医著有关肺阳虚的记载亦不鲜见。孙思邈《千金要方·卷十七肺脏》中载有"肺虚冷"一证，既虚又冷，且其所用治方中又多用附子、桂心、干姜、细辛等温补肺阳之品，其属肺阳虚不言自明。喻嘉言《医门法律·咳嗽门》与林佩琴《类证治裁·咳嗽门》分别载有"上焦虚寒"和"肺胃虚寒"病证，但从其均以温肺汤治疗来看，当为肺阳虚。唐容川在《血证论·咳血》中明确地指出了肺阳虚亦可引起咳血，云"失血之人，多是阴虚火旺，亦有一二属肺经虚寒者，若肺肾之阳俱虚，元气不支，喘息困惫者，则宜用保元汤加

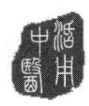

五味子，此乃温补肺阳法"。近贤张锡纯《医学衷中参西录》中有"用黄芪以补肺阳"之说，间接肯定了肺阳虚的存在。当代名医蒲辅周，不仅直接提出了"肺阳虚"的概念，而且对肺阳虚的临床表现及其病机颇有阐发，如《蒲辅周治疗经验》一书言"五脏皆有阴阳之别，肺阳虚则易感冒，因肺气虚，抵抗力弱……"

综上所述，古今众多医家已经认识到"肺阳"的存在。"肺阳"理论与临床肺系疾病治疗方法相结合也取得了较好的理论成果和良好的临床疗效，充分证实"肺阳"和"肺阳虚"理论研究具有重要价值，对进一步探讨肺阳的生理病理、分析归纳肺阳虚证的病机证治、丰富中医学藏象理论和指导临床实践都有重要意义。

运气体质与恶性肿瘤

（张东伟　安徽中医药大学第一附属医院）

五运六气学说作为《黄帝内经》重要组成部分之一，其以天干、地支作为符号，以阴阳五行相生相克关系作为说服工具，在中医整体观念的理论指导下，对气候变化、疾病发生发展等方面进行规律性总结，并且用来指导临床治疗。本文以中医五运六气理论为基础探讨肿瘤患者先天运气禀赋特征与所罹患瘤种之间的关系，为完善恶性肿瘤中医病因病机提供思路，为中医针对各类肿瘤患者实施因人制宜、辨证论治提供参考。

恶性肿瘤是指在各种致瘤因素长期的作用下，机体失去了对少数细胞正常生长凋亡的调控，导致细胞过度增殖而形成的能够侵犯其他组织的新生物。虽然人类对恶性肿瘤的研究越来越多，但其具体的发病机制仍然不详，且其发病率、病死率仍呈逐年上升趋势。根据国家癌症中心发布的数据显示，2020 年我国恶性肿瘤发病近 400 万人，死亡 200 余万人。因恶性肿瘤死亡占居民全部死因的 23.91%，位居 2015 年我国城市居民主要疾病死因第一。这给患者、患者家属及社会带来了巨大的痛苦和负担。中医药是我国医疗体系中的重要组成部分，也是我国医疗体系不同于其他国家的特色。因此，从运气体质方面，完善中医对各类恶性肿瘤病因病机的认识，充分发挥中医药在不同恶性肿瘤治疗中的诊治优势，是五运六气研究者的义不容辞的责任。

一、何为运气体质

中医五运六气的观点认为，人秉天地之气生，四时之法成，人是天地的产物，故而人的生老病死是会受到天地之气的影响。其中最为重要的是人胚胎期和出生时的五运六气特征，这决定了一个人的运气体质，其胚胎期或出生时的运气禀赋的偏颇性与后天疾病的易患性有着密切关系。而胚胎期时间较难准确掌握，故目前多以患者出生时的运气禀赋来计算其运气体质。

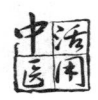

二、五运六气对体质的影响

人体体质的差异从本质上讲是气化方式的倾向性的不同。而五运六气学说本就是从气化学说取象而来，运气以"同者盛之，异者衰之"的方式影响着人体体质的形成。在运气周期内的某一时段孕育出生人，会秉承该阶段的特定的气化倾向。《素问·五常政大论》曰："胎孕不育，治之不全，何气使然？岐伯曰：六气五类，有相胜制也，同者盛之，异者衰之，此天地之道，生化之常也。"也就是说，人类的出生及成长过程皆受六气气化（厥阴风木、少阴君火、少阳相火、太阴湿土、阳明燥金、太阳寒水）及五运（木运、火运、土运、金运、水运）的影响和制约。人体五脏之气与运气相同的则得其助而气盛，相异的则失其资而气平，甚至被克伐而气衰。

1. 五运系统对体质的影响　五运，即木运、火运、土运、金运、水运，是五行学说在五运六气学说中的具体运用；五运系统，指五运配以天干构成的动态结构系统，包括大运、主运和客运，其中大运，又名"岁运""中运"，主管一年中总的五运变化，为主要研究对象。五运之间的生克制化关系作用于自然会出现某些特异性的气候变化，作用于人体则会影响脏腑盛衰，进而影响体质的倾向和疾病的发生。其按五行相生排序，五年一循环；每遇阳干（奇数干）为"太过"，表示即岁运的运气旺盛而有余；遇阴干（偶数干）为"不及"，表示岁运的运气衰少而不足。进而分为太木、少木、太火、少火、太土、少土、太金、少金、太水、少水。

2. 六气系统对体质的影响　六气系统，指六气按三阴三阳和五行规律及整合十二地支形成的整体结构系统。具体为巳亥主厥阴风木，子午主少阴君火，寅申主少阳相火，丑未主太阴湿土，卯酉主阳明燥金，辰戌主太阳寒冰。其中包括主气、客气及客主加临（客主之气的相互作用）。六气作用于自然，产生了不同的气化运行方式，即"风寒在下，燥热在上，湿气在中，火游行其间，寒暑六入"，六气周流，产生了生化的动力。六气升降出入的作用无时不刻都在影响着自然的运化和人体的健康，对人体体质的形成和变化也有着深刻的影响。其中主气每年恒定不变，客气中司天之气主管上半年气化，在泉之气主管下半年气化，对一年气化影响权重较大，故二者对体质的影响较明显。

三、运气体质与肿瘤发病的关系

通过对安徽中医药大学第一附属医院（安徽省中医院）肿瘤科自 2020 年 1 月 1 日至 2020 年 12 月 30 日期间门诊及住院部治疗的全部恶性肿瘤患者的病例信息（共 1911 例），主要包括病案号、性别、出生年月、入院诊断等观察发现以下几点。

1. 罹患恶性肿瘤患者发患者数与岁运的关系　根据年干转化为岁运，进行频数分析，结果显示，太木＞少火＞少金＞太土＞太水＞太火＞少木＞少土＞太金＞少水，其中以太木年出生的发患者数最多，其次为少火；以少水年出生的发患者数最少，其次为太金（表 4-2，图 4-7）。

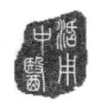

表 4-2 肿瘤患者岁运分布特征

	频数（例）	百分比（%）	有效百分比（%）	累计百分比（%）
太金	167	8.7	8.7	8.7
少水	160	8.4	8.4	17.1
太木	225	11.8	11.8	28.9
少火	210	11.0	11.0	39.9
太土	206	10.8	10.8	50.7
少金	209	10.9	10.9	61.6
太水	198	10.4	10.4	72.0
少木	180	9.4	9.4	81.4
太火	181	9.5	9.5	90.8
少土	175	9.2	9.2	100.0
总计	1911	100.0	100.0	

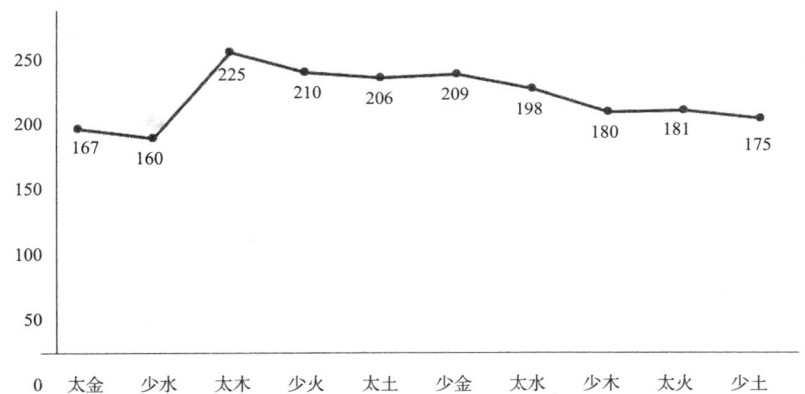

图 4-7 肿瘤患者岁运分布特征

2. 罹患恶性肿瘤患者发患者数与司天、在泉的关系（图 4-8）

3. 罹患恶性肿瘤患者出生时岁运 - 司天 - 在泉综合运气分布特征　从五运六气的角度来讲，人的禀赋受很多因素来的影响，其中以岁运、司天、在泉所表现的综合运气影响最为重要，为明确恶性肿瘤患者五运六气综合先天禀赋特征，将其岁运 - 司天 - 在泉作为一个综合因素进行研究，结果发现，出生禀赋为少火 - 阳明燥金 - 少阴君火的患者人数最多，其次为太火 - 少阳相火 - 厥阴风木、太木 - 厥阴风木 - 少阳相火，可以认为三者为恶性肿瘤的易患先天禀赋体质；出生禀赋为少水 - 太阴湿土 - 太阳寒水的恶性肿瘤患者人数最少，其次为太金 - 少阴君火 - 阳明燥金，可以认为二者为恶性肿瘤的不易患先天禀赋体质（表 4-3）。

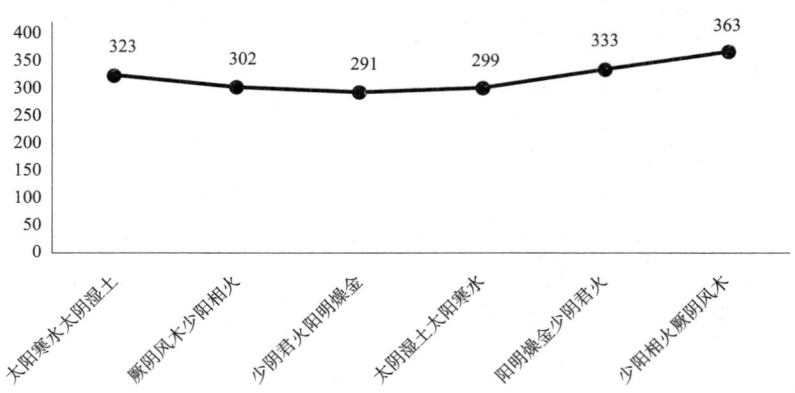

图 4-8　肿瘤患者司天、在泉分布特征

表 4-3　肿瘤患者出生时岁运 – 司天 – 在泉综合运气分布特征

	频数（例）	百分比（%）
少木厥阴风木少阳相火	57	2.98
太火少阳相火厥阴风木	81	4.24
太土太阳寒水太阴湿土	64	3.35
少土厥阴风木少阳相火	42	2.20
太金少阳相火厥阴风木	60	3.14
少火阳明燥金少阴君火	83	4.34
太木太阳寒水太阴湿土	80	4.19
太土少阴君火阳明燥金	77	4.03
太金太阳寒水太阴湿土	74	3.87
少火太阴湿土太阳寒水	61	3.19
少金阳明燥金少阴君火	60	3.14
少火厥阴风木少阳相火	66	3.45
少金太阴湿土太阳寒水	79	4.13

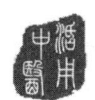

（续表）

	频数（例）	百分比（%）
太水少阳相火厥阴风木	76	3.98
太水太阳寒水太阴湿土	67	3.51
太火少阴君火阳明燥金	62	3.24
少木阳明燥金少阴君火	67	3.51
少木太阴湿土太阳寒水	56	2.93
太水少阴君火阳明燥金	55	2.88
少金厥阴风木少阳相火	70	3.66
少土太阴湿土太阳寒水	75	3.92
太木少阳相火厥阴风木	81	4.24
太金少阴君火阳明燥金	33	1.73
少水太阴湿土太阳寒水	28	1.46
太土少阳相火厥阴风木	65	3.40
太火太阳寒水太阴湿土	38	1.99
少土阳明燥金少阴君火	58	3.04
少水阳明燥金少阴君火	65	3.40
太木少阴君火阳明燥金	64	3.35
少水厥阴风木少阳相火	67	3.51
总计	1911	100

四、总结

　　恶性肿瘤是一种病因仍不明确的疾病，其发生发展受多种因素影响，其中按照出生时间所决定的运气体质与患者的罹患率有一定的关系，这与中医天人相应的观念不谋而合，而这一观点又集中体现在中医的五运六气学说中。五运六气学说的观点认为天地之气的变化对生命活动有重要影响，一是影响人的先天体质特征，出现偏颇体质导致其对某一疾病的易患性，二是影响后天疾病的发生，导致某些疾病的易发生。故有学者认为，五运六气禀赋是先天体质的主要构成要素，其所决定的偏颇体质对疾病的发生有重要影响。岁运对一年运气的变化有重要影响，反映的是全年天时民病的特点以及不同年份之间的气候、物候和疾病的差异。此次研究发现恶性肿瘤的患者在岁运分布上有明显差异，以太木年份的人数最多。《素问·气交变大论》云："岁木太过，风气流行，脾土受邪。民病飧泄，食减，体重，烦冤，肠鸣腹支满……反胁痛而吐甚，冲阳绝者死不治，上应太白星。"说明太木之年可致腹满、食少等症，脾失运化，痰湿内生，久而成积。岁运虽然对人的体质形成和疾病发生有重要影响，但同时还受到六气的影响，尤其是司天、在泉之气的影响，因此五运还需要和六气结合来看，尤其是六气中的司天、在泉之气相结合，才能确定一个人综合的运气禀赋特征。此次研究发现肿瘤患者中最常见的是少火－阳明燥金－少阴君火，最少见的是少水－太阴湿土－太阳寒水。故在治疗恶性肿瘤中可少佐温阳散结药物，而非一味清热攻伐。

本研究通过大量数据分析了门诊及住院恶性肿瘤患者五运六气先天禀赋及运气体质，所得的结果能够很好地解释恶性肿瘤的临床特征，符合实际情况。说明通过患者出生时的五运六气先天禀赋特征能够分析出恶性肿瘤的可能病因，同时有助于挖掘潜在的病机，为恶性肿瘤的防治提供新的治疗思路。但本研究只是一个初步的探索，其结果有待进一步的基础理论探讨和临床研究证实。另外体质偏颇受到的影响因素较多，如后天生活环境、饮食差异等。此外，运气体质除受岁运决定，还受主运、客运等影响，因此不能单纯依靠出生年月进行推算，必须采用取象原则来判断，并结合患者实际的症状、体征，做到理论与实际相结合。

参考文献

[1] Zhang SW，Sun KX，Zheng RS，et al. Cancer incidence and mortality in China，2015[J]. JNCC，2020，1（1）：2–11.

[2] 杨力. 中医运气学 [M]. 北京：北京科学技术出版社，1999：451–453.

[3] 杨威，白卫国. 五运六气研究 [M]. 北京：中国中医药出版社，2011：1–185.

[4] 张轩，刘一玄，刘忠第，等. 出生日期的运气特点与后天罹患冠心病关联性分析 [J]. 中华中医药杂志，2015，30（5）：1618–1623.

[5] 张洪钧. 体质概念的析定 [J]. 国际中医中药杂志，2014，36（8）：673–677.

[6] 苏颖. 中医运气学 [M]. 北京：中国中医药出版社，2009：1.

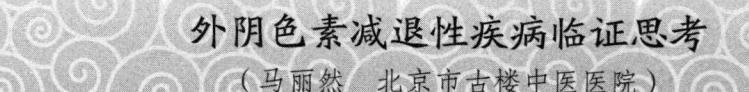

外阴色素减退性疾病临证思考

（马丽然　北京市古楼中医医院）

外阴色素减退性疾病，是一组以瘙痒为主要症状、外阴皮肤色素减退为主要体征的外

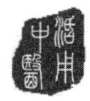

阴皮肤疾病，为外阴部位的非肿瘤性皮肤病变之一。40 岁以后女性多见。临床症状主要以阴痒、皮肤黏膜变白、粗糙、萎缩或增生皲裂，失去正常光泽、弹性为特征。由于病因不明，治疗效果不佳，存在一定的不良反应。因此诸多患者寄希望于中医药的治疗。

中医学中没有"外阴色素减退性疾病"病名，后世医家多认为其与"阴痒""阴疮"等病相似。隋代巢元方详细论述了阴痒的病因病机，提出内为脏气虚，外为风邪虫蚀。由此可见，本病发病病因可分为内因和外因，内因为肝经湿热、肝肾阴虚，外因则是风邪及虫蚀所害。

如何辨病与辨证结合，利用中医药的优势解决患者病痛，便成为一个值得思考的问题。

一、从经络循行思考本病与脏腑的关系

1. 与肝脏的关系　《灵枢·经脉》曰："肝足厥阴之脉，起于大趾丛毛之际……循股阴，入毛中，过阴器。"肝主藏血，肝血虚，阴部肌肤失养，不荣而痒。

2. 与肾脏的关系　《景岳全书》曰："肾为胃关，开窍于二阴。"肾开窍于二阴，又主藏精，若肾虚，外阴必受其影响。《诸病源候论·虚劳阴疮候》曰："肾荣于阴器，肾气虚，不能制津液，则汗湿，虚则风邪所乘，邪客腠理，而正气不泄，邪正相干，在于皮肤，故痒，搔之则生疮。"

3. 与脾脏的关系　《素问·痿论》云："前阴者，宗筋之所聚，太阴阳明之所合也。"脾胃合于前阴，又为后天之本，气血生化之源，正所谓"阳明者，五脏六腑之海"。若阳明气血不足，使得外阴组织失于濡养，故而出现阴痒、皮肤增厚或萎缩等。

二、从疾病特点分析致病外邪

《女科经论》曰："妇人阴痒，多属虫蚀所为，始因湿热不已。"饮食不节，损伤脾胃，湿浊内盛，或久居湿地，均可致水湿停聚。因湿性重浊、黏滞、趋下，易袭阴位。湿邪日久化热，再则生虫，湿热熏蒸，虫毒侵蚀则瘙痒难忍，皮肤增厚如革。

三、从病程寻找治病难点

外阴色素减退性疾病是一种慢性疾病，久病必至瘀，瘀血为病理产物，又为致病因素，瘀阻日久，甚至瘀滞不通故阴部增厚。

四、从吾师治疗女性病的特点寻找突破口

吾师丁丽仙教授为黔贵丁氏妇科第十代传人，她认为妇科诸疾，不外乎肝肾、血气、冲任之亏损；肝郁、痰湿、瘀血、寒凝为患，前者宜"盛"，后者宜"通"。她在妇科疾病的治疗上重在"盛""通"上下功夫。"盛"者乃充足旺盛之意。"留得一分阴血，尚存一分生机"体现"盛"；"通"者乃通利条达之意，"祛除一分郁滞，调和一分血气"体现"通"。针对本病，滋补肝肾即为"盛"，活血通络即为"通"。

外阴色素减退性疾病病位在外阴，肝肾阴虚、湿邪蕴结、瘀血阻滞为主要病机，治疗

以滋补肝肾之阴、清热解毒止痒、活血通络为大法，内外兼治，疗效颇佳。方法如下。

口服方：熟地黄 12g，山茱萸 12g，女贞子 12g，墨旱莲 12g，制首乌 12g，山药 20g，鸡血藤 12g，丹参 15g，茯苓 12g，泽泻 10g，蛇床子 10g，葶苈子 10g，莱菔子 6g，白鲜皮 15g。阴虚血热重者，熟地黄易生地黄；湿热重者加土茯苓、白花蛇舌草；破溃者加生黄芪或白及；失眠者加炒枣仁、制远志。

外洗方：山药 20g，补骨脂 20g，山茱萸 15g，丹参 30g，当归 15g，苦参 15g，地肤子 15g，白鲜皮 15g，蛇床子 15g，地丁 15g，野菊花 15g，皂角刺 15g，紫草 15g。破溃者，可酌加白及；皮肤增厚者加乳香、没药；外阴灼热瘙痒者加冰片。上药水浸泡 30 分钟后，浓煎，大火煮沸，后改文火再煎 20 分钟。煎煮后趁热熏蒸患处，待温度低于皮肤温度时，用无菌纱布蘸取外敷患处 15 分钟。若初期痒甚，可给予曲安奈德乳膏及维生素 E 乳等比例外涂患处。

参考文献

[1] 谢幸，孔北华，段涛. 妇产科学 [M]. 第 9 版. 北京：人民卫生出版社，2018：236.

[2] 张玉珍. 中医妇科学 [M]. 北京：中国中医药出版社，2002：328.

[3] 丁丽仙. 丁启后妇科经验集 [M]. 北京：中国中医药出版社，2014：28.

浅谈急性冠状动脉综合征窠囊从毒论治

（戴金　浙江省中医院）

急性冠状动脉综合征（急性冠脉综合征）属于中医学"胸痹心痛""真心痛"范畴，是以冠状动脉粥样硬化斑块破裂或侵袭，继发完全或不完全闭塞性血栓形成为病理基础的一组临床综合征，包括不稳定型心绞痛、急性非 ST 段抬高性心肌梗死和急性 ST 段抬高性心肌梗死。急性冠脉综合征是冠心病的一种严重类型，虽然现代医学采用冠状动脉介入治疗等方法降低了致残率和病死率，但在我国急性冠脉综合征引起的死亡人数仍居高不下，呈明显上升趋势。

一、动脉粥样硬化斑块与窠囊

动脉粥样硬化斑块与中医学"窠囊"理论极其相似，喻嘉言《寓意草》所云"窠囊之痰，如蜂子之穴于房中，如莲实之嵌于蓬内，生长则易，剥落则难"，正符合动脉粥样硬化斑块的病理生理学特点。"窠囊"最早源于宋代许叔微提出的"痰湿、痰饮成癖囊"，到元代朱丹溪首创"痰挟瘀血，遂成窠囊"，首次明确提出了痰瘀互结是窠囊的病因基础，这与目前认为的冠心病基本病机相符。

二、急性冠脉综合征与毒邪

急性冠脉综合征斑块不稳定或者破裂，可以理解为窠囊的进一步恶化。我们在研究中发现，巨噬细胞的极化失衡是导致斑块不稳定的重要因素。斑块中巨噬细胞极化从中医理论可视为机体正邪交争的一种动态改变，此处的"邪"早期即为无形之邪，后期即为有形的痰瘀互结之邪。在动脉粥样硬化初期，邪气初犯，正气尚强，斑块局部主要以抗炎型巨噬细胞浸润为主，斑块趋于稳定。随后，在斑块进展期，邪气渐盛，正气渐衰，促炎型巨噬细胞极化增强，而抗炎型巨噬细胞极化减弱。最终，在动脉粥样硬化后期甚至斑块破裂期，促炎型巨噬细胞大量浸润，炎症因子分泌增加，斑块不稳定性增强，严重时可发生心血管事件。所以，动脉粥样斑块不稳定或者破裂，是痰瘀之邪的进一步发展，即形成毒邪。国医大师陈可冀老先生也认为导致斑块不稳定的炎症因子、细胞因子、炎症细胞均可归属于中医学"毒"的范畴，毒之损害是动脉粥样硬化斑块不稳定的重要中医病机之一。

《说文解字》云："毒，厚也，害人之草。"《金匮要略》又云："毒，邪气蕴结不解之谓。"两句原文均表明毒是一种致病能力很强的邪气，是普通邪气在聚集、蕴结、壅阻等状态下，表现出"厚"的特征，致病能力明显增强，并能使人体产生急、危、重证候。《太平圣惠方》云："邪毒之气，入于脏腑，攻击于心络，故令心腹刺痛也。"《灵枢·厥病》云："真心痛，手足青至节，心痛甚，旦发夕死，夕发旦死。"胸痹心痛痰瘀互结黏滞日久，胶结不愈，可致邪毒内伏，痰瘀与毒邪互为因果，恶性循环，最终导致窠囊恶化，斑块破裂，形成急性冠脉综合征。

三、临证经验

笔者团队基于胸痹痰瘀互结的基本病机，创立痰瘀同治基本方为全瓜蒌、薤白、石菖蒲、郁金、丹参、水蛭、茯苓、陈皮。其中全瓜蒌、丹参共为君药，瓜蒌性味甘寒，既能清热化痰，又能散结涤痰；丹参性微寒味苦，既行血又养血，两药合用起到化痰破血作用；薤白、水蛭共为臣药，薤白温通滑利，通阳止痛，水蛭功善活血祛瘀，两药增强君药利气化痰、散节宽胸、行血破血、养血生血之功；石菖蒲和郁金、茯苓和陈皮共为佐使药，石菖蒲和郁金源自北京名医施今墨，两药合用具有化湿豁痰、清心开窍作用；茯苓和陈皮源自名中医蒲辅周，两药合用具有化痰除湿、理气健脾作用。针对急性冠脉综合征，往往在痰瘀同治方基础上加减黄连、黄芩、金银花、玄参、连翘、姜黄、大黄等清热解毒活血之药，效果颇佳。

运用五运六气思维治疗肺癌术后身痛伴失眠案1例

（姚娓　大连医科大学附属第二医院）

患者，女，68岁，1951年7月9日生。2019年9月19日初诊。

病史：2018年9月因左肺癌行肺叶切除术，术后胸口痛、后背痛，20余天前出现全身多处关节、肩膀痛，腿痛，部位不固定，夜间疼痛加重，影响睡眠。遇热痛缓，遇冷加重。汗多，为凉汗，饮食可，大便正常，患者长期照顾病患，常有乏力感，情绪较为焦虑。服用镇痛药后未缓解，仍疼痛难忍。二便正常。脉沉弱，舌边暗红，苔白略腻，有裂纹。

处方一：制附子（先煎）10g，炒白术15g，茯苓15g，白芍15g，党参15g，五味子15g，熟地黄25g，鹿角霜10g，盐巴戟天15g，盐杜仲15g，山茱萸15g，炮姜5g。7剂，水煎，每日早、午饭后服，每次150ml。

处方二：柴胡10g，清半夏15g，党参15g，炙甘草10g，黄芩15g，桂枝10g，茯苓10g，龙骨（先煎）30g，牡蛎（先煎）30g。4剂，2日服1剂，水煎，每日晚饭后服，每次150ml。

1周后复诊时患者诉胸口痛、腿痛、肩膀痛均好转，全身多处关节痛均有减轻，不需要服用镇痛药。睡眠好转，醒后可入睡，出汗减少，但仍觉无力，饮食可。脉沉弱，舌边暗红，苔白略腻，裂纹减轻。予前方14剂，患者复诊诉服药后睡眠较好，自觉身上有力，周身疼痛明显好转。后续用前方巩固治疗，诸症悉愈，随访1年无复发。

【按】本例患者为平素劳累体虚，术后损伤阳气所致。阳气虚衰，寒湿内盛，不能通达周身，故关节疼痛明显，遇寒加重；督脉为阳脉之海，故背痛尤为明显；阳虚不固导致津液外泄，故频出冷汗。《素问·宣明五气》云："五脏化液，心为汗。"患者术后多汗易伤及心阳，心失所养造成焦虑、睡眠差。故治宜助阳化湿，温通经脉，安神定志。予附子汤合五味子汤、柴胡加龙骨牡蛎汤口服。患者阳虚而不能温煦濡润导致不荣则痛，故选用附子汤温阳散寒止痛。附子汤为《伤寒论》中治疗阳虚湿重的方剂，第305条云："少阴病，身体痛，手足寒，骨节痛，脉沉者，附子汤主之。"从运气角度考虑，患者生于辛卯年（1951年7月9日），阳明燥金司天，少阳相火在泉，三之气，阳明燥金加临少阳相火。六辛年岁水不及，湿乃盛行。就诊时为己亥年四之气，少阴君火加临太阴湿土，己亥年为土不及之年，二者叠加则土败水侮，阳虚湿重。清代医家黄元御云："背恶寒者，督脉之阳衰，太阳寒水之旺，少阴水旺，阴凝气滞，故骨节疼痛。"故结合患者症状选用《三因极一病证方论》中六辛年的主方五味子汤。五味子汤与附子汤合方，加强温经通脉、助阳化湿、补虚达邪的作用。方中附子温补肾阳，通经活络，合以苓、术，可并走皮内，祛寒逐湿；辅以党参益气养血，芍药缓急止痛。熟地黄滋补肾阴；五味子酸收阴阳；巴戟天祛风除湿。以咸温之鹿茸补血益髓，杜仲、山茱萸补益肝肾，平肝潜阳，起到补子实母的作用。柴胡加龙骨牡蛎汤为《伤寒论》治疗"胸满烦惊，小便不利，谵语，一身尽重，不可

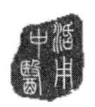

转侧者"而设，临床常用于治疗各种失眠病证，其是在小柴胡汤的基础上加减而成，方中柴胡、黄芩和解少阳；党参、半夏辛温化饮；桂枝、茯苓温化水湿；重用龙骨、牡蛎安神定志，交通阴阳；考虑患者术后体虚，故去原方中过于苦寒的大黄。全方从"三阳并病而从治少阳"入手，有和解少阳，重镇安神之功。本方对该病例中患者多汗、乏力、情绪不畅、睡眠差等症状都有很好的作用。从症状表现来看，患者的失眠与周身疼痛相关，然而深入考虑，阳气虚损，阴阳不交才是失眠发生的根本病机，故通过上述处方进行治疗，疗效显著。

该病案在辨证时将八纲辨证、六经辨证、运气学说等结合起来综合分析。《素问·至真要大论》曰："时有常位而气无必也。"在运用运气方的同时也应打开思路，不是逢某年必用某方，而是根据证候等综合分析，将西医诊疗和中医的天人合一，运气思维结合起来，达到较好的效果。

参考文献

[1] 迟华基．内经选读 [M]．北京：高等教育出版社，2008：91.
[2] 张仲景．伤寒论 [M]．钱超尘，整理．北京：人民卫生出版社，2005：88.
[3] 孙洽熙．黄元御医学全书 [M]．北京：中国中医药出版社，1999：530-531.

肿瘤疾病论治中的若干问题

（李亮　镇江市中医院）

恶性肿瘤（癌症）已经成为严重威胁人类健康的主要公共卫生问题之一。由于古代文献中没有专门的关于肿瘤诊治的专著，只有零星分散的记载，导致目前中医界对于这个高发病的认识和治疗莫衷一是。笔者从事肿瘤工作十余年，发现目前肿瘤治疗中存在以下几点亟待解决的问题，并发表自己的一些心得体会。

目前中医界关于恶性肿瘤的病因病机的认识，多数医家认为属于"正虚邪实"，治疗上以"扶正祛邪"为根本大法；但在具体操作上偏重"正虚"还是"邪实"，观点不尽一致，主要有两种倾向。以"正虚"为主者强调内伤学说，以"邪实"为主者则提出癌毒学说。笔者认为，这种认识比较笼统，肿瘤确有一定的共性，但具体到每一种肿瘤，由于发病部位的不同，临床表现不同，具体的病机可能大相径庭。而且这种情况本质上是因为肿瘤分期、分型的不同，伴随着有人体虚弱程度的不同，仅属"正虚"与"邪实"程度的不同，不属本质差别，仍属"正虚邪实"理论在临床的应用发挥。"正虚"不离人体五脏六腑、气血阴阳的功能紊乱失调，故在"正虚"病机的探讨上，各家观点较易趋向一致，而在"邪实"病机上由于目前仍没有统一认识，或以"毒"论，或以"痰"论，或以"瘀"论。但在治疗上，各家几乎都常规使用所谓的"抗癌"药，而这些药绝大部分属苦寒清热药。"抗癌解毒药"解的是何种毒，具有抗癌作用方向，如何应用更为合理，则欠缺深入严谨细致的探讨与阐释。

当前在治疗肿瘤方面比较突出的一个流派就是扶阳派，扶阳派强调阳气在人体中的主导作用，临床善用附子、干姜、细辛、桂枝等温阳药，其对肿瘤的认识宗《黄帝内经》所论。《灵枢·百病始生》曰："积之所生，得寒乃生，厥乃成积。"《素问·阴阳应象大论》曰："阳化气，阴成形。"《素问·举痛论》曰："寒气客于小肠膜原之间……故宿昔而成积疾。"扶阳对部分肿瘤的治疗确实取得了不错的疗效，但肿瘤疾病的复杂性决定了其不是单一因素致病，而是多因素长时间共同作用的结果。

笔者临床观察治疗肿瘤多年后，认为肿瘤虽然有一定的共性，但具体到每一种肿瘤的病因病机，发现都有其独特性，应将对肿瘤的认识纳入一个体系中，逐渐将其发病的全过程认识清楚，而目前我们使用的体系中,《伤寒论》的六经体系应该是最成熟完备的。应用六经辨证可以准确把握疾病的表里、寒热、虚实等性质，而且能驾驭疾病繁复的变化趋势，即六经辨证能从宏观上掌控疾病的病位、病性、病势。因此，可以说六经辨证是包容了脏腑辨证、卫气营血辨证、三焦辨证的基本的辨证总则，正如柯琴所说"仲景之六经，为百病立法，不专为伤寒一科，伤寒杂病，治无二理，咸归六经之节制"。而目前临床因为中医内科学的影响，大家习惯于使用脏腑辨证与八纲辨证，陆九芝慨叹"废六经则百病失传"，去古既远，圣训湮灭，对此，有必要阐明六经辨证是适用于外感、内伤的一切疾病辨证论治的准则。

再者，具体到每一位患者，其体质因素是我们临床辨治的基础，而对体质认识最高的境界为五运六气。从五运六气学说的角度分析患者的先天体质及发病时间对疾病的影响，从而为疾病的论治提供更精准的信息，而且学习五运六气可以从五行相生相克的角度更加灵活地应用五行之间的关系，来完善对肿瘤的转移认识。

关于肿瘤治疗中存在的问题有以下几点。

1. 乱用大方、复方　许多肿瘤医生在治疗肿瘤过程中，因为抓不住病机，处方上堆砌药物，一张方子涵盖气血阴阳、寒热温凉、痰水瘀毒，彻底失去中医辨证的精华，而且处方价格高昂，徒增患者负担。

2. 乱用虫类药、毒性药　虫类药在某些顽固性疾病中确有其独特的疗效，毒性药自古都是慎用药，中病即止。而某些肿瘤医生打着"以毒攻毒"的幌子，长期大剂量使用这类药物，戕伐胃气。中医自古讲究保胃气，常说"有胃气则生，无胃气则死"，尤其是肿瘤患者，常伴有消化功能下降的情况，长期服用这类药物极易引起严重后果。

3. "万金油"式用药　部分医生只看舌苔，不究脉象，抱着但求无过，不求有功的思想，既不敢越雷池一步，又羞于说不识此病，凡处方必用四君、四物，美其名曰用药轻灵，扶正祛邪。

恶性肿瘤当前虽然是高发病，但我们对它的认识和治疗，仍然很浅显，故在治疗上，还在摸索的道路上缓慢前进，望各位同道，勠力同心，发扬国粹，造福人民，此之为幸！

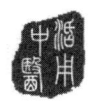

扶阳理论结合石氏伤科理筋手法在颈腰综合征中的应用
（程英雄　广州中医药大学第三附属医院）

颈腰综合征是人类所特有的疾病，是由颈、腰椎间盘的退行性改变及相应椎间关节、关节突关节的退变、脊椎周围软组织痉挛，内环境代谢紊乱，以及先天后天因素导致脊柱侧弯、脊椎不稳等，致使椎管内脊髓、硬膜囊或神经根受压，从而出现颈肩腰腿疼痛，四肢麻木或感觉障碍等一系列症状。中医学目前尚未有相对应的病名，但根据发病机制以及临床症状，可将其归为"痹证"范畴，石氏伤科认为脊柱关节正常的间隙或相对位置关系发生了细微的改变，将其归于"骨错缝、筋出槽"，笔者师承云南吴佩衡扶阳学术流派传承人彭江云教授和上海石氏伤科流派传承人詹红生教授，将二位的学术思想和临床经验相融合，用于治疗颈腰综合征，颇多效验。现分享验案一则如下。

梁某，女，62 岁，2021 年 1 月 21 日初诊。

病史：颈腰部疼痛伴头晕不适 1 年，既往有浅表性胃炎病史，平素有少许阵痛，现患者颈、腰部疼痛不适，易疲乏，头晕，双上肢、双足背麻木，全身易汗出，尤以双手心、双足底、头面部明显，恶寒怕冷，四肢欠温，易发口腔溃疡，睡眠差，梦多，口干、口苦，大便溏，每日 4～5 次，小便次数多、量少，舌淡胖，苔薄白，边有齿痕，脉细，沉取乏力。综合四参，诊为"颈腰综合征"，当即予以按拨揉推松解理筋，随后运用侧卧斜扳、坐位旋提扳手法实现精准整骨合缝，患者即感头晕减轻，疼痛减轻，辨证为肾阳不足，三阴不升，相火不潜，寒湿痹阻，治以扶阳固本，升举三阴，潜阳安神，散寒除湿通络。

处方：吴萸四逆汤合潜阳封髓丹加减。淡附片（先煎）15g，干姜 10g，炙甘草 10g，吴茱萸 10g，醋龟甲（先煎）10g，盐杜仲 15g，白术 15g，川芎 10g，陈皮 10g，乌梅 15g，乌药 10g，姜厚朴 10g，苦杏仁 10g，肉桂（焗服）3g，生龙骨（先煎）30g，生牡蛎（先煎）30g，黄柏 10g，砂仁（后下）10g，细辛 3g，川牛膝 15g，盐补骨脂 10g，延胡索 15g。3 剂，煎服，每日 1 剂，水煎 400ml，分早晚 2 次，饭后温服，忌冷饮。

二诊（2021 年 2 月 4 日）：患者反馈服药后颈、腰部无明显疼痛，头晕明显减轻，服药第二天起口腔溃疡开始愈合，三天后完全愈合，至今未再复发，汗出明显减少，无恶寒，无口干口苦，纳眠可，大便正常，小便次数减少，胃脘再无出现阵痛，双上肢和下肢仍感麻木。在上方基础上加蜈蚣 1 条，加强通经活络功效，7 剂。

三诊（2021 年 2 月 25 日）：患者无明显颈、腰部疼痛，无头晕不适，偶感双上肢、下肢麻木感，但较之前明显减轻，睡眠佳，二便调，舌淡红，苔薄，脉细。嘱患者加强导引锻炼，调节饮食，避风寒。

【按】石氏伤科主张"以气为主、以血为先"，詹红生教授在该理论基础上，发展了筋骨理论，提出"筋出槽、骨错缝"新观点，认为"筋出槽"是指筋的形态结构、空间位置或功能状态发生了异常改变。"骨错缝"是指骨关节相对解剖位置关系发生了细微的异常改变，根据颈腰综合征发病特点，符合"筋出槽、骨错缝"病理特点，在本病案中，"筋出槽"主要表现为筋弛、筋强、筋转、筋粗、筋缩、筋挛等形式，进行"定性、定位、定向"诊断，先采用按拨揉推松解理筋，随后运用侧卧斜扳、坐位旋转整脊复位，纠正颈腰椎"骨错缝"，达到"骨正筋柔"，如《医宗金鉴》提出"当先揉筋，令其和软，再按其骨，徐徐合缝，背脊始直"，患者即感头晕减轻，颈腰疼痛缓解，取得了立竿见影的效果。

该患者素体阳虚，感受风寒湿邪，痹阻筋脉，日久累及肝脾，肝失疏泄，脾失运化，不能升清降浊，肾水不能上济于心，心火不能下交于肾致心肾不交，故见恶寒怕冷、四肢欠温、头晕不适、纳眠差、口腔溃疡、口干口苦、大便溏、小便清长等症，舌淡胖，苔薄白，边有齿痕、脉细、沉取乏力亦为肾虚寒凝之象。本病病机为肾阳不足，三阴不升，相火不潜，虚阳外越，寒湿痹阻，治以扶阳固本，升举三阴，潜阳安神，散寒除湿通络。扶阳重阳是扶阳学派的重要学术思想，如清代医家郑钦安强调"坎中一阳是人身立命之本，阳气充足，阴气全消，百病不作，阳气不足则阴气弥漫"。《医理真传·卷二》云："三阴经病，邪多从阴化，阴盛则阳必衰，以回阳为先。"拟方吴萸四逆汤合潜阳封髓丹加减，这一治法体现了吴氏扶阳理论。吴萸四逆汤乃补火生土之专方，"潜阳丹""封髓丹"来自扶阳学派宗师郑钦安，纳气归肾，补益三焦。吴佩衡先生在临床上把这两个方剂结合起来使用，使其在临床应用得到了飞跃的发展。方中附子温阳散寒、通络止痛，吴茱萸疏泄肝气，降厥阴寒气，加乌药、川芎、陈皮、厚朴、杏仁等加强温中疏泄、调和肝胃、健脾利湿、升清降浊之功，肉桂引火归元，生龙骨、生牡蛎、黄柏、砂仁等潜阳安神，诸药合奏阴阳平和之功。

本案将云南吴佩衡扶阳学术流派学术思想和上海石氏伤科流派学术思想相融合，中药口服内调阴阳不和，手法导引外治筋骨失和，实现筋骨并重、内外兼治、整体局部相结合，从而恢复颈、腰和人体"骨正筋柔、阴平阳秘"的生理健康状态。

参考文献

[1] 肖正军，樊成虎，宋渊. 从治未病思路探讨推拿手法防治颈腰综合征 [J]. 中医药临床杂志，2015，5（27）：616-619.

[2] 张明才，石印玉，黄仕荣等. "骨错缝筋出槽"与颈椎病发病关系的临床研究 [J]. 中国骨伤，2013，7（26）：557-560.

[3] 吴生元. 扶阳理论与临床实践 [M]. 北京：人民卫生出版社，2016：3-9.

[4] 刘峻承，郑德勇. 应用吴氏扶阳理论治疗膝骨关节炎的体会 [J]. 光明中医，2018，11（33）：1651-1652.

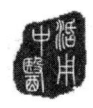

补肾须调肝健脾浅论
（钱锐　云南省中医医院）

肾为先天之本，肾中精气生来就有，渐长渐消，为人一生盛衰之本。现代人因熬夜、不控制欲望等出现肾精亏耗，属常见病证。临床上常常以补肾之法治之。

补肾的方法很多，《金匮要略》列肾气丸始，历代都有发挥，最著名的是明代张景岳提出的"善补阳者，必于阴中求阳，则阳得阴助而生化无穷；善补阴者，必于阳中求阴，则阴得阳升而源泉不竭"，并据此创立的左归饮、右归饮至今仍是补肾的重要方剂。

肝、脾两脏关系密切，同时又均与肾有着紧密联系，而脏腑联系的根本表现形式就是升降出入。《素问·六微旨大论》曰："出入废，则神机化灭；升降息，则气立孤危。故非出入，则无以生、长、壮、老、已；非升降，则无以生、长、化、收、藏。故器者，生化之宇，器散则分之，生化息矣。故无不出入，无不升降。"肝、脾、肾三脏脏腑气机的升降出入实际上是"双回路"。一般来说，生理上肝木克脾土，脾土克肾水，肾水生肝木；病理上肝乘脾，土凌水，水不涵木亦为常见，这是简单变化，实际人体更为复杂，主要原因就是肾济水火。脾土之用需要肾水滋养、肾阳温煦和肝木升发，肝木之用赖于肾水温升和脾土化生气血，而肾水潜藏则需要肝木条达、肝血滋养和脾土制约、脾气滋生。

以补肾代表方六味地黄丸为例，方中重用熟地黄，滋阴补肾为君，其他五味药亦不可或缺。山茱萸养肝血，肝阴血旺则肾精足；山药益脾，脾健则化生有源，可滋肾水；泽泻利湿泄浊，以降为用，制约熟地黄之滋腻；牡丹皮清泄相火，防山茱萸之温涩；茯苓淡渗健脾，并助山药之健运。通称"三补""三泻"，实际补肾主药仅熟地黄一味，其他大都是通过作用于肝脾来协助熟地黄补肾的。

临床上补肾采用单一治法往往疗效不佳，更是不能单独使用或加用一堆补肾药物，为求速效，反成流弊。宗《医宗必读》"气有余者伐之，木之属也。伐木之干，水赖以安。夫一补一泻，气血攸分；即泻即补，水木同府"之意，结合黄元御《四圣心源》"肝木即肾水之温升者也，故肝血温暖而性生发。肾水温升而化木者，缘己土之左旋也，是以脾为生血之本"所论，认为在补肾基础之上，再从肝、脾入手，可以达到更好的疗效。补肾需调肝，肝气平则郁火清，肝血旺则相火不亢；补肾需理脾，脾健则生化有源，脾运则火（命门）土互生，肾阳可固。肝、脾、肾三脏的气血阴阳升降出入与肝脾功能协调有着重要关系。

正因为如此，临床中针对肾虚的患者，在补肾同时须调肝健脾。组方中常加用疏肝解郁和健脾益气之药来调理肝脾，如白芍、牡丹皮、郁金等使肝气得疏，郁火得解；如黄芪、白术、陈皮等，使脾运如常，滋生有源但肾水不上泛。三脏相互资助相互平衡，肝疏脾健肾安，从而达到更好的临床效果。当然，补肾需分阴阳，不同情况需要使用不同的补肾治法，疏肝解郁和健脾益气虽均可配合使用，还需根据实际进行调整，不能喧宾夺主。

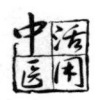

从营卫再论汗证的治疗

（张建飞　长治市中医研究所附属医院）

　　出汗为人体的一种正常生理状态，可以维持人体体温正常，同时对促进体内代谢废物的排出和维持体内外环境平衡起着重要调节作用。如营卫功能失调，引起不正常的汗出，从而造成患者身体感觉不适或产生一种疾病状态。

　　汗证的范围很广，包括无汗、战汗、自汗、盗汗、绝汗及黄汗等。本文所论为内伤所致的自汗和盗汗，不包括外感表证和湿热内伤等的汗出异常。

一、调营卫和汗出的关系

　　营卫二气是人体生命活动的物质基础和重要保证。汗乃津液所化，脾胃为水谷之海。借助脾胃阳气蒸腾气化，布散于人体肌表和洒陈于三焦、五脏六腑。肌表、腠理得以濡润，而卫气护于外，营气守于内，营卫协调而各司其所，故汗孔开阖有度。如营卫二气开阖失常，卫气失于固护，营阴失于内守。营卫功能失调，腠理开阖异常，导致汗液不能收敛而排泄太过。阴阳二气合成圆运动，一开一阖。营气疏泄，病在开；卫气收敛，病在合。开阖失度故汗出异常，故治疗汗证仍要以调营卫为主，取麻黄疏泄卫气之收敛，以交营气为主；取芍药收敛营气之疏泄，以交卫气为主。桂枝与麻黄配以调理卫气护外，桂枝与芍药配以调畅营阴以内守，共同协调以恢复肌表营卫二气的正常生理功能，为治疗汗证提供理论依据。

二、调营卫和调肝的关系

　　肝藏血，汗血同源，血藏于肝，可以保证人体储备血量充沛，汗液才能生化有源。《黄帝内经》载"女子七七，任脉虚，太冲脉少，天癸竭，地道不通，故形坏而无子也"和"男子七八，肝气衰，筋不能动，天癸竭，精少，肾藏衰，形体皆极"。成人年过半百，精血不足是其身体和生理的发展趋势。此时人体气血阴阳失常，不能相互协调，营卫失和而致汗出异常就有了病理基础。气属阳，主动，主煦。血和津液属阴，主静，主润。气是津液在体内正常输布运行的动力，津液的输布、排泄等代谢活动均离不开气的推动作用和升降出入运动。肝气的生理功能主升、动和散，肝主疏泄，肝气又主调畅全身气机，并对于全身血和津液的输布和运行起重要的调节作用。如肝气不足，气化功能下降而疏泄失常。同时摄津功能失常，体内津液固摄不足而大量流失，血和津液输布失常而外渗于肌肤，表现为汗出异常。因此，在汗液生成的输布过程中阳气的蒸腾，肺气收摄，肝血充足相互协调共同起到了重要作用。取生脉饮以补气养阴，补肝肺气摄津液，补肝血恢复肝主疏泄的正常生理功能。

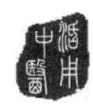

三、调营卫和阴虚内热的关系

年过半百精血亏虚，阴阳失衡，阴虚而生内热，故寒热顿生。取青蒿鳖甲散以清虚热，安心神。阴液静而内守，营卫自调，故可温分肉、肥腠理。

四、验案举隅

本院职工，女，46 岁，2021 年 2 月 2 日初诊。主诉口疮 1 周。

现病史：1 月前起口疮刚愈合，1 周前又生口疮，程度较 1 月前明显轻。但目前汗出明显，睡眠不实，易醒，每晚 1～2 次，不定时烘热，热汗出，每日 2～3 次，伴气短胸闷感，饮食大小便无异常。

辨证：气血不足，虚热内生，心神不宁。

诊断：口疮（阴虚不足，心火上炎），汗证（气血不足，营卫失和）。

治则：补心气血药，清心安神止汗。

处方：党参 20g，醋五味子 10g，麦冬 10g，柴胡 15g，黄芩 10g，清半夏 8g，青蒿 10g，牡丹皮 10g，知母 4g，生地黄 7g，煅牡蛎 30g，煅龙骨 30g，桂枝 6g，白芍 12g，广藿香 2g，细辛 1g，川木通 10g，淡竹叶 10g，生甘草 4g，3 剂。

二诊（2021 年 2 月 5 日）：口疮同前，程度轻，汗出略减少，睡眠好转，气短胸闷缓解。考虑汗出变化不大，加麻黄附子细辛汤，辛温以增强调营卫，恢复温分肉、肥腠理功能。治疗补气养阴以补肝通心阳，止汗，加重清虚热重镇安神。

处方：党参 20g，醋五味子 10g，麦冬 10g，柴胡 15g，黄芩 10g，清半夏 8g，青蒿 12g，牡丹皮 12g，知母 4g，生地黄 12g，煅牡蛎 40g，煅龙骨 40g，桂枝 7g，白芍 12g，麻黄 2g，细辛 2g，附子 1g，川木通 10g，淡竹叶 10g，生甘草 4g，3 剂。

三诊（2021 年 2 月 10 日）：口疮略减轻，汗出明显减少，睡眠改善，自感不定时头蒙感，腮帮易牙咬伤，加祛水饮药。其他治疗方案同前。

本案通过调营卫，补气养阴，清虚热安神思路来治疗汗证，明显优于其他的治疗方法，可供大家参考。

水湿痰饮的实质与现代医学本质述析

（任爽　中国医科大学第一附属医院）

一、水湿痰饮实质探析

水、湿、痰、饮本属一类，同源异流，均是脏腑代谢失常，水液运化障碍形成的病理产物，难以截然分开，且四者之间可相互转化，或兼夹出现，如痰湿、水湿、水饮、痰饮等。但因量、质、停留部位与表象的不同，而命名、治疗有异。

1. **性质** 按照张仲景六经辨治体系，中焦虚寒为导致水湿痰饮停聚的内在因素，故因此水湿痰饮归属于"太阴病"范畴，即均为阴寒性质的病理产物。

2. **形质** 就其形质而言，稠浊者为痰，清稀者为饮，清澈澄明者为水，而湿乃是水气弥散于人体组织中的一种状态，易困阻脾土。

3. **分类** 水、湿、痰、饮各自具有不同的分类方式。水依据属性可以分为阳水及阴水。湿依据形成原因可以分为外湿及内湿。痰有有形与无形之别。饮根据停留部位进行划分。

4. **成因** 水、湿、痰、饮均肺脾肾功能失调，三焦气化失调，气机不畅，津停为患。

5. **病位** 水多溢于肌表，以头面、眼睑开始，或起于四肢、腹背。湿流关节，水溢肌肤，以肢体、关节、肌肉、经络、骨节为主要病变部位；痰则外达皮肉筋骨，内连脏腑经络，无处不到，致病范围广泛。饮多停留于胃肠、胸胁、四肢等脏腑组织的间歇或疏松部位。

6. **症状** 水多溢于皮肤肌表，以头面、下肢水肿，甚则一身悉肿为主。外湿邪致病临床表现以身痛、肢体屈伸不力为主，内湿致病则以倦怠、乏力、食欲不振为主要表现。痰之为物，随气上下，无处不到。痰湿阻肺，则见痰多、咯痰；痰阻于肠，则见腹胀、肠鸣；痰浊上蒙，则见眩晕、癫狂；痰留于胃，则见恶心、呕吐；痰迷心窍，则见神昏、痴呆；痰火扰神，则见精神狂躁；痰气阻喉，则见如物梗阻。饮停于不同的部位则表现为不同的症候。其中，饮在肠胃，沥沥有声；饮滞胸胁，咳唾引痛；饮停胸膈，咳逆浮肿；饮溢肌肤，水肿身痛。

二、治疗原则

根据水湿痰饮实质，提出共性治疗原则为治病求本，注重肺、脾、肾的治疗。而三脏之中，脾运失司，首当其冲，故首当实脾；治本用温，"病痰饮者，当以温药和之"，温上以复肺宣发通调之职，温中则以助脾精微运化输布，温下则助气化水行；阳气得以振奋，三焦得以通利，大气得转，水精四布，五经并行，痰饮自然得消，阳气得复，饮不复聚，则病证自愈；通三焦以助气行水。同时还应根据各自特点，提出个性治疗。水病辨阴阳标本论治；湿病辨表里三焦论治；痰病辨寒热部位论治；饮病辨饮停部位论治。

三、现代医学本质

1. **"痰湿"产生的病理学特征** 生物学基础、病理学特征以及生物信息学，揭示了痰湿是多种疾病病理改变的关键因素，病理学特征主要与水液代谢异常、血脂代谢异常、炎症反应、物质能量代谢异常、免疫调节异常有关，涉及多组学的共同作用。

2. **"痰湿"分子生物信息学的体现** 以代谢组学、蛋白质组学、基因组学为代表的系统生物学技术的出现，使现代医学由还原论思维走向了整体思维，可从分子层面揭示"痰湿"的微观基础。代谢组学提示，痰湿证模型存在着氨基酸代谢、脂质代谢、碳水化合物代谢等物质能量代谢的异常。基因学研究提示痰湿证存在与物质能量代谢相关基因甲基化改变。蛋白组学结果显示，差异蛋白主要富集于鞘磷脂代谢、脂质和脂蛋白的代谢、高密度脂蛋白介导的脂质转运等脂代谢反应。

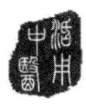

综上，痰湿是多种疾病发生、发展的始动因素和关键环节，其实质可通过性质、形质、成因、分类、病位、症状几个方面，进行辨析；基于实质特点，有水、湿、痰、饮共性、个性治疗原则；现代医学技术揭示了痰湿的病理学表现为水液代谢异常、脂质代谢异常、物质能量代谢异常、炎症反应以及免疫调节异常，涉及神经、免疫等多个系统，与现代生物信息学中的蛋白质、糖、脂质这三大物质代谢及基因组学相关，其代谢产物等可作为诊断痰湿证的客观化指标，从而进一步揭示痰湿证本质特点。

基于"痹－虚"病机基础论治肺痹

（樊茂蓉 中国中医科学院西苑医院）

间质性肺病是一组累及肺间质、肺泡和（或）细支气管的肺部弥漫性疾病，临床以活动后呼吸困难、咳嗽、限制性通气功能障碍伴有弥散功能降低、低氧血症和影像学上的双肺弥漫性病变为特征。该病多发生于 50 岁以上人群，发病之初即可表现出活动后气短、呼吸困难、动则加重、干咳、脉虚数等元气亏虚的表现。其后随着疾病的进展，反复遭受外邪侵袭，或内生痰浊、瘀血、热毒等阻滞于肺络，闭阻经络，气血不能畅行，形成肺络痹阻的病因病机，并最终发生呼吸衰竭。肺痹首见于《素问·痹论》"风寒湿三气杂至，合而为痹也。""五脏皆有所合，病久而不去者，内舍于其合也。皮痹不已，复感于邪，内舍于肺。""肺痹者，烦满喘而呕……淫气喘息，痹聚在肺。"因此，根据间质性肺病的病因病机及临床症状，可将其归于"肺痹"范畴。

一、瘀血内阻是肺痹形成的重要病机

肺痹的治疗大部分与活血化瘀法有着密切的关系，从肺痹的临床表现看，胸闷气短、呼吸困难、口唇、爪甲发绀、杵状指，舌质紫暗，也表明瘀血证的存在。因此，瘀血内阻是肺痹的重要病机，活血化瘀是目前中医治疗肺痹的重要方法。

二、肺络痹阻是肺痹发病机制的深入认识

本课题组长期从事特发性肺间质纤维化的研究，并提出从中医学"肺痹"治疗间质性肺病假说，确定以"补气""宣痹通络"为治疗大法，在临床和基础研究工作中不断深入，逐步揭示间质性肺病发生的机制，也将"补气宣痹通络"治法的科学内涵不断延伸。临床应用通络活血益气法（黄芪、威灵仙、川芎、沙参等组成肺纤平方）治疗特发性肺间质纤维化的临床及实验研究发现，肺纤平方通过降低大鼠血清白细胞介素－6 的浓度，抑制肺纤维化大鼠胶原的异常增生，减轻Ⅰ、Ⅲ型胶原的表达，调控细胞外基质的重建，从而抑制纤维化进程，提高实验动物的氧分压，延缓病情发展。在临床实践中发现旋覆花具有下气消痰、软坚的功能，文献研究证实旋覆花所含槲皮素有抗纤维化的作用，课题组前期

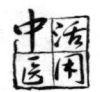

在应用黄芪、威灵仙等补气宣痹通络的基础上，加入旋覆花、三棱、莪术加强活血通络作用，加入海浮石、鳖甲软坚化痰，组成"肺纤平方"。研究表明该方通过减轻胶原的过度表达，抑制细胞外基质的重建，可延缓肺泡炎进展为纤维化的过程；并通过纠正干扰素 –7 分泌不足及白细胞介素 –4 过量的作用，从而达到改善肺纤维化中辅助 T 细胞 1/ 辅助 T 细胞 2 失衡的目的。同时，肺纤平方应用于临床，也证实其可以改善特发性肺间质纤维化患者的生活质量，提高运动耐力，并可以提高患者的弥散功能。

三、从"肺气虚—宗气虚陷—肾元亏虚"研究，不断深化肺痹的发病机制

通过不断观察，本课题组发现特发性肺间质纤维化患者不仅表现为肺气虚，同时表现为心肺之气俱虚，而宗气是存于胸中，具有"贯心脉、行呼吸"的作用，于是将"补气"内涵延伸，重用黄芪，佐以升麻升阳举陷，组成通肺络补宗气方（生黄芪、威灵仙、升麻、络石藤、旋覆花、浙贝母、三棱、莪术、虎杖和生甘草）。临床研究证实该方能够明显延长特发性肺间质纤维化患者 6 分钟步行距离，明显改善患者的呼吸困难及咳嗽等症状，明显提高了患者的生活质量；进一步实验研究证实补宗气通肺络方通过下调 TGF-β 水平，从而降低 Smad3 含量，同时上调 Smad7 含量，最终达到减少肺组织 I 、III 型胶原纤维的异常沉积。

课题组从"肺气虚—宗气虚陷—肾元亏虚"的研究，将"气虚"的概念不断引向深入，在临床中不断总结。临床实践发现 IPF 患者具有某些易感因素，可能与先天不足有关，认为肾气亏虚可能是其始动因素，故在处方中加入补肾气的仙茅、淫羊藿等药物，临床试验证实以补肾通络汤（仙茅、淫羊藿、炙黄芪、威灵仙、三棱、莪术、旋覆花、黄芩、半夏、地龙等）治疗特发性肺间质纤维化患者 28 例，不仅在改善特发性肺间质纤维化患者呼吸困难、干咳等方面有一定疗效，且提高了 6 分钟步行距离和生活质量。

综上，正气亏虚、肺络痹阻是间质性肺病（肺痹）的基本病因病机，临床以补气、宣痹通络为治疗大法，能明显改善患者症状，提高患者活动耐力，从而改善患者生活质量，为间质性肺病的辨证论治提供思路。

"华佗五禽戏"中医导引处方理论浅析

（杨宇　广西中医药大学第一附属医院）

五禽戏是名医华佗在天道自然观的影响下，运用阴阳、五行、藏象、气血等相关传统医学理论，以养生防病、治病为目的，以模仿五类动物的生活习性和动作形态为表现形式，以锻炼脏腑和肢节为原则创编而成的中医导引养生术，又被称为"华佗五禽戏"。华佗五禽戏作为中医导引术，其养生内涵和应用原则应该深入研究和挖掘；作为中医的治疗技术之一，也应该根据中医的辨证论治理论进行推广应用。

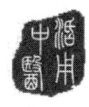

一、华佗五禽戏锻炼需处方指导

名医华佗是主张运动锻炼的，他认为锻炼可以促进消化吸收、促进气血运行等，可以达到养生防病的目的。正如《后汉书·方术列传》佗与普曰："人体欲得劳动。但不当使极耳，动摇则谷气得消，血脉流通，病不得生。"其中华佗创编五禽戏的目的亦有提及，"吾有一术，名曰'五禽之戏'；一曰虎，二曰鹿，三曰熊，四曰猿，五曰鸟。亦以除疾，兼利蹄足，以当导引"。记载中明确指出华佗创编五禽戏的目的即是用以治疗疾病，也可便利手脚指导功能锻炼，其功效与导引相当，所以又是一套中医导引术。"体有不快，起作一禽之戏，怡而汗出，因以着粉，身体轻便而欲食。"文中指出当身体有不适的时候，练习其中一戏或者一部分就可以了，说明五禽戏的锻炼针对不同情况应该选用不同的术式动作，即需要辨证处方。

二、华佗五禽戏的中医导引处方模式初探

1. 导引术的本质是自我按摩术 导引按跷是中医传统治疗技术之一。《素问·异法方宜论》曰："中央者，其地平以湿，天地所以生万物也众。其民食杂而不劳，故其病多痿厥寒热。其治宜导引按跷，故导引按跷者，亦从中央出也。"《灵枢·病传》曰："或有导引行气、乔摩、灸、熨、刺、焫、饮药之一者……众人之方也，非一人之所尽行也。"唐王冰注解："导引，摇筋骨，动支节。"唐高僧释慧琳《一切经音义》曰："凡人自摩自捏，伸缩手足，除劳去烦，名为导引。"按跷即当今之推拿按摩术，而导引则是以呼吸、气息锻炼与肢体锻炼相结合的自我按摩术。

2. 根据自我按摩理论明确五禽、五行、五脏的对应关系 五禽戏中每一戏的术式动作都是对脏腑、肢节等的自我按摩。虎戏的术式动作中蕴含了对脊柱屈伸梳理和对肢体的伸展牵拉，也有对爪、筋、目的松紧交替锻炼，还有配合伸展的呼吸吐纳练习。其具有"曰曲直"形态特性，练筋揉筋的功能作用，以及养肝、柔肝、疏肝等效果，故虎戏，五行属木，对应脏腑为肝。鹿戏的术式动作中蕴含了对肝肾经络的牵伸锻炼，并通过左右、前后对腰部的交替挤压和牵引实现了对腰部的自我按摩。腰为肾之府，其具有壮腰则健肾之功，而肝肾同源，又有滋养肾阴的功效，故鹿戏，五行属水，对应脏腑为肾。熊戏的术式动作中蕴含着自我按摩的摩腹法和促进胃肠蠕动的摇晃法。其具有健脾助运、调理气机的功效，故熊戏，五行属土，对应脏腑为脾。猿戏的术式动作中蕴含着通过耸肩配合吸气与呼气放松交替练习来实现对心脏的自我按摩，并通过有故事情节的肢体锻炼来实现对精神意守的调控。其具有畅通心脉，养心远志的功效，故猿戏，五行属火，对应脏腑为心。鸟戏的术式动作中蕴含着通过上肢的上下、左右伸展配合不同节律、深长匀细的呼吸吐纳来实现对肺脏的自我按摩和气息的锻炼调节。其具有吐故纳新、通调气道的功效，故鸟戏五行属金，对应脏腑为肺。

3. 以四诊为纲，以脏腑辨证定术式动作，以河图数理定剂量 河图的生成数理记载："天一生水，地六成之；地二生火，天七成之；天三生木，地八成之；地四生金，天九成之；天五生土，地十成之。"又有张景岳《类经图翼》五行生成数解："夫五行各具形质，

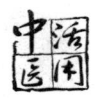

而惟水火最为轻清，乃为造化之初。故天以一奇生水，地以二偶生火……化生已兆，必分阴阳，既有天一之阳水，必有地二之阴火，故火次之，其数则二。阴阳既合，必有发生，水气生木，故木次之，其数则三……木王东方，东者阳也，三者奇数亦阳也。"其中对数字的阴阳、五行属性做了明确的记载和论证。一六属水，二七属火，三八属木，四九属金，五十属土，奇数为阳，偶数为阴。

根据中医四诊结果作为评估标准，以脏腑辨证选择相应的五禽戏术式动作，以河图数理中数字的阴阳、五行属性定剂量，开具华佗五禽戏的中医导引处方以指导锻炼可达到养身防病、治病康复的效果。

例如，腰痛病（腰肌劳损）肾阳虚证。导引处方为鹿戏1遍，鸟戏9遍。

方义：其辨证分析为腰为肾府，肾之阳气亏虚，则腰部失养，不荣则痛而发为本病。鹿戏，五行属水，对应脏腑为肾，1为水行阳数，肾阳虚衰，取鹿戏1次，可温煦肾阳、壮腰健骨；又"虚则补其母"肾脏的母脏是肺脏，鸟戏五行属金，对应脏腑为肺，9为金行阳数，补益肺金阳气，使阳气振奋，共奏温补肾阳、通络止痛之效。

三、华佗五禽戏中医导引处方模式的推广和研究

研究表明将单纯推拿治疗与在此基础上加练五禽戏中的虎、熊二戏在治疗肝气犯胃型胃脘痛的疗效上差异明显。在推拿治疗的基础上配合五禽戏练功总有效率为97.5%，单纯推拿的总有效率为82.5%。五禽戏在治疗心脾两虚型失眠和防治新冠肺炎方面也具有独特且确切的疗效。

综上，五禽戏是中医导引术，其历史悠久，而现代研究和临床应用证实其防病治病效果显著。因此，将华佗五禽戏以中医导引处方的模式指导锻炼并运用于临床，或将之与其他治疗技术结合，可以提高患者主动参与治疗的积极性，保障疗效，值得推广。

参考文献

[1] 杨宇. 华佗五禽戏 [M]. 南宁：广西科学技术出版社，2016.

[2] 杨宇，陆学滨，曾燕，等. 推拿结合五禽戏锻炼治疗肝气犯胃型胃脘痛疗效观察 [J]. 广西中医药，2017，40（4）：34-36.

[3] 杨宇，吴俏锋，梁英业，等. 艾司唑仑联合五禽戏处方式锻炼治疗心脾两虚型失眠的效果观察 [J]. 广西医学，2020，42（10）：1310-1313.

[4] 徐照琳，邓成健，李波霖，等. 基于"贵阳贱阴"思想的五禽戏防治新型冠状病毒肺炎处方式应用探讨 [J]. 中医药临床杂志，2020，32（6）：1001-1003.

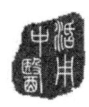

从中医角度探析唐朝燕乐《霓裳羽衣曲》成曲背景

（吕品　中国中医科学院广安门医院）

　　唐朝不断吸收多国文化，形成了一个集中的音乐盛朝，随着宫廷音乐高度发展，燕乐的繁荣是唐朝音乐文化辉煌发展的标志，《霓裳羽衣曲》为燕乐最具代表性乐曲。而此时西方社会动荡，艺术大部分是从教会内部产生的，并直接为教会所利用，音乐自然也不例外，以单调宗教唱词为主、音域狭窄的圣咏为主流音乐，受宗教的严格约束，限制了音乐的发展。唐乐与圣咏都为统治者的统治工具，但专横镇压的统治与体恤民心的统治，所产生的音乐对人民的身心影响也是截然不同的，一种给人感觉是束缚严肃，一种则是自然欢悦。

　　受到龟兹音乐理论的影响，唐代出现了八十四调、燕乐二十八调的乐学理论。隋唐时期由于宫廷音乐的高度发展，器乐音乐也出现了崭新的局面，从七部伎、九部伎到十部伎，乐舞的不断扩展，尤其是坐部伎和立部伎的形式确立后，管弦乐占据了重要的地位。唐代的史籍《通典》、两唐书及《唐会要》等乐志中所记载的乐器至少有 60 多种。其中一个显著的特点是中国固有的乐器同外来乐器，特别是南北朝以来胡乐、俗乐逐渐走向融合，极大地丰富和发展了器乐音乐。在唐代的乐队中，琵琶是主要乐器之一，其已经与今日的琵琶形制相差无几。现在福建南音和日本的琵琶，在形制上和演奏方法上还保留着唐琵琶的某些特点。琵琶从西亚的波斯、南亚的印度传入中国后，在中国发育成熟，成为一种重要的器乐体裁，在独奏、伴奏以及器乐合奏中都发挥了十分重要的作用。

　　从大司天角度分析《霓裳羽衣曲》成曲背景。大司天是以五运六气理论为基础，而形成的以探求气候、疾病与人生命规律的学说。五运六气理论多以年为单位周期，六十年一甲子循环，主要研究一年的大运、司天与在泉。大司天是以此为理论基础，把以年为单位周期延伸为以六十年为单位周期，三百六十年循环。以甲子公元 4 年至 63 年，大运太木，少阳相火司天，厥阴风木在泉，依次类推下个甲子，阳明燥金司天，少阴君火在泉；太阳寒水司天，太阴湿土在泉；少阴君火司天，阳明燥金在泉；太阴湿土司天，太阳寒水在泉。来阐述六十年大周期内的气候、疾病等规律。

　　《霓裳羽衣曲》成曲于公元 718 至 720 年，时赶盛唐时期（约 650 至 755 年），大司天属于公元 664 至 723 年，司天太阴湿土，在泉太阳寒水。这时期气候以湿为主，带寒，偏于寒湿。因太阴湿土司天，前三十年湿气主事，以湿重为主；后三十年太阳寒水在泉，寒气主事，湿中带寒。在疾病的发病趋势方面，前三十年湿重。湿邪侵袭人体，必困于脾，使脾阳不振，水湿停聚，发为泄泻、水肿、小便短少等症。湿性重浊，故湿邪致病，其症状多有沉重的特性，如头重身困、四肢酸楚沉重等。胃肠道疾病、消化不良、泄泻、水肿、疮疡、湿疹、皮肤病等的情况多发。后三十年在湿的基础上，偏寒，疾病上除了容易出现上述疾病以外，还有如内寒怕冷、关节肿痛、痛经、夜尿等。这时期著名的医家王冰，借助唐朝天文地理学的发达，补入《黄帝内经·素问》中运气七篇，即《天元纪大论》

《五运行大论》《五常政大论》《六微旨大论》《六元正纪大论》《气交变大论》《至真要大论》。在疾病调治方面，王冰重视水液代谢作用，强调调脾的重要性，用药侧重于温补肺、脾、肾。这与当时大运少火、司天太阴湿土、在泉太阳寒水的运气息息相关。唐朝重用商音，大运少火，火克金，预防金被克制，故唐朝以商音为主，商音属金，主收，有吐故纳新、新陈代谢的作用，可以入肺经与大肠经。正商调式能促进气机的内收，调范肺气的宣发和肃降，兼有保肾抑肝的作用。五音入五脏、五脏属五行，唐朝盛用琵琶，琵琶身为木，做发音为其丝弦，丝弦之音入心，心为火，以助大运少火。

音乐的产生与当时的运气息息相关，经典的流行与人体健康的需求不可分割。

参考文献

[1] 余志刚. 西方音乐简史 [M]. 北京：高等教育出版社，2006：11.

[2] 赵维平. 中国古代音乐史简明教程 [M]. 上海音乐出版社，2015：82.

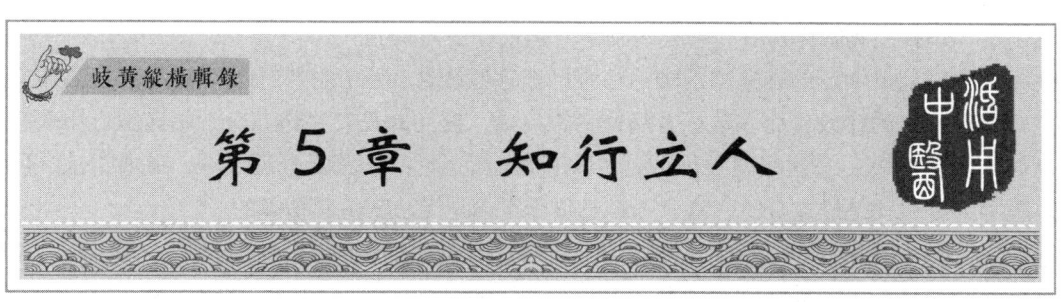

岐黄縱橫輯錄

第5章　知行立人

做中医人，走中医路——骨干人才培训感悟

（郭彩红　晋中市中医院）

2019年，笔者有幸参加了国家中医药管理局举办的全国中医临床特色技术骨干人才培训项目，成了六百多名学员中的一份子。该项目主要包含集中培训和跟师学习两个部分，除了培训及跟师，这个项目更多的是让我开始思考中医，思考中医目前的发展道路，思考作为中医人的职业道路，更思考如何利用中医提高疗效。

目前从事中医临床的主力军，基本都来自各个中医院校，他们之前大都未接触过中医，甚至不知中医为何物，或者对中医的认识只是浅薄地理解为"一个老头，一个枕头，三根指头"，经过高考，便懵懵懂懂进入了博大精深的中医行业。

在中医学习中，开篇便是整体观念、阴阳五行，从高中的数理化突转为传统的朴素的辩证的，可以说是哲学，又可以说是自然学的这样一种学术理论，对每一个学生的固有思想冲击很大。而中医学子同时要学习西医解剖、生理、病理、生化等科目，与西医实验支撑、科学精确相比较，中医理论如此抽象，让人费解，在没有把握精髓的基础上，便产生了太多迷茫，这种迷茫一直持续到大学毕业，有些人甚至持续一生。这也是很多人甚至中医人认为中医疗效慢、效果不肯定、可重复性差的原因。

笔者带着这种怀疑，开始了临床实践，在各个科室轮转。几年下来，感觉又有了新问题，总有那么一些疾病，或许并不致命，但始终困扰着患者，西医治疗无法给出满意的疗效。譬如，消化科最常见的慢性胃炎，患者反复就诊，西医给出的总是抑酸护胃、调节胃肠动力药物；儿科患者反复发热咳嗽感冒，西医给出的总是抗感染对症治疗；老年患者反复头晕，严重影响生活质量，西医在大量检查之后也并无什么特效药物。诸如此类，不胜枚举，故大批患者求治于中医。自己也本着辨证论治的原则，拟方用药，临床疗效有，但不显著。此时，笔者自觉学习进入了一个瓶颈期，很难得到进一步提高，直到2019年参加了中医临床特色骨干培训，听了好多国医大师、岐黄学者传道授业，结识了一大批在中医界颇有建树的人才，才认识到在医学领域，中医学发挥着不可替代的作用。至于如何能从书本知识提高到临床疗效，唯有跟师学习是最好的途径。

在中医院校学习的是完整的理论体系，但这些理论如何在临床中实际运用，在临床中怎样获得很好的疗效，而多数患者病证错综复杂，虚实并见，寒热共存，临床拟方用药又该如何取舍侧重……这些问题可谓是"牵一发而动全身"，需要全盘考虑，灵活辨证，所以医师的经验就是最宝贵的财富，不经过临床跟诊是无法获得其精髓的。

大部分中医院不同于中医诊所，医生在临床治疗中不可能单纯通过望、闻、问、切进行诊断，也不可能单纯使用中药进行治疗，因为目前的医疗环境，要求医师遵守诊疗常规，而这些诊疗常规通常都是西医规范。如此，中西医之间会发生碰撞吗？会有矛盾冲突吗？首先，我认为中西医对待疾病的理论体系是不同的，但这两者并不是对立的，而是各有所长，在擅长的领域发挥着作用。中医和西医的成才之路是不同的。西医的诊断治疗，依据一系列先进的设备，而在普通基层医院，这些设备是没有的，所以，高起点、高平台、尖端的设备、站在学术制高点的导师，这些都是西医成才的奠基石，最终培养目标是在某个方向有着精、准、深的认识的专家。中医的成才之路则与此不同，学习中医要回归原本的中医理论体系，潜下心来，深刻专研医学古籍，大量临床实践，获得感悟。在此期间，跟名师、学临证无疑是一条捷径。跟诊名师，学习临证处方用药，会起到事半功倍的作用，对于中医成才大有助益。

中医学习要求静下心来，深入理解，如果只是肤浅地了解一二，无法理解其精华，就会产生对中医学术思想的质疑、不自信。只有跟随名师，潜心研究，才能领悟到其精髓，而患者的疗效更是评价其价值的最重要的指标。作为一名中医人，通过本项目培训，我看到了中医学的蓬勃发展，树立了发扬中医的坚定信念。在人类健康方面，中医学有着无可取代的优势，值得每一个中医人为之不懈努力，在跟师学习中不断传承、发扬、创新，从而促进中医事业的发扬光大。

高质量中医药人才培养建议

（邓建军　岳池县中医医院）

在国家《中医药人才发展"十三五"规划》的引领下，我国中医药人才的培养取得了较好的成绩，不仅体现在提高了中医药人才培养的数量，还体现在建立健全了中医药人才培养的体系。但是，在广大的基层，我们仍然面临着中医药人才不足、人才技术不精的困境。如何走出这一困境，笔者认为需要从以下三方面着手进行。

一、制订全面、详细、分阶段、可实现的中医药人才培养计划

人才的培养不是一蹴而就的，需要制订出全面详尽、呈阶段性、可执行的规划。具体可从下面几点入手。

1.重视祖国文化教育、将语文成绩作为中医院校招生的核心指标　众所周知，中医文化的传承离不开对中医药经典著作的学习，没有扎实的祖国文化基础根本无法读懂中医著作。优秀的中医药人才必然是立足于对祖国文化深刻理解的基础之上的，在筛选中医院校学生时，建议着重考核学生对汉语言文学掌握的程度，择优录取。并且从孩童时期就应该培养孩子对中医药文化的兴趣，让更多的孩子有可能通过后期的规范培养成为优秀的中医药人才。

2.调整中医院校教学内容，提升中医药文化教学比重　目前的中医院校培养医学生的模式还是以中西并学为主，加之中医学院开设的西医学专业课程比重较中医学专业课程比重大，以及中医诊疗思维复杂难学等因素的不良影响，导致大量的中医专业医学生对中医知识的学习感到惶恐困难，无法在毕业之际顺利走上中医专业的工作岗位，即使勉强上岗了也无法灵活运用中医药知识为患者诊疗疾病。调查发现中医专业的本科生在进入医院后常常需要 10～15 年的继续学习及临床实践才能够比较顺利地运用中医药知识为患者解决病痛，而中医专业的研究生也需要 5～10 年的刻苦钻研学习才能胜任中医临床诊治工作。因此，要想在大学期间培养出优秀的中医学毕业生，要求我们在学校期间大量学习医学古文、中医基础、医学经典、药学名著等丰富的中医瑰宝，为以后的临床工作奠定扎实的基础。

3.学中医必学中药，医药不分家，方能运用自如　中医院校开展的中医类专业对中药的学习不够重视，具体体现在课时偏少且常常没有开展药物采摘、辨认、加工炼制等环节的深入学习，使得中医临床医生们不识药、不懂药、无法精准用药而出现临床疗效欠佳的尴尬窘况。建议加大中药学的学习强度，让每位医学生都能精准地掌握常用中药材的性味功效，为其以后的临床诊疗工作奠定坚实的基础。

二、重视师承教育，进一步将学术流派思想发扬光大

中医学是一门临床实践科学，学好中医不能仅仅依靠熟读经典、扎实基础，更需要跟师学艺、代代传承。在国家的大力推动下，从国家到省、市、县纷纷开展中医师承学习，让广大中医临床医师的中医技能迅速得到提升。然而，短时间的跟师学习能获取的知识毕竟有限，师承者无法深入领会流派的学术思想，无法将其发扬光大。因此，建议建立长效的师承教育机制，让各家学术思想均有人传承发扬。

三、中医不分科，提倡针药并施、内外同治治疗疾病

一名出色的中医师，必然是博览各家之长、身怀绝技，能运用中医的整体观辨证治疗各种疑难杂病的综合型人才。现如今的中医分科太细，常常有中医内科医师不会针灸、中医妇科医师不会看儿科疾病、针灸推拿科医师不会开中药等现象出现。要成为一名优秀的中医师，需要内外妇儿均精通，针灸中药齐运用，内治外治相结合，这样才能发挥中医药诊疗的特色水平，真正尽到悬壶济世之职。

作为一名国家中医传承骨干人才，深知中医的学习之路漫长而宽广，希望吾辈能刻苦钻研、奋发图强，为中医学的传承工作贡献力量。

中医之路任重而道远

（王金喜　朝阳市中医院）

中医学有着悠久的历史，在中国古老的大地上已经运用了几千年，是我们中华民族的国粹，博大精深，特色鲜明，承载着中国古代人民同疾病做斗争的经验和理论知识，是我国各族人民在长期生产生活实践和与疾病做斗争中逐步形成并不断丰富发展的医学科学，为人类的医疗保健事业做出了巨大的贡献。

中医诞生于原始社会，春秋战国时期中医理论已基本形成，中医传承已有五千余年。中华儿女将炎帝和黄帝奉为华夏始祖，扁鹊奠定了中医学的切脉诊断方法，开启了中医学的先河。东汉时期出现了医圣张仲景、外科鼻祖华佗，宋代更是达到了鼎盛时期，专设太医局培养中医人才，明清时期中医学发展达到了鼎盛时期。中国近现代战争不仅生灵涂炭还摧毁着宝贵的文明瑰宝，甚至在1929年国民政府颁布"废止中医案"，差点废了我们老祖宗留下的宝贵财富。近年来某些人仍然提出"取消中医"的提案，中医从艰难中一步步走到今天，表现出顽强的生命力，历史上中医为中华民族的繁衍昌盛做出了伟大的贡献，到现在中医仍然为中国人民的健康事业做出贡献。近年来在"SARS""甲流"及"新冠肺炎"的治疗中，中医药发挥了不可替代的作用，研究显示运用中医药的综合干预与没有运用中医药综合干预的临床疗效差异显著。面对疫情我国发挥中医药辨证施治，多靶点干预的独特优势，探索形成了以中医药为特色，中西医结合救治的系统方案，成为中医药传承创新的一次生动实践。

2017年是中医药事业振兴发展的开端，是中医药步入振兴发展最为有利的新时期，自《中医药法》正式实施以来，全国各地政策无不围绕这一国法快马加鞭，或宣传培训，或修订地方法规。《中医药法》的实施极大有利于中医药多元化发展，各种类别、门派"百花齐放"，全国各地不论是政府、医疗机构还是企业，都在积极投身中医药健康领域，打造中医药健康服务新模式。中医重新焕发了生机，同时也出现了中医药商业化太重的问题。中医学是一门极为高深的学问，没有数十年的积累是无法学得其精髓的，一些人学一点点皮毛就敢随意发挥、信口胡说，打着中医的旗号为自己谋取利益，致使老百姓受骗，极大损害了中医的名誉，这些事件也让"黑中医"的人有机可乘，趁机加大对中医的抨击力度，直接影响了老百姓对中医的信任。能够消灭伪中医的是中医自身，外人消灭不了中医，所以加强法律法规及中医药人员业务培训和职业道德教育，严格执行有关规章制度和操作规程势在必行。

怎样学中医、行中医、传承中医，一直是中医人努力的方向，目前中医传承艰难前行，其中原因很多。其一，中医人才短缺，据统计，民国初年，我国有中医80万人，1949年为50万人，现在只有27万人，而与此相反，西医则从1949年的约8.7万人发展到今天的175万人，增长了近20倍，就全国各地的中医院统计，中医药人员在中医院并没有占很大的比例。其二，中医药毕业的学生本科毕业基本找不到工作，因为医院现在为了创效

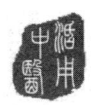

益很少招收无经验的学生，一般都是返聘退休的老中医，导致大量中医药院校毕业的学生找不到工作。老百姓看病一般先上西医院检查诊断治疗，如果诊断为慢性病，西医没有特殊好办法或者西药已经不起作用了，才选择中医治疗，而且一般会选择有名气的老中医。在目前各个医院赚效益工资的情况下，年轻的医生收入低，导致很少有学生报中医类高校学中医，尽管中医学院已经在全国遍地开花，每年毕业生达万人，但是学生毕业后真正从事中医事业的寥寥无几。

中医是一门经验医学，掌握的理论知识如果没有临床应用是理解不了的，只有在临床上见到而且得到老师的讲解才能理解。就中医临床跟师学习来说，跟师之前理论知识必须过硬，而且必须了解流派特色，这样才能有目的地学习。对于我们此次培训来说，大多数人都是单位的业务骨干，出来学习时间也非常紧张，有的人走马观花式地学习或者以会议形式代替跟师学习，我感觉是一种时间的浪费。要想把流派的特色学习好必须跟师抄方，这样才能深入理解流派特色和精髓，才能传承老师的特色临床辨证思维模式，笔者认为 40 个工作日对于传承流派的精华来说弥足珍贵。

对中药的品质问题，中药从种植、采集炮制都是有严格说法的，但是现在药品的品质都分三六九等，是不是道地药材，炮制到不到位，医生开方辨证准不准确，药物的品质、熬药煎煮的方式方法是否按医嘱等，都影响疗效的发挥。中药的效果大部分都源自中药材，医生的技术再高明，离开了真材实料的中药，也似"巧妇难为无米之炊"。

再者谈谈中医西化问题，我个人就是中医院校毕业后进入中医院工作，目前来说，基层中医院设备不足，急症重症处理能力相对差，中医虽然在一些急症重症方面也取得了一些疗效，但是相比西医医院来说，中医医院就显得门庭冷落了。有些专家提出中医要回归原始，摒弃一些西医手段，建议中医院不要用仪器说话，但是我个人认为很多老百姓是不懂中医、西医看病区别的，只是希望能够解决病痛就行。以妇科宫颈癌筛查为例，如果不是细胞学化验，仅凭望、闻、问、切，有可能漏诊一部分病患，耽误了早期治疗，再比如因月经过少就诊的患者，不仅要靠彩超判断，还得靠化验，排除个别异位妊娠，所以我认为既要诊断明确又要治疗得当，不管西医中医，给老百姓解决病痛才是好医生。这就要求国家加大中医院的设备、资金投入力度，还要求中医医生更努力、更全面、更专注、更认真地学习，不仅诊断明确，还要求能对适合中医治疗的患者辨证施治。

目前仍有大部分人尤其是年轻人对中医不了解，对中医认识片面，不了解中医的治疗范围和治疗手段。近几年，国家出台很多政策加强中医队伍人才建设，完善中西医结合制度，开展西学中，甚至在一些地方把中医内容写进小学课本，但是想要让老百姓人人知中医仍需一段时间。

当前医疗服务的天平在向西医倾斜，中西医的差距不是一天造成的，也不是一天能拉平的。中医与西医治疗理念不同，分属不同的医疗体系，中医西医各有侧重各有所长，没有必要论长短，二者不是对手，其共同的敌人是疾病，一切应以患者受益最大化为原则，无论西医还是中医都不能包治百病，只有共同携手才能担当起人类健康使者的重任。中医延续几千年是得到百姓的认可的，但同时我们应该意识到中医的发展之路仍需砥砺前行，我辈任重而道远。

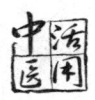

领略中医魅力，坚定中医传承之志
——全国中医临床特色技术传承骨干人才培训心得
（李慧灵　桂林市中医医院）

中医，是千百年来中国人民从生产生活实践中提炼出的对生命的深邃思索，是中华民族原创的医学科学，守护了中华民族的繁衍生息。作为中华民族灿烂的传统文明瑰宝之一的中医药，在民族历史长河中不断传承拓新，焕发出坚韧的生命力。我有幸成为中医队伍中的一员，然而"杏林花香引人入，潜沉从医十春秋，若即若离如初梦"，说来惭愧，从事中医临床十余载，仍然觉得自己是个门外汉。一切皆因缘分，2019年我获得了全国中医临床特色技术传承骨干人才为期3年研修学习的机会。培训班起点高、模式新颖，整个培训课程体系设计科学合理，既关注了诸多中医学术流派的源流及理论历史，又关注了实际的工作实践，既有前瞻的视野，又有丰富的案例分析，使我获益匪浅，着实拓宽了见识，拉近了我与中医的距离。

中医博学笃行，是敬守岐黄之道的中流砥柱。集训班邀请了国医大师、岐黄学者等全国知名中医名家、中医学术流派领军人才为我们授课，顶级的师资团队让我们领略了名师大家的智慧和风采，聆听智者的声音，感悟中医知识的力量。

培训班中是来自五湖四海的杏林同道，卧虎藏龙、人才济济，临床中能治能效，"传承之美"论坛上能说会道，晚宴表演中能歌善舞。大家有着相同的热爱，探讨中医，分享经验，课后之余大家煮酒论英雄，无不畅快。

终身学习，勤于实践，在学习中提高，在实践中成长，是我参加中医骨干人才培训班的重要感悟。反思过去行医之路，常常感觉找不到学好中医、用好中医的方法，平时临床实践中常感心有余而力不足。由于信心不足，在治病时往往是西药、中成药、中药汤剂并用，在面临疑难、急危重症时更是以西医为主，中医为辅，所谓中药"一剂知，二剂愈"的场景几乎不存在。同时西医思维先导，治病时首先想到的是西医病名，在此基础上去遣方用药，缺乏真正的中医临床思维，临床疗效大打折扣。还记得在初学龙砂医学流派六气针法时，被它的疗效折服，不断询问同门师兄师姐："治疗高血压的取穴是什么，降血糖的取穴是什么……"后来通过老师的教导，慢慢体悟到临证治疗并没有固定的取穴，而是驾驭在中医思维上的对于中医病机、病象的把握。培训学习促使我对自身反思，意识到必须重新回归经典，以经典为师，从源头着手，建立真正的中医思维。之后笔者开始重温《伤寒杂病论》，并应用于临床实践，改变了过去看病的中医思维，遣方时更多地去运用经方；也逐渐体会以病机统万病，病可以有千万种，病机则不出六经八纲之范围，临证时不需固执于西医病名。笔者长期从事内分泌科，记得在学习期间，针对糖尿病泌汗异常的问题，在理解《伤寒论》第20条"太阳病，发汗，遂漏不止，其人恶风，小便难……桂枝加附子汤主之"后，运用桂枝加附子汤治疗病机为阳虚的糖尿病泌汗异常的患者屡获良效。后来拓展运用到同为阳虚病机的流涎多、月经过多等疾病中亦获得不错的疗效。临床疗效的提高坚定了我对中医的自信，也切实在持续学习和实践中逐步提升了自己。

我深刻地感觉到自己中医理论水平的浅薄，这不仅体现在没能养成有计划、有规律地学习理论知识的习惯，也体现在学习成效上。在未来的学习和行医路上，我下决心要将理论学习常态化，不断提高自身理论水平，并在临床中积极运用理论与实践结合的方法，积累实践经验。理论是在实践的基础上，通过概括提炼而成的。老师们能够总结出理论成果，都是因为他们不仅勇于实践、不断探索，而且善于总结，注重积累。因此，善于积累总结也是提升自身理论水平的重要途径。在今后的工作中，我也要注意收集、总结、提炼成功的经验和失败的教训，使之转化为我的理论成果。而只有通过每一个"我"的成长与强大，才能使作为中华民族文化瑰宝的中医文化在人类医疗史上真正成为璀璨的明珠。

感谢时光，感谢机遇，感谢与中医的美丽邂逅，期待下一次"集结号"的吹响。

肝硬化的防治经验

（孟宪鑫 河北省中医院）

肝硬化是临床常见的慢性进行性肝病，由一种或多种病因长期或反复作用形成的弥漫性肝损害，在我国大多数为肝炎后肝硬化。本病属中医学"臌胀"范畴，有气臌、水臌、血臌之分。

一、明医理，治未病

对于肝硬化的防治首先要明理，即肝"体阴而用阳"，肝之气血阴阳的失调，贯穿了各种慢性肝病的始终，始则肝气郁滞，气机失畅；气滞则血瘀，瘀阻肝络；终则肝阴（血）不足，肝络失养，肝叶失濡，木之根本变化而硬。

肝硬化后期并发症如消化道出血、肝性脑病、肝肾综合征、肝癌等，分别相当于臌胀后期的吐血、便血、昏迷、关格、积聚等变证。此时患者生活质量严重下降，生存期明显缩短，不但治疗难度大，而且治疗效果差。对于肝硬化的治疗，要想取得满意疗效，关键在防治，应在更早阶段比如胁痛、肝着等阶段进行防治。朱震亨曰《丹溪心法》曰："与其救疗于有病之后，不若摄养于无疾之先，盖疾成而后药者，徒劳而已。是故已病而不治，所以为医家之法；未病而先治，所以明摄生之理。"

对于"治未病"这点，我们的先贤早有阐述。如《灵枢·逆顺》曰："上工治未病，不治已病，此之谓也。"《难经·七十七难》曰："上工治未病，中工治已病者，何谓也？然：所谓治未病者，见肝之病，则知肝当传之于脾，故先实其脾气，无令得受肝之邪，故曰治未病焉。中工者，见肝之病，不晓相传，但一心治肝，故曰治已病也。"

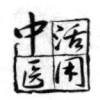
二、强基础，多临床

一个临床医生的成长少则 5 年，多则 10 余年，才能进入临床实践。此阶段应积累经验，掌握中医基础理论、中医诊断、中医内科学、方剂学、中药学、针灸推拿学、中医内科学、西医诊断学、内科学等，熟悉各种现代化验检查，把其作为中医四诊的延伸，了解各种指南、临床路径，为患者制订个体化的诊疗方案。

书本知识是远远不能满足临床需求的，那就得读经典，跟名师，多临床，常思悟。其中悟性是众多医家都提到的，也是比较重视的，在中医成才过程中具有非常重要的作用。悟性是智慧的表现，与先天潜质，以及后天形成的哲学思维、人文素养、人生阅历密切相关。在熟读经典、勤于临床的基础上，勤学多思，善于总结，多拜名师，有利于提高悟性，进而提高中医临床水平。

三、推科普，强意识

医学科学的强大，不仅表现在临床上，还表现在能够被公众理解和掌握，从而变为人们的常识。对于晚期肝硬化患者，医生很难有效控制患者的病情，即使病情得到控制，很快也会复发，正所谓"上工救其萌芽，下工救其已成"，救已成者，用力多而成功少。反思此类患者，应该在肝纤维化，甚至更早阶段就启动治疗。正如司马迁在《史记·扁鹊仓公列传》记述扁鹊见齐桓公事，感慨道："使圣人预知微，能使良医得早从事，则疾可已，身可活也。"在此阶段治疗不但治疗难度低，而且治疗效果也显著，奈何此阶段患者得益于肝脏"罢极之本"的特性，肝脏有强大的再生能力，患者毫无感觉，要让患者接受治疗难度更大，所以在此阶段应致力于科普，提高广大肝病患者治未病意识，早防病。

学好中医，不必排斥西医

（郭磊　渭南市华州区中医医院）

中西医论争，由来已久，其实这一切都源于思想的偏见，相互之间缺乏了解，才失了尊重。我们都知道，中西医有着两种完全不同的理论体系，一个来源于中国古代哲学，是古人长期观察自然，实践于人体的结果，缓慢而悠久，经得起历史的考验。一个是近现代科学发展的必然产物，日新月异，飞速发展。二者各有所长，各有所短，应取长补短，相互借鉴，共同发挥作用。中医的敌人历来不是西医，而西医的敌人也不应该是中医，它们有着共同的敌人——疾病，为打败这一共同的敌人，二者应紧密团结起来，不懈努力。

在现行的医学体系和教育模式下，中医必须学习西医，而西医不必学习中医，这就造成了信息不对等，偏见自然产生。而部分初学中医之人，狂热而执着，偶闻医案医话，见证中医之神奇，便谓天下无病不治，迷失本心，反遭西医奚落，多年处于尴尬之境，明珠

蒙尘。中医有为之士，为使中医这一伟大宝库重现辉煌，奋发图强、反复实验，但脱离了患者，用西医的思维方式、标准体系和术语来评价中医，怎能有一个科学的结论？中医学的灵魂是疗效，只要有疗效，何必在乎它的机制原理、可重复性，难道世界上可以找到两片相同的叶子？世界上未知的东西太多了，科学能解释的太少了，存在即合理，不必过于纠结，疗效即是王道，时间能证明一切。

中医学四诊望、闻、问、切，几千年来一直在有效地指导疾病的诊治。但随着科学技术的发展，目前单纯的四诊已很难满足临床的需求，我们要与时俱进，丰富我们的诊治手段，那么现代化的检查必不可少，影像、超声、生化，甚至基因等，都可以作为我们战胜疾病的武器。诊断手法来自科学，不姓中，也不姓西，只是一种能帮助我们的方法和工具，我们要努力地把它融入我们的诊疗体系，在各种检查结果中找寻症和证，也不至于在很多时候出现无证可辨的尴尬。例如常见的高血压、糖尿病等疾病，有很多患者是在体检时发现，但没有任何症状和体征，我们如何去辨证论治？生硬地把它们归类为眩晕和消渴极不合适。中医学多以症状、体征为病名，但因历史的局限和社会的发展，疾病谱发生改变，很多古代的疾病现在已很难见到，而现在很多新的疾病并没有相应的中医诊断。这就需要我们在辨证的同时也应辨病，甚至是西医之病。西医可以有感冒、卒中，我们为什么就不能有无症状的高血压、糖尿病呢？中西医结合，取长补短，完善我们的诊疗体系。我们立足中医传统，用现代化的检测手段延伸望、闻、问、切，找寻疾病的前世今生，抓住体质之本，汲取西医之长，将辨病与辨证结合起来。

不可否认，西医学是世界的主流医学，经过多年的发展，有很多安全可靠、疗效确切的治疗方法与手段，那都是我们应该学习和应用的，不必有门户之见，意气之争，非要推行纯中医、中药治疗，非要高人一等。古往今来，但凡中医大家，必定更加包容，包容不同的学术观点，理论思想，且为人豁达，境界高远，在某种程度上刚好契合中医学天人合一的思想。时代在发展，科技在进步，思维在跳跃，我们传承精华，在守正的同时也要创新，或许未来的某一天，已经没有中医、西医之分，只有医学亘古长存。

浅谈现代中医人才培养思路
（韦雄　河池市中医医院）

随着现代医学的发展，我们对于现代中医人才的培养提出了更高的要求。目前中医人才教育培养还存在一些问题。为了推动中医人才教育，培养出国家需要的中医人才，需要，创新培养思路。本文将对现代中医人才培养中存在的问题和培养思路做些探讨。

中医学作为我国传统医学，在人类医学发展史中起着举足轻重的作用，与现代医学一样，同样是一门学科。随着时代发展，人们的健康问题增多，而中医药在疾病防治、调理身体等方面发挥着重要的作用。为了满足人们的需求，中医需要在新时代获得新的发展，

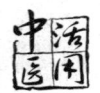

已经成为国家推动医学发展的重要方向。但是，目前西医还是医学行业的主流，西医人才的培养是众多医学院培养的目标，甚至中医院校也在抢着培养西医人才。所以，真正的中医人才培养很缺乏。尽管近些年来中医人才教育事业得到了一定的发展，但是我们的教育培养模式还不够完善，培养的中医人才整体质量还不够高，没有达到预想的标准。因此，中医人才的缺失，已成为目前中医发展面临的困境。走出困境，培养出现代中医需要的人才，是中医发展的当务之急。

一、中医人才培养中的问题

1. 缺少实践教学　无论是中医还是西医，培养目标都是培养出能够进行医疗救助的实践性医学人才。但是，目前中医人才培养存在的一个很大的问题，那就是理论知识培养远远多于临床实践，医学生临床实践能力差。在中医教学时，理论课程时长多，临床实践课时少，医学生缺乏将理论知识转化为临床实践的机会。对于一些较为典型的中医学案例，教师仍然是采用理论教学，而不是根据案例让学生去开展医学实践。所以，由于缺乏实践，学生对于知识的理解不够深入。中医教学中实践教学的缺失，不仅会影响理论教学的效果，还会造成医学生实践能力严重不足，学习几年仍然不具备开方治病的能力。

2. 中西结合不当　由于西方医学存在一定的进步性，有一定的学习借鉴意义。因此，在中医教学中，国家提倡将中西医知识实现有效的结合，让中医学生在学会专业中医知识的同时，对于西医也有一定的了解，辅助中医的临床。目前西医是社会的主流，西医比中医更受欢迎，就业机会相对于中医来说较多，待遇也相对较好。因此，为了扩展中医学生的就业方向，获得更多就业机会，许多中医院校不可避免地会重视西医知识教学，导致中医教学中中医和西医的失衡。中医教学传授中医知识，但是实践和考核模式却是采用西医的模式。在这样的教学模式下，许多中医学生尽管对中西医都有一定了解，但是学而不精，无论是中医还是西医的临床实践，都体现不出其专业性。所以，目前中医教学中中西结合不当，也是一个问题。

3. 培养方式陈旧　中医教学的许多理论知识都来源于我国传统优秀中医学知识，这些知识随着时代的变迁，依然具备很高的医学价值，不能抛弃。但是，面对社会的变化，医学的发展，中医学的人才培养模式要发生改变，要大力创新培养方式。而目前许多中医教学的培养方式过于陈旧，没有与时俱进，不断创新。西医之所以受到欢迎，就是因为西医重视科学技术的创新和运用，善于利用科学技术让医疗变得更有效，人民接受医疗救助更便捷。因此，中医要适当改变传统的培养方式，学会利用科学技术，让中医学生具备利用科学技术开展中医临床实践的能力，推动中医在新时代的发展。

二、现代中医人才培养思路

1. 实现课程综合　面对目前人们多样化的身体健康问题，中医药要想发挥作用，不仅要依靠中医知识，还要借助其他学科知识，实现理论的综合。所以，中医人才在培养时除了教授专业的中医学理论知识，还要综合与医学相关的各学科理论知识。在课程设置时，可以加入一些多学科的知识，不仅限于人文学科知识，还可以包括自然科学、心理学等学

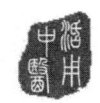

科知识。同时，还要设置现代科学技术教授课程，让医学生了解一些目前发展比较好，能够利用于中医临床的科学技术，比如信息技术、人工智能技术、大数据技术等。通过课程综合，培养出医学生多方面的能力。

2. 扩充理论知识　中医学知识尽管有很深厚的储备，但应用于教学，且能够适应现代临床实践的知识，并没有想象中的那么多。所以，中医教学不应该故步自封，教学素材应实现及时的更新和拓展。只有让中医学生具备丰富的理论知识，才能够在临床实践中根据患者情况，灵活利用中医学知识。教师要多注重中医经典书籍和知识的教学，让学生了解更多的经典中医知识。同时，中西医结合，适当地传授一些西医理论知识，让学生能够进行中西医知识的对照。现代中医人才培养教学，需要扩充医学生的理论知识，培养出具备深厚医学知识储备的人才。

3. 培养学习能力　无论在哪一学科的教学中，培养学生的自主学习能力都很重要。因此，中医教学要改变一直以来沿用的教师主导课堂，学生只是被动听讲，自主学习能力弱的现象。为此，中医教师要在课堂上适当让学生进行自主思考、小组讨论、自由发言。教师可以提出一些中医学知识问题或组织一些活动，让医学生去自主思考问题的解决方案，并学会利用图书馆、网络等渠道查阅中医学古籍知识，寻找理论依据。在学生解决问题或参与活动过程中，自主学习能力就会得到锻炼。只有这样，学生才能够具备学习能力，实现个人成长。

4. 重视临床实践　新时期，中医人才应该具备丰富的理论知识与实践能力。因此，现代中医教育不仅需要教授丰富的医学理论知识，还应该为医学生们多提供一些临床实践和临床思考的机会。可喜的是，国家现在强制推行的中医规范化培训制度，很好地提供了医学生进入临床前多做实践的机会。从数据统计来看，参加过中医住院医师规范化培训的医学生与未参加过规范化培训的医学生在一起工作，他们的临床实践能力及临床思维能力确实有着很大的差距，而临床评价的指标之一，就是实践动手能力，还有就是中医的临床思维能力。

5. 注重师承教育　师承教育分为两种，一种是源于学校的"导师制"，另一种就是目前全国盛行的"拜师制"。笔者认为，后者有更好的普及性，也更加重要。时下全国各中医学术流派盛行，大家目标一致，为培养合格的中医人才做贡献。本人有幸加入龙砂医学流派，拜顾植山教授为师，跟随老师学习五运六气知识，感受颇深。中医需要悟性，更需要点拨，往往因为某个经典字句或某个针法自己百思不得其解，经过老师一点拨就会恍然大悟。通过师承教育这一传统的跟师形式，能够让后学者感受到中医深厚的底蕴，产生敬畏之心。与此同时，跟随老中医，中医学生的理论知识也会得到积累和扩展，中医临床思维也会得到提高。

综上所述，目前我国现代中医人才培养存在一些问题，包括缺失实践教学、中西医结合不当、培养方式陈旧等。现代中医人才培养的思路有实现课程综合、扩充理论知识、培养学习能力、重视临床实践、重视师承教育等。通过本文的论述，希望能够帮助现代中医人才培养提供一些思路。

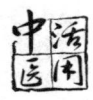

参考文献

[1] 段志光.时、空、人三个维度的中医发展之观察——兼论融合共生型现代中医人才之培养 [J]. 医学与哲学，2019，40（3）：13-16.

[2] 苏鑫，杨福双，韩超群，等.高等院校中医人才培养的现状与对策浅析 [J]. 中国中医药现代远程教育，2020，18（3）：162-164.

院校教育与中医流派传承结合的实践与探讨

（霍新慧　新疆医科大学）

中医学在历史长河中，经过一代代名医大家的实践探索，总结发展，薪火相传，逐步形成了系统的理论体系，以及在历史背景和地域因素作用下形成一些独特的诊疗方法，并由其弟子或子女继承发扬，并且得到社会公认，产生一定影响范围，逐步形成一家流派。不同学术流派百家争鸣、百花齐放，"一方水土养一方医"，丰富了中医学的宝库，如南方的海派中医、孟河医派、金陵医派等，北方主要有齐鲁医学、中原医学、龙江医学等。

学术流派不仅可通过亲身传授进行传承，还可通过间接的学术传承得以创新发展。现代中医院校教育自 20 世纪 50 年代以来，作为中医教育的主体，在培养中医人才、传承中医药文化等方面具有不可动摇的地位。但统一的教育模式也注定使中医药人才的个性化特征越来越淡薄。笔者在教学中将中医流派的文化、理论和实践经验融入中医院校教育，取得了较好的教学效果。

一、丰富中医专业课程思想政治教育元素

全面推进课程思想政治建设是落实立德树人的根本任务，作为中医专业课教师，笔者常苦于挖掘专业特色的思想政治内容。笔者在教学中，引入中医流派的内容，例如介绍著名中医学家、针灸教育家、南京中医药大学首任校长、"澄江针灸学派"的承淡安先生。他在中西医冲突、汇通与交流的社会背景下，以弘扬针灸学术为毕生的追求，拓展腧穴理论，研究经络本质，改进针刺手法，改进针灸器具，发展针灸教育，是现代针灸院校教育的奠基人，一生桃李遍天下，如北京的赵尔康、杨甲三、程莘农，南京邱茂良，山西谢锡亮等针灸名医大家。

此外，承淡安先生在抗战 8 年期间，坚持行医、授课，面对缺医少药的抗战后方，发展简便易行、收效倍速、普通百姓能接受的针灸疗法，发出"针灸也能救国"的呐喊。

通过讲授中医名家的严谨治学、仁心仁术、家国情怀等故事，引导当代学生树立正确的国家观、民族观、历史观、文化观，传承中华文脉。

二、提升理论教学的深度和广度

现代中医院校"一元化"的教学越来越规范，适用于中医基础教育，这种批量化的培养，使得学生的学术观点整齐划一。国医大师裘沛然先生指出："中医学术流派是医学理论产生的土壤和发展的动力，也是医学理论传播及人才培养的摇篮。"因此，教学中中医理论"多元化"非常有必要。

在教学中，如经络腧穴知识授课中，融入针灸流派中经穴派杨甲三的学术经验，其自创三边、三间取穴法，在刺法灸法授课中加入手法派如程莘农的三才进针手法，郑魁山郑氏针刺八法等；并拓展彭氏眼针、岭南的靳三针等首批针灸学术流派传承工作室的内容，适当地采取引导学生自学、分组讨论、小组专题汇报、病案分析等形式，丰富针灸流派的理论知识，开拓学生的眼界和思路，进一步提升学生的学习兴趣。

三、启发科研创新能力

在教学中引入针灸流派中如"针刺手法量化研究""八髎穴的临床应用和作用机制""四神针的临床应用"等临床与机制研究内容，引导学生查阅文献、分析文献，启发学生的科研创新能力。

将中医流派的文化、理论和实践经验尽早地融入中医院校教育的本科阶段教学，让学生领略中医学术流派百家争鸣、百花齐放，有利于传承中医特色，提高学生的中医文化自信，培养其思维方式，这些都是培养高质量中医人才的有效途径。

参考文献

[1] 张婉妮，黄会保 . 对中医学术流派形成、传承与发展的思考 [J]. 湖南中医杂志，2016，32（10）：21-24.

[2] 代玄烨，陈丽云 . 从文献的整理看中医学术流派的发展 [J]. 中医文献杂志，2021，39（1）：44-47.

[3] 王键，牛淑平，黄辉 . 新安医学的成就与贡献 [J]. 中华中医药杂志，2013，28（1）：146—149.

浅谈中西医结合医学

（王晓鑫　晋中市中医院）

中西医结合医学是综合运用中西医药各自的理论与方法，以及两者交叉渗透中产生的新理论、新方法，研究人体的结构与功能、人体与环境之间的关系，探索并解决人类健康、疾病及生命问题的新兴学科，是独立于中医、西医之外的医学科学理论体系。

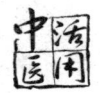

现代医学是在传统的希腊－阿拉伯医学的基础上，利用自然科学发展的理论成就所建立的，是西方理性主义文化的组成部分。中医学则是在六经文化、儒家和道家的文化环境中所发展而来的，属于中国传统文化的重要组成部分。中医学、西医学同属于医学门类，但由于文化、社会环境等不同，两种体系存在着自然观、方法论、医学模式、诊疗方法等多方面差异。中医学的精粹在于辨证论治，从整体上把握疾病的本质，调动机体的调节功能，促使机体趋于阴阳和合状态，从而达到治病的目的。而西医学则强调辨病施治，在寻求病因时进一步探寻机体器官的实质性改变，治疗针对性较强。在西医学发展突飞猛进的同时也日渐暴露出了它的局限性，由于医学逐步向微观发展，出现了"把器官当患者、把检验当成临床、心理与躯体分离"等问题，亟须从中医学中获得补救，这就需要中西医的有机结合。

目前所谓的"中西医结合"，多是中药和西药的简单叠加。由于西医学观念的渗透和影响，许多中医师在临证时陷入了西医学的诊疗思维模式，诸如丹参扩冠、卷柏降糖，或者见到发热必须清热解毒，凡是腰膝酸软就得补肾等"以方套病"的做法，背离了中医辨证论治的思想。"整体观念"和"辨证论治"是中医的根本与灵魂，体现了中医的整体观、恒动观，强调"因时制宜、因地制宜、因人制宜"，亦重视人体自身的抗病能力、自愈力。

中西医结合的真正实现远比设想要难很多，需要在理论上相互为用，在诊断时病证结合，在治疗中综合协调。运用中医辨证分型的同时，纳入西医检验检测指标，衷中参西，既宏观考量整体反应及动态变化，又重视局部病理改变，在治疗时优选中西医各自的方法，从而提高疗效。将中医学和西医学进行有机整合，可以创造出新思想、新技术和新的诊疗模式，进而提高医疗水平、推动医学发展。

以心血管科为例，近年来，中西医结合在心血管疾病的治疗上取得了长足的进步，对于急性心梗支架术后心肌无复流及灌注损伤的难题，在心脏介入治疗的同时，进行通络药物治疗，可以明显改善心肌微循环血流灌注及心功能，减少无复流的发生。中西医结合治疗在心力衰竭抗心肌纤维化中的诊治地位也越来越受到重视。此外，把中医的非药物治疗、康复理念融入治疗当中，除了有疗效优势，还有经济优势。

随着中西医结合的优势日渐突出，中医药的复兴是必然的，在国家的大力支持及中医界仁人志士的共同努力下，我们势必会走出一条具有中国特色的"医养强生"的健康发展之路！

参考资料

[1] 陈士奎.中西医结合医学导论 [M].北京：中国中医药出版社，2005：90-93.

[2] 赵玉男.中西医结合的未来——从联合走向融合 [M].上海科学技术出版社，2016：33-84.

[3] 樊代明.那一年，我在工程院 [M].西安：世界图书出版公司，2020.

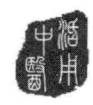

中医之路长漫漫，吾将上下求索之

（刘鸿 丽水市中医院）

经过南京中医传承骨干人才培训集中学习2次，又跟师学习2年，各个流派大家、国医名师、优秀的青年才俊让我们眼界洞开，思维得到了提升。原来中医还有如此之神效，大大改变了我之前对中医的看法，增添了对传统中医学的信心。不是中医效果慢，而是我们没有掌握中医的精髓，没有好好向中医经典求教，没有向名师求教。只有沉下心来，好好读经典，追回之前浪费的光阴，为中医的传承和振兴贡献自己的薄力。

老一辈的经验必须得到良好的传承，这是中华民族的伟大宝库。培训后才知道，原来还有这么多中医的前辈们、同辈们在为振兴中医默默奋斗，艰苦付出，不畏惧，不气馁，他们的精神实在令人感动。但学好中医需要扎实的传统文化功底和中医基础理论功底，需要无数个日夜默默艰辛的付出。

通过这么多天的学习，笔者感慨万千，原来中医学是这样子的，术有千万，道只有一个，中医治病最主要的就是抓病机，治疗效果的差别就在于抓病机辨证的水平高低，当然这是在中医基础相当扎实的基础上而言。我将好好总结，勤求古训，博采众长，把中医的文化功底打扎实，然后将中医发扬光大。现代的中医更辛苦，也更幸福。辛苦的是，随着西医对病因病机的认识越来越完善，治疗手段越来越先进和完善，中医临床诊疗的病种范围相对狭窄，而且掌握中医思维和精华的中医人越来越少。中医学是一种文化，是一种哲学，需要沉下心来做学问，而现实生活中耐得住寂寞，耐得住清贫的中医人实在少之又少。而且学中医不是短期的，临床实践也少不了，需要名师引领和指点，才可以少走弯路。中医学振兴之路，其漫漫而修远兮，吾将上下而求索。幸福的是党和国家对中医越来越重视，把中医药的发展放在了国家战略层面的高度，中医药迎来了发展的春天。而且随着西医微观发展越来越精细，检验的能力也越来越强了。中医可以通过借鉴现代医学发展自己的优势。

记得南京第一次培训的第一天上午，徐经世老师给我们带来了"不忘初心，传承有责"，细说了他学医的历程和经验，如何传承，如何辨证用药，特别是比较有特色的几个病例，给大家启发很大。如用安宫牛黄丸抢救昏迷的患者；用二丑（牵牛）2g、沉香3g治疗肝腹水的患者；眩晕升用葛根，煨用者多，降用代赭石、磁石、枳实，都可以随病机而用，升不能过位，降不能过低，且临床上均比较实用；还有小儿夜啼，外用琥珀镇惊，也思路独特，笔者深受启发。下午成都中医药大学的冯全生教授讲述温病理论在消化系统疾病中的运用，把我们带进了治疗温病的世界，使我对温病的传承有了初步的了解，对温病也产生了极大的兴趣，深觉温病是中医学的重要组成部分。临床用药的关键在于剂量，药物越精简越好，直中疾病要害即可。湿热未结用开泄，湿热已结用苦泄或通下。开泄多用藿香、佩兰、杏仁、半夏、生姜、茯苓皮、神曲等，苦泄即是在辛开的基础上加苦寒清降之品，如黄连、黄芩、茵陈、淡竹叶，另加枳实、厚朴。重用生白术可以治疗便秘，重

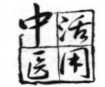

用黄芪治疗先天性心脏病。

江育仁先生的渡师李馨山对其弟子约法三章:"经典不熟不得临证,书法不工不准开方,不修礼仪不可出诊。"

现代五运六气传承人顾植山运用三阴三阳"开阖枢"及"六经欲解时"理论指导六经辨证和经方运用,扩大了经方应用范围(图5-1)。例如用三阴三阳"开阖枢"思想阐发了《伤寒论》中六经欲解时,激活了六经欲解时理论在临床的应用,尤以辨厥阴病欲解时用乌梅丸的独到经验,收到了极好的临床疗效。

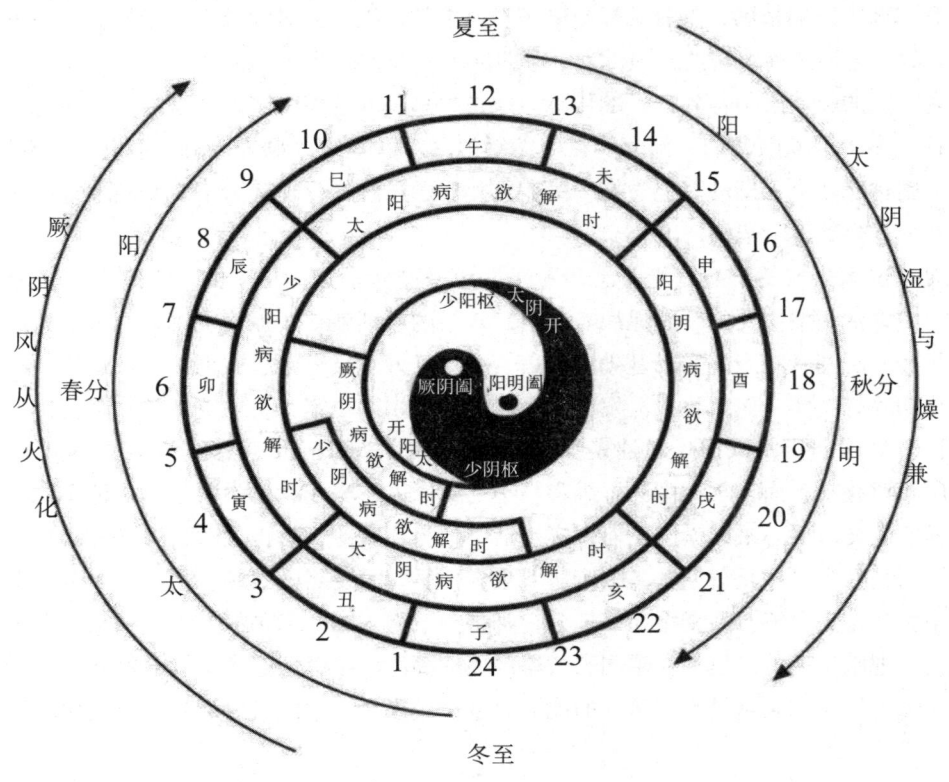

图5-1 六经欲解时

学海无涯,学无止境。"中医药的发扬光大,有赖于中医人;中医人的代代相传,有赖于中医魂;中医魂的固守熔铸,有赖于中医传承。"传承发扬中医是一代代中医人的理想,更是我们不可推卸的责任。

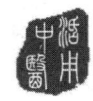

喝水不忘挖井人——立中医之根

（戴秀霞　厦门市中医院）

古语有云："不为良相，便为良医。"要成为一名好中医，必须历经三个阶段：诵读经典、求师访道及勤于实践。喝水不忘挖井人，不要忘记为我们付出毕生心血的中华先贤和为中医药事业奋斗不息的当代巨擘，正因为有了他们，中医之树才立得稳、长得粗、枝繁叶茂。中医之根是华夏文化，中医之魂是《黄帝内经》，学习传承中医必须弄懂道，弄懂阴阳、五行，期待华夏文明之花越开越灿烂，中医薪火代代相传、硕果累累。

一、感恩先贤的智慧结晶，让我们学有所依

"喝水不忘挖井人"，五千年的华夏文明历史进程中，中华先贤们仰观天文、俯察地理，近取诸身、远取诸物，观类取象，历经漫长岁月的积累沉淀，用他们的智慧给人类留下了举世瞩目的世界性成果，夏历、河图、洛书、易经、阴阳、五行……并在这个基础上衍生出了中医药学，五千年来护佑着中华民族的生命健康。《黄帝内经》《难经》《伤寒杂病论》《神农本草经》《千金方》等皇皇巨著；岐伯、黄帝、雷公、扁鹊、仓公、张仲景、华佗、孙思邈等代代名医，感恩祖先给我们留下了这么多宝贵的文化遗产，作为中医传承骨干，我们更有责任和义务去传承和发展中医药学。

二、感恩党和政府的好政策，让我们学有所保

当代国情教导我们不忘初心，回归本源，重视传统文化，振兴中医中药，最终复兴中华文化。传承精华，守正创新，中医学子们沐浴在时代的春风中，国家中医药管理局组织全国统一考试选拔，遴选出两批共 624 位中医临床特色技术传承骨干，参加每年十天集中培训，邀请全国中医界泰斗和领军人物现场授课，可谓是中医学子们的文化盛宴；每名学员每年完成四十天的流派跟诊临证，提升中医诊疗水平，更是一次质的飞跃。感恩国家和政府给我们提供了这么好的学习机会和物质保障，在天时地利人和的大环境中，我们没有理由不把握好、学习好和发展好中医药文化，回报国家、社会和百姓。

三、感恩中医流派各位恩师，让我们学有所获

顾植山老师传承发扬先人的智慧，在运气思维的指导下，开拓加强运用司天方，开创六气针法，重视审时论治、审因论治，体现了时空一体观、天人合一的中医思想；吴荣祖、吕英老师把彭子益、郑钦安、吴佩衡、李可等老中医的扶阳理论传承并发扬光大，重视气机升降、顾护先后天两本；河南平乐郭氏正骨流派以郭艳锦为首的老师们传授的身心合一、筋骨并重、脏腑气血同调及内外兼治的中医整体观在临证中让我受用无穷。徐经世国医大师、樊代明教授、王庆国教授、吴文迪老师……一位位老师的谆谆教导，仍时常在

耳畔回响，时刻勉励着我们读经典，勤实践，挖掘传统文化之大门，探寻中医之根，努力做个明医。

四、感恩民众提供大量临床实践样本

最后要感恩的是华夏大地上的民众，他们乃医者衣食父母，且每逢大疫，都是他们用血肉之躯筑起了一道道试验墙，无私地成为我们践行和创新中医理论的载体，中医文化才有这么厚重的积累和沉淀，一次次不断升华，成为护卫百姓生命健康的有力保障。

中医传承，责无旁贷，生逢盛世，幸甚至哉！

怎样提高中医人才培养效率
（雷应　厦门市中医院）

在现代西方医疗的集团化、规模化、产业化的攻击下，两千多年灿烂的中医药文化与智慧，特别是中医诊病、治病和防病思维与经验，在世人心中逐渐模糊淡化。所以，提高中医人才培养效率，是中医药生存发展的当务之急！

我们的中医人才战略定位包括中医人才战略选择与营造适宜中医成长的社会环境。因此必须对中医市场进行专业调研，搞清楚我们中医人现在具体生存现状，中医人在世人心目中期望值是什么，这样才能准确定位中医品牌，从民众需求的角度，解决民众期待解决的问题，让中医成为民众的首选。继而组建形成相对应的团队、规则并推广；采用相应的激励措施，提升中医从业人员的积极性和可持续发展性。然而重中之重还是中医人才的培养问题。

要振兴中医，首要搞清楚中医发展的问题。问题的症结主要源于五方面。①中医从业者自身中医知识的匮乏。②主流媒体对中医宣传缺乏导向。③中医人榜样作用不鲜明。④中医人成长周期长。⑤中医业收入不高，高智商的人从业意愿低。

问题与机遇共存，我认为可根据问题入手，可以从内因与外因两方面着手。

一、内因

重新审视全国中医政策及院校中医教育问题，并及时地修正与优化。

1. 学院普及式教育　该教育模式是最主要、最普遍，也是最需要改进的。

(1) 教材选编必须求真务实。中医四大经典是中医药人的灵魂，应当是所有中医人的必修课程，必须全面教育，不能只作为选修科目，同时应缩减西医类科目所占比重。

(2) 课程编排次序必须专业优化。从中医经典入手，根正苗红，循序渐进地引人入胜，以提升学习中医的效率。

(3) 必须优选师资，且重理论、不轻临床。中医是一门实践医学，把理念变成临床解决

问题的能力，还需在刻苦实践中反复练习，反复总结，传道授业者必须是理论与临床经验俱丰、道德高尚之人，才能担此重任。

(4) 鼓励并吸纳民间中医中有德、有才之士，开设特色讲堂，让民间中医优秀者有传道、授业、解惑的机会，学院应开放并吸收民间中医的精华，两者相互兼容与促进。

(5) 多途径开放中医类继续教育途径，提倡终身学习，职称评定、绩效与继续学习挂钩，鼓励并提供渠道，供优秀中医人才继续成长。

(6) 鼓励中医类临床能力出类拔萃者，适时对中医爱好者开展学位、学历教育培训，多渠道、不间断培养中医人才。

2. 民间师承式教育　师承必须严格制订学习规范与考核标准，除了师承的中医类专业知识，必须研学中医药本专业的经典古籍，严格规范其执业范围，并且对师承实行终身制，让名师有使命感和责任感，真正培养高徒！

3. 家族传承式教育　鼓励中医药的家族传承教育模式，利用国家制度保障中医家族传承，实行分期集中培训与考核，合格者一视同仁！鼓励公开，并且推广其优秀的家传经验理念，形成敢公开、敢传承、敢比、敢学、敢超的共学共进局面。

4. 中医爱好者自学成才式教育　中医爱好者是中医药人的一份子，爱好者中不乏其他行业的优秀人才，中医药管理者及高校教育机构，要充分发挥资源配置能力优势，让爱好者变成中医专业人士，从而有多种路径可寻，让不同行当的优秀人士有交融的机会，让跨界的知识擦出智慧火花。

5. 深化中医人才的选拔与德育教育　建立多渠道、多梯度、多批次的中医人才选拔机制，选拔医德高、能力强、从业意愿高的真正有为之士，实行中医终身继续教育与学习制度，以国家意志的形式从制度与福利保障上，培养、鼓励、保护和支持优秀中医药人才安心学习，踏实做临床，积极传帮带。优化选拔制度，尽可能做到资源普及到社会各阶层、各地区，让优秀的中医资源扎根在祖国的每一寸土地上。有德，方能成就不朽之功业！德育教育应深入人心，尤其是中医人，必须有公德心，有大愿力，方能成就大事业！

二、外因

1. 利益　中医药行业一盘散沙，缺乏可见效益。深入挖掘中医药行业的价值，塑造领军人或带头企业，树立标杆，以星星之火带动整个中医药行业全面健康、可持续发展，只有行业有利润、见效益，才会有更多人自发投身中医药事业，才能推动中医人才的自我优化。还应在福利待遇上给从业者以保障，强化从业及学习意愿。

2. 舆论　从国际层面大力宣传中医药的经典人物事迹与中医疗效，正确地把握舆论导向。

3. 平台　全面构筑便民中医就诊平台，保障中医药资源不折不扣、始终如一地按需配置。可追踪、可追溯、可问责。

中医人才是中医复兴的关键。中医文化包容性强，理论优越，中医技术与经验丰富且切实可靠，本身具备不断吸收外来文化与经验的能力，且可以不断自我优化重组。优化中医的传承，营造和谐的中医成长环境，快速提升中医人才的培养效率，中医复兴指日可待。

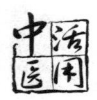

中医人才培养之路

（常晓娟　南京市浦口区中医院）

一、中医的现状

目前的中医人才是稀缺的。比如原本是中医很容易治疗的疾病，结果因失治迁延难愈。如一些感冒、咳嗽，没有经及时的救治或者不彻底的治疗发展成慢性咳嗽，再变成慢性支气管炎，进一步发展成哮喘，以致变成阻塞性肺气肿，甚至是肺癌。试想，如果能治好每一次的感冒、咳嗽，怎么会有之后的严重肺系疾病？

这就需要大批量培养能够真正看病的医生，不但能够看大病，更能看小病，对常见病、多发病能够早期发现，早期治疗，使小病不转化成大病，这其实就是中医的治未病思想。

二、培养中医之路

如何培养真正的中医呢，其路径是什么？国家中医药管理局在调查诸多名医后总结了一句话，"成名医读经典拜名师做临床可也；成大医非立大志通国学成大德不可"。我认为可以作为培养中医的路径。

1. 读经典　我们可以通过读经典如《黄帝内经》《伤寒论》等，学习前人的经验，避免自己走弯路。直接采用"拿来"主义。歌德说："我们全都要从前辈和同辈学习到一些东西。就连最大的天才，如果想单凭他所特有的内在自我去对付一切，他也绝不会有多大成就。"读医学经典才能见病之源，也是解决疑惑较好的方式。刘力红在医道传承班上讲过，传承有三种传承，一是文字传承，主要指的经典；二是口耳传承，即师徒相授；三是直接传承。其中文字传承最容易实现，是拜明师、做临床的基础。

2. 拜明师　韩愈《师说》曰："古之学者必有师。师者，所以传道授业解惑也。""医道无经不传，医经无师不通，故师宝第一。""欲知山上事，需问过来人。"医书汗牛充栋，医学经典深奥难懂，如能有老师指点，能节约大量的时间。用足够的时间去跟师去体会，去理解经典。站在老师的肩膀上看问题，别有一番风景。

3. 做临床　"学而时习之，不亦乐乎？"学习之后，一边学习，一边实践，这是学习好方式。《大医精诚》曰："世有愚者，读方三年，便谓天下无病可治；及治病三年，乃知天下无方可用。"出现这种问题，原因是经验不足、医学知识的欠缺。如果能与读经典、拜明师结合起来，医疗水平就会提高得很快。我们可以选择最优方式来给患者的治疗。如我们用三伏贴来治鼻炎、慢性咳嗽、缓解期的哮喘，比单独内服药物效果要好得多。

4. 立大志　人贵有志，为"中华之崛起而读书"，"先天下之忧而忧，后天下之乐而乐"的志向。只有一个人有了大志向，才愿意为此破除万难，实现自身的志向、梦想。有志于

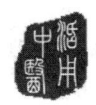

中医学，才能做好中医人，做好中医的事业。

5. 通国学　中医是传统文化的组成部分，医圣张仲景曰："怪当今居世之士曾不留神医药，上以疗君亲之疾，下以救贫贱之厄，中以保身长全。"有句俗语"秀才学医，笼中捉鸡"，即是说久远之前，文人是通医的。中医人当然要通国学，国学是中医的根，从国学的营养中汲取精华为医学所用。

6. 成大德　明朝的裴一中《言医·序》曰："学不贯今古，识不通天人，才不近仙，心不近佛者，宁耕田织布取衣食耳，断不可作医以误世！医，故神圣之业，非后世读书未成，生计未就，择术而居之具也。是必慧有夙因，念有专习，穷致天人之理，精思竭虑于古今之书，而后可言医。""治病救人，救死扶伤"是医生的天职。社会渴望有"大医精诚"的高品德医生。

三、总结

培养中医人才是非常必要的。具体的实施需要明师的耳提面命。必要的作业及书单是不可少的。组织小组分享、相互间的学习，都是很好的方式。现在网络发达，可以借助现代的工具，培养更多的明医。医学需要传承，传承的方式也需要思考和学习及拓展。我们要应用一切可能的方法，培养爱读经典、虚心拜师、专心做临床、有大志向、通国学、医德高尚的大医。

兴中华文化在中医，成中医人才在教化
（邢喜平　甘肃中医药大学附属医院）

中华文明，积淀千年，源远流长；中医文化，历史悠久，独具特色。从神农尝百草到华佗发明麻沸散，从针灸应用到张仲景辨证施治，从宋代流传的用人痘接种预防天花到明代李时珍著《本草纲目》，中医药生生不息数千年，作为人类医学的重要组成部分，至今仍然展现着独特的魅力。

一、中医是中华文化的精髓

中医药作为中华民族原创的医学，是中华文化的精髓，深刻反映了中华民族的世界观、价值观、生命观、健康观和方法论，具有科学和人文的双重属性。

整体观、辨证施治的医学理论与中华民族天人合一、因人制宜的哲学思想互相协调。"大医精诚""悬壶济世"，是中华民族热爱生命、崇德尚义的反映。不问贵贱、一视同仁的行医宗旨，与儒家的"仁者爱人"同出一辙。望、闻、问、切的诊断方法体现着中华民族由表及里、由浅入深的认识模式。寒热调配、补泻兼施的配方原则与中华民族崇尚中庸、和而不同的处世态度一脉相通。循序渐进、务除首恶的治病程序与中华民族临变不

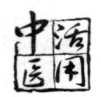

惊、标本兼顾的务实精神彼此呼应。中医药学植根于深厚的中华民族哲学智慧和传统文化土壤中，具有中华民族的文化基因，是中华文明的一个重要标识。

正因如此，传承中医文化成为我们理所当然的责任。我们要传承的，不仅包括中医所传达的价值观、理念，治未病的健康观念等思想意识方面的东西，还包括中医治疗方法、中草药的炮制等传统技艺。在传承中医的基础上，我们还要探索与现代医学的结合，以及自我改造、自我创新和发展的路径。

二、中医传承主要是培养中医人才

中医学既是传统的，也是现代的，是在实践中不断丰富发展的医学类科学。继承好、发展好、利用好中医药这一祖先留给我们的宝贵财富，在建设健康中国、实现中国梦的伟大征程中谱写新的篇章，是党和国家给予中医药事业发展的美好期望，也是中医人的重任。

文化的传承、技艺的继承、中医药的创新发展都要靠人才。培养中医人才是中医药继承发展的首要任务，培养人才则要靠教育。由于中医药学的特殊性，中医药人才的培养与一般的医疗卫生人才培养模式并不相同，往往需要较长的时间成本，实践经验的积累和对中医思维方式的感悟也需要较长的过程。

三、中医人才培养方式

院校教育、跟师学习、临床实践等都是目前中医人才培养的主要方式，中医传承要求中医人才培养应该多管齐下。

随着中医药院校的兴起和办学规模的逐步扩大，院校教育是目前中医人才培养的最主要方式，也是目前很多中医药人才成长的起点，可以给选择中医作为奋斗目标的青年才俊打好现代医学的基础，同时传授系统的中医药知识，使学子们深入了解和学习中医药文化和中医药技艺，为将来的临床、科研奠定基础。

"师带徒"是目前中医人才培养少走弯路、实践学习的最重要方式，是院校教育的重要补充。跟着大师学习，可以直接感受中医在诊疗过程中的思维方式和操作技术，积累经验并参与到临床实践当中。跟师学习缩短了经验积累的过程和时间，耳濡目染中医文化的同时，在技艺的模仿和应用过程中感悟和探索。

在实践中不断思考和再学习。现代医学的发展日新月异，西医对科学技术的发展依赖性较强，需要学习者紧跟技术发展。中医则需要不断地研读经典，把经典的知识和方法与新的病证、现代医学的进步成果结合起来，即在经典的宝藏中汲取发展的力量。还要在实践中不断思考、不断学习，补充和丰富自己的知识体系和经验中的薄弱部分，为创新提供资源。

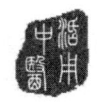

杏林求索

（王时光　安徽中医药大学第一附属医院）

　　总有人说中医玄之又玄，晦涩难懂，甚至说中医是伪科学。刚步入校园的中医大学生，早年受的是正规数理化自然科学体系的熏陶，对中医传统了解甚少，学习时容易困于其中。古人曾说"学而优则仕"，可见读书好的人选择做官，而不是传承中医。所以，古时中医的传承不是靠最聪明、最有学问的人来继承发扬。但继承发扬好中医的人一定是对中医理论能充分领悟的，也只有了解中国自然文化形成环境才能理解其理论形成的背景。运用五运六气理论后，观证用方即可执简驭繁。

　　中医药学是中国古代科学的瑰宝，也是打开中华文明宝库的钥匙。而中医的五运六气理论又是理解中医理论的重要纲领。自五四运动以来受到"赛先生"的影响，多数人已经认为数据化、仪器化、程序化的治疗是人类探究生命奥秘的不二法门。现代医学近年来虽应用得浑然天成，但也要考虑四时之法、生长节律对人疾病的发生发展的影响。更何况，南橘北枳，故西医的疗法在中国环境下"叶徒相似，其实味不同"。笔者曾在 2020 年秋季诊治一位患者（壬子年生），反复便溏不愈 1 年余，患者 1 年前因饮食不节遂出现腹泻，时有腹痛，大便质烂，每日行 3～4 次，常见未消化食物，肛周坠胀，排便后诸症有所缓解；患者未予重视及治疗，后每因辛辣饮食后出现腹泻、腹痛的症状，严重时急迫不能自控，遂西医院就诊行肠镜检查，但未见明显异常，医生予止泻、调节肠道菌群药物，服药时症状未发，停药后，饮食不注意后再出现类似症状，夜寐差，纳食少，乏力，遂来门诊就诊。刻诊见神疲乏力，面色少华，精神较差，腹泻，每日 3～4 次，水样便，矢气多，食欲欠佳，寐差，小便少，舌质淡白，有齿痕，苔腻，脉滑而无力。初诊以祛湿止泻之法，痛泻要方化裁，二周后患者前来复诊，病无进退，服药时大便略成形，腹痛症状有所缓解，大便次数仍多，饮食欠佳，乏力，睡眠欠佳，舌质淡白，有齿痕，苔薄白，脉滑而无力。遂拟五运六气之法，壬子之岁推衍。《素问·六元正纪大论》云："上少阴火，中太角木运，下阳明金，热化二，风化八，清化四，正化度也。其化上咸寒，中酸凉，下酸温，药食宜也。"可见，壬子年，上临少阴君火司天，中为太角木运太过，下加阳明燥金在泉。岁气风气流行，生气淳化，万物以荣，其变振拉摧拔。脾土受邪，病飧泄，食减体重，肠鸣腹痛，胁满。时逢中秋，湿土加临，正阳之治，拟健脾固土为治，方用正阳汤出入，白薇、川芎、桑白皮、当归、白芍、旋覆花、炙甘草、生姜，予 7 剂病退，2 周后，患者反馈大便正常，每日 1 次，精神饱满，体力充沛，纳寐可。置身于临床实践中，固守西医的方式，院校中医教材的理法方药，而不知五运六气学说统领推演藏象功能的变化，就不能把握疾病的整体走势和动态变化。同时，气候、物候的变化也是可以通过五运六气学说来预测的。故而《五运行大论》《六微旨大论》《气交变大论》《至真要大论》等浓墨重彩地解读了"五运六气"相关的中医理论。

　　学好经典，着重领会前人参天观地的思维对自然与人、疾病与人的认识，学会了用中医学的思维去分析和处理疾病。治疗感冒，不再是只用调和营卫；治疗口渴，也不再是单一的滋阴降火；治疗失眠，也不再是单一的养心安神。可根据实际病机及运气特点，三因制宜，随机达变，做到"能学古人之法，不学古人之方"。

新冠疫情暴发，赐予中医焕发新生的机遇。作为中医人，通过全国中医骨干培训班学习，丰富了中医理论知识，充实了中医操作技术，结识了立足中医事业发展的中医人。我更要立足本职，以中医传承发展为抓手，心怀全局，守正创新，为促进中医的发展做贡献。

星火燎原，传承发展
（庞青民　郑州市中心医院）

中医的传承与发展，不是一个人的事，是需要我们无数的中医人共同努力而为之奋斗的事情。不忘初心，牢记使命，宣扬传统医学，传承中医文化，传播中医知识，发展中医学，这也是我们每一位中医人始终如一的方向。

新的历史时期，"传承经典，守正创新"是国家对中医的继承和发展提出的要求，也指明了方向，而处于这一历史时期的中医传承人，正肩负着艰巨的使命。科学技术在飞速发展，现代医学理论和治疗方法也日新月异，传统医学也应该在传承中求生存，在创新中谋发展，坚持经典学习，坚持开阔思维，"中学为体，西学为用"，走新时期的衷中参西之路。但无论医学如何发展，理论如何创新，都离不开"以人为本"的宗旨，人们的健康和生命是我们时刻需要守护的中心，要传承中医学中倡导的人文精神，做一名有温度、有情怀的医者。

漫漫传承路也会遇到很多问题，比如我们的行医过程中受到的外界的干扰，经济层面、政策层面、法律层面等，医生会面对不同的人，有富贵、有贫穷、有权势、有卑微，在医生的眼中，生命同样珍贵，"同质化服务，差异化医疗"是我们传承之路所追求的方向。患者的信任就是疗效的反馈，医生会觉得付出有意义，而如何获得患者的信任，是我们在传承路上需要努力的方向。不管何时，我们都要对患者多一点耐心和责任，充分发挥自己所长，帮助患者解决病痛。随着现代技术的发展，互联网医院、线上问诊日益盛行，虽然方便了医生和患者，但是同样存在着很大的风险。医患没有建立面对面的契约关系，医生所了解的病情有很大的局限性，意味着医生需要承担更大的风险和心理压力，这也是我们在传承之路上亟待解决的问题。

中医的疗效和见效的快慢也是我们中医人在传承的过程中值得关注的问题，在老百姓的心目中，中医都是慢郎中，中医药只适合慢慢调理，不会很快见效，事实怎么样呢？这值得每一位中医人去思考，现代中医的突破口在哪？是慢性病的调理，还是应该有更大的作为？特别是中医在急危重症中发挥的独特作用，自古以来都有非常成功的案例和治疗急

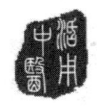

危重症的方剂，这些都需要我们中医传承人去细心揣摩、挖掘整理、发扬光大。

俗话说："活到老，学到老。"作为中医传承人，我们更要有这样的思想觉悟，时刻不忘学习和进步。我们在学校阶段的学习，是牢牢打基础的阶段，进入临床实习，最重要的阶段就是跟师学习，向经验丰富的老师虚心请教，细心揣摩，精心钻研，带着兼容并蓄的思想和胸怀，去挖掘、继承、发扬中医。在学习的过程中，还要重视理论基础，熟读经典，切忌眼高手低，只看重临床，追求名方验方，渴望立竿见影，这些都是学习中医的大忌。我的一位老师 80 岁高龄还坚持每天看一篇《黄帝内经》，前辈尚且如此，我辈更需努力。只有博览群书，通过大量的阅读，厚积薄发，才能拥有渊博的知识和理解力，这样学习中医典籍的时候才能得心应手。在跟师学习的过程中，认真做好笔记，并及时整理消化，总结老师的问诊、辨证及用药特点，及时发现学习中不足的地方，加以补充纠正。学习中医并非一朝一夕之事，既然选择了做中医的传承人，就要做好"活到老，学到老"准备。

以上就是我作为一名中医传承人，在学习传承中医的过程中的一些感悟。如果我辈中医人都能怀着一颗赤子之心去挖掘、继承、发扬中医，中医之火必定能在祖国大地乃至全人类发扬光大，绽放绚丽之花。

从临床实践反思院校教育
（黄海洋　铁岭县中医医院）

笔者自考入中医学院至今 20 余载从学习课本到阅读课外书籍，对于中医的学习感想颇多。在参加了中医传承骨干人才培训之后，得遇明师，让我对如何学习中医、怎样才能更好地传承和提高临床疗效，又有了进一步的认识和思考。以下介绍三则医案及临床思考。

病案一

患者，男，40 岁，主诉左下肢膝盖以下发凉月余。体格检查未见异常，体温及患肢局部皮温均在正常范围内。实验室检查及影像学检查均未见异常。中医诊断为风寒痹证。予针灸治疗每日 1 次（选穴：足三里、上巨虚、下巨虚），行热补法。针时患者针下均有酸胀感。第四日来诊时，患者自述在针刺第三日下午，患部小腿逐渐出现温热感，持续约 2 小时后缓解，原发凉症状消失。停诊后随访亦未再发。

【按】患者西医检查均未见明显异常。"气有余则实，实则热；气不足则虚，虚则寒"，患者自觉患处发凉，应为局部经络气虚所致。因此，选用足阳明胃经三穴，行热补之法，针刺 3 日后，气足以生热，阴霾自散。

反思：有关针刺手法基本为补法、泻法、平补平泻法三种。此处以迎随补泻为例说明，学院讲授迎随补泻为"顺着经脉走行进针为补，逆着经脉走行方向进针为泻"，而临床中依此法操作疗效欠佳。其关键在于对针下气的掌控，实际操作须顺着十四经的循行

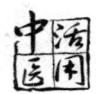
方向进针，得气后将针推进半分左右为补；逆着十四经的循行方向进针，得气后将针提退半分左右为泻。临床操作不光要注意迎随，还要注意"推而纳之是谓补，动而伸之是谓泻"。

病案二

患者，男，44岁，陪母亲就诊时突发心前区不适，既往高血压及冠心病病史。急查心电图示ST段压低，心肌缺血改变。综合判断非心肌梗死，属不稳定性心绞痛发作。予偶刺法，选左手内、外劳宫穴针刺傍之。针刺后患者临床症状即可缓解，3分钟后完全恢复正常。查心电图示正常心电图。

【按】偶刺法为《灵枢》"十二刺法"之一。《灵枢·官针》云："偶刺者，以手直心若背，直痛所，一刺前，一刺后，以治心痹，刺此者，旁针之也。"此患者之症状应属心痹无疑，刺之则愈。

反思：明代马莳《黄帝内经灵枢注证发微》云："一曰偶刺，以一手直其前心，以一手直其后背，皆以直其痛所。直者，当也。遂用一针以刺其胸前，用一针以刺其后背，正以治其心痹耳。然不可正取，须斜针以旁刺之，恐中心者一日死也。前后各用一针，有阴阳配合之义，故曰偶刺也。"指出此刺法是以一手按其前心，一手按其后背，在痛处斜刺下针。此法前后施针，阴阳相偶，故曰偶刺。后更有张介宾和张志聪的注解与马莳如出一辙。这一解法直接让后世的针灸医生对于偶刺的操作畏之如虎。以至于如"偶刺"这么神效的针法在后世鲜有显世，现在的临床报道更是少之又少。即便有对"偶刺"的报道，也偏于前后配穴、俞募配穴之流。首先，偶刺之"偶"，在《说文解字》里释为"桐人也"，即刻木以象人形之义；其又有"寓"义，是为作假物寄寓其象也。其次，"以手直心若背，直痛所"一文中第一个"直"字就是"正曲为直"，此说是"伸直"之义；第二个"直"字通"值"，"当"义，此与马莳同，亦与"偶（寓）"义合；"若"为"及"义。如是，此句即可理解为把手心及手背都伸直，以手心、手背作"痛所"之所在而刺之。手心者，《灵枢·本输》之劳宫是也，故针内外劳宫穴以治之。

病案三

患者，女，60岁，曾因长期失眠就诊，经中医调治，睡眠状况明显改善后停药。3日前突然出现夜间惊醒，并伴心慌心悸症状，每日均于夜里1—2点发作，动态心电图示夜间1—2点出现快速心律失常及大量期前收缩（早搏）。口服稳心颗粒及美托洛尔（倍他乐克）未见显效。中医诊断为心悸。处方乌梅丸，方用制乌梅30g，制附子（先煎）6g，川桂枝6g，淡干姜5g，炒川椒3g，辽细辛（先煎）5g，川黄连8g，炒黄柏6g，潞党参10g，酒当归6g。头煎睡前服，每日2次口服，日进1剂。患者服药当晚，醒后心慌心悸症状明显减轻，3日后惊醒及醒后心慌症状基本消失，7日后停药。随访未再发。

【按】患者病情发作有特殊的时间规律，就是"每日均于夜间1—2点间惊醒并发作心慌症状"。《伤寒论》在不同的篇章中分别指出了六经病的"欲解时"。《伤寒论》云："厥阴病欲解时，从丑至卯上。"据此可以判断患者属厥阴病范畴，乌梅丸是治疗厥阴病寒热错杂之证的主方，可以清上火温下寒。临床应用，疗效显著。

反思：关于《伤寒论》六经病"欲解时"的问题，教材中篇幅极少，几乎没有指导临

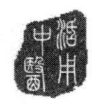

床的意义。龙砂医派顾植山教授则指出，六经"欲解时"就是"相关时"。"相关时"不是"必解时"，可以"欲解"而"解"，也可以"欲解"而"不解"，还可能因"相关"而在该时间点出现一些症状的发生或加重。参照"欲解时"判定证候的六经属性，并据此遣方用药，常取得良效。

总结：很多在临床上有明确疗效的方法，在院校教育中并没有得到有效的传承。中医院校及中医专科医院西化严重，致大部分中医学子对中医信心不足。西医院校及综合性医院对中医学了解不足，致多数西医不信任中医，认为中医不"科学"。中国医者自古以来一直致力于为人类的健康而奋斗，我们更应深入了解祖国传统医学，建立完善的中医思维，再充分利用现代的各种科学技术来发展中医。希望更多的医者能为医学的进步和人类的健康而奋斗。但愿世上无疾苦，宁可架上药生尘。

跟师黄煌教授感悟中医人才培养的一点心得
（熊洁勤　湖州市中医院）

笔者过去作为一名中医人，却一直不会使用经方，因觉得经方深奥难学，不得其门。直到我有幸遇到黄煌老师。

在南京跟师黄煌老师的过程中，黄煌老师看病的观察方法、思路、理念都跟我们在学校所学到的传统方法有很大不同，给我造成很大的冲击。在面对患者的过程中，黄煌老师注重观察患者的精神状态、神态表情、语言、面色、体态等，结合望、闻、问、切，四诊合参，注重面诊、咽诊、伤寒派腹诊。所使用的都是《伤寒论》的经方原方，很少加减。黄煌老师常说："经方最严谨，经方最科学。""原方最有效，原方最安全，原方最可口。""原方才能便于总结经验，才能让学生掌握。如果加加减减一大堆，叫学生怎么掌握？"

黄煌老师最有名的是创立"方-病-人"模式，注重对人的体质的辨识。比如桂枝人的特点就是汗出怕风、瘦弱。麻黄人的特点就是黄肿或黄胖，皮肤粗糙干燥，反应比较迟钝。半夏人的特点是眼睛大而有神，比较敏感、多疑，容易有痰。大柴胡汤人面宽，脖子粗，胸部粗壮，女性乳房大，性格急躁易怒等，临床辨识很有特点。诸如此类的规律让我们在临床面对患者时有了非常好的思路和抓手，并且在临床的使用中取得良好的效果。让我们不再觉得经方高不可攀，无从下手学习。

《伤寒论》实在难学，让很多人望而却步。究其原因，《伤寒论》的三阴三阳辨证体系有别于脏腑、八纲辨证。学生对于三阴三阳的运行规律及生理病理特点不能掌握，是学习《伤寒论》经方最大的障碍。由于条文简单，很多方证的症状又有相似之处，容易混淆，不好掌握。黄煌老师的"方-证""方-病-人"模式是学习经方的有效入门手段。许多人认为方证模式太简单，失去了中医辨证论治的精髓。其实我跟师以后了解并不是这样。经方确实有方证。所谓的"方证"就是一种综合征，是一种病理状态导致的一系列症状。比

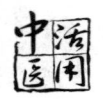

如半夏厚朴汤，"妇人咽中如有炙脔"，是咽喉中有痰气交阻的病理状态，可能会有很多症状，如咽喉有痰、异物感、鼻腔及口腔敏感、多疑多虑等症状。这些都适用半夏厚朴汤，并非机械地对照，一定要有咽喉异物感才能用。临床中方证使用也并非这样单纯，要结合面诊、咽诊、舌诊、腹诊，也要考虑寒热虚实、气血阴阳的问题，并非仅仅是单纯的方证对应、生搬硬套。

通过这种方法学习了经方以后，笔者感觉就学习经方较易入门，可以由简入深，也逐渐感到方证的合理性，处方的严谨性，方证就是使用处方的核心病机，具有不可替代的独一性。在临床应用的过程中体会到凡是方证符合的患者都可以取得良效。方证就是使用一个方子的密码。我看到很多同学在跟师不久后，就学会了使用很多经方，充分说明了方证的简便易行。如果我们的中医学生都能这样学习经方，掌握经方就不再遥不可及。如果大家都学会使用临床常用的经方，那大部分的毛病都能迎刃而解。我们的中医学生都可以真正地用中药治病，中医就会更有前途，更发扬光大。

建议大学教程中医应以四大经典为主，讲清楚中医学认识人体的生理运行模式。经方教学可以参考方证模式，让学生掌握常用的经方的原文，并且能定期临床跟师学习观摩，再学习原文，加以总结，融会贯通。则数年以后学生对于常用的经方一定均能很好地掌握运用，则我国中医的能力大大提升。高校教学经方可以选择一些验案拍摄视频，做成典型的医案，用于临床教学，这样学生更加印象深刻，更加容易掌握，一定有事半功倍的效果。

最后，非常感谢全国中医骨干人才培训项目给我们机会学习中医，学习经方，非常感谢黄煌老师。经方实为我杏林之福，希望经方传播天下！

身负青囊，攀登重楼

（施正贤　浙江中医药大学附属温州中西医结合医院）

昔叶天士师承十七人，而成一代医宗；徐灵胎读书破万卷，而名垂杏林。见贤思齐，故而出行身负青囊袋，努力攀登"重楼门"，虽一路走来，跌跌撞撞，笔者总算有所收获，聊以慰藉。

一、缘起——塞翁失马焉知非福

笔者 2002 年于浙江中医药大学毕业后，一直从事西医耳鼻喉科工作，后因科室及医院平台发展受限等众多原因，长期徘徊在瓶颈处，机缘巧合下，回归了中医岗位。

二、治学——学海无涯勤作舟

路漫漫其修远分，吾将上下而求索！2016 年有缘认识了无锡黄氏喉科疗法流派第十

代传承人任思秀老师，且有幸拜入门下！跟师学习每一次路程都需要七八个小时，而每一次学习带来的新知识、解锁的各种新技能以及满满的收获感总能横扫长途出行带来的疲劳。任思秀老师从临床辨证到中医外治，甚至黄氏喉科吹药秘方的配伍、选药、炮制、加工等，都细心讲解，手把手传授，并多次带我们去其他流派交流学习，如江西旴江谢氏喉科、河南蔡氏鼻科、吴门医派马氏喉科等。我们在不断学习中快速成长，通过和各学派交流，掌握并改进了二十余种中医耳鼻喉科的外治方法，用之于临床，笔者的中医外治法快速达到省内本领域领先水平。

三、修德——大医精诚

近几年笔者又有幸跟师新安郑氏喉科十四代传承人郑日新教授，郑老师以祖训"忠贞国家、清白做人"相传，以德开篇；带教上，学贯古今、融汇中西，指点祖传喉科经典《重楼玉钥》的精髓，并传授养阴清润之法；临证中，心近仙佛、慈悲为念，以祖传起手章"一腔浑是活人心"的心境地对待病患，将"大医精诚"精神发挥得淋漓尽致，使我深受启发。

回顾这么多年的"重楼"攀登路，对个人学习中医的心得，简归如下。

1.重经典，重学习，重思维　在回归中医之前，笔者基本上从事西医耳鼻咽喉科工作，临床诊疗一直以西医思维为主，中医专科知识贫乏，辨证时未脱离西医理论，缺乏中医辨证思维。后在导师的指导下，重新阅读中医四大经典，同时翻读《重楼玉钥》《喉科指掌》《黄氏喉科传真》等专科经典论著，认识到只有重视中医理论的学习，才能培养中医临床思维能力和创新意识，养成用中医思维思考和解决问题的能力；只有消化与吸收这些经典中的知识，才能为接下来的中医学习打下坚实的基础。

2.跟名师，善总结，做临床　在临床中必须多跟诊，多访名师，深入体会并总结各个老师的临床经验，如无锡黄氏喉科注重局部辨证和全身相结合，吹药加工务必追求药材好，加工细，依次序，重专用（专病专方、专人专用）；江西旴江谢氏喉科的针法注重上补下泄，轻重有度，独创开音一号、二号等经验穴位；新安郑氏喉科的养阴清润法；河南蔡氏鼻科独创鼻部填塞用药法；吴门医派马氏喉科的温透疗法等。只有通过不断地临床跟师学习，总结各流派老师经验，并用之于临床，体会其中奥秘，才能真正做到学以致用。

3.学医德，学传承，守传承　医德是中医传承的重要环节。学医先学德，立志为苍生大医才能于杏林中勇猛精进，铭记大医精诚方可普救含灵之苦！

传承在中医专业方面有三个方面：一是传承中医思维体系；二是传承中医学术思想；三是传承中医临床经验。中医的发扬可依托于继承传统精华的传承发扬和融入现代医学科技的创新发扬，而传承发扬就是在中医根源上的发扬。

4.学人文，博古今　中医学是在中国传统文化背景下孕育发展起来的，天人相应是中医养生、治病的理论基础。中国传统文化是中医学的思想基础，中医学在理论与实践的各个方面，均大量吸收和借鉴了中国传统文化的内涵，并渗透到疾病诊治、理法方药等各个领域。中医学在形成和发展的过程中广泛地吸收和交融了自然科学和社会科学的各种先进成就，并与道、儒、易相通。因此，学习中医要有广博的知识，有深厚的传统文化底蕴和文言文基础，才能读懂理奥趣深的中医经典。

回顾多年"重楼"攀登路,感悟良多。职业生涯的每一次质跃都是以学习新知识、建立新观念为前提条件,吾生有崖而学无涯也!

浅谈中医人才培养之路

（赵霞　云南省中医中药研究院）

中华文明源远流长,中医药作为优秀的文化资源,是弘扬中华传统文化的重要载体。中医药的发展离不开继承和创新,中医药人才的培养是中医药事业振兴、发展的关键。我们必须传承和发展好中医药事业,中医传承对中医人才培养及中医药事业的发展具有十分重要的意义。

一、中医药文化

中华优秀传统文化是中华民族的精神家园,而中医药文化是中华民族优秀传统文化的代表,凝聚着深邃的哲学智慧和中华民族数千年的健康养生理念及实践经验。"杏林春暖沐孤苦,黄叶扶疏育百花。"在中华民族五千年的历史进程中,中医药在促进文明互鉴、维护人民生命健康等方面所做出的贡献是不可磨灭的。在《伤寒杂病论》问世约1800年后的今天,面对新冠肺炎疫情在全球肆虐的大考,中医药再次交出了一份出色的答卷,彰显了独特的智慧和价值理念。中医药学知识体系中深厚的内涵和文化底蕴,为当代中医人才培养提供了丰富的人文资源,我们要从中医传统文化的精髓中汲取营养,增强自信。

二、中医传承

"我们要善于把弘扬优秀传统文化和发展现实文化紧密结合起来,在继承中发展,在发展中继承。"传承精华是中医药发展的根基,创新是中医药发展的活力。

中医药既是医学,更是文化,是以中医药知识为基础的一门艺术,富含哲学思想和人文关怀。我们每一个中医人都要"传承师古不泥古、创新发展不离宗",有责任和义务传承好、弘扬好、宣传好中医药。

三、中医人才培养

中医药人才是中医药事业发展的关键所在,遵循中医药人才成长规律,丰富人才培养方式是造就一批具有中医药战略思维的临床人才、科技领军人才和高水平创新人才的必经之路。

1. 研读经典　中医药学经典著作是中医药学子的"源头活水",如《黄帝内经》《伤寒杂病论》《神农本草经》等,不仅包含了大量中医药学理论知识和实践经验,更是具有极高的医学人文思想,感悟、理解、研读经典有利于塑造和培养中国传统文化底蕴。

2. 继承精髓　师承教育是从古至今中医药传承与发展重要的承载方式，是一种活性传承，既可使名师的学术思想、诊疗经验、临床特色脉脉相传，也能切合中医人才培养需求，更快、更有效地提高临床实践能力。师承是通过跟师临证、医案整理等与名师近距离学习，加强对名老中医学术思想的整理研究，精确有效地总结凝练名师的临证思维、组方用药规律，内化为自己的思维方式和临床能力，同时丰富前辈医家的理论和实践经验，在传承中弘扬和发展。

3. 培育医德　立德树人是中医药人才培养的根本目标，医者以德为立身之本，从传说中的神农"尝百草"到张仲景的"勤求古训，博采众方"，孙思邈的"勤精不倦，大医精诚"，历代医家始终树立"精勤不倦"的思想，"仁善立业"的品德，"清廉助人"的精神，"忠于医业"的宗旨，修医德、行仁术、言传身行，使高尚的医德不断演进，成为推动中医学术和事业发展的强大动力。高尚的医德将凝聚强大的正能量，促进中医药事业的发展。

4. 重视科研　科研是一种先进的传承和发展方式，运用现代科技方法和手段，促进中医药理论和实践创新发展，就是为中医药插上了腾飞的翅膀。中医人才培养要适应在现代科学技术、信息技术，实施中医药科技创新项目，建立多学科、跨部门的中医药协同创新平台，加强基础和临床研究，形成科学的理论和高水平的创新成果。

5. 创新方式　采取继续医学教育、学术讲座、名师工作室培养等方式，尤其值得推广的是"中医药特色人才"培养工程，如全国中医临床特色技术传承骨干人才培训项目就是很有效的方式，有利于加快青年业务骨干的成长。

四、小结

加强中医药文化建设，培养中医药人才是传承发展中医药事业的重中之重。唯有在传承中创新，在创新中传承，才能更快擦亮中医药这块金字招牌，让古老的中医药历久弥新。

参考文献

[1] 曹洪欣 . 中医是弘扬中华文化的重要载体 [C].// 国子监国学大讲堂中医药文化论坛论文集 .2012：45-48.

[2] 张宗明 . 中医药文化是中华文化"走出去"的先锋 [J]. 南京中医药大学学报（社会科学版），2020，21（2）：71-77.

[3] 陈力，钟礼韬，鄢来均 . 习近平中医药相关论述的马克思主义辩证法探究 [J]. 中医药管理杂志，2020，28（19）：1-3.

[4] 习近平 . 习近平谈治国理政 [M]. 北京：外文出版社，2017：313.

[5] 于文明，王君平 . 传承精华是中医药发展的根基 [N]. 人民日报，2020-06-24〔2022-07-06〕.

中医人才培养与职业规划

（关昊　浙江中医药大学附属第二医院）

"中医药学是中国古代科学的瑰宝，也是打开中华文明宝库的钥匙。"近年来，尤其是2020年新冠肺炎疫情暴发以来，中医中药在新冠肺炎的防治上成效显著，得到人民群众的广泛认可。中医药学的发展，迎来了新的春天。与此同时，身负振兴中医使命的我们，也应该抓住时机，深入思考，为个人职业生涯发展和中医药人才培养做出一份努力。

一、中医人的职业规划

职业生涯是指一个人一生连续担负的工作职业和职务的发展道路，职业规划便是对职业生涯事先做出的设想和规划。职业规划的本质是规划人生目标，其关键在于你的目标是什么，以及如何能够实现你的目标。

依据马斯洛的需要层次理论，人类在满足生理、安全等低层次需求后，还有更高层次追求自我价值实现的需要，表现在工作上即找到适合自己的岗位并发展自己的事业。作为一名中医人，我们可以通过学习掌握一项谋生技能用于养家糊口，也可以深耕精研，学有所长，惠及一方百姓，更进一步还可以培育团队，引领他人，推动变革。

二、职业规划的具体目标及所需资源

1.最低目标：掌握一项谋生技能　中医药发展的根本是培养和造就适应时代需求的高素质中医药人才，中医人的职业发展必须围绕这一特色进行强化。在中医药本科教育中推行大众化教育，面向基层重视应用型人才的培养，注重对中医大学生中医思维的培养训练和知识结构的补充，坚持思维不西化、教学不西化、临床不西化，一方面发挥中医药的特长，另一方面又能适合基层全科工作的需要，满足广大农村基层群众中医药治疗"简、便、验、廉"的实际需要。

2.满意目标：深耕精研，学有所长　精读《黄帝内经》《伤寒论》《金匮要略》《温病条辨》中医四大经典著作，在读经典上下功夫，重学历而不唯学历，重理论也重实践。医学之道，极重师承，如有名师指点，往往能少走弯路，早日登堂入室。老师的言传身教、口传心授，以及"只可意会，不可言传"的玄机之妙，是单纯的课堂教育难以达到的。在院校教育奠定的基础上，适当与师承教育相结合，两者取长补短，可以在较短时间内实现师徒经验的传承。

3.惊喜目标：培育团队，引领变革　我们的中医学老树，要在新时代焕发生机活力，人才的培养是根本。培养一批有基础、有思路、敢创新、能创新的新型中医人才，使中医学的"原始基因"得以保留，使有"中医思维方式"获得新发展，是中医人才培养的重中之重。

上海曙光医院开展的传承型、现代型两套中医培养思路为我们提供了很好的范本。传

承型中医立足中医教师、医师、技师"三位一体"的人才培养思路，由基座、中坚力量和带头人三个梯队人员组成金字塔形结构。基座为传承型中医人才培养对象，优才和学术继承人等对象作为中坚力量，是承上启下的主力军，在省市级以上名中医组成的学科带头人引领下，培养成果侧重于门诊工作，对科研、论文等方面则不做过分强调。然而，从知识传承和中医药保护的角度来看，传承型中医属于稀缺资源，他们的经验急需抢救和发掘。而具有中西医两套知识与技能，能在综合性中医院胜任门诊、急诊、重症监护和病房各个岗位的工作，能用中医的方法与手段诊治患者，同时也能熟练地应用现代医学的方法与手段诊治和抢救危重疑难急症的现代型中医，则是中医学理论能够探求新发展空间的主力军。

三、小结

有效的职业规划必须建立在充分且正确认识自身条件与相关环境的基础上，其最关键因素就对于自身优势、劣势的识别。青年中医师应提早做好准备，明确发展目标，制订相应的规划，在对自身目标有清晰明确认识的基础上，结合不同阶段职业生涯目标进行评估，争取成为重经典、通人文、基础坚实、中医临床思维和临床技能均过硬的应用型人才。

中医学习之路再思考

（杨立宏　新疆医科大学第一附属医院）

中医作为博大精深的传统医学，需要我们一代代中医人的传承和发扬光大。放眼中医界现状，有大批年逾古稀甚至年近百岁的名老中医仍在临床一线工作、教学，他们救人无数，医术令人拍案叫绝；中青年中医师们虽然人数越来越多，但水平参差不齐，医术精湛者尚寡。这不仅仅是经验累积不够的问题，放眼古代及近代名医，很多在 20 多岁即成一方名医，也不是中青年医师们不好学，学校教育后，大家感到课本所学知识用于临床仍有局限，都在积极通过各种学习途径提升临床能力，但中医人才仿佛还是出现了断层。早在 20 世纪 80 年代，邓铁涛教授就呼吁广大青年中医要怀着对岐黄之术炽热的爱，继承发展中医，并为此耕耘不断。近年来，国家对中医人才培养越来越重视，出台了《中医药人才发展"十三五"规划》，启动了中医药传承与创新"百千万"人才工程（岐黄工程），该人才工程培养了一批的中青年优秀中医人才，我很荣幸作为"全国中医临床特色技术传承骨干人才"，自 2019 年始参加学习，深感学有所获。

笔者已本科毕业从事临床工作 20 余年，一直在综合医院中医科，刚开始是在病房管床，努力学习西医的各项诊疗技术，对于中医部分，则是看患者属于中医内科学中的某病某证，就施以相应处方，也许是同时给予了西药治疗，也许是患者住院得到了心理安慰，

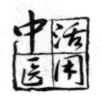

患者大多病情均有改善，直至开始门诊坐诊，才发现所开药方疗效甚是不佳，虽认真读书仍无长进，甚至认可起医院里西医们的论调，即中医只能调养，不能治病。但看到科室老中医们的疗效很好，还是不愿放弃，于是又转而求教于老师们。老师们思维方式不同，我一时学不明白，就照猫画虎，开出方子来往往只有形似，疗效时好时差，自己亦觉不得法，后来看网上的分享，也是大家推荐什么就去看什么，哪位名医用什么方子治哪个病疗效佳，就积极学习应用，虽学习不辍，仍进步缓慢。

至全国中医临床特色技术传承骨干人才培训项目集中学习开始，通过十天的集中培训，笔者似有所得。老师们都是全国名医，组方或经典，或灵活多变，却无一不强调经典学习的重要性，从《黄帝内经》到《伤寒论》，大幅篇章脱口而出，组方均有根有据，经方、时方随证应用。解读经典的全国名师给我们这些已有临床经验的学员们指点了一条如何将经典与临床有机结合的学习之路，如何边临证，边读书，边思考。名老中医们还强调了辨证的重要性，随着现代医学的发展，现代中医们都会看一些西医指标，而辨证的思路往往就跟着西医检查指标走了，名老中医们也都会看指标，但强调无论指标如何，中医看病重点仍是辨证、察舌、辨脉，必先明确主证，再随证施方，西医指标往往成了"奇效如神"的证明。集中培训之后，笔者还进行了跟诊抄方的学习，王庆国教授讲课时就非常强调抄方，他师从刘渡舟老先生，抄方十五年，最后因事务繁忙而不得不放弃继续跟师抄方。抄方不是简单的抄，而是对基础知识的回顾温习，并有效结合临床，学习群里大家也会对病案再分析讨论，获益良多。

这次学习对我来说，不仅仅是学习看了几个病，更是更新了我的学习理念。返回工作岗位后，我集中精力，又拿起了中医经典，按照老师教授的方式学习，每于临证时将患者医案一一写下，回去后再反复结合经典理论分析思考，疗效好分析是抓住了什么主证，怎么把握主证的，反之亦然。在这样坚持学习之后，临床疗效明显提高，在患者中有了良好的口碑，也增强了我学习的信心。我想，终于找到了一条适合自己的中医学习道路，而这条路也适合大部分的中医青年学子，故献丑将学习历程分享，望能于同道有所裨益。

新时代中医人的责任和机遇

（同立宏 新疆维吾尔自治区中医医院）

中医学是在中医理论指导下动态研究人体的生理病理，以期达到治疗疾病、保健机体的目的，是我们中华民族数千年的繁衍生息中不断实践和总结的至宝，是璀璨的中华文明宝库里重要的组成元素，其理论观念、表达形式、传承特征能够全面、系统地体现中华文化的博大精深。一直以来，中医药的发展都是在世世代代的传承中不断自我纠正、自我完善。在当前以西方医学为主流医学时代，传统的中医学发展遇到了前所未有的挑战，这就

需要每一个中医人用新的理念来学习中医、传承中医。

中华民族五千年璀璨文明离不开中医中药的保驾护航。据《中国疫病史鉴》统计，从西汉到清末民初，中国至少发生过 321 次大型瘟疫，中医学就是在一场又一场与疫情的战争中逐渐成长和成熟起来的。东汉末年，我国瘟疫流行多发，张仲景在总结前人经验的基础上，结合当时情况著成《伤寒论》，既拯救了无数生命，又为中医文化宝库添了一部巨作，这一经典名著直至今日仍被广泛应用。近百年，由于西方医学的流行，中医药文化逐渐没落，但在每一次瘟疫爆发流行时，都离不开中医药的身影。1956 年丙申年，我国石家庄地区爆发了流行乙型脑炎，在当时西医无法有效控制疫情的情况下，蒲辅周老中医结合五运六气理论，以白虎汤为底方，取得奇效。2003 年癸未年，非典型肺炎爆发，高传染率和高死亡率使得非典型肺炎成为肆虐全国的"猛虎"，西医使用大剂量激素才稳定患者病情，但遗留众多后遗症，在广州邓铁涛老中医的指导下，中医中药在非典型肺炎的治疗中取得了几近零死亡率的成绩，低成本、高效率、少后遗症使得中医药被全国乃至全世界人民认可和接受。2019 年 12 月，武汉爆发新型冠状病毒肺炎疫情并快速蔓延至全国各地，党和政府团结人民，各行各业万众一心，齐心协力抗击新冠疫情。在这场疫情大考中，在所有中医人的共同努力下，中医药以其显著的临床疗效，取得了令人瞩目的成绩，再次向世人展现了中医药的有效性。

如今，我国制订的中长期科学技术发展规划纲要中，中医药已被列入"人口与健康"研究领域的四个重大科学研究方向之一。这是中医发展的机遇，也是每一个中医人的机遇。传承中医，发扬中医，不仅要让全国人民肯定和认可中医，还要把中医作为中华民族文化的名片，让全世界认可和熟知。每一名中医人当立足经典，在传承中发扬中医，在进步中探索中医；加强交流，加速中医文化的交流传播；加快转型，传统中医不能满足现代经济文化要求，发展新时代的中医文化产业也是突破现代中医发展困境的途径之一。

新的时代意味着新的挑战，新的挑战意味着新的机遇，中医人以传承和发扬中医为己任，抓住机遇，迎接挑战。尤其在当今西方医学为主流医学的背景下，每一名中医人都应审慎思考中医药的发展和出路，继承前人思想和智慧，为后世指明道路和方向。同时现代科学技术发展，文化传播途径多样化，中医人不应墨守成规，当守正创新，抓住现代信息传媒的机会，在扎根中医的同时努力学习西医知识，中西医结合、中西医并用，取两家之所长，解患者之伤痛。

从"药方法理"到"理法方药"的临床践行
（刘海平 菏泽市中医医院）

中医在几千年发展的漫漫长河中，形成了以理法方药一以贯之的辨证论治体系，这套完整的中医学术体系曾被老师们反复提及。十多年前初涉杏林的我，却走了不少弯路，在

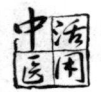

临床实践中辨证论治，遣方用药时曾本末倒置，经过不断的磨炼与学习现才逐渐步入"柳暗花明"的境界，兹将这段心路历程总结如下。

一、对症或对证下药

初入临床时，面对诸多症状或复杂病机时，表证兼里证、虚实夹杂或有寒热错杂者，遣用何方无从下手时，便从药入手，从药的性味归经及功效考虑分析，或经验性地对症（或证）下药，搞"自由方"，依据"药有个性之专长"而组方以期"以偏纠偏"，但效差者居多。笔者遂不断反思，究其原因有二，一为未精通配伍，李时珍曾云："古人用补药，必兼泻邪，邪去则补药得力。一开一合，此乃微妙，专一于补，必致偏胜之害"。二为辨证时遇到瓶颈，未抓住其关键或根本病机，不明医理，丢掉了中医之"理"，正如清代唐容川云："医者不明脏腑，则病原难辨，用药无方"。

在临证迷茫及漫无定见期间，笔者有时因受现代医学影响，辨证时未脱离西医理论指导并未用中医的思维去解决问题，如见痛止痛、见咳止咳等，"炎症"者有时予清热解毒药往往乏效，遂告诫自己要悉心研读中医经典，以期用传统的中医思维来指导临证，因"书不熟则理不明，理不明则识不精"。

二、方证对应

方剂是中药的有机组合，是辨证立法的基础，临床应用时有经方、时方及民间方。方证对应即"有是证用是方"，是仲景学说的一大特色，《伤寒杂病论》方被称为"经方"，临床实践中笔者也曾陶醉在经方中。在实施辨证论治时，在辨证及选方捉襟见肘时，体会到了"方证对应"的优越性。临床中崇尚经方，喜用经方，有时可敏收捷效，如曾根据《金匮要略》附方中"治中风痱，身体不能自持，口不能言，冒昧不知痛处，或拘急不得转侧"的古今录验续命汤，成功治愈急性格林巴利综合征患者。

《伤寒杂病论》的方证对应，讲求方药与证候（尤其是主症或特征性证候）丝丝入扣。但是，随着临床实践的深入，笔者有时发现症状或证候无合适的方药对应，意识到"经方难用"；并随着学习及临证的不断深入，笔者体会到想要运用经方以获高效，须熟读深思仲景之书，且必须穷其理蕴，笔者再次遇到临床实践中的"瓶颈"。

三、师古法寻医理，重归经典思维

中医治病法则繁多，必须据理而立。关于中医治法的精彩论述见于清代医家程钟龄在《医学心悟》所述"……而论治病之方，则又以汗、和、下、消、吐、清、温、补八法尽之"，但笔者在临床践行时经常处于"迷雾"之中。

笔者每当处于中医学习迷茫阶段时，想用心去"悟"中医之"理"却感医理难寻时。后来有幸参加了全国中医临床特色技术传承骨干人才培训项目，接触到了来自各地优秀的中医人才，包括国医大师、岐黄学者、全国及省级名中医等，并再次碰到了曾同窗多年的王伟同学（已成为青年名中医）。通过聆听他们的授课及闲暇时跟师临证后，笔者逐渐能掌握一些中医之"理"，如升降浮沉是自然界事物的基本运动形式，李东垣创立的"脾胃升降"学说，目前已应用广泛；并用心体会中医的取象比类思维并用之指导临证，曾用病机十九条治疗疑难杂病，获疗效肯定，逐渐有了"拨开迷雾"之感。

通过读经典，笔者希望用中医经典思维来临证，且践行理、法、方、药的辨证体系。临证时想要了解患者阴阳偏差，动态观察邪正斗争的演变，弄明白所有表象下的内部机理，就要设定一个"法"来纠正偏差。最后在理与法的指导下选方用药，谨守阴阳大法，如《素问》中所述"谨察阴阳所在而调之，以平为期，正者正治，反者反治"，以期达"阴平阳秘"之态。

吾学中医幸哉！中医学习之漫漫长路，吾将上下而求索……

我的岐黄之路——培训有感

（李金凯 贵港市中医医院）

2018 年，笔者有幸入选全国中医临床特色技术传承骨干人才培训项目，采用集中学习、跟师学习、实践学习相结合等方式学习全国各中医流派特色传承技术，并将所学流派特色技术应用于临床，提高中医临床能力和服务水平。

此前，我仅仅是杏林门外的小学童，久久寻不得进入中医大道的蹊径，晕头转向，漫无目的，临床近 10 年，依然在用西医的思维遣方用药，收效甚微。此番学习良机，让我近距离聆听数十位中医大家的授课，授课精彩，内容丰富，每位老师都博学多才，通古贯今，对中医都带着情怀，让我醍醐灌顶，受益匪浅，感触颇深。王琦国医大师给我们分析《当前中医药发展面临的十大问题及应对》，引人深思，振聋发聩，激人努力。黄煌老师用其临床医案为我们学经方、悟经方、用经方提供了一种方法，为学经典、用经典提供了一种思维。中医思维，隐于经方经典，传承精华，守正创新，当从经典经方入门，临证于临床，以"方–证–人"思维，大道至简。学员论坛亦不乏精彩，同学们的思想火花不断碰撞，激情四射，是学习，更是鞭策。老师们的授课，也让我看到了中医文化的博大精深，美妙无穷，看到了我们这一代人传承中医文化的艰巨使命。我们对中医的学习还是要回到源头，回到经典，才能更好地传承中医，恢复中医的生命力。

回到临床工作中，我慢慢地重新开始读《黄帝内经》，读《伤寒论》，用经方，做一个纯粹的中医人，理论联系临床，学用结合，夯实中医基本功。某日自觉头项疼痛，怕风恶寒，鼻塞流涕，症如《伤寒论》"太阳之为病，脉浮，头项强痛而恶寒"，桂枝汤证，自煎桂枝汤原方 1 剂，次日，诸症皆除。不得不惊叹中医的魅力，中医经典的魅力，此后临床中，喜欢用经方，往往收到意想不到的效果。中医的学习，除学习中医经典，还要拜名师，我有幸拜入龙砂医学流派顾植山老师门下，在听老师的授课及临床跟诊中，对五运六气有所了解，并认可和喜欢五运六气。在老师的教诲下，耳濡目染，心领神会，跟诊之余，整理医案，查阅经书及相关文献，做笔记，加按语，还常套用老师的方法用于临床。

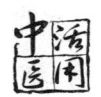

某日，接诊一患者，主诉反复呃逆，辗转本地多家医院，不得其法，呃呃连声，痛苦异常，想起医案中有过运用六气针法治疗该疾病，故选取六气开阖枢针法予以治疗，顷刻，针起呃止，效如桴鼓。之后不断学习《黄帝内经》中的运气篇章，从经典中寻求问题的答案，从顾师的授课及跟诊中寻求方法，指导临证，事半功倍，这更加坚定了我读经典、用经方、跟名师、做临床的信心。

中医人要读经典，勤求古训，博采众方，我们幸遇中医药发展的最好年代，继往开来，守正创新。"中医药的发扬光大，有赖于中医人；中医人的代代相传，有赖于中医魂；中医魂的固守熔铸，有赖于中医传承。"

宁夏中医人才培养之路

（白延平　宁夏回族自治区中医医院）

21世纪，随着社会和科学技术的不断进步发展、人口结构的不断改变和当代疾病谱的变化，公众对健康有了新的追求，由身体健康到心理健康，由社会适应到环境适应，成为当代人们对于健康的新诉求。这也对培养适应经济社会发展需要的中医临床和创新人才提出了更高的要求。笔者针对在宁夏中医人才培养中所见到的一些问题进行分析研究，体会如下。

一、宁夏中医人才培养存在的问题

1. 宁夏医学人才培养现状　医学人才培养历经院校教育、毕业后医学教育、继续医学教育三个阶段，宁夏也不例外。然而，在这样的培养模式下，中医教育培养了一些对中医丧失信心的人才，他们在临床诊疗过程中西化严重，不能用中医的思维方法来看病。

2. 宁夏院校教育培养存在的问题　目前，中医教育采取"基础教育、专业教育、临床实习"的分段教育模式。学生的学习还停留在听说教、啃书本、记概念上，形成了"教师不离讲义，学生不离笔记"的局面。因而，中医院校教育培养的中医本科人才，不仅理论知识、临床实习不够扎实，而且欠缺中医经典古籍的学习，中医临床思维能力薄弱。

3. 宁夏毕业后医学教育中住院医师规范化培训存在的问题　住院医师规范化培训的目标，是为各级各类医疗机构培养合格的住院医师。培训遵循临床人才培养的基本规律和特点，以临床实际需要为出发点，立足于基础理论、基本知识和基本技能培训，重在培养住院医师的临床思维能力和临床技能。纵观宁夏中医住院医师规范化培训走过的六年，培养的近千名中医住院医师，在文字表达能力、医患沟通能力、临床诊疗能力、危急重症处理能力及科研能力等方面均显不足。

4. 宁夏各医疗机构继续医学教育培养中存在的问题　继续医学教育是继毕业后医学教育之后，在卫生技术人员整个职业生涯中，以学习新理论、新知识、新技术、新方法为主的一种终生教育。现今，宁夏各医疗机构继续医学教育存在形式单一，而且重理论知识学习、轻职业道德教育、忽视实践能力培养等问题。

5. 宁夏中医师承教育中存在的问题 中医教育在经历几十年的发展后，也发现了一些重要问题，例如，中医西化严重，中医传承陷入危机，需要全力推行中医师承教育，使中医师能够站在巨人的肩膀上继续前行。但是，临床医师教研任务繁重，中医古籍经典学习不足，师承带教老师因门诊量大而无力带教，导致师承教育流于形式。

二、宁夏中医人才培养对策的探讨

根据国务院颁布的《"健康中国 2030"规划纲要》，我国全面拉开"健康中国"建设，使得中医药与健康中国的关系更加紧密。因此，我们将人才需求方向与人才培养体系相结合，努力打造一种服务于健康产业的中医复合创新专业人才培养模式。

随着宁夏人民群众生活水平的不断提高，大家对健康的要求也从治疗型转变为服务型，因此，全区对服务型人才的需求与日俱增。人们也赋予了健康新的定义，从疾病治疗到预防保健，从身体健康到心理健康，这使得中医药健康服务显得尤为重要。

这就要求宁夏中医人才的培养，在院校教育中应更加注重知识性专业性的培养，强化中医经典医籍的学习，夯实中医基本理论知识；在住院医师规范化培训基地对住院医师的培养应该更注重中医理论知识与实践相结合、中医思维能力的培养，加强技能操作培训，夯实临床基本技能；在各级医疗机构继续医学教育中应更加注重中医的新理论、新知识、新技术和新方法的培养，掌握医疗专业国内外的先进知识、先进技术，提高临床诊疗水平；将师承教育贯穿于整个人才培养的始终，通过老中医的言传身教，传承人的长期临床实践，使中医传承、创新。在大健康的背景下，为全区培养一批服务型、复合型、创新型、研究型、实践型的中医人才。

中医临床人才培养之路

（殷丽平 成都中医药大学附属医院）

在临床工作 10 余年，不时遇到中医临床工作瓶颈，左支右绌之时，深觉读书数十载，却对中医临床不能得其门而入，身为中医人，却不能为中医药的继承和发展勉尽微薄之力时，倍觉苦闷。适逢国家中医药管理局组织全国中医临床特色技术传承骨干人才培训项目选拔，毫不犹豫报名参加考核，结果有幸入选该项目，参加全国的集训学习和流派临床特色技术研修。非常感谢国家中医药管理局提供的学习平台和单位给予的宝贵的培训机会，让我在 2019 年和 2020 年两期的培训学习和流派特色技术研修中获得不断的成长和进步。笔者现结合自身学习情况，就中医临床人才的培养简述如下，有不当之处，敬请同行批评指正。

一、费心筹谋，精心安排，目标一致，共同学习

2019年6月17日至27日、2020年10月13日至24日在江苏镇江及南京国家中医药管理局组织举办全国中医临床特色技术传承骨干人才培训第一、二期中医学术流派临床特色技术研修班，为培养一批热爱中医、热爱临床、具有凝聚力的全国中医临床人才队伍费心筹谋与精心安排。培训老师还为我们610名学员分班，设计了独具特色的班级名称，如人参班、白术班、茯苓班、甘草班、陈皮班、半夏班，班名合起来为四君子汤、六君子汤是也。一方面寓意君子者，德才兼备，有所为有所不为，达则兼济天下，穷则独善其身，这也是两千多年来中国知识分子追求的理想人格；另一方面四君子汤、六君子汤者，补益剂也，中医药人才尤其是临床人才的缺乏也是中医药发展过程中存在的亟待解决的现实问题。因此，班级的命名，既是国家中医药管理局对德才兼备人才培养的要求，也是中医药事业亟须培养临床传承人才的内在需求。

在研修班学习期间，得益于王挺老师的高效高质管理，同学们得以一方面如饥似渴地学习中医理论及临床知识，一方面感受着一群中医人为一个目标集中在一起为中医药发展而不断努力的使命感和荣誉感。"聚则一团火，散则满天星"，国家中医药管理局提供了一个良好的学习平台，把一群有共同目标的中医临床学员汇聚在一起，共同研修，共同学习，点燃了中医临床人才培养的熊熊大火。培训结束，参训学员将学到的中医理论和临床技能传授给学生，又变成了中医临床人才培养的星星之火，由此形成良性的循环，必将有益于中医临床人才培养。

二、集中研修，名家荟萃，开阔视野，指明方向

在集中研修期间，国家中医药管理局为我们学员邀请到了全国中医界知名的诸多中医临床专家授课，集训内容从中医经典、流派传承到论文写作；从内科、外科、妇科、儿科到骨伤科、耳鼻喉科等。当我们再次有机会以整体的视角来看中医的临床时，我们才意识到有时候我们临床上内科解决不了的问题，可能是外科甚至是骨伤科等其他学科的问题。已经远离校园的我们，再次体会到了类似学校读书时的紧凑生活，学习、吃饭、睡觉，仿如昨天。课下与老师和同学的交流也激发出更多思想的火花，让我们时不时地产生心领神会的愉悦感。老师们集一生心血所融会贯通的知识倾囊相授，同学们也如饥似渴地吸收难得的琼浆玉液。通过学习，一方面我们清晰地认识到了自己知识理论的缺陷，明确了今后自己知识架构和完善的方向；另一方面我们也知道了时不我与，为中医药事业而努力，是我们这代中医人不可推卸的使命。

才固可嘉，德必随之。我们的班主任王挺老师还为我们邀请来了中共南京市委党校教务处戴芳教授为我们做《党性修养和廉政建设》的讲座。戴芳教授用一个个生动易懂的事例向大家阐述了在日常工作中如何提高党性修养，如何做到廉洁守法，如何严守党的政治纪律，讲课的内容虽然非常严肃，但戴芳教授知识广博，语言生动幽默，引来学员的阵阵掌声，让学员们在轻松活跃的气氛中接受了党的知识教育，为学员们如何把握和严守日常工作的规范和要求，更好地服务国家健康医疗事业起到了积极地指导作用，这也正是国家

中医药管理局对德才兼备的人才培养的要求之一。

三、研读经典，踏实临床，自我提升，必不可少

内科、外科、妇科、儿科，其历史发展的源流来看，都离不开中医经典的指导，因此中医经典的研读是提升中医理论和临床水平的基石。但因中医经典成书较早，距今年代久远，文辞古奥，直接切入经典，难免畏难惧艰，难以持久和深入学习，且医古文的学习对于现代教育模式培养起来的我们这代人来说，学习难度还是比较大的。加之众多临床医生平素工作繁忙，很难有时间和精力去逐字研读，最好的办法就是从距离我们比较近的近现代医家的著作入手，寻二三家注解，对比阅读，达到对中医经典初通的情况下，再深入研读经典原文，此不失为研读经典的便捷之法。

研读经典之余，遵古人治学之法，当半日临证半日读书，在临床实践中时刻注意临床案例的总结和理论提炼。这也是将中医经典和临床融汇的好办法，同时也是提升中医临床能力和临床疗效的必由之路。笔者认为这必不可少。

四、广交同道，同台切磋，互相交流，共同进步

一人力寡，众志成城。中医的发展不可能靠一个人或几个人的力量，必然是在遵循国家的中医药政策指导，国家中医药管理局的带领下一大群致力于中医药事业发展的同道共同努力，才有可能实现。同样中医临床人才的培养也不能单打独斗，因循守旧，故步自封，要勇于走出去和广大同道交流，共同进步，因此国家中医药管理局组织的集训和研修项目设置的传承之美论坛可达到此种效果。

中医传承之魅
（王天宝　甘肃省中医院）

中医，也称汉医，是指以中国汉族创造的传统医学为主的医学，是研究人体生、长、壮、老、已的一门学科。中医承载着中国人民同疾病做斗争的经验和理论知识，是通过长期的医疗实践，逐步总结形成并发展起来的医学理论体系。

随着中医学术理论及临床实践的不断积累和发展，其学科分类也越来越细，有助于学者专一地去研究某一特定领域，精益求精地从事诊疗、科研工作。中医新的诊疗技术也随之不断涌现，形成了百花齐放、百家争鸣的新局面，不同的学术流派也逐渐形成了自己独有的诊疗特色和传承方式，培养了大量的临床业务骨干和优秀人才。

中医在人类防病保健、延年益寿的不懈追求中发挥着巨大的作用，以后也必将发挥不可替代的作用。可是，无论中医学科怎么发展，中医疗法如何创新，其指导思想依然是流传数千年之久的中医基础理论，这就是中医经久不衰、代代相传的魅力。

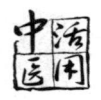

1. 中医传承的魅力在中医本身的魅力　我们只有真正步入了中医殿堂，对中医阐释的人与自然相应的生理、病理以及疾病转归的奇妙过程有所体会；对现代医学无能为力的病例，因中医的介入趋向痊愈的神奇疗效有所体会，才能真正领悟其在中华悠悠五千年生生不息、源远流长的意义。

自古以来，伟大的中医先辈们在传承创新中不断前行，为中医事业的继承和发展做出了不可磨灭的贡献，使中国人民乃至世界人民在疾病预防、临床诊疗、延长寿命过程中有良医可求，有良方可选，有良药可用，从而不断地提高人们的生活质量。这充分说明了其本身的魅力所在，中医养生、中医保健、中医名著、中医古方等宝贵财富无不受到海内外广大医药学者的重视与挖掘。

2. 中医传承的魅力在教与学的传承过程　师徒传授、师生教授是中医得以延续发展的主要流传形式。自古就有"一日为师，终身为父"的诗句，这是人们对传承学习的敬重。中医的传承，师父或老师毫无保留的无私奉献至关重要，而当中的部分经验可能经历了个人漫长的领悟过程，这不是简单的书本知识，而正是传承的精华，是传承的魅力。正所谓听君一席话，胜读十年书，通过跟师学习，可以使徒弟或学生少走弯路，尽早成才。

3. 中医传承项目的魅力　中医博大精深不是一句空话，只有深入学习、研究中医的人才能体会。即便是通过学校的学习有了一定的基础，在临床工作中，难免会有迷茫与困惑。此时，自然会有一种想重新"回炉"，再去学校好好"修炼"一番的期望与感慨，然而，只能感叹岁月无声，时不我待，使命在肩，任重道远。

中医是常青树，会随着岁月的变迁、祖国的繁荣日益根深叶茂，欣欣向荣。为实现中华民族伟大复兴的中国梦，乘着国家中医振兴战略的东风，国家项目组高瞻远瞩，在全国范围内开展了"百千万"人才工程，使中医事业的传承史无前例地迈向了新征程，为守正创新、发展中医指明了方向，为中医学的继承与发扬注入了新的活力。相信通过此项目的落实，中医学子们一定能在祖国的大江南北，发挥自身的传、帮、带作用，实现中医人更大的价值。

此次全国中医临床特色技术传承骨干人才培训项目，得到了国家中医药管理局的高度重视，以及安徽中医药大学、南京中医药大学、南京市中医院的专家、老师们的精心策划和细致实施。每次集中培训，都让人感到聆听国医大师和全国各地名中医的亲自授课机会难得，深受启发。培训的各个环节，都展现了王挺老师团队的组织领导能力和深厚的中医文化功底，他们力争使学员能听一次全国各个流派传承人的讲座，使大家对全国64家学术流派的传承发展脉络、主要学术思想有全面的了解。

通过三年的学习，使大家能真正成为某一流派的学术思想传承人，能为学派的传承发展锦上添花。我相信，这不仅是一段学习的经历，还是大家终生学习的榜样，也是大家今后学习研究的新起点。

在此，感谢为此次培训的策划、实施、授课的每一位老师。

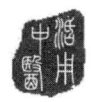

从文化自信简论中医的传承与人才培养

（丁云东 聊城市中医医院）

中医的兴衰始终伴随着的是中国运势的起伏，中医的危机始自约两百年前的鸦片战争，那也正是近代中国苦难的开始。中国的百年屈辱史是中国再次开始自强不息的历史，同时也是中国文化自我否定的历史，这似乎是中国历史的必然。中医的自我怀疑、自我否定、自我改造也由此而开始，而中医能生存至今唯一的原因是自己也说不明白而且越来越解释不清楚的临床疗效。

中国的不自信源自百年屈辱的自卑，首当其冲的就是建立中医人的自信。

比如现在常说的一句话"西医让人明明白白地死，中医让人糊里糊涂地活"，其实是对中医理论的否定，把中医的阴阳五行解释为晦涩难懂的哲学概念，于是中医也就成了糊里糊涂的医学。其实我们只要认真学习认真思考就会发现，西医学中很多疾病都是病因不清楚，病机有可能，治疗无特效药，唯有病名很肯定。听过顾植山老师讲座的同学都知道阴阳五行是非常清楚明白的认识世界的说理工具，而不是抽象的哲学概念。中医对患者所患疾病病因病机都能讲清楚，治疗也就非常清楚，只是不重视疾病的命名，这或许和中医重视人而不重视病有关。还有，现代人常说中医是慢郎中，适合治疗慢性病，不能治疗急危重症。这其实是把中医边缘化，也是不自信的表现之一。

中医为了生存，经历了近两百年的艰苦转型，最大的变化就是中医教育模式的转变，从师徒相授变成了院校教育。院校教育相对于过去传统的师徒教育模式非常有利于中医医生规模的壮大，但也产生了非常不利于中医发展的一面。最大的问题在于院校教育所应用的中医教材少了临床实际案例，更多的是理论知识。中医教育的目的是要培养能够应用中医思维、运用中医方法诊治疾病的中医医生，而关键在于用真正的中医理论、中医思维编出中医的教材，但现在的中医教材其内在的逻辑体系越来越接近西医，从而造成中医学生的思维越来越西医化。笔者现在仍清楚地记着当年读研时，伤寒大家陈瑞春老先生在一次讲座时有感而发，指着我们台下的学生说，将来中医的掘墓人可能就是你们这些中医的博士、硕士。

中医学教材是否合格表现在两个方面，一是要上承经典，体现中医思维；二是要下接临床，能够充分指导临床实践。中医经典，毋庸置疑，指的是《黄帝内经》《伤寒论》《金匮要略》《神农本草经》。中医教材，必须体现中医思维，而中医思维传承自中医经典，笔者认为中医教材就是无源之水、无本之木。笔者认为直接用中医经典作为教材进行教学也是可以考虑的选项，毕竟千百年前这是培养中医最好的教材。中医的传承要坚持守正创新的理念，守正就是坚守中医四大经典，坚守中国传统文化精髓，在此基础上求发展。自信会给我们力量。

"非典"已经证明中医疗效并不差，"新冠"更加证明中医很行。因此，坚定文化自信，让我们行动起来，再出发！

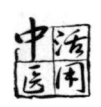

笃志立人，知行达人

（刘洁　西宁市第二人民医院）

笃志立人出自《论语·子张》"子夏曰：博学而笃志，切问而近思，仁在其中矣。"知行达人出自《论语·雍也》"夫仁者，己欲立而立人，己欲达而达人。"

"树无根不长，人无志不立"是自古流传下来的谚语，做任何事都要树立决心、远大理想，要勇于去实现理想的信心、勇气，才能取得更大的成就，或者实现自己的梦想。当我还是一名中医院校学生时，就被中医药文化的博大精深所震撼、感动，它凝聚着中华民族深邃而坚定的哲学思想和身心健康的观念。几千年来，中医药为中华民族健康添砖加瓦，中医人也肩负着将中医药宝库传承好、使用好、发扬好的神圣使命，立志"读经典、跟名师、做临床"，将治病救人为己任，通过学习、研修、精练医术，做到笃志、知行，志向"大医精诚"。

明代心学大家王阳明先生在《教条示龙场诸生》曾总结道立志、勤学、改过、责善。笃志、立志，志不立则无可成之事，无方向无目标。勤奋学习，以志为目标勤奋努力。改过，不贵于没有过失，而重要的是能改过。责善，朋友之道，忠告而善行，指朋友之间互相扶持，有问题就要提出并悉心开导。这四点的结合也是"知行合一"，也正是医者所要做的笃志、知行。

要成为一名中医人，肩负起继承、发扬中医药文化的重任，首先是学思用贯通、知信行统一。《大医精诚》中论述了两个问题。一是精，医者需要具备精进的医学知识，从医立志、勤学，对自己思想上有更高的要求，既是对患者的责任，也是对自己的态度，在思想、行为上都有要求，有目标，也是医德的体现。二是诚，医者必须具备崇高的人格修养，要有与患者共同感受疾病的仁慈情怀，并摒弃钱财等世俗想法，全心全意，尽心尽力治病救人，这又是对医德的一种约束，而且是基于医术之上对医者人文素养的更高要求。

此次为期三年的骨干人才培训也正是医者知行达人的一种体验，项目主要的组成有三部分。

1. **熟读经典**　葛洪《抱朴子》曰："欲致其高，必丰之根基；欲茂其末，必深入其功。"中医学习的基础之一就是要熟读经典，结合临床实践，思考后总结，充实医技。

2. **传统跟师学习**　现代的概念认为中医就是运用多种语言形式进行概念总结、判断，以及进行推理等思维方式所反映人体内在本质的联系及其规律性。医学在长期研究实践的基础上，结合中国古代哲学、文化运用，并在时间中融汇了天文、历史、社会、生物等多学科，分析、汇总、重复等方法，对人体的病因、病机、组织结构、生理、治则、疗法、方药等进行了梳理，再经过实践 - 反馈的多次循环总结过程而逐步形成的。这种思维模式是数千年以来解决医学问题的主要手段，因此中医拥有丰富的理论内涵以及因人而异的实践特征。通过传统的跟师学习，学习著名老中医，学习国内知名流派，拓展医学、人文思维方法模式，在原有基础上丰富临床思维方法、诊疗方法。中医传承的难度在于跟师学习

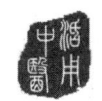

过程中需要培养临床观察和思维技巧，将各流派、老师的临床诊疗理念进行理解、吸收并融会贯通，经过多流派之间的交流，充实诊疗思路。通过对多流派的学习、与多位老师的跟师，提高医术和医德，在现代医学与中医之间找到平衡，更好地为患者服务。

3. 集中学习　将全国中医骨干汇聚于此，意义深远，一是了解学术前沿，掌握中医药发展趋势。从课程设置、授课老师的选择，都看出"精"；二是分享成果，在传承之美学员论坛上，将自己的最新学术成果、交流心得、学习感悟等，进行简要的汇报。可见"卓"；三是提高整体能力。学术会议时间段，报告集中，交流频繁，通过思想撞击，对医疗水平、治疗手段、科研趋势、学习方向等多维度、多选择的思考，可见"博"。四是重新审视自己。参加学术会议过程中，听报告、思考总结、看成果、学习不足，重新评估、认识自己，看到自己的不足，需要学习的地方，以后发展的方向，未来规划等，不断提升成为"新"的自我。

医者是一个特殊的职业，也是一种特色的角色，既要像俗人一样为生活奔波，又要像圣者一样"普度众生"，肩负社会、家庭的重任，怎么去平衡，怎么思考职业、身份，这是要悉心去体会的。无论《大医精诚》还是知行合一，都是医者的灯塔，在茫茫大海中前行的目标，时时鞭策、督促。对于医者，烦琐治病救人的过程，也是学习、成长、进步的过程。医者，必须要具备一种严谨的求真精神，因为医学本身是一种具微观性和宏观性的科学。医学的产生和发展也是人类自我完善的需求，其中充满了敬畏、探索、征服，还包括对疾病的审慎、客观而明智的生活态度，建立在人们对生命和死亡的认识上，由此衍生出一种新的人文精神，对医术精湛的追求。

我们应用"笃志立人，知行达人"鞭策自己，鼓励自己，不断提高，为中医药事业尽绵薄之力。

参考文献

[1]　卫爱武. 浅谈师承对发展中医思维的重要性 [J]. 教育现代化，2018，5（39）：182-183，200.

守中医之本，走外科之路——我的中医外科成长记
（王军　和县中医院）

自大学毕业后从事外科工作近 14 年，经历了从以"刀"为主，到手术和内、外治法三者并重互用的阶段，我的中医外科临证思维逐渐由点滴零散到系统连贯，对中医外科认识和理解也不断加深。

作为一名外科新人，入科后便受到大家的照顾，为了快速提升自己，在空闲或休息时，逮到机会便主动去"蹭"门、急诊手术。我认为这类小手术更能锻炼自己的处置能力和操作技能，与那些在"大手术"台上只能拉钩、打结、剪线相比，在这类手术中可以有

一定的"自由"操作空间，很快我的手术操作技能便赢得大家的认可。通过努力和科室前辈们的提携，很快我便站在"阑尾切除""疝修补"等手术的主刀位置上，改变了一些人认为"学中医的不太适合当外科医生"的看法。这个时期的我以刀为主，中医药运用较少。

2011年肛肠科开始了安徽省重点专科建设，为了进一步提升中医服务能力，加强中医特色专科建设，在院领导的安排下我被调整到肛肠科工作，协助科主任进行中医药的资料整理工作。因为之前打下较坚实的外科基础，很快我便独立开展各种肛肠手术。

在肛肠科前来就诊的患者一般有个共同点就是"病程长、症状重、要求高"。不管来时患病多久、症状多重，在他们看来都是"小手术"，要求一刀下去便解决所有病证，住上几天就能回家干活。为了提高临床疗效，我一方面通过多种形式的交流学习，掌握最新诊疗技术，不断优化手术治疗方案，以减少术后水肿及皮赘的形成。另一方面利用中医外科诊疗优势，消除外证，提高疗效。肛肠疾病多因内外诸邪互为因果、相互夹杂，引起局部经络阻塞、气血凝滞，从而产生各种外在的局部病证。手术虽能去除肛门有形之症，但多湿热之邪留恋，又因金刀创损皮肉、经络、血脉，因而多致局部水肿、疼痛、出血及坠胀等症。通过外治法扩大治疗手段、增加给药途径，可以有效地改善术后不适症状，提高疗效。随着中医药的广泛应用，逐步减少了西医药的使用，如非感染性手术停止使用抗菌药，使患者的次均住院费和平均住院日均明显减少，在医院等级评审和重点专科验收时，肛肠科较突出的中医特色诊疗服务和临床评价均受到评审专家的充分肯定。

在不断的摸索和临床实践中，虽取得一定的临床疗效，但仍停留在以局部辨证使用中医药为主的阶段，直到我作为骨干班学员开始跟师上海顾氏外科陆金根老师，我对中医外科诊疗才有了更深入的认识，并在跟师学习过程中逐步建立了中医外科临证思维。外科局部疾病的治疗要用整体的观点去看待，辨病与辨证相结合，内治与外治相结合。内治之法，以"消、托、补"三法为纲要，从整体观念出发，辨证施治；外治之术重局部辨证，灵活施治"刀、药"。只有内治与外治相结合、术与药并重，才能真正体现中医外科的特色和优势。

自此我在局部刀药并用的同时开始重视内治，根据疾病不同阶段给予辨证施治，术前"以消为贵"、扶正祛邪，减少术后病邪留存之机。术后调和阴阳气血、扶正祛邪以促愈生肌。近两年通过内、外治法并用，我的手术患者已逐步停止了止血、止痛、通便等药物的使用，并且扩大了非手术病种的收治范围，提升了中医服务能力，我也自豪地成为一名学科带头人。

以上便是我的中医外科成长历程，立足中医，从易学易用的外治法入手，逐步探索总结，树立信心，尤其是参加骨干班培训以来，通过跟师受教、读书自悟，我短期内得到了快速成长。

参考文献

[1] 曹永清，王琛，郭修田.顾氏外科陆金根临证经验集[M].北京：科学出版社，2016：3-5.
[2] 朱煜章，郭修田，陆金根.陆金根学术思想与临床经验撷英[J].辽宁中医药杂志，2021，48（1）：32-35.

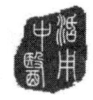

中医外科人才发展之我见

（毛润佳　琼海市中医院）

中医外科学是中医学的一个重要组成部分，其内容丰富，涵盖的知识范围包括疮疡、乳腺病、瘿瘤、肛门疾病、皮肤及性传播疾病、周围血管病、毒虫咬伤、烫伤等疾病。由于以往分科不细，在中医长期的发展过程中，也将跌打损伤、口、眼、耳鼻、咽喉等方面的疾病也归属于属于中医外科范围。随着学科设立的完善，中医外科逐渐趋向于专科化、专业化。作为一名中医外科人，首先应该清醒地认识到中医外科人才成长过程中面临的困境，现粗略分析如下。

一、中医外科人面临的困惑

在中医学不断发展、成熟的过程中，中医外科受到了现代医学的巨大冲击和影响，以至于现代中医外科仅仅剩下皮肤、肛肠等疾病还保留着中医的特色和优势，许多疾病已经很难体现中医中药的治疗优势。如何振兴和发展现代中医中药，发挥中医药独特的优势和特长，是摆在当代中医人面前的一大难点。

现代中医外科人，在外科手术方面，和西医外科比起来有先天的缺陷，我常安慰自己，幸好我还会开中药处方，可是，和中医内科的同事比较起来，我的中医理论也还需要大大地补充，因为在大学期间，《伤寒论》《金匮要略》等古籍没有投入课程中。由此，我不经意间陷入了一种高不成、低不就的"尴尬"境地。作为现代中医外科方向的从业者和继承人，曾经因为自身的专业特点而受人"特别"看待，也常常因自己的专业方向而感到过迷茫和惆怅。我相信，这样的感受应该不止我一人。

二、中医外科人的曲折成长

我常常想着一个问题，中医外科人该如何发展？我试着去了解过去的名医（或名外科中医师）如何成长。

明代著名外科学家，陈实功（1555—1636 年），字毓仁，号若虚，江苏南通人，自幼精研外科医术，"心习方，目习症，或常或异，辄应手而愈"。陈实功从小体弱多病，少年时就开始学习医理，师从当时的著名医家李沧溟。李先生提出："医之别内外也，治外较难于治内。何者？内之症或不及外，外之症则必根于其内也。"陈实功受到李先生这话的影响很深，以至于他将此作为几十年从医生涯的人生信条。陈实功在临床实践中寻求疾病的病因病机、证候、辨证、治疗、预后等加以记录阐述，并通过医案来进行有力地论证，提出了中医外科疾病的病机特点、治疗方法、转归的系统性理论，扭转了中医外科只重手法技巧，而不求疾病发展转归原因的不良状况，这对于中医外科理论的发展起到了重要的推动作用。1617 年由陈实功编撰的《外科正宗》一书开创了中医外科理念的新气象，全书总结了自唐朝以来中医外科临床上行之有效的诸多经验，论述全面，可操作性强，代表着我

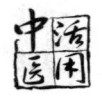

国明代时期中医外科学发展进入了一个学术高峰，具有很高的学术价值和研究价值。书中记载的下颌骨脱臼的治疗整复手法治疗，依然可以指导今天的临床治疗，而且直到今天仍然行之有效。

《外科正宗·自序》载："李沧溟先生尝谓：医之别内外也，治外较难于治内。何者？内之症或不及其外，外之症则必根于其内也。此而不得其方，肤腠之疾亦膏肓之莫救矣。乃今古治外者，岂少良法神术哉！或缘禁忌而秘于传，或又蹈袭久而传之讹。即无所讹，而其法术未该其全。百千万症，局于数方，以之疗常症，且不免束手；设以异症当之，则病者其何冀焉。余少日即研精此业，内主以活人心，而外悉诸刀圭之法，历四十余年，心习方，目习症……"

从陈实功的记载中可以看出来，从事中医外科的要求比内科更高，中医外科人才的成长比内科更难，学习周期更长。

祖辈世代为外科医生的王维德，字洪绪，江苏吴县人，将祖辈从事外科的经验总结整理，编辑成册，著成了《外科证治全生集》。在其著作《外科证治全生集·自序》载："世之患阴疽而毙命者，岂乏人乎？如以阴虚、阳实分别治之，痈疽断无死证矣。余曾祖留心此道，以临危救活之方，大患初起立消之药，一一笔之于书，为传家珍宝。余幼读之与世诸书治法迥别。历证四十余年，百治百灵，从无一失。因思痈疽凭经并治，久遍天下。分别阴阳两治，惟余一家。……特以祖遗之秘，自己临证并药到病愈之方，粗制药石之法和盘托出，尽登是集，并序而梓之。以质诸世之留心救人者，依方修合，依法法制，依证用药，庶免枉死。使天下后世，知痈疽果无死证云尔。"该书创立了以阴阳为主的辨证论治法则，"凭经治证，天下皆然；分别阴阳，惟余一家"。他把复杂的外科疾病分成阴和阳两大类，如痈阳、疽阴等。对于阴证，他提出了"阳和通腠，温补气血"的治疗原则，由此而开创了中医外科的一个全新的学术流派——全生派。

由此可见王维德不单是一位优秀的医学继承者，同时也是一位善于总结、归纳并分析的医学开拓者，在其行医过程中，通过不断观察、学习，将祖传的医学心得进行分析、运用，开创了一个全新的医学外科流派。

三、现代中医外科发展所面临的困难

1. 中医外科创新不足　中医外科最具传统特色的治疗方法应是外治法，而且历代以来，中医外治法种类繁多，针对不同疾病，治疗形式也多种多样，如溻渍法、箍药法、敷药法、塞药法、结扎法、挂线法等。这些行之有效的外治法，真正体现了中医中药简、便、验、廉的特点。同时，多样的治疗方法为中医外科的治疗手段提供了多样性，为祖国医药事业的繁荣昌盛做出了积极贡献。但是，如今在临床上，大部分医院中已经很少见到这些中医外治法的广泛使用了，哪怕是在各地的中医院内，采用多种中医外治法的已经不多了。究其原因，除了我们自身对中医外治法的疗效产生了怀疑，同时也缺乏了经济利益的引导和政策上的支持，这就造成了中医外治法在临床上到了无人问津的地步。

2. 中医外科发展缓慢　医学的发展和人文社会发展密不可分，只有社会进步了，医学

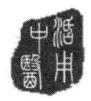

才能更好地改进和发展。假如中医外科不能为人民群众解决疾病问题，患者就会选择其他治疗手段和方法，那么接受中医外科治疗的患者就会逐渐减少，中医外科在社会中的影响力就会降低。因此，中医外科的社会效益与经济效益都会降低，社会效益降低后将无人愿意来接收中医外科治疗。这就形成了一个恶性循环，最终导致中医外科学的不断萎缩。学科的发展停步不前，中医外科医院的发展也会受到影响。

四、对于中医外科人发展前景的一点思考

鉴于中医外科发展过程中目前存在的一些问题，中医外科人员所面临的尴尬和困难处境，笔者做几点肤浅的分析。

1. 提高中医外科人的自信心　提高自己的自信心，首先是要提高疾病的治疗疗效，从满足群众对于医疗需求方面来着手，提高技术和服务水平；通过发展特色学科来发展医院，医院发展之后又为特色专科发展提供更好的平台，由此达到一种良性的发展促进循环。这就要求医院或外科人，把眼光放在百姓最需要的疾病诊治上来，利用中医的特色优势，积极寻求安全、有效、便捷的中医外治方法，在社会发展和群众需求中找到平衡点和着力点。

2. 创新中医外科人才培养模式　中医外科发展的核心是人才的培养，当务之急是要尽快改变中医传统的培养模式，把动手能力的培养作为中医外科学人才培养的重点内容来落实，以此来培养中医高素质的现代化人才，外科人员必须有较强的动手能力，才能利用外科的特点来服务患者。中医类人员的动手能力普遍缺失是临床上各个科室的反映，这应该归咎于部分中医院校只注重思维的教育，而忽视了动手能力培养。要提高中医外科的群众满意度，就应该积极提高中医治疗的有效性和中医类外科专业人员的动手操作能力。

综上所述，目前中医外科的窘境尚存，需要我们这一代或者后面好几代人不断努力，加强中医外科人才培养力度，培养出符合当时代人民群众需求的合格中医药人才。提高国家对中医药发展的重视程度，才能促进中医外科更快更好地发展。

跟师黄煌教授，感悟中医成长之路

（王德力　亳州市华佗中医院）

万分荣幸，笔者于 2019 年入选全国中医临床特色技术传承骨干人才，更有幸能够跟师黄煌教授学习。耳濡目染，深为黄煌老师高尚医德所感动，为其精湛的医术所折服。在中医的成长之路上，于我而言，黄煌老师犹如一座灯塔，指引我前进的方向。

笔者自踏入岐黄之路，20 年来不可谓不努力学习、勤于钻研，然所学知识每每实践于临床，却鲜有显效，为此常有苦闷、迷茫，不禁对于中医理论、中医教育感到困惑。而自

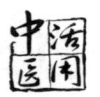

从跟师黄煌老师之后，深入了解黄煌老师的学术观点，才从那一团挥之不去的迷雾之中走出来。

经方大家胡希恕曾言："辨方证是辨证的尖端。"黄煌老师认为"方证相应是仲景学说的精华"，倡导方证辨证，提倡"方证相应，有是证用是方"，不论何种辨证，最后还是要落实到方药上来。方证辨证不是简单的对症治疗，方证辨证的主体是人，而不只是疾病本身。不同的人，各有不同的体质。体质不同，即使相同的病因，也会表现为不同的证。关于体质辨证，即"着眼于病的人，而非人的病"这一思想，正与中医的整体思想不谋而合。细想我们大学教科书上的中医理论，动辄气血阴阳、五行生克、寒热虚实，虽是中医的基础概念，但于临床诊疗，似乎不接地气。远不比方证相应思想来得直观。

以"芍药甘草汤"举例。芍药甘草汤作为伤寒论治疗脚挛急的常用方，后世医家纷纷予以解释其机理，不外乎"酸甘化阴"。然芍药之酸差乌梅远矣，大枣之甘甜亦不逊于甘草，然乌梅合用大枣能否酸甘化阴以治疗脚挛急呢？又如"木防己汤"治疗心下喘满，该病相当于现代西医学所说的心力衰竭，单纯用中医的脏腑理论病因病机，难以解释防己、人参、石膏、桂枝的药理作用。所以教科书上对此方避而不谈，故鲜有后学知道此方。中医学有太多的理论，以目前的中医理论无法解释，但确是现实存在的。而我们临床医生所要掌握的就是知其然，至于其"所以然"，姑且搁置一边，留于理论家去研究吧，因为我们是临床医生，面对的是患者所想解决的问题。我发现一旦从烦冗复杂的理论中解脱出来，用更多的时间和精力去用心临床，我们的临床疗效会大大提高。所以黄煌老师认为辨证要着眼于"是什么"，而少讲些"为什么"。对于为什么的问题，只要治好了病，博大精深的中医理论，自然能自圆其说。

中医理论博大精深，其著作可谓浩如烟海，我们终其一生，也难窥其十之其一。记得在校读书期间，努力学习理论知识，熟悉六经、脏腑、卫气营血诸多辨证之法，而至临床工作中，用所学知识治疗疾病时，其效果往往不尽如人意。百思不得其解，于是又涉猎诸子百家，又有温补、攻邪、补脾、滋阴诸法，如此种种不堪其杂。一法未精而又急功于他法，最终因涉猎太多，而又不得其精要，耗费太多精力却终无所获，于是感叹中医太难，难于上青天。

面对如此情景，我们该如何选择？

择其善者而从之，可谓一语道破玄机。我觉得对于临床医生来讲，刚参加工作的时候，没有太多的临床经验及理论基础，又缺乏临床高手的点拨，迫切需要从繁多的理论中选择适合自己的，然后坚定方向，一直用功走下去。比如学习经方，走伤寒派的路子，亦有很多选择。可以选择六经辨证，亦可以选择方证辨证。然后选择相应的医家，跟随前辈们的足迹，踏踏实实做学问，一心一意搞临床，并在临床工作中进一步深入体会理论知识，融会贯通，以便更好地去指导临床，如此方可日渐精进。若是朝三暮四，浅尝辄止，一家不精而又另求他法，不断更换着学习其他理论，最终劳心劳力，理论繁杂却不精通，于临床无益。

选择适合自己的流派，需要一定的理论基础和临床经验，并在此基础上去甄别，选择适合自己临床诊疗特点的流派理论，努力学习，用理论指导临床，并在临床过程中不断提高对于理论知识的认知程度，反复琢磨，如此方可日益精进。

自从跟师黄煌老师之后，于临床理论学习中，绝大多数时候，基本摒弃了其他的理论知识，全神贯注地研究方证相应的理论观点，在这一思想指导下用于临床，明显感觉到临床疗效的提高，门诊量增加了，患者的满意度提高了，这就是最大的收获。中医，不要过多地讲究空头理论，临床疗效的提高才是我们努力的方向，才是中医立于不败之地的根本。

跟师龙江医派姜德友教授心得体会
（刘国锋　鸡西市中医医院）

姜德友教授，龙江学者特聘教授，博士生导师，全国老中医专家学术经验继承人导师，黑龙江省名中医，龙江名医，国家中医药管理局龙江医派传承工作室负责人。

借全国骨干医师培训之机，笔者有幸跟师姜德友教授，获益良多。姜德友教授师出名门，中西汇通，先后跟师于国医大师张琪教授、哈尔滨医科大学博士后合作导师黄永麟教授、著名中医学吴惟康教授、中医妇科专家王维昌教授。姜老师植根龙江，他是具有鲜明的龙江医派特色的代表之一。龙江医派是具有寒地黑土文化特色的地域性中医学术流派，崛起于白山黑水间，结合北方寒燥地域特点、厚味的饮食习惯，"发皇古义，融会新知"，重视经典思维，又接受现代医学先进诊疗手段，贯通中西。

跟师姜德友教授，总结其学术特点如下。

一、善治心病

姜德友教授精研经典，融汇黑龙江省地域特征和学术特点，对慢性心力衰竭的病机、辨证思路和理法方药积累了丰富的理论和实践经验。姜德友老师指出"本虚标实"为基本病机，本虚为本位正气不足，包括心气虚、心阴虚、心阳虚、心阴阳两虚，日久可累及肺、脾、肾三脏，导致心肺不足，心脾两虚。标实包括水饮、痰浊蕴肺、水血互结、痰瘀互结。慢性期为心气虚证、气阴两虚、心血瘀阻证、气虚血瘀、心肾阳虚。急性期包括阳虚水泛证、痰浊壅肺和阳虚喘证。

心力衰竭治疗用药特色，姜教授以生脉散或葶苈大枣泻肺为主方，气虚者，生脉散中加黄芪、莲子、红景天；阴虚者，加生晒参、太子参、玉竹、枸杞子、生地黄；阳虚者，生脉散中加红参、附子、干姜；多汗者，用五味子加山茱萸；饮邪者，多用五加皮、汉防己、茯苓、猪苓、泽泻；痰浊者，多用三子养亲汤、瓜蒌薤白半夏汤；瘀血者，加丹参、赤芍、地龙、土鳖虫、川芎；水血互结加益母草；肝气郁结者，合四逆散，或用佛手、香橼；情绪焦虑，合方柴胡加龙骨牡蛎汤。

二、寒地养生特色

姜德友教授著有《寒地养生》，书中认为，龙江地处高纬寒地，气候干燥而寒，居民多室居而少动，嗜食肥甘厚味，因而形成了"外因寒燥，内伤痰热，气血失畅"的寒地疾病的病因病机。姜德友教授强调养生对于提高生命质量、延长生命长度的关键意义，进一步阐述"顺应自然，天人合一；形神共养，内外共调；动静结合，劳逸相宜；协调平衡，和谐有度：三因制宜，审因施养；护养正气，慎御邪气；综合调摄，持之以恒"七大寒地老年养生的基本原则。姜德友教授重视《景岳全书》养生理念，其温补一说尤适于北方冬季养生，反对辛温燥烈之品，善温补肾阳。

三、治疗肾病特色

姜德友教授师从国医大师张琪教授，擅长治疗肾病，注重整体论治肾病，治疗肾病强调脏腑辨证，重视调补脾胃。

1. 脾肾阳虚，温肾健脾　慢性肾小球肾炎、肾病综合征患者，若脾肾阳虚无力温水湿，水湿内停，泛溢肌肤，则见全身浮肿，腰以肿甚，伴有精神萎靡，面色晦暗，畏寒肢冷，小便少，大便溏或溏而不爽，舌胖大滑润，舌下瘀斑，脉沉迟细。治疗宜温肾健脾利水活血，常用真武汤加用桃仁、赤芍、三七等活血之品。

2. 湿热中阻，和中分消　慢性肾病湿热阻于中焦，则见周身水肿，且以腹水为重，症见腹部膨满，腹水明显，伴口干纳少，胃脘胀满，恶心呕吐，五心烦热，大便秘结，小便不利，舌体胖大，舌质红，苔白厚腻，脉弦滑。多用中满分消丸加减和中消胀饮。

3. 肺热肾寒，清肺健脾温肾　肾病综合征、糖尿病肾病患者，肺、脾、肾三脏寒热交错功能失调，症见中度或轻度水肿，形寒肢冷，腰膝酸痛沉重，下肢寒凉，四肢困重，头昏沉，口干渴，胃脘灼热，上热下寒，寒热交错，常用花粉瞿麦汤清肺健脾温肾。

四、善用经方治疗疑难杂症

遇到白塞综合征患者，姜德友老师每以狐惑病论，常以泻心汤或苦参汤等经方清热解毒，每获良效。痹证以阳虚寒凝为主，治以温经散寒，养血通络，常以当归四逆汤加减；重症肌无力患者，姜教授遵经方常用补阳明之法，并常配伍五爪龙、仙鹤草等药，不完全拘泥于经方之法。姜德友重视经方学习，出诊之时每每能诵条文，并加以讲解。

跟师于姜德友教授，老师尤恐学之不足，特开设网上课堂，讲授临床中医临床思维，把方法全面地传授给学者，从中医临床思维体系构建到中医诊疗思维基本框架，再到中医临床思维指导思想等，令我耳目一新，对学习中医的兴趣倍增。真心祝愿，在姜德友教授的带领下，龙江医派能在中医学领域大放异彩。

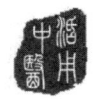

中医薪火，代代相传

（刘理 九江市第三人民医院）

中医之所以能传承到现在，是靠一代一代中医人的不断积累总结出来的。通过代代相传，虽然遗失了很多著作，但流传下来的都是经典著作，都是经得住时间考验的著作。从最早的中医经典《黄帝内经》《神农本草经》《伤寒杂病论》到近代的《医学衷中参西录》，都是经过岁月洗礼的经典著作，这些经典著作一直在指导我们，让我们能更好地遣方开药。

中医传承是为了让经典的方剂能够更好地运用到现代治疗中，虽然现代人的体质与古人不同，但经方是经过几百年、几千年的时间洗礼而流传下来的，所以经方永远不会过时，只是需要开方的医生准确辨证。中医将天、地、人合为一个整体，然后从整体来判断病证，相对而言，现代医学只关注人这个个体，这是现代医学与中医学最大的区别。中医的整体观念远远超前于现代医学。

中医传承经历了很多阶段，从最早的师带徒模式，到现代的学院模式，逐渐形成了两种传承流派。"学院派"是现在中医学传承形成的主要流派，还有就是民间长期师带徒形成的"师承派"。此两种传承模式都是为了中医能够得到更好的传承与发展，"学院派"所培养出来的是一大批有中医学历但没有中医思维的学生，而"师承派"所培养的是有中医思维但没有中医学历的学生。此两种流派各有各的优势，各有各的劣势。"学院派"适合中医大规模培养，"师承派"中医精细化培养，两者相互结合，才能让中医得到更好的传承与发展。

笔者作为一个纯粹的"学院派"，在没有上大学之前，一直都不知道何为中医，中医能看什么病，在中医方面，就是一张白纸。像我这样从来没有接触中医或者不了解中医的学生，不在少数。等上大学后，才逐渐了解了中医，才发现原来中医还可以治疗那么多疾病，而且很多中医疗法效果还很好。笔者在大学期间，都是属于被动式学习，不知道将来能做什么，更不知道如何去做好一名中医。基本上刚开始都是运用现代医学思维来看病，根本不知道如何去辨证开药。等自己真正上临床实践时，发现想做好中医更难，特别是在以现代医学为主的综合医院里，每天都是习惯着如何开检查，如何打点滴，已经形成了一种既定的模式。在刚开始上班的几年之内，自己的中医思维基本上被消磨殆尽。

直到有一天，我得到一个跟随老中医学习的机会，那个时候是真正脱离病房，全职门诊跟师学习。那时我才真正摆脱现代医学思维的束缚，对于每一位患者，都可以通过望、闻、问、切，建立中医思维体系。跟师学习的一年多时间里，老师让我见识了中医治疗各种疾病的疗效，更让我体会到了中医的神奇之处，这为我后来临床打下了很好的基础，即完全运用中医思维进行辨证，辅助以现代医学的检查及治疗手段，让我能更好地开展中医工作。

中医的传承，不仅需要我们现代中医人的努力，更需要政策及培养模式的改变。国家

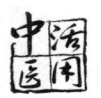

现在已经大力发展中医，也投入了大量的资金支持中医药人才培养。而培养中医人才不仅需要学生到中医药大学及学院进行学习，更需要跟师学习，特别是在还没有完全建立看病思维之前，让学生树立中医思维，更可以建立学习中医的信心。在当前以现代医学为主的情况下，中医思维的越早建立，对未来中医的传承与发展越有利。让小学生从小开始接触中医、了解中医，对于将来中医学的发展至关重要。未来不一定会做中医，但是从小有中医的熏陶，未来都可以为中医事业做出各自的贡献。

培训感悟之读经典、勤临证、采众长

（史玉虎　安徽省中西医结合医院）

2019 年，笔者有幸成为国家中医药管理局举办的全国中医临床特色技术传承骨干项目培养对象，经过两次集中培训及两年多的研读经典以及跟师临证，笔者中医诊治水平有了显著提升，对个人成长也有一点感悟，深深体会到读经典、勤临证、采众长是一名青年中医成长的必经之路，在此与大家分享。

中医药学是中华民族几千年来同疾病作斗争的漫长医学实践的总结，为中华民族的生存、繁衍和健康做出了不可磨灭的贡献，是世界医学的重要组成部分。然而近代以来受西方文化的影响，中医失去话语权，中医的人才培养也出现了严重问题。1956 年以后，我国广泛开始了以现代中医药高等院校为主的教育。学院式教育，是将中医学的普遍性，即共性、规律性的知识总结出来，讲授给学生，所以学生难以学到中医的特殊性。中医思维弱化、中医西化等问题导致中医临床人才出现匮乏萎缩。经过培训、思考，我认为中医人才培养，"读经典、勤临证、采众长"为最佳成才途径。

熟读经典，悟其医理。经过两年的集中培训、诵读经典和临证跟师学习，笔者加深了对经典的理解，建立了较正确的临床中医思维，提高了临床疗效；深刻认识到《黄帝内经》《伤寒论》《金匮要略》《神农本草经》《温病条辨》等中医经典是古代中医实践经验总结的精华部分，是中医理论形成的学术渊源，是中医理论继承和创新的源头活水。深入研究中医经典著作对于建立中医学理论体系和中医思维方法，判断疾病的病因病机、治疗原则、合理用药均具有重要的指导作用。经曰："法于阴阳，和于术数。"经典之中既有道，又有数。只有明白"七损八益"的真正内涵，才能调好阴阳；只有读好经典，才能明白"卫气营血"辨证与六经辨证一脉相承，所以要多研读经典，读经典，悟原理，把握疾病发生发展和预后规律，有助于我们在预防、诊疗、康复等领域发挥中医优势。

多跟名师，勤于临证。患者是医生成长路上最好的老师，中医是实践医学，只有不断结合临床实践，总结经验，才能逐步提高临床疗效，实现中医理论的创新。现在随着中医药人才院校教育的弊端的显露，为了做好传承，近来越来越多的专家提出了跟名师、勤临证的传承方式。实践证明，师承再教育是培养中医人才的重要方式，是成才的捷径，只有多跟名师、勤临证，才能更好地更快地建立中医思维，解决中医思维弱化的问题，有助于理解中医基础理论，迅速提高临床疗效，增强临床领悟力。中医的象思维、变易思维、中和思维均需要在名师指导下明确和建立。跟师临证有助于学生对于老师临证望、闻、问、切的特点把握及其诊疗思路的理解，有助于提升准确抓时握机的本领，以及对理、法、方、药的理解。临床实践是成就大师的基础。

博采众长，一门深入。医圣张仲景"勤求古训，博采众方"，终于著成传世经典《伤寒杂病论》。熊继柏国医大师说他所攻读的中医经典，主要集中于古籍，而他攻读医书讲求三点。一是读懂，力求达到能辨释文理、明晰医理的地步；二是读熟，在反复研读中抓住重点，熟记背诵；三是融会贯通，在把握理论的基础上反复临证应用，使理论和实践互参互证，最终贯通诸家学说。在他看来，只有达到第三步，才能够真正做到由博返约、深入浅出，最终厚积薄发。孙光荣功专一术，成为"中和医派"的创始人。经典著作都是历史文化沉淀的结晶，只有在博览群书的基础上，有重点地选择某个研究方向，才能用最短的时间，达到中医学术研究成功的彼岸。骨干班集中培训就是很好的博采众长的形式，顾植山、吕英等老师宜倡导博学多识，一门深入。

纵观古代医家、近代名医及国医大师等成长之路，不难发现，他们都有着浑厚的中华民族传统文化功底，博学而多识，均经历了熟读经典，广读经典，跟师临证，积累总结的过程。培养优秀中医临床人才，必须做好两个必要环节和两个重要环节。两个必要环节是熟读经典和临床实践，两个重要环节是明师指导和研修提高。因此，只有读经典、跟名师才能守正，只有博采众长，一门深入，不断实践，才能实现创新，才能使中医的路越走越宽广。

参考文献

[1] 艳杰，曲姗姗，肖炜，等.新时期中医学专业人才培养模式的探索 [J]. 中国中医药现代远程教育，2015（8）：159–161.

[2] 张庆祥，崔一平.张珍玉论中医经典学习与应用 [J]. 山东中医杂志，2021，40（4）：331–335.

[3] 薛洪汇，文庠."国医大师"成长规律研究现状与思考 [J]. 中国中医药信息杂志，2013，20（4）：8–9.

[4] 熊继柏，孙相如.国医大师熊继柏谈成长之路 [J]. 湖南中医药大学学报，2018，38（9）：969–977.

[5] 曹柏龙.从孙光荣教授的成长经历论中医大师成才之路 [J]. 中国中医药现代远程教育，2011，9（21）：149.

[6] 何任.名医成长之路 [J]. 浙江中医药大学学报，2007（4）：422–423，426.

中医之路，不忘初心

（许屯　琼海市中医院）

一缕药香贯古今，一枚银针镌永恒。中医文化历史悠久，独具特色。自古以来，《黄帝内经》奠定了中医学理论基础，《神农本草经》为中药学的全面发展奠定了理论基石，《伤寒论》创造性地确立了对伤寒病的"六经分类"的辨证施治原则，奠定了理、法、方、药的理论基础。张仲景、孙思邈、李时珍等先贤们将中医药事业的发展推向了一座又一座的高峰，为灿烂的中国文化添上了浓墨重彩的一笔。

从选择了中医，选择了针灸推拿专业，情出所愿踏入广州中医药大学的那一天起，就没有过后悔。在大学七年里系统学习了中医理论，包括阴阳五行、藏象学说的整体观；辨证论治，包括同病异治、异病同治的治病理念；从理法方药到针灸推拿，从坐在教室里学习理论知识到在医院跟着名老中医看病抄方，每到临床针灸推拿实践。七年的深入学习让我从一个懵懂的中医门外汉，成了会望、闻、问、切，治病救人的中医师。毫无疑问，从医之路是一条"活到老，学到老"的学习之路。大学期间，系统的学习不仅加强了我理论知识和临床操作技能，而且培养了我的临床诊疗思维，使我获益良多，为我今后的从医之路添砖加瓦。

正式进入琼海市中医院，我才对医生的职业有了更深刻的体会，在日常工作中，随着接触患者日渐增多，我发现患者的认可成为了内心最大的满足。我想这应该就是当初选择从医之路的那份初心吧。当患者经过治疗后病情有所好转，说出的那句谢谢，就是对我工作最大的回报。刚开始上班时，有位阿婆干农活时不慎扭伤了腰，伴右下肢放射痛，活动受限，来到我的诊室后见我很年轻便有些迟疑和犹豫。后来我主动询问情况，她决定试试针灸治疗。经治疗后她的腰部酸痛明显好转了，我也明显感觉到了她对我的信任。这件事情虽小却给了我莫大的鼓舞，让我更加坚定了中医这条道路。

工作2年后，我很幸运拜师了科室主任许老师。老师行医十多年，具有相当丰富的临床经验。在跟师学习的这段时间，他常常把临床实践中需要我们重点学习和掌握的一些技巧，耐心地讲解，把临床实践上升为理论，用于教导我们。"凡大医治病，必当安神定志，无欲无求，先发大慈大恻隐之心，是愿普救含灵之苦。"历代名医，无不是在普救众生的高尚情怀中鞭策自己不断前进的，无不是在严谨的治学态度与科学的治学方法指引下成长起来的。提高疗效是中医生存之本，但提高疗效不是一朝一夕的事情，而是平时学习总结和大量临床实践积累的结果。我经常用老师提到的清代名医吴鞠通自序中的一句话来鞭策自己，"生民何辜，不死于病而死于医，是有医不若无医也，学医不精，不若不学医也"。年轻不惧挑战，不畏困难，敢于挑战，重任在身，不负众望。老师常对我们说："如果想成为一名好的医生，首先要有高尚的医德，德高技才高。"因此，他用仁与智这种美好的品格来要求自己。作为一名医生，我们的使命就是尽自己最大的努力治病救人，和患者一起战胜疾患、痛苦。美国医生特鲁多的墓志铭"有时去治愈，时常去帮助，总是去安慰。"这

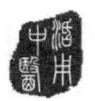

句名言在提醒我们，帮助患者解决痛苦、战胜疾病不仅仅靠技术，还要依靠人文关怀。医生只有在医治疾病的同时，做到同情、理解和关爱患者，才能成为一名真正合格的医生。可以说，一个不能关爱患者的医生，即使治愈了疾病本身，其行医使命也是不完整的。

工作至今已十年余，虽然时间不长，但我对作为一名医生有了更多的思考，既要有一股心气，又要有一股韧劲，能够在坚守信仰中收获快乐，在为人民服务中体现价值。未来的从医路上，愿我们所有中医师能够不忘初心，牢记使命，永葆本色，传承中医文化，走好中医之路，将前辈们对中医事业强烈的使命感和责任感传承下去，并弘扬他们的精神，为岐黄学术的兴旺昌盛努力奋斗下去！

信中医、爱中医、用中医——浅谈中医临床人才培养之路
（曾朝辉　湖南省直中医医院）

"中医药是中华文明瑰宝，是 5000 多年文明的结晶，在全民健康中应该更好发挥作用。"要想中医药在全民健康中发挥更好的作用，中医临床人才的培养至关重要。一位优秀的中医临床人才需要拥有"信中医、爱中医、用中医"这三个特点。

"信中医"是前提。中国中医科学院院长张伯礼指出"中医药学是中国古代科学的瑰宝，也是打开中华文明宝库的钥匙"。近代中国受西方文化冲击，一部分国人对中医药文化带有偏见，而培养一名中医临床人才，首先要对中医药文化充分信任，如果一位中医医师自己对中医药文化都带有质疑，那么他肯定无法成为一位优秀的中医临床医师。几千年来，中医药文化根植于中华大地，汇集儒、释、道等诸家精华，从春秋战国时期就已形成基本的中医理论，阴阳五行学说，藏象系统学说（心系统、肝系统、脾系统、肺系统、肾系统），五运六气学说，气血精津液神学说，体质学说，病因学说，病机学说及养生学说，分形经络说等。"四诊合参"辨证论治诊疗疾病，治疗方法多种多样，有砭石、针刺、汤药、艾灸、导引、布气、祝由等。汉有华佗以精通外科手术和麻醉名闻天下，唐有药王孙思邈《千金要方》供后世无数人拜读，宋有太平惠民和剂局让中医学迎来发展巅峰，明清温病理论救万千人民于水火之中。中医药文化底蕴之深厚，几千年来，不仅一直护佑着中华民族的生息、人民的健康，而且影响了历代中国人的身心修养。这种一脉相承的文化自豪感、文化自信心，与中医药在国际科技界逐渐树立起来的科学自信是一体之两翼，都将大大增加中华民族的文化自信心。一名优秀的中医临床人才，就需要对中医药文化有强烈的自信心。

"爱中医"是关键。何为中医临床人才？我认为中医临床人才不仅仅是一名会看病的医生，更是一名懂得研究、教育、写作的综合性人才，能使中医学继承、创新、发展，拥有一颗"为往圣继绝学，为万世开太平"的心，这也是说对中医学的热爱之情至关重要。庚子年初，疫情肆虐，一线医务人员用他们"全力以赴"和"珍贵生命"换来我们现在安

稳的生活环境，在疫情艰难时刻，中医药也奉献了一份力量，全国新冠肺炎确诊病例中，有 74187 人使用了中医药，占 91.5%，其中湖北省有 61449 人使用了中医药，占 90.6%。临床疗效观察显示，中医药总有效率达到了 90% 以上，这些数据充分展现了中医药实力。在国之危难时刻，中医药挺身而出，取得惊人的疗效，其实在新冠肺炎疫情之前，"非典""H1N1"抗疫中，中医药都取得了很好的效果。面对这样优秀的一门学科，我们应该拥有一颗热忱的心，不仅对中医文化学习掌握，还要懂得创新、进步、发展。近代的西医学对中医学冲击很大，一名优秀的中医临床人才就应该更加懂得继承中医、持续发展中医的重要性。俗话说一个人几乎可以在任何他怀有无限热忱的事情上成功，所以中医临床人才只要对中医怀有无限热忱的心，就能让中医药文化持续发展。

"用中医"是核心。"十四五"时期中国将重点实施一批中医药重大工程项目，包括国家中医医学中心、区域中医医疗中心、中西医协同"旗舰"医院、中医治未病服务能力、中医康复服务能力提升等。目前中医药已受国家重大政策引领和重大工程项目支撑，由此可知，未来中医药发展将会非常迅速，国家会加大对中医临床人才的培养，那么使用中医将是核心内容。作为中医临床人才，我们要将中医诊疗技术运用在日常的疾病治疗过程中。目前，很多中医学生在进入临床工作之后，渐渐将中医药搁置，久而久之，就对中医知识忘却，完全被"西化"，这就是中医人才的流失。中医药文化博大精深，中医人才在学习了理论知后，进入临床就该把所学运用起来，在临床中反复研究、反思、总结，做到更好地将自身所学与实践相结合。中医理论和学术的发展需要掌握多学科复合知识，中医人才的成才规律是一个长期的临床实践结合悟性的过程，而使用中医药，是中医临床人才的必经之路。

培养出更多的"信中医、爱中医、用中医"的中医临床人才，才能使中医药学在目前这个良好的发展时机里得到更好的可持续发展。

传统师承教育与院校中医教育之思考

（高全达　厦门医学院附属第二医院）

笔者于 2019 年有幸入选全国中医特色传承骨干人才培养对象，2 年来在会务组的精心安排下，不同流派的传承当家人及经典课程专家登台授课，让我们尽享学术盛宴，但诸多概念在传承培训与院校教育内涵迥然不同，又让我们顿生迷茫。为何会有这窘境，值得我们对传统师承教育与院校中医教育进行深刻的思考。

一、传统师承教育

传统师承模式最早可追溯到《黄帝内经》中黄帝和岐伯等人的问答式教学。最早的中医教育机构当属唐朝的太医署。宋代医学教育较唐代有了进一步的发展，活字印刷术

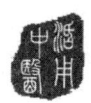

的发明为医学书籍的传世与推广提供了便利。元、明、清各朝同样也对医学教育崇尚有加，医师地位较高，尤其明代重视医学教育，诸如《本草纲目》重要医学巨著也在此时问世。

传统师承教育嬗变于近代教育模式。此时的社会风云变幻，西方文化强势而来。余云岫废除中医案，中医师承游离于系统之外，生存犹艰，民众丧失对中华文化的自信，全盘接受西医的发展模式，中医的教育亦是开始对标西学教育模式设置。近代医家在继承古代中医学术思想的基础上，汇通中西医知识，逐渐成为一种不同于既往传统的新模式。如此，中医药学在现代医学的快速发展中转型，间接实现了与西医学对话的可能，从而在抵制"废止中医"思潮和中医传承发展中起到了一定的积极作用，但也埋下了中医传承学术思维异化的隐患。

二、现代中医院校教育

现代中医院校教育始于 1956 年上海、北京、广州、成都 4 所中医学院的建立，1958 年又相继在全国各地成立了 13 所中医学院，1965 年大部分省市都建立了中医学院，在这一年全国首次编写、使用统一教材，标志着院校中医教育正式形成。

三、传统师承教育与院校中医教育异同

论及传统师承教育与院校中医教育的区别，既往多从学科设置、教学课时分配等论述，笔者认为还与师资力量、经济效益、成长周期等有关，但关键更在于教材的选用。院校教材未能直接使用《伤寒论》《黄帝内经》等原著作为教材，而是在中医科学化和中西医汇通的理念指导下，重构编写了新的选读教材，经典原著的学习只限于摘录选读，且教材中对于原著所涉及的概念内涵缺乏钻研精注。这就导致学生所学知识体系与临床病情实际情况大相径庭。

传统师承教育的学生常常是半日临证半日读书的模式，能独立处方治疗患者后方能悬壶济世。现代院校教育理论学习与临床实践分段进行，在集中理论学习后进入临床实践，存在教育西化、中医思维薄弱、中医技能缺失等问题。即使在各大知名中医院校附属医院的中医实习生也缺乏中医思维，机械盲从，开具科室协定处方，不能辨证论治，因病施治，中医药治疗流于形式。

基于住院中医药应用边缘化和形式化的问题，各地加强经典病房建设，中西医并重，突出中医药特色。南京中医药大学附属南京中医院王挺教授提出基于"四回归九系统"的中医经典病房全要素构建，对如何守正中医药传统精华、创新理念思维，从全局高度规划实施中医经典病房提供了一个很好的借鉴榜样。

传统师承教育与规模院校教育虽有区别，但两者具有优势互补性。传统师承跟师利于培养中医的临床思维模式，但教育规模有限，极易囿于一家之言。院校教育课程设置丰富，规模办学，快速培养大量的标准化人才，却忽视临床实践思维能力的培养。传统师承教育与院校中医教育有机融合，可以扬长避短，增加临床实践和文化交流，把中医药水平提升到一个新的高度。

培养中医药人才要遵循中医药发展规律，传承精华，守正创新，坚持在守正中创新，在创新中守正。通过对传统师承与院校教育差异的思考，加强文化自信，继承发扬中医药事业。

中医学习的回顾及思考
（唐杨　赣南医学院第一附属医院）

笔者 1998 年通过高考进入江西中医学院（现江西中医药大学），学习中医临床专业，这所学校虽然是调剂的，但专业却是我自愿填报的。当时班上同学有许多农村出来的，大多是家长要求学医，但由于信息闭塞，分不清中医西医，就稀里糊涂进入了中医学校，学习了本专业。进来了以后，和师兄师姐们一交流，才知道中医的就业形势远远不如西医，很多人大呼上当，对前景非常担忧，担心找不到工作，心情很沮丧！而我不是农村出身，家里也不是一定要求我学医，之所以选择这个专业，并不是我的天分和悟性有多高，而是全凭好奇心，就是想知道脉诊可以治病的机制，进入了学校后也没有感觉到丝毫的后悔！

我所在的本科班为早临床班，就是大一大二学习理论基础课程，到了大三开始，就一边上午临床，一边下午继续学习内、外、妇、儿等专业课程。由于人数少，分成六个组的话，每组五六个学生，因所在科室不同，学习进度不同，哪怕人数少，医院也要专门拿出六个房间来给我们这六个组的人分别上小课。当时大家只知道抱怨小班教学质量会不如校本部，现在回过头来看，临床的老师们为了给我们小班上课，挤出了多少休息时间，才连上六轮课的呀？这种教学模式也许当时看不出明显效果，貌似走马观花，实际随着临床的深入，越来越感觉得益于当时的积累，看了很多的患者，见识了不同的病种，无疑对我之后的临床分析有很大帮助。在大三暑假期间，我还专门到药都樟树的中药店进行为期两个月的见习，学习认识中药及帮患者抓中药。大五又在赣州市中医院进行了一年的实习。

2003 年我考上了本校的中医肾病专业研究生，导师是省名老中医、肾内科主任赵纪生教授，我跟随赵老抄了三年方，虽然多是肾脏病的，但是平时的杂病也很多。这为我临床运用中药方打下了较为扎实的基础。

2006 年我硕士毕业后，进入赣南医学院第一附属医院中医科工作至今，承担了中医内科临床及本科生的教学工作。可以说，我干的是纯中医的活，主要工作就是开中药方，很少用到西药。2011 年在广州中医药大学进修，轮转了肿瘤、针灸等好几个科室，结识了一群志趣相投的成教班学员、非医攻博班学员朋友，还拜了一位民间使用伤寒经方很好的师父为师，可惜感觉自己还是没能学好经方！

2012 年至 2015 年我又在南方医科大学在职攻读了博士，导师是南方医科大学的罗仁教授，也是经验丰富的中医肾病专家。读博期间，我不但加强学习了肾病，还学习了调理肾虚证、亚健康的方法，以及一些科研思路及方法。

2019 年我有幸成为全国中医临床特色技术传承骨干人才培养对象，参加了两次在南京的全国集中培训，还参加了中医流派的跟师培训。可以说，参加这个项目，我感觉受益匪浅，犹如在大海上漂泊的小船，忽然遇上指路的明灯，有了前进的方向。这里我不用花太多的语句来具体描述这个项目有多好，而是会务组真的花费了很大的精力，请来了全国的名师，汇聚了强大的阵容，不遗余力地将古往今来中医界最精彩的部分呈现在我们眼前，扎扎实实令我开了眼界，这时我才知道了自己的渺小，明白了自己的不足。关键是自此以后，每本中医古籍可以看得懂了，不像以前是为完成任务而看书，现在是因为兴趣所在而看书了！现在收藏在家中的中医类书也有几百本，希望不要到老了还看不完！

根据我的中医学习过程分析，我应该属于科班出身，走的是学院派路线，但我从来都对民间的中医们不存在偏见，而是存有尊敬之心，保持恭谦的态度来虚心向他们求教。在我看来，只要是医德高尚，且具有真才实学的医生，无论学历、出身是什么，都是我要学习的对象。全国中医临床特色技术传承骨干人才培养项目为大家提供了很多流派的联系方式，为大家的学习创造了非常好的条件，无奈现在工作任务重，家庭事务也烦琐，不可能抽出很多时间去一一跟师学习，这也是非常遗憾的。为了弥补不足，只有平时多看书，多总结资料。

总之，从业十五年了，每天的门诊量也还算可以，也有很多患者对我一直比较信任，坚持运用中药治疗。每当患者疗效较好时，我就会感恩我们老祖宗流传下来的宝贵方法。中医临床之路还是比较艰辛，我能走到今日，得益于以往老师的教导、单位和家里的支持，以及自己始终不忘的学习中医的初心！中医学博大精深，学好中医必须发挥不畏艰苦、耐得住寂寞的精神，还要立下必须继承前人经验的誓愿，以及每天坚持临床工作，在岗位上默默无闻、始终如一、持之以恒的付出，方能有所收获！

坚守中医人的初心和使命

（郎毅 新疆维吾尔自治区中医医院）

近期，听闻习总书记在医圣张仲景故乡河南省南阳市考察，其先后参观医圣祠和南阳药艾草基地，并强调："要大力发展中医药，注重用现代科学解读中医药学原理，走中西医结合的道路。"这是我们所有中医人为之振奋的大事，当下中医药将迎来前所未有的发展与改变。笔者大学毕业后，来到新疆，如今扎根于新疆，从一名稚气未脱的中医师到中医特色技术传承者，10 余年磨一剑，始终秉持着一名中医人的初心，坚守着中医人的使命。

什么是中医人的初心？

作为中医人，我认为我们应是以救死扶伤、全心全意为人民健康服务为初心，要牢记历代中医药前辈对我们的谆谆教诲，身为中医人，永远把患者的健康放在第一位，始终以患者为中心，想患者所想，急患者所急。笔者是一名土生土长的四川人，2005年毕业于贵州中医药大学。当我毕业的那一刻，立志到祖国西部来，建设西部、发展西部，扎根新疆，要为新疆中医事业发展贡献自己一份绵薄之力。带着我的初心和梦想来到新疆，成了新疆维吾尔自治区中医医院大家庭一员。行医期间不论患者来自何方，不论患者几点到来，都第一时间站在患者角度为其分忧。治病救人的同时不忘发展中医、传承中医、创新中医，在自己的努力下，被推荐为"全国中医临床特色技术传承骨干人才"，也有幸成为河南平乐郭氏正骨流派传承人。现如今再次响应医院的号召，到新疆最需要的地方去，到党组织最需要的地方去，对和田县医院帮扶一年，为新疆南疆的医疗技术和中医的繁荣发展贡献自己的一份力量。

回望我的初心，是而立之年，跨越新疆那茫茫戈壁，义无反顾地前往边疆开启中医梦的追寻，不惑之年，将自己的初心在祖国西北大地向下扎根、向上生长，悬壶济世、治病救人，四十年物换星移，变的是华发容颜，不变的是传承创新中医药的初心和匠心。

什么是中医人的使命？

充分发挥中医药优势、做好中医传承和发展是我们中医人不可推卸的使命。就如习近平主席所说："中医药学包含着中华民族几千年的健康养生理念及其实践经验，是中华文明的一个瑰宝，凝聚着中国人民和中华民族的博大智慧。新中国成立以来，我国中医药事业取得显著成就，为增进人民健康做出了重要贡献。"中医药传承至今，有其独到的优势及疗效。还记得那是多年之前我诊治的一位患者，因发生车祸受伤，患肢双膝及一侧下肢多发性骨折，患者及时住院并行手术治疗，但手术结束恢复期间无明显诱因出现发热，我们随之完善了相关实验室、影像学等检查，同时请多学科专科会诊处理，但患者仍定期出现发热，这可急坏了患者及家属。后来在多发无果的情况下，我们采用单纯中医药辨证治疗，根据患者发热特点结合中医望、闻、问、切，辨证开具中药口服，患者每日发热症状立即得到有效缓解，这极大增强我对中医药的信心。中医药低廉的价格，也大大节省了医疗资源。作为中医人，我们最终的使命是坚定传承创新发展中医药的宗旨，始终坚持以发挥中医特色，提高中医疗效，加强中医人才队伍建设，完善中医诊疗设备，提升中医诊疗水平，加强中医重点专科建设、师承教育、对口支援基层等措施，树立特色形象，打造特色品牌，发挥中医特色优势。坚守中医匠人初心，守护百姓健康。

坚守中医人的初心和使命，要遵循中医药发展规律，传承精华，守正创新，充分发挥中医药防病治病的独特优势和作用，为建设健康中国、实现中华民族伟大复兴的中国梦贡献力量。

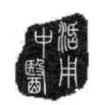

名中医培养的方式和内容

（许宝才　衢州市中医医院）

目前中医的生存和发展面临着诸多困境，如学术发展缓慢、临床阵地缩小、思维逐渐西化等。而事实上，中医学符合医学发展的前进方向。随着医学模式的转变，急需发展中医学术，培养中医人才，造就名医以支持中医药事业的发展。而中医又不同于西医，不能完全照搬西医的培养模式，故积极探索培养名医的方式和内容成为摆在我们面前的一个重要课题。

一、培养的方式

积极推进培养方式的改进，遵循中医药自身发展规律，在传统"点对点"一师带一徒的师承模式和"继承—积累—传递"的学术传承模式基础上，结合目前多层次、多模式的传承方案，积极探索创建互动、开放的传承模式。以名医工作室为传承平台，采取全开放式的"名医共同带徒、弟子集体跟名医"的模式，鼓励名医在培养过程中采用讨论式、启发式、案例式等传承方法，给来自不同领域的名医和徒弟以交流的机会，充分扩大显性知识及隐性知识多方向的流动和碰撞，这样才能提高传承深度和广度。

二、培养的内容

1. 强化传统文化及中医经典的学习　传统文化是古代医家的理论基础和智慧之源，中医的天人相应、阴阳五行理论都源于传统文化，所以说中医植根于中国传统文化的土壤之中，中医的理论和实践处处体现传统文化的精髓。因此，学习传统文化，掌握其中蕴含的思维方式和价值理念，是探索中医精髓的必由之路。可见，中医是成熟于中国传统文化之上的一套独特医学体系，必须强化传统文化的学习。中医古籍浩如烟海，而流传于世的被大家奉为经典的著作都是经过实践的检验、证实其仍有重要的价值而存在。经典是中医的根、中医的魂，只有学有渊源，才能根深蒂固；只有对中医经典进行系统学习，方能领会其科学内涵和外延。所以，学习中医经典是使我们在思维层次上与名医"并轨"的重要捷径。

2. 提高医德及悟性　良好的医德是医者的灵魂，是名医的重要特性，始终坚持职业操守，医者才能以高度的责任心、爱心、耐心服务患者。作为医者，面对的是身患疾病的非健康人，患者必然在心理上特别脆弱，这就需要医者多去关心、体谅。因此，有爱人救人之心，才会处处为患者着想，学医行医才会获取动力。学习中医讲求悟性和天赋，天赋是与生俱来的，而悟性是可以后天培养的。悟性是实现中医整体水平提升的关键技能，是当今传承中医过程中必备的品质。中医人才临床水平的高低，很大程度上取决于医者的悟性，需要用心不断地去体悟。所以，应在打好基本功基础上通过中医思维能力训练以提高独特的悟性，然后用象征性的语言及方式使隐性知识显性化，从而便于传播和利用，保持中医的稳定性、整体性和延续性。

3. 重视整理研究及临床实践　为了不使名医的学术思想和临床经验失传，应注重名医相关经验的收集，通过跟师，收集整理相关的医案、笔记、声像资料等原始材料，并运用现代信息手段进行整理研究、凝练和分析共性和个性的学术特色，从而客观科学地把握其中蕴含的思路与方法。中医来自临床实践，归于临床实践，只有通过反复的临床实践，中医学的博大精深才能在实践中被验证。同时，临床实践的过程更多地成为发现、提出、解决问题的过程，进而中医思维在实践的过程中得到锻炼和提升。所以，勤于实践是成为名医的必由之路。名医都是通过长时间的临床实践，然后再与理论知识相结合，最终探索出属于自己的思想理念。

4. 培育创新及合作精神　真正的名医不应该只停留在简单的实践经验积累上，还必须吸纳当时的先进技术经验，不断探索、创新，使中医在新的历史时期得到新的发展。这就迫切需要具有创新精神的医者出现，从多视角、多维度加以中医批判去传承，才能在继承的同时，不断推进中医创新。要成为名医，还要具有合作精神。中医讲究整体观念，西医讲究多学科诊疗（MDT）模式，一个人的能力必然有限，如果想不断超越自我，除了发挥主观能动性，必然要虚心与前辈和同道交流，从而发挥合作的整体效应。所以，医者要培育合作精神，虚心地向术业有专攻的人学习，这样才有可能踏进名医的门槛。

精仁术、达天下——全国中医临床特色技术传承骨干人才培训之心得体会

（郭芬　包头市东河区中医医院）

2019年6月，我来到历史悠久、文化灿烂的名城南京，参加"全国临床特色技术传承骨干班人才培训第一期，中医学术流派临床特色技术研修班"的培训。短短十多天的培训，使我不但增长了知识，拓宽了视野，收获了硕果，而且增强了中医自信，激发了我发展中医、创新中医的决心和信心。

培训从开班仪式直至授课内容授课讲师，处处都体现出中医人"精医术、怀仁心、达天下"的思想情怀。

一、开班仪式

随着全体起立奏国歌，升国旗落下帷幕，总设计师王挺老师以一段视频《时间》向我们回顾了中医药发展的历程，让我们亲身感受到了中医药文化的艺术性、科学性、文化性、时效性和哲学性。这场文化盛宴让我震撼、开眼，而且直击心灵，又一次让我发自肺腑地感叹"我爱中国，我爱中医"。

二、生活中的小惊喜

这次培训总共有 620 名来自全国各地的中医学子，俗语"独在异乡为异客"，在 6 月 20 日晚上，以王挺老师为主的会务组为 6 月份过生日的同学过了一个既温馨又难忘的生日晚宴，虽然我不是 6 月出生的，但也感受到了幸福和亲近，抹去了独在他乡的寂寞感。这样的小惊喜，体现了我们中华民族以和为贵、以谐为荣的哲学思想。

三、讲师团队的强大

1. 他们不仅精通仁术，同时怀有仁心，且每位老师都有一种传承发展、守正创新、仁心仁术、惠达天下的高尚情怀。

(1) 81 岁高龄的徐经世国医大师以其从医 60 载的亲身经历向我们诠释了老一代医圣的医者仁心，不忘初心，甘为传承发力的责任心。

(2) 吕英老师讲到已故名医李可行医不畏艰辛，胆识超群，亲尝毒药，自针穴位，积累经验，探索六经辨证治法，熟读中医理论，借鉴后世百家经验，创建了中医的"ICU"，是一种对中医文化的创新，更是对中国文化的挚爱。

(3) 李赛美老师和贺娟老师以列举病例的方法向我们阐述了《伤寒论》和《黄帝内经》的精髓，使本来枯燥的课堂变得生动、易懂、临床实践性强，也使我从此更加热爱这两门课。

(4) 王庆国教授讲的苓桂术甘汤及苓桂龙牡汤在临床应用，案例体现了阳主生、阳生阴长、阳杀阴藏、阳化气、阴成形之中医理论，诠释了燕京刘氏伤寒学派与中华传统文化的密切关系，所闻行所知，守有度节有礼，行欲圆而智欲方，胆欲大而心欲小。

(5) 龙砂流派代表传承人顾植山老师从"三皇"文明及《黄帝内经》中创新性发掘整理出中医基础五运六气的本源及内涵，用三阴三阳太极图向我们展示出阴阳五行理论的真谛。从天干、地支及二十四节气的形成解释了"阴阳"是一种自然存在的变化象态。同时这是古人观察天地变化而产生的思想，当属自然科学范畴。这让我了解并深刻体会到中医文化与中医文明是同祖同宗，中医学具有强大生命力及先进自然科学性，它还充分体现出中医"天人合一"的指导思想。

2. 中医药的多样化让我深受启迪。

(1) 李盛华教授讲的拢中骨伤疗法的传承与发展使我领会到，作为医院的决策者，必须做到以人为本，以理念为先，引领医院运用结合本地区的中医疗法发展壮大医院。

(2) 丁义江教授讲将金陵医派丁氏肛肠技术的传承与发展，让我第一次接触到盆底医疗中心这一概念，肛肠是一门涉及五脏六腑，气血阴阳的"综合"科室，充分体现出中医整体理论。

(3) 整个培训过程体现出高昂的爱国主义，高尚的师德，仁心仁术的医德。从前中医是我的职业，从此传承发展中医事业变成我的理想和信念。

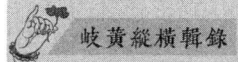

重塑叙事
（后 记）

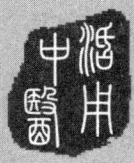

　　精气神，中国传统哲学的原创概念，也是中医药学用于人体和疾病这一宏大叙事体系的基石。

　　中医学将人的物质基础和可视化的器官脏腑称为精，由精发生和演化而出的思维、意识、记忆和观念称之为神，精与神的独立发育和相互生克，则以气的循行流动为载体。于是，精气神便构建出富含唯物性和具象性的从物质空间到精神空间的相生、相长、相制和相克的闭环逻辑解释体系，并形成了所谓形神一体的中医药学解释生理病理的独特叙事体系。

　　每一个学中医的人都毫无例外地从理解精气神的定义开始。然而，学医和行医之间的巨大鸿沟意味着精气神虽然可能有不同外延和内涵，但我们对她的体验和感受无疑会随着经历阅历和学识的增长愈加刻骨铭心，无论是否刻意思考，精气神总是无所不在地匿现于临证的评估、诊断和治疗之中，甚至融入个人的信念、态度、认知和行为，从而成为人生的一部分。

　　粗守形、上守神，是先贤对中医药治疗原则的宏观阐述和理想描述，然而作为临床医生，我和本书的大多数作者一样，时常执拗于对疾病躯体症状和病机的探索，不擅于或者恐惧进入探索似乎更神秘难测的"神"的领域，或者我们从内心很难让自己确定，我们可以使用传统理念和方法，去解决当下的某些难题，更或者即便我们掌握了某种解释路径，也难以使用更让人接受的方式去表达。

　　我推测，是我们在中医药叙事上出了问题。

　　阅读过中医医案的读者都会感慨和现代医学病历的天壤之别。经典中医医案所描述的内容，完整体现了叙事中的 Who,When,Where,Why 的基本构成，虽不乏文学性的夸张、赞美或贬损的字句，但渗透其中的痛苦、反转、遗憾和思考却历历在目和跃然纸上。如果有人说人生是一场修行，那么医者的修行就是在诊治病家的精气神偏颇的同时，精进着自身对精气神的认知。观照现实，使用某种技术的成功与否和所带来的情绪感受，其实一直在左右我们的认知和信念，继而影响和改变我们之后的行为，这种相互影响和暗示提示医者不仅仅面对疾病的挑战，更需要直面现实中的个体之间的人格、性格、心理和情绪的巨大差异。另外，我所理解的中医学人文关怀的表象、叙事体例和内容所表现的共情是至为重要的一环。

中医药的科技树，根系庞大，枝繁叶茂。而大部分人的能力只限于对一枝一叶的探究，而忽视术语的本源探索，甚至任意勾连，则固然有术语在不同时代和不同语境中的指向差异，但这毋庸置疑地存在思考和思辨的重度缺失。满足于逻辑自洽的后果使我们很难真正面对问题，而满足于任意勾连的判断更易在叙事方式上出现混乱。比如在"神"概念的领域，我们是否思考过神魂魄意志思虑智情欲好愿之类术语的精确定义和使用场景，是否思考过术语的层次、递进和症状演化过程；比如我们是否常常在论文中将中医症状和病证与现代疾病简单勾连、将中药药性和现代药理学简单附会，等等。我相信以上无疑是一种探索和表达方式，但肯定不是本来和全部。

叙事的语境词汇是另一个值得我们关注的问题。中医学的技术属性需要有精确、冷静和细微的描述，而中医学的文化属性则需要有温度、有共情和有传承的特质。两者的占比和份量，首先取决于应用场景和受众。比如我们不可能在论文中大量出现文学性词汇，或者在科普场合中引入艰深的术语。也许，我们在今天很难定义在医疗文件和论文中所能体现的语境词汇，然而，从传续中医药特质和神韵的维度，中医药叙事所依赖的语境、词汇和氛围感的确有提升的必要。

我相信本书的作者们，在繁琐的临床工作中已肯定有如上的思索和尝试。作为这个行业的精英群体，作者们不妨对中医药拥有更高的格局和胸怀，而不是简单地将职业成就作为人生全部，虽然思索和尝试并不可能带来即刻名利。诸如"讲好中医故事"的号召，更多体现在专业人的言行和笔端，"跟着讲，学着讲，接着讲"大概就是中医药研习布新的活态化传承图景，文化自信的现实落地也大约便是如此。

正人神易，修己神难。对自身的否定和重塑一定很难，但各位也一定会同意，改变和坚持，无疑是真正的成功之道。

王 挺

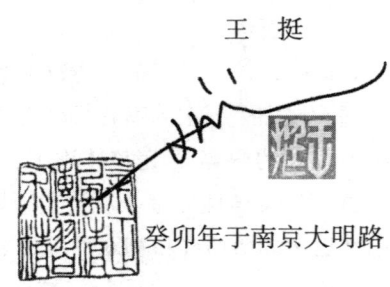

癸卯年于南京大明路